麻酔科専門医

口頭試験の達人

監訳
稲田 英一
順天堂大学医学部
麻酔科学・ペインクリニック講座 教授

Board Stiff Three

Preparing for the Anesthesia Orals

Christopher J. Gallagher, MD
Associate Professor
Department of Anesthesiology
State University of New York-Stony Brook
Stony Brook, New York

メディカル・サイエンス・インターナショナル

Authorized translation of the original English edition,
“Board Stiff Three : Preparing for the Anesthesia Orals”
ISBN 978-0-7020-3092-5
By Christopher J. Gallagher

This edition of **Board Stiff Three : Preparing for the Anesthesia Orals** by **Christopher J. Gallagher, MD** is published by arrangement with Elsevier Inc through Elsevier Japan KK.
本書は，“Board Stiff Three : Preparing for the Anesthesia Orals”の日本語訳であり，エルゼビア社との契約により出版されたものである。

Printed and bound in Japan

監訳者序文

試験が好きな人はまれであり，不安を抱き，苦痛を感じる人が圧倒的に多いであろう。苦痛や不安を減らすためには，常日頃からのトレーニングや学習が極めて重要なことはもちろんであるが，専門医試験の構成やポイントについて知っておく必要がある。日本では，筆記試験，口頭試験，実技試験の3つから構成されている。実技試験などで判断できない場合には，実際に麻酔をしているところに試験官が赴く実地試験も実施される。

専門医試験のような資格試験に合格するには，それぞれの試験のポイントを理解しておく必要がある。筆記試験では，正確な知識，深い知識が問われるが，設問自体は単純である。口頭試験では，判断力や議論する力を問われる。口頭試験においては，必ず相反する医学的な問題が含まれている。フルストマック患者の脳動脈破裂に対するクリッピングの麻酔導入はどうするか？　気道確保困難が予想される開放性眼損傷の患者の麻酔導入はどうするか？　重症気管支喘息と冠動脈疾患を合併した患者の周術期の頻脈，あるいは喘息治療はどうするか？　睡眠時無呼吸症候群の患者の全身麻酔後の術後鎮痛はどうするか？　など，複数の問題をもつ患者に対応することが問われる。口頭試験において重要なのは，出題者の意図を見抜くことである。正解は1つではない。自分が麻酔科専門医として難しい状況において，どのように判断するか，また，自分の下した判断を理論立てて説明できるか，試験官に突っ込まれたときに自分の主張を貫けるかといったことが合格のキーになる。

本書でも，最初に筆記試験と口頭試験の違いについて述べられている。筆記試験に合格できるのであれば，もっている知識は十分のはずである。口頭試験では，それを応用することが問われている。口頭試験で細かい知識について問われることはまずない。口頭試験については，口頭で説明する能力が求められる。それは，麻酔科専門医が，外科医あるいは患者に対するコンサルタントという意味をもっているからである。声に出して回答するトレーニングの重要性は何度も強調されている。口頭試験における回答のコツ，やってはいけないことについても述べてある。私が米国において専門医の口頭試験を受験するときにアドバイスされたのとまったく同様のことが書いてある。試験官の質問に対して質問を返してはいけない，問題を考えすぎて複雑化するな，などの回答の仕方のポイントが書いてあるが，これは日本の口頭試験でも同様である。日本の口頭試験においては，患者の術中評価と対応，モニタリングや麻酔法の選択など術中管理の問題，術後鎮痛など術後管理に関する問題，高度の低血圧，低酸素血症，心筋虚血といった危機管理への対応といった問題について質問される。外科医や患者に対してどのように説明するかといった問題も出題される。日頃からの麻酔計画をしっかりしておくことは，そのまま試験対策となる。

症例には，「えっ，こんな症例があるの」と思うものが含まれているが，前述したように出題者の意図を読み取る訓練と思えばよい。米国ではスガマデックスが発売されていなかったり，etomidateのような静脈麻酔薬があるなど，日本と少し異なる事情があるため，日本ではこう回答するほうがよいだろうというものもある。口頭試験に合格するには，心肺蘇生法や，困難気道対応のためのアルゴリズム，術前絶飲食のガイドライン，心疾患患者の術前の評価など，最新のガイドラインについて知っておく必要がある。こうしたガイドラインは，口頭試験問題に対して系統的に回答したり，自分の回答を理論的に強化することに非常に役立つ。

本書で示された解答には口頭試験に合格できるだけの内容が含まれている。声を出して回答する訓練をすること，専門医受験合格者や教官に試験官になってもらい模擬試験を受けてみることも非常に重要である。私が編集主幹を務めるLiSAの症例検討なども，口頭試験の模擬試験として使えるものとなっている。話し方も非常に重要である。服装を含めた接遇面についても十分な注意を払っておきたい。

本書には，ユーモアのある表現が多く含まれるほか，シェークスピアなどを含めた有名人の文章の引用，米国の人気テレビ番組などの情報などが含まれ，訳者の方々もずいぶん苦労されたようである。本書のなかに含まれるユーモアや含蓄も是非楽しみ，ほっと一息いれていただきたい。

本書を参考に，口頭試験を無事に乗り切り，見事合格されることを祈っている。

2013年8月30日
稲田　英一

謝　辞

本書のために，大変興味深い症例と巧妙な問題を提供してくれたStony BrookとMiamiの同僚の皆に深く感謝する。Stony Brook大学麻酔科のRishimani Adsumelli, MD, Carole Agin, MD, Dan Bhangoo, MD, Walter Backus, MD, Brian Durkin, DO, Igor Izrailtyan, MD, Zvi Jacob, MD, Robert Katz, MD, Ursula Landman, DO, Irina Lokshina, MD, Shaji Poovathor, MD, Eleanor Romano, DO, Joy Schabel, MD, Bharathi Scott, MD, Peggy Seidman, MD, Syed Shah, MD, Roy Soto, MD, Ellen Steinberg, MD, Francis Stellacio, MD, Andrea Voutsas, MD, Paul Willoughby, MDにはお世話になった。また，レジデントのAnshul Airen, MD, Steve Chen, MD, Chris Collado, MD, Jian Lin, MD, Chris Martin, DO, Chris Page, MD, Igor Pikus, MD, Eric Posner, MD, Steve Probst, MD, Misako Sakamaki, MD, Matthew Tito, MD, Robert Trainer, DO, Timothy Ueng, MDにも手助けしてもらった。最後に，Miami大学麻酔科のCarlos Mijares, MDとWei Song, MDに心より感謝の意を表したい。

CHRISTOPHER J. GALLAGHER, MD
STONY BROOK, NEW YORK

イントロダクション

「ねぇ，エルゼビアさん？」控えめなGallagherはこう聞いた。Board Stiff Tooの内容は，少し古臭くなってきているね。次の版を出してはどうでしょうか？　今度は，質問をちょっと難しくして，実際に起きた症例を元にした専門医試験問題にしてはどうだろう。みんなに聞いてみるよ。誰でも，「こんな症例，信じられない。専門医試験の問題に出てきそうだ」という場面に遭遇したことはあるはずだから。そういう信じられないような症例を，試験の練習問題にしよう。どうだい？

Board Stiff再登場。本書は4つのパートに分かれている。

Part Iは総論である。10の章で，あなたが口頭試験に合格するために知っていなければならない重要なポイントについて論じる。これは，麻酔科学すべてにわたる評価ではない。試験に出題される事項，あるいは是非これについて述べてくれと私がいつも頼まれる事項に焦点を当てている。例えば，多くの人は心臓手術の症例が弱点だと感じており，「心臓麻酔をどのように行うかについて解説してほしい」とよく頼みに来る。したがって，心臓に関する章は最も長く，術前の心臓評価がいかに重要か，どのような患者にβ遮断薬を投与するかといったよくある質問について述べている。一方，産科麻酔については自信のある受験生が多いので，妊娠高血圧腎症といった試験に常に出題される主要トピックに絞った。

総論の最後の章は，何度も繰り返し出てくる小さなトピックを寄せ集めた。

- 乏尿への対応
- 頭蓋内圧亢進への対応
- 覚醒遅延に対する対応
- 閉塞性睡眠時無呼吸患者への対応
- 急性および慢性痛に関する問題

それぞれについて章を設けるほどではないが，知っておかなければならないことである。

Part IIは，系統的問題と寄せ集め問題をはじめとする，実際の臨床症例である。本書の読者の誰もが，「専門医試験に相当する難しい状況」の症例を経験したことがあるだろう。ニューヨーク州立大学Stony Brook校のレジデントやスタッフ，マイアミ大学のDr. MijaresとDr. Weiに，専門医試験に相当するくらい難しい症例をくれるようにお願いした。専門医試験の形式に直したこれらの症例は，彼らの経験から導かれたものである。

すべての質問が解答つきである。しかし，それを読む前に，必ず自分なりの解答を出してほしい。私たちは試験のときにはそこにいないが，あなたはその現場にいるのだから，それなりに準備をしておかなければならない。あなたの解答は私たちのものとは違うかもしれないし，よりよいものかもしれない。本書はワークブックであり，教科書ではない。最も重要なのは，この本を使って学習することであり，単に読んで，「その通り」とうなずくというようなものではない。

それぞれの試験後に，「実際にはどのようにいったか」を知ることができるセクションを設けた。症例が実際にどのようになったかを知りたいというあなたのために書いた。これは，テレビのドキュメンタリーが本になったようなものである。

Part Ⅲでは，昔から言われているが，今も尚重要とされるポイントについて述べた。以前の口頭試験では，２つの部屋で，ともに術前，術中，そして術後に関する質問が行われた。このフォーマットに従って何年も質問を使用してきたが，時代の変化に伴って修正も重ねてきた。これらの質問も熟読できるように入れておいた。フォーマットはやや古いが，質問は今でも有効なものである。重複に気づくだろうが(「挿管できない，さぁどうしますか」という質問にはいろいろな聞き方がある)，学習において繰り返すことはよいことであるし，素晴らしいことである。

だが，待てよ。このセクションの答えはどこにある？　解答はない！　これらの解答は，解答をわざと入れないでおいた。Part Ⅱのなかに多くの解答を見出すだろう。さぁ，今度はあなた自身が助けなしで練習する番である。何回も練習をしなさい。声を出して解答するようにしなさい。このことは，何度も何度も述べることになるだろう。とにかく，練習しなさい。

Part Ⅳでは，推奨トピックと，最後には私からの励ましの言葉を入れた。口頭試験の最もよい準備法を知っているか？　試験問題を自分で作ってみることだ！　試験にはすべて自分自身の力で取り組むべきだということを簡単に述べている。この方法であれば，試験官が何を考えているかをのぞき見ることができるだろう。これは，大変によいトレーニングになる。

試験の準備をしている受験生は私に「筆記試験と口頭試験のギャップを埋めるためには何を読んだらいいですか」と尋ねてくる。以下によい勉強材料をいくつか挙げる。

- Hines R，Marschall K (eds)：Stoelting's Anesthesia and Co-Existing Disease，5th ed. Philadephia，Elsevier/Churchill Livingstone，2008.
- 最新の ASA リフレッシャーコース(www.asahq.org/continuinged.htm)：最新の知識を得ることができる。
- Audio Digest(www.audio-digest.org)：講義は最高のエキスパートたちによって書かれ，よくまとまっており，重要な項目をすべて網羅しており，口頭試験の準備には非常に有用である。

重要なのは，声を出して練習することである。弱点の克服には本や論文を読み，そしてまた練習すること。

幸運を祈る！

訳者一覧（翻訳順）

稲田　英一	順天堂大学医学部麻酔科学・ペインクリニック講座
津崎　晃一	慶應義塾大学医学部麻酔学教室
中沢　弘一	東京医科歯科大学大学院心肺統御麻酔学分野
角倉　弘行	独立行政法人 国立成育医療研究センター産科麻酔科
大畑　めぐみ	武蔵野赤十字病院麻酔科
内藤　嘉之	明石医療センター麻酔科
松尾　佳代子	明石医療センター麻酔科
服部　洋一郎	明石医療センター麻酔科
本田　完	新潟医療生活協同組合 木戸病院
川前　金幸	山形大学医学部麻酔科学講座
紙谷　義孝	新潟大学医歯学総合病院麻酔科
髙田　真二	帝京大学医学部麻酔科学講座・医学教育センター
倉田　二郎	東京医科歯科大学医学部附属病院麻酔・蘇生・ペインクリニック科
上村　裕一	鹿児島大学大学院医歯学総合研究科生体機能制御学講座
都竹　正信	梅田トラベルクリニック
山崎　光章	富山大学大学院医学薬学研究部麻酔科学講座
青木　優太	富山大学大学院医学薬学研究部麻酔科学講座
竹村　佳記	富山大学大学院医学薬学研究部麻酔科学講座
大石　博史	富山大学大学院医学薬学研究部麻酔科学講座
河野　崇	高知大学医学部麻酔科学・集中治療医学講座
横山　正尚	高知大学医学部麻酔科学・集中治療医学講座
小板橋　俊哉	東京歯科大学市川総合病院麻酔科

目　次

注　意

本書に記載した情報に関しては，正確を期し，一般臨床で広く受け入れられている方法を記載するよう注意を払った。しかしながら，著者(監訳者，訳者)ならびに出版社は，本書の情報を用いた結果生じたいかなる不都合に対しても責任を負うものではない。本書の内容の特定な状況への適用に関しての責任は，医師各自のうちにある。

著者(監訳者，訳者)ならびに出版社は，本書に記載した薬物の選択，用量については，出版時の最新の推奨，および臨床状況に基づいていることを確認するよう努力を払っている。しかし，医学は日進月歩で進んでおり，政府の規制は変わり，薬物療法や薬物反応に関する情報は常に変化している。読者は，薬物の使用に当たっては個々の薬物の添付文書を参照し，適応，用量，付加された注意・警告に関する変化を常に確認することを怠ってはならない。これは，推奨された薬物が新しいものであったり，汎用されるものではない場合に，特に重要である。

訳　注

1. 本書の専門用語は，原則として，日本麻酔科学会編『麻酔科学用語集 第4版』に従った。
2. 本書では，原則として，薬物名のカナ表記は独立行政法人 医薬品医療機器総合機構のホームページ(http://www.info.pmda.go.jp/)の医療用医薬品の添付文書情報に従い記述した。日本で未承認の薬物および，日本にある薬物でも該当の剤形がない場合は原語表記とした。
3. 輸血製剤(濃厚赤血球)の単位(U，unit)には日米差があるが，本文では，米国の単位表記のままとした。米国における赤血球濃厚液の1単位は450～500 mLの血液から作成され，その成分量は300～400 mLと，日本赤十字社のものよりも多い。

Part I

総　論

第1章

ギアチェンジ

すべての知識は，カクテルパーティーで人に感心してもらうためにある。
Kim Gallagher, PhD（わが兄弟）

麻酔科専門医認定を受けるということに関して言えば，最初の引用は少し修正する必要がある。

それほど遠くない将来，1時間ほどの間，すべての知識は「私が言っていることは，すべて理解していることです」と2人の口頭試験官に印象づけるために用いられる。

すぐ上の言葉は，わが兄弟Kimの言葉よりも強烈だが，試験とはどんなものかわかってもらえるだろう。本章の目的は，あなたがギアチェンジするのを助けることである。すなわち，「筆記試験について考えること」は止め，「口頭試験について考え始める」ようにすることについて述べる。これまで，あなたの教育は，筆記試験用ギアに入っていた。

以下の病態のうち，出血傾向に関係しないのはどれか？

1. 肝機能障害
2. 特発性血小板減少性紫斑病
3. 輸血反応
4. 気管支痙攣
5. 長時間の人工心肺

この目的を達するために，さまざまな成書にある多くの練習問題を解いてきただろう。実際に教科書も読み（げっぷ！），4の正解にたどり着いただろう。それはおめでとう！

実際のところ，この本を読み進めれば，あなたの人生は完璧に向かう。筆記試験は合格した。もうあなたは口頭試験に出題されるであろう材料については知っているのだ！口頭試験は，「以下のものから，正しいものを選べ」，あるいは「1，2，3が正しければA，1と3が正しければB，もし……ならC」といったスタイルで行われるのではないので，口頭試験に合格するための原材料はもっているということになる。

口頭試験は，「すべてのものを総合する」能力と，「臨床的な構図をまとめ上げる」能力についての試験である。口頭試験は，ソーダライムの化学構造式を記憶貯蔵庫から導き出すといったトリビアコンテストではない。口頭試験は，症例をいかに管理するか，また，あなたが毎日手術室でやっていることについて議論する試験である。出血量増加を起こすことに関する先の質問の答えを出すことではなく，以下のようなトピックに関する問題に対応しなければならない。

> 特発性血小板減少性紫斑病を合併したアルコール中毒患者が，長時間にわたる人工心肺後に輸血反応を起こし，治療抵抗性の気管支痙攣を起こした。

あれぇ(オー，これはいい例だ，考えてみようじゃないか)！ 単純な「正解を選べ」(つまり，筆記試験)ではなく，複雑な臨床状況(出血する理由が山ほどあるうえに気管支痙攣発症！ 人生，面白くしてくれるねぇ)，行動計画，患者が思った通りに反応してくれなかった場合の代替計画，そしてさらなる頭痛の種にどのように対処するかを説明しなければならない。

難しいけれど，できないわけではない。材料はもっているのだから，あとは３つのことを行うだけである。

- 考えをまとめる。
- しっかりと裏づけの理由を付ける。
- 状況が変化した場合に対応する。

口頭試験の準備をするための最良の方法は？

- 声を出して練習すること。
- 声を出して練習すること。

そして

- 声を出して練習すること。

さて，この本の本質，そしてBoard Stiff Landの反復されるテーマを聞いてほしい。**口頭試験**では，計画について**口頭**で述べるように言われるのだから，**声を出して練習すること**は成功の必須事項である，というのは当然のことである(私の長年の経験でもそうである)。

同僚と職場で練習しよう。年配の指導医と仲よくやろう。レビューコースを受講しよう。ディクテーションマシンを使って練習し，自分で聞き直してみよう。車の中で自分に語りかけてみよう。必要なことはみんなやってみよう。本の中に埋もれず，口頭試験をどう乗り切るか，自分の道を読み進めよう。「ビッグデイ(本番)」には声を出して主張しなければならない。だから，そのビッグデイが来る前に自分を主張できるようにしておこう。

私があなたに言っていることは，しかり，ごもっとも。私自身が試験を受けて(地球がまだ熱くて触れられないような大昔)以来，本書の初版(Board Stiff)と，その後の版を通じて，何千万回という模擬試験から，これだけは確かだと言えることがある。

声を出して練習することは，成功への共通の道である。

これは，賢い者にも，それほど賢くない者にも，自信満々の医師にも，ビクついている医師にも，スターにも，凡才にも，初めての受験者にも，5度目の受験者にも言えることである。これは潮の満ち引きや季節の移り変わりのように予測できるものであり，サハラ砂漠の真昼の太陽のように明らかなものである。**したがって，本を読みはするが模擬試験を受けない者は，模擬試験を受ける者よりも試験の出来は悪い。**

例外はあるか？　もちろん！　Board Stiff を信じない多くの者は，私のもとを訪れてこう言う。「なぜ模擬試験を受けなければならないのですか？　自分はレジデントの時にもずっと本や論文を読んで勉強してきたし，ティーチングラウンドや手術室でもはっきりと自分の考えを説明してきたし，練習する必要性なんて感じません。冷静に試験を受け，毎日していることを話しさえすれば試験に合格できるはずと思っています」

それに対して私はこう言う，「アーメン！」と。もしそれらのことをすべてレジデントの時にやっていれば(そして，レジデントの時にやっているべきだが)，準備は完璧にできている。そのような多くの人々は試験を冷静に受け，優秀で恰好よく試験に合格する。お愛想だけどね。そんなみんなにブラボー。

もし，賭けに少しでも勝ちたいと思ったり，局面を自分に有利にしようと思ったり，ホームランを打てないのではないかと神経質になっているのだったら，原則に戻ろう。**本を読みはするけれど模擬試験を受けない者は，模擬試験を受ける者よりも試験の出来は悪い**。自分のチャンスをよりよいものにする方法を探しているのなら，模擬試験を受けよう。**今すぐ**始めよう。「十分な時間」とか「十分なエネルギー」がもてるようになる魔法の日を待ってはならない。そんな日は決して来ない。しかし，そうではなく**今から**始めよう。模擬試験をできるだけ早く受けよう。最初の模擬試験でうまくいかなくても，最初の10回でうまくいかなくても，そんなことは関係ない。それは，ただの練習にすぎない。模擬試験は，あなたの弱点を明らかにしてくれる。

本当に問題になるのは，本番の試験である。同僚や，以前の指導医にしてもらった模擬試験でうまくいかなくても気にしなくてよい。模擬試験を受けるまで，自分の弱い領域に気づかないことはよくある。実際の試験で小児麻酔について何も知らないことを発見するなんてことは，あなたが決して望んでいないのは確かである。試験の数か月前にそれを発見し，知識をブラッシュアップし，弱点を克服しておけば，試験当日には十分準備して臨むことができる。

「オー，心臓麻酔！　そんなもの生まれてこのかたやったことなんかない」とか，「オー，ペイン！　そうだよね。ペインについて少しくらいは知っておかないとまずかったな」，とか，「自分の病院は産科麻酔なんてしてないし，妊娠高血圧腎症なんてすっかり忘れてた」と言った私が審査した人みんなに，こんなふうに言えたらと思う。もし，これらの声を聞くたびに少し知恵をさずけることができていたなら，あの億万長者のDonald Trump を自分の実人生で雇ったりクビにしていただろう。

冗談抜きに，ギアチェンジをして，筆記試験ゾーンから口頭試験ゾーンへと入っていく必要がある。でも，どうやって？　それは口頭試験前日までの日々をすべて模擬試験の日にすることだ。

- 薬物を吸ったシリンジをすべて取り上げよう。そして，その薬物についていくつか説明できるだろうか？
- 経尿道的前立腺切除術(TURP)に対して脊髄くも膜下麻酔をした。なぜだか説明できるだろうか？　もし麻酔高が高くなりすぎたら，どうする？　脊髄くも膜下麻酔がうまく効いていなかったらどうする？　低ナトリウム血症が起きたらどうする？
- 膵全摘術を受ける患者にあなたが肺動脈カテーテルを挿入した場合に，誰かが議論を吹きかけてきたと考えてみよう。
- コードブルーが全館放送で流れた。最新の二次救命処置(ACLS)に通暁しているだろうか？　すべての蘇生を1人で実施できるだろうか？　biphasic と monophasic の除細動器の違いは何か？

このアプローチ法を用いれば，毎日が専門医試験準備のための日となる。筆記試験対策から口頭試験対策へのギアチェンジができれば，口頭試験用レビューコースにお金と時間をかけることの価値について疑問をもつかもしれない。

私は，専門医試験レビューコース Board Stiff Live 社を運営している。小グループレビューでは，学習者3～4人に対して，1人の試験官がついている(Boardstifflive.com)。この注意をよく覚えておいてほしい。口頭試験レビューコースを受けるべきであると言うことにより，私は何らかの利益を受ける。あなたが一所懸命に働いて手に入れたお金を騙し取ろうとしていることになるかもしれない。

しかし，口頭試験レビューコースを受けるべきかという疑問は残る。答えは以下のことから，おそらく明らかだろう。

- 十分にトレーニングを受け，学習し，自分のしていることをしっかり説明できるのであれば，口頭試験レビューコースを受ける必要はない。
- 同僚と十分に練習する機会があるならば，口頭試験レビューコースを受ける必要はない。
- 専門医資格をもった多くの麻酔科医はレビューコースをとっていないが，それでも試験に合格している。

レビューコースは贅沢品であり，いくら想像を逞しくしても，絶対的に必要なものではない。

そうは言っても，贅沢を好む人もいる。時間を知るのに Rolex は必要？　安物の Timex でも，同じくらいよく時間はわかる。仕事に行くのに Lexus は必要だろうか？　26 km 走行した 1974 年製の Buick Regal でも仕事には行ける。湖を見渡す 560 m^2 もの家は必要か？　そこら辺の 270 m^2 の家でも，嵐の日の避難所にはなる。しかし，欲しいと望むのならば，それらに余分なお金を払うだろう。

同じことがレビューコースにも当てはまる。これは，あなたがお金を払ってもよいと思える贅沢品の1つかもしれない。では，どれが最良の方法だろうか？

- Board Stiff Live では，学習者：教官の比が最小である。

- Board Stiff Live では，最も個人に合わせた指導を行う。
- Board Stiff Live では，個別に試験を実施する。

どれがベストか言ってくれ！

結論は何か？　レジデントを立派にやりとげ，十分な自信と練習時間があれば，レビューコースはとらないだろう。もし，不合格になったり，自信がなかったり，口頭試験用の勉強だけに集中する時間が欲しいのだったら，レビューコースをとるだろう。もちろん，ベストのものを。

第2章

いよいよ試験

あの轟きは何だ？
ナイアガラの滝の上でカヌーを漕いだ最初の人

水の中にオールを入れる前に，「川の下流に」何があるかを知っておくのはよいことである。本章では，試験官，試験の採点基準，そして試験のフォーマットについて述べる。

試験官

開業していたり，神聖なるアカデミアで働く専門医試験官とともに働く機会がある。試験に臨む際に(すなわち滝つぼに突入してしまう前に)，彼らのものの見方について知っておくのは役に立つ。

試験官はスーパーヒーローではない。人が到達できないような高みにいる臨床家でもない。彼らは，あなたや私と同じように麻酔をしている麻酔科医である。あなたのすぐ横で，調べものをしたり，何かを誰かに尋ね回ったりして，手術室の退屈な仕事に追われながら，普通の人たちが普通にやることを大忙しでこなしている。

試験官は，試験問題を試験前夜に受け取る。そして，何も調べてはいけないと明確に指示される。これは，あなたたち受験生と同じように，試験官もそれまで培ってきた知識のみを頼りに答えを出さなければならない，ということである。こうすることで試験は公平となる。これであなたの精神状態も，ともあれ少しは落ち着くだろう。試験官は，Münchausen症候群の偽副甲状腺機能低下症患者における近赤外線血漿vortex頭蓋内画像ポジトロンとアメーバ様カプセルとの相互作用について『ミラー麻酔科学』を紐解いて深く学ぶわけではない。試験官もあなたも，自分がわかっている範囲でやるしかないということだ。

試験官は試験のために多くの時間と労力を注ぐが，報酬はごくわずかだ。試験官は，責任重大な任務だということをよく自覚している。

私たち自身が専門医認定の重要性を認識せずに，麻酔科医という専門職がどうやって周囲に認知されるだろうか？　これは深刻な問題であり，そのために試験官たちは頑張っている。試験官は，「今日は誰に会うのか？　次の奴はとことん追い詰めてやろう」といつも考えているわけではない。試験官は，American Board of Anesthesiology (ABA)認定資格が意義をもつことを確かめたいだけである。

麻酔のやり方をきちんと理解していれば，合格点をもらえる。あなたが「多くの臨床医が同様の状況でするような」安全で，注意深く，思いをめぐらすことのできる医師であれば，あなたは合格証書を手に入れ，元を取る。

ある試験官が非常にうまくまとめているので，試験準備中のあなたは覚えておく価値があるだろう。「悪性高熱症に対してどのように対応するかを質問した際に，正しい対処法を述べたとしたら，どうしてこの受験生を不合格にできるだろうか？」これをほかのすべてのことに当てはめてみよう。そうすれば，試験官の心をのぞき見ることができる。どのような理由で，試験官があなたを不合格にすることができるのだろうか。

- 妊娠高血圧腎症患者に対してどのように対応するかを質問されて，あなたが正しい対処法について述べたとしたら，不合格になるだろうか？
- 局所麻酔薬を誤って血管内注入したときにどのように対応するかを質問されて，正しい対処法を述べたとしたら，不合格になるだろうか？
- 術中に，心電図変化から心筋虚血をどのように診断し治療するかについて質問されて，心筋虚血を正しく診断し治療したとしたら，不合格になるだろうか？
- 熱傷患者の輸液管理について質問されて，正しい輸液プロトコールについて述べたとしたら，不合格になるだろうか？
- 頭部外傷患者における頭蓋内圧にかかわる問題点について質問され，その問題点と適切な対処法について述べたとしたら，不合格になるだろうか？
- 挿管失敗について質問されて，正しいアプローチを説明したら，不合格になるだろうか？
- 動脈瘤からの出血により低血圧になっている患者について質問されて，正しい対処法について述べたとしたら，不合格になるだろうか？
- 急性呼吸促迫症候群(ARDS)患者の低酸素血症について質問されて，正しい対処法を述べたとしたら，不合格になるだろうか？

試験官が麻酔に関する問題をあなたに質問し，それに正しく答えるならば(そこには，ひっかけもひねりもなし)，合格間違いなし。

試験官は試験を難しくすることはできるだろうか？　しかり。しかし，彼らの視点から考えなければならない。簡単にしすぎては，そもそも，試験の意味どころか，専門医認定の意味もなくなってしまうかもしれない。

部屋に入り，握手。それから，着席。

試験官が「おはよう。内科的な問題がない健康な若い患者が手術を受ける場合，どうやって麻酔をしますか？」と質問したとする。

あなたは，「はい。ラリンジアルマスク(LMA)を使用した全身麻酔にします」と回答。

試験官が，「OK，そのとおり。専門医試験に来てくれてありがとう。6週間くらいで専門医認定証が届くはず。よい一日を！」

こんなことはまず起こらない。実際には思わず頭を抱えてしまうような厄介な問題が出題されるだろう。試験を終えるとみんな私のところに来て，どんなことを質問されたかを言うが，くだらない愚問もある。しかし，過去20年間ずっと変わらないのは，専門医試験は難しいが，常に公平であるということだ。

これは繰り返し言うに値する。専門医試験は難しいが，常に公平である。私たちが知っていなければならないトピックをカバーする。これまで，試験官が公平ではなかったと言って戻ってきた受験生は1人としていない。

採点基準

次に，試験官の採点基準について見てみよう。あなたの試験の出来のグレードを付ける4つの採点基準は，判断力，適応力，明確性，そして応用力である。

簡単な例で，この4つの採点基準が実際にどう使われるのかを示そう。

患者は65歳の男性，経尿道的前立腺切除術(TURP)が予定されている。どのような麻酔を行うか？

判断力：脊髄くも膜下麻酔は，良好で深い遮断を起こす。また，患者が覚醒しており麻酔科医であるあなたとコミュニケーションがはかれるので，TURP症候群や膀胱穿孔に関する情報も得られる。あなたの的確な**判断**は，脊髄くも膜下麻酔を実施するよう，あなたに命じる。

適応力：患者は，3か月前に薬物溶出性ステント(DES)を挿入されており硫酸クロピドグレル(抗血小板薬)を服用している。このため，凝固の問題が生じるため，脊髄くも膜下麻酔はそれほどよい選択肢とはならない。あなたの**適応力**は，この患者には全身麻酔を使用すべきであると命じる。

明確性：気管挿管を行うか，LMAを使用すべきか？　誤嚥のリスクがなく，経口摂取をしていない。あなたの**明確な**認識は，LMAを使用するということである。この2つの気道確保法のオプションについて，言葉を濁したり，際限なく議論したりしてはならない。明確な判断をし，それで示そう。

応用力：術中，LMAの中に緑色の液体を発見した。LMAを使用するというプランAは，うまくいかなかった。新たに合併症が起きたので，この状況にどのように対処すべきか，あなたの麻酔に関する知識を**応用**しなければならない。頭部低位とし，吸引をし，気管挿管により気道を確保する。

「声に出して練習する」という口頭試験準備のテーマに沿って，4つのグレード付けの採点基準をもう一度，おさらいしてみよう。試験官は，麻酔**コンサルト**としてのあなたの意見を求めている。

判断力：コンサルタントは，正しい行動をとるための十分な知識をもっている。

適応力：コンサルタントは，1つの行動パターンにしばられない。コンサルタントは異なる状況(ここでは硫酸クロピドグレルの服用)では，異なるプランが必要となることを知っている。

明確性:コンサルタントは，長い病名や薬物リストを単に記憶しているものではなく，関係するかもしれない情報のわずかな一片を掘り出す準備が整っている。コンサルタントは，明確で，簡略な計画や対応をもって目標に達する。

応用力：コンサルタントは，症例開始後に変化した状況に対して，知識を応用する十分な機転を利かすことができる。試験の場合，多くの状況は，最初のプランの失敗あるいは合併症が起きた場合である。こうなっても,心配することはない。これは,あなたが「間違いを犯した」のでもなく，愚かさゆえにメチャクチャになったということを意味しているのでもない。試験官ははじめから「もし局所麻酔薬の血管内注入が起きたら」とか,「脊髄くも膜下麻酔高が高くなりすぎたら」とか,「歯がかけてしまったら」といった質問が書かれたシートを持っているということを意味しているだけである。知識を応用して，質問に答えよう！

これで試験官や採点基準についてはわかっただろう。次は試験のフォーマットについて検討しよう。

試験のフォーマット

口頭試験受験の申請書を出すと，ABA からすべてのフォーマットと試験のサンプルが送付されてくる。それを眺めてみよう。確かな筋からの直接の情報について語ろう。今，それはあなたの目の前にある。

1番目の試験室には2人の試験官がいる。もう1人いることもある。3人目は，あなたではなく，試験官を採点している。すべての術前情報を与えられ，処理されたものが与えられ，長い系統的問題がされる。試験は術中の問題に続いて，短めの術後の問題がされる。最後に，系統的問題が出題される。その後，試験官たちはギアを切り替え，ほかのトピックについて2つか3つの短い質問をする〔このセクションは，いろいろな質問の**寄せ集め grab bag** である。あとの章で説明する〕。35分後に誰かがドアをノックする(あっという間で，まるで今部屋に入ってきたかのように感じるだろう)。廊下に出て次の部屋に移ると，また別の系統的問題がなされる。

2番目の試験室にはまた2人の試験官がいる。3人目がいるかもしれないが，その人はあなたではなく，試験官を採点するためにいる。今度の系統的問題は短い。試験官たちは，術前についての質問をすることから始める。続いて術中の質問へと移る。どちらの部屋でも，術中のトピックに最も長い時間が費やされる。2番目の部屋では術後の問題はない。試験官たちは系統的問題をし終わると，次にドアがノックされるまで2つか3つの寄せ集め問題を出題する。

以上まとめると，長い系統的問題は，術中，術後，そして発展問題が含まれる。短いものは，術前，術中および寄せ集め問題で構成される。

部屋に導き入れられる前に，系統的問題を約５分間検討することができる。ほとんどの受験者は，覚書や絶対に知っておかなければならないことについて出題されることを望みながら，紙にすごい勢いで書き込みをする。こうすることは悪いことではないし，むしろ役に立つことがあるかもしれない。しかし，試験官が最初に質問したところで，頭が真っ白になり，慎重に秩序立てて書いたメモを見ることもなかった，と多くの人が私に話してくれた。私の場合もそうだった。しかし，メモをすることで落ち着くのなら，メモをとるようにすればよい。この５分間の待ち時間をほかに何に使えというのだろうか。Sodoku パズルでもやれというのか？

さあ，これであなたは，試験官，採点基準，フォーマットという試験の構成部分すべてを知ったことになる。

第3章

苦難学派からの熱いヒント

年寄りの言うことを聞こう。経験者なのだから。
嫌な奴は信用しなくてもいいけれど，話は聞いておこう。
誰かがこう言ったに違いない。

以下は，1980 年代後半から試験を手伝ってきて，実証済みの「本当に役立つ」4 つの重要なヒントである。時は流れ，治療や薬物は変わり，私たちの麻酔に対する考え方も変わってきたが，この 4 つの信条は変わらない。

1. 質問し返すな。
2. ことを複雑にするな。
3. 頭からつま先まで考えろ。
4. 質問を構成要素ごとに分割せよ。

質問し返すな

質問されて質問し返すのは反射的な行動である。この反射を抑えるようにしなければならない。もっとよいのは，反射を抑える練習を積むことである。

試験官：「血圧が低下した」
あなた：「心拍数はいくつですか？」

これはやるな！

試験官：「心拍数が増加した」
あなた：「血圧はいくつですか？」

私は何て言いましたか？　試験官に質問を投げ返してはならない。では，どうしたらよいのだろうか？　自分で仮定を立て，基本を押さえ，回答しなさい。

試験官：「血圧が低下した」

あなた：「何らかの外傷による血圧低下とした場合，輸液負荷を行い，血液ガスを測定し，強力な吸入麻酔薬濃度を低下させます」

これなら，よし。

試験官：「心拍数が増加した」
あなた：「もし心拍数が増加し，血圧が上昇していたならば，麻酔深度が浅いことによるものかもしれないので，麻酔深度を深めます。しかし，心拍数が増加し，血圧が低下しているのであれば，循環血液量減少に典型的な変化と考えられるので，循環血液量を増加させます」

状況を悪化させる主だった原因をすべてカバーし，完璧にして簡潔な回答ができた。いらぬ質問で時間を無駄にすることはなかった。

ことを複雑にするな

患者はできるかぎり健康であると仮定しよう。病気の上に病気を重ねる必要はない。

試験官：「この男性は心筋梗塞を起こしてから1年経過している」
あなた：「不整脈があったり，自動体内カーディオバータ除細動器(AICD)を挿入されているかもしれない。駆出率(EF)は非常に低下している可能性があり，今にも心停止を起こすかもしれない。術前クリニックで，挿管して体外膜型肺のセットアップを行います」

これは，ちょっといきすぎだとは思いませんか？

試験官：「この男性は心筋梗塞を起こしてから1年経過している」
あなた：「循環器内科がフォローアップを行い，薬物の調節も行っており，患者は完全に回復し，臨床的には落ち着いている場合，通常の導入薬を用いて麻酔導入を行おうと思います」

ほら？　そこにない問題を引きずり出すことはない。患者は健康であると仮定して，質問に答えよう。試験官は，さらにハードルを上げて，患者を**より重症にする**かもしれない。でも，大丈夫だ。そのときは，持ち前の適応力と応用力を発揮し(第2章参照)，状況に合わせた答えを示せばよいのだ。

試験官：「患者は心筋梗塞後にAICDを植え込まれた」
あなた：「手術室に入室する前に，AICDがオフになっていることを確認し，体外式パッドを張り付けます。ヘルニア根治術のための麻酔導入をします。AICDがオフになっていることを認識しつつ，直ちに除細動をしなければならないような危険な不整脈に注意を払います」

頭からつま先まで考えろ

口頭試験の準備を進めていくなかで，麻酔中の患者に起こり得るあらゆる事態を知るのは不可能に思える。そこで，絶望のあまり，叫び出したくなるだろう。

だが，待てよ！　人を人たるものにしているものは何かを考え，頭の先からつま先まで見渡せば，いかに細かく刻んだとしても，悪くなるのはそんなには多くないことが理解できるだろう。人はそれほど多くの病気をもっていないので，試験官が出題する領域も限られる。

- 頭：頭蓋内外傷あるいは腫瘍，脳灌流
- 眼：眼球心臓反射，開放性眼損傷があるフルストマック患者の管理に関する議論
- 耳：亜酸化窒素による中耳の膨張，悪心・嘔吐の問題
- 口：気道，気道，気道，歯牙脱落
- 頚部：頚椎損傷，頚部損傷を示唆する頭部外傷またはその逆，血管確保位置とそのトラブル
- 心臓：虚血，術前検査，左室機能，さまざまな不整脈，ペースメーカとAICD，胸部大動脈解離と大動脈瘤，血圧(高・低)，心拍数(多い・少ない)などの鑑別診断
- 肺：誤嚥，気管支痙攣，「喘鳴があるからといってすべて喘息ではない」，呼吸機能検査(要不要)，動脈血液ガス分析の解釈，肺分離法，低酸素血症の鑑別診断
- 腹部：赤ちゃん(ここでは妊娠高血圧腎症が重大な問題)，肥満，肝機能障害，腎不全，大動脈瘤，腸閉塞や長時間手術に伴う重大なサードスペースロス
- 四肢：神経ブロックと局所麻酔にかかわる問題，外傷(脂肪塞栓と出血を起こす)，熱傷，末梢血管疾患
- 年齢：非常に若年(すべての器官が未熟，小児と成人の違い)，非常に高齢(私を見ればわかるように，すべてが悪化)

頭からつま先まで全身を手早くレビューし，主たる「四百四病」について考えておくことにより，試験官の質問のおそらく90%はカバーできるだろう。多くの受験生と接してきた経験をもとに得たヒントは，頭からつま先まで見渡し，「これらの頭からつま先にいたる全身の問題に関係する問題に答えられるだろうか？」という単純な質問について自分自身で考えてみるとよい。

試験官が，小型インコとか火星人について質問しないかぎり，前掲のリストは，質問事項のほとんどすべてをカバーするだろう。絶望することはない，このリストをマスターするのはそう難しいことではないのだから！

質問を構成要素ごとに分割せよ

前の受験生から出た質問のように，この質問も第一印象では回答が不可能に感じられるかもしれない。だが，落ち着いて考えてみよう。

妊娠満期の女性が病院に向かう途中,交通事故に遭ってしまった。彼女のグラスゴー昏睡尺度(GCS)のスコアは8点であり,救急部で気管挿管された。あなたはエレベータでこの患者を手術室に移送していたが,気管チューブが抜けてしまった。喉頭鏡の電球が切れている。

この設定を聞いたとき,私は椅子からこけ落ちそうになった。ちょっと見たところ,何をすべきかを決めるなんて無理だ。そこで今こそ系統的に考えるときである。

気道・呼吸・循環

まず気道・呼吸・循環(ABC)をチェックするというのはいつだって最もよい始め方だ。今の状況は最良ではないが,とにかく**今あるもの**を用いてABCをできるだけ**最善**の状態に近づける。

気管挿管はできないので,マスク換気を実施する。エレベータのドアが開いたらすぐに援助を要請し,気道を再確保できるところに移動する。指で脈拍を触れて循環状態をモニターする。

緊急,準緊急,予定管理

緊急は,生命や四肢,視覚が危険な状態にあることを意味する。**準緊急**は,対処が遅れれば,生命,四肢,あるいは視覚に障害が出る可能性があることを意味する。**予定管理**は,すぐには行動を起こさなくてもよいことを意味する。

この症例は緊急である。GCSスコアが8点なので,神経学的には重症であり,気道の開通性を自分で保つことはできない。あなたが気道を再確保し,硬膜外血腫あるいは硬膜下血腫,頚椎損傷など脳神経外科的治療の必要性を判断する。

合併する状況

この患者にはほかに問題があるだろうか。ここで,議論しなければならない問題点にあなたは突入することになる。この症例の場合,患者は妊娠中であり,区域麻酔に比べ,全身麻酔下では帝王切開時の死亡率は高くなるので,気道に器具を入れるのを避けたい。しかし,GCSスコアが8点なので,気道を保護する必要がある。

気管挿管はしたくないが,でも気管挿管はしたい……ジレンマである。だからこそ,専門医試験の問題となる。この「もしそれを行えば困り,もしそれを行わなければ困り(行くも地獄,戻るも地獄)」というジレンマは,複雑な問題についてのあなたの理解度をテストするためのものだ。

その他よくある議論の例を挙げよう。

- 気管支喘息(深い麻酔下で挿管したい)とフルストマック(麻酔を深くして挿管する時間はない)
- 困難気道(意識下で挿管したい)と気管支喘息(意識下での挿管では喘息発作を誘発する可能性がある)
- 精神障害をもつ成人男性で静脈ライン確保困難(緩徐導入をしたい)と肥満において

（緩徐導入はしたくない）静脈ライン確保困難
- 気管支喘息（β刺激薬を投与したい）と心筋虚血（β遮断薬を投与したい）

常に答えられるように詰め込もう

症例のシナリオはどうあれ，以下のことは必ず質問される。
- 先に進む前に，必要な検査にはどのようなものがありますか？
- どのようなモニター（特に侵襲的モニター）が必要ですか？
- 麻酔導入，維持，覚醒についてのプランはどのようなものですか？
- 術後集中治療室（ICU）は必要ですか？

これらの質問を，エレベータの中で事故抜管が起きた不運な妊婦に当てはめて考えてみよう。

エレベータを出て，気道も確保され，輸血準備（血液型と交差適合試験，患者の状態が急速に悪化した場合にはO型Rh陰性血の使用も可）がされていることを確認する。バイタルサインが安定していれば，頭部と頚椎のCT検査を行う。動脈血液ガス分析も実施すべきである。

動脈カテーテル挿入（患者の不安定な状態から考えて，動脈血液ガス分析を頻繁に行ったり，1拍ごとの血圧測定が必要），太い静脈ラインを確保。胎児心拍モニターを装着する。

患者は不安定なので，etomidateを用いて麻酔導入。麻酔維持には，バイタルサインにもよるが，静脈麻酔薬を使用。帝王切開を実施する場合には，小児科医に連絡。小児科医には，新生児の換気サポートが必要な場合があると伝える。意識状態が鮮明になってくるまで，覚醒時は人工呼吸を実施。

GCSスコアが8点なので，術後はICU入室。

次章では，私たち麻酔科医の存在意義にかかわるバイタルサインに関連する問題に対してどう対応するか，ということについて考察する。

第4章

バイタルサインが命

脈拍は触れる？　いいや，彼は死んでいると思う。
ツタンカーメンのミイラを発見した男

この引用は私がでっちあげたものだが，よいポイントをついているでしょう。脈を触れることができず，3000年も埋葬されていたなら，そんな人は事実，死んでいるという明確な証拠がある。これは，バイタルサインの重要性を浮き彫りにするものである。

本章は，本書の初版(Board Stiff)のために書いたものであるが，非常に出来がいいので，ずっとずっと前に書いたものではあるが今一度立ち返りたい。今も昔と変わらず，トピックを程よくカバーしているからだ。年代もの？　しかし，それはよい意味で年代ものである。

バイタルサインのすべての変動に対応できるようにしておこう。これは，すべての麻酔科医の必須事項である。口頭試験では，術中管理のセクションで，バイタルサインの変動に対応しなければならない。以下の状況について明確な対応ができるようにしておこう。

- 頻脈
- 徐脈
- 高血圧
- 低血圧
- 低酸素血症
- 高二酸化炭素症

頻　脈

頻脈は一次性のこともあれば，二次性のこともある。

一次性頻脈(病変は心臓に固有のもの)

1. 上室性不整脈
2. 心室性不整脈

二次性頻脈(つまり，交感神経刺激)
1. 低酸素血症
2. 高二酸化炭素症
3. 酸素供給減少
  a. 貧血
  b. 心拍出量減少
4. 痛み(たいていは高血圧を伴う)
  a. 体性痛(例えば，創部痛，骨折)
  b. 内臓痛(例えば，膀胱充満)
  c. 交感神経系(例えば，ターニケット痛，これは治療が難しい)
5. 循環血液量減少(たいていは低血圧を伴う)
  a. 絶対的循環血液量減少(例えば，脱水，出血)
  b. 相対的循環血液量減少〔例えば，心タンポナーデ，気胸，呼気終末陽圧(PEEP)〕
6. まれな原因
  a. 強心薬を全開で注入
  b. 褐色細胞腫からの強心作用をもつ物質の「漏れ出し リーク」
  c. カルチノイド症候群

徐 脈

頻脈と同じように，徐脈も一次性と二次性のものがある。

一次性徐脈(つまり，心臓そのものに問題がある)
1. 洞不全症候群
2. 完全房室ブロック

二次性徐脈(つまり，迷走神経刺激か，交感神経系抑制)
1. 薬物性
  a. ジゴキシン(過量投与で心ブロックを起こす)
  b. 麻薬(迷走神経緊張)
  c. 抗コリンエステラーゼ薬(おっと，glycopyrrolate を投与し忘れた！)
  d. β遮断薬(交感神経系遮断)
  e. デクスメデトミジン(α_2受容体刺激による交感神経系遮断)
  f. カルシウム拮抗薬
2. 迷走神経刺激
  a. 眼球心臓反射
  b. 内臓牽引(例えば，胸膜，腹膜)
  c. 喉頭展開
  d. 圧受容体反射(例えば，頸動脈手術操作)

高血圧

高血圧は頻脈とともに起こる。患者は一次性高血圧(つまり，例えば，長年にわたる高血圧や妊娠高血圧腎症など元からある高血圧症)か，二次性高血圧(つまり，交感神経系刺激，これは頻脈と同じ)になる。

一次性高血圧
1. 長年にわたる高血圧(一次性高血圧)
2. 特有の疾患に伴う高血圧
   a. 妊娠高血圧腎症
   b. 腎不全

二次性高血圧(つまり，交感神経系刺激)
1. 低酸素血症
2. 高二酸化炭素症
3. 痛み(通常は頻脈を伴う)
   a. 体性痛(例えば，創部痛，骨折)
   b. 内臓痛(例えば，膀胱充満)
   c. 交感神経系(例えば，ターニケット痛。治療が困難)
4. まれな原因
   a. 強心薬が全開で注入
   b. 褐色細胞腫からの強心作用をもつ物質の「漏れ出し」
   c. カルチノイド症候群

β遮断薬が広く用いられているために,臨床像がわかりにくくなっていることがある。浅麻酔であっても，高血圧があっても頻脈が出現しないことがある。

低血圧

低血圧は，一次性および二次性低血圧というだけではなく，より詳しい説明が必要である。生理学を見直し，血圧を基本的なパーツに分解してみなければならない。

1. 前負荷
2. 心臓そのもの
3. 後負荷
4. 血液そのもの

前負荷が不十分なことがある。
- 前負荷(循環血液量)が不十分(例えば，出血や脱水)。

- 循環血液量は十分だが，心タンポナーデ，陽圧換気，PEEP，緊張性気胸，大動脈・大静脈圧迫[訳注：仰臥位低血圧症候群のこと]，術中の血管圧迫，オフポンプ冠動脈バイパス術(CABG)時の心臓脱転などのために，血液が心臓に戻ることができない

心臓そのものが不十分なことがある。

- 心筋そのものに力(収縮力)がない(例えば，心筋症，梗塞を起こした心筋)
- 心筋の状態はよいのだが，徐脈や頻脈のために十分な血液が供給されない場合(つまり，心臓を充満するには心拍数が多すぎ，心筋が機能するには心拍数が多すぎる，心室頻拍や心室細動で起こるようなこと)，あるいは弁の問題(つまり，弁逆流症や弁狭窄症)

後負荷が不十分なことがある。

- 後負荷が低い(例えば，アナフィラキシー，血管拡張薬の効果過剰，脊髄ショック)

血液が不十分なことがある。

- 血液が不十分(例えば，ヘマトクリット値が3％)，循環系に圧を作り出すだけの十分な血液粘性がない

ちょっと待て！　このなかで，麻酔はどこに関係してくるんだろうか？　私たちはしょっちゅう低血圧を起こしている。なぜ低血圧の鑑別診断に入らないのだろうか？　麻酔が関係するとすれば，麻酔薬の過剰投与で後負荷が変化(例えば，プロポフォール)，あるいは心臓そのものが変化(つまり，揮発性麻酔薬は血行動態的には「抗アドレナリン」として作用)したりする。

低酸素血症

口頭試験で低酸素血症について質問されなかったとしたら，今度の米国麻酔科学会(ASA)学術集会で，私がビールをおごろう。麻酔科専門医認定を受けるのであれば，低酸素血症の診断と治療はできなければならない！　次に，この質問をやっつける「地理的な」アプローチ法について述べる。

壁の配管から，気管チューブ，肺へとチェックしていこう。次に，患者の体の外側から内側へとチェックしていこう。胸壁から胸膜，肺実質，肺血管系，そして心臓そのものへとチェックしていく。まとめる前に，脳の状態もちょっとみておこう。この体系的アプローチは，低酸素血症の原因のすべてをカバーする。

中央配管から気管チューブへ

- 誤ったガスの組成：配管のクロスオーバー(交差)
- ガス供給がない：接続のはずれ，人工呼吸器の停止，スイッチ操作の誤り

気管チューブから肺

- 気管支挿管あるいは食道挿管

- 屈曲，ホットドッグや，その他地元のお祭りで手に入れることができるようなほかの食べ物など，大きなものの誤嚥
- 接続のはずれ
- チューブが皮下に侵入(つまり，気管切開チューブが誤った部位に挿入)

胸郭，外部から内部深くへ

- 残存する筋弛緩薬のために胸壁(呼吸筋)が弱い
- 脊柱後側彎症，動揺胸，横隔神経麻痺
- 胸膜：水分(例えば，輸液剤，血液，乳糜，滲出液)あるいは空気(例えば，気胸)
- 肺実質：誤嚥，肺炎，急性呼吸促迫症候群(ARDS)，うっ血性心不全(CHF)，無気肺，患者体位や片肺換気による換気血流，$\dot{V}/\dot{Q}$ ミスマッチ
- 肺血管系：塞栓(例えば，血栓，脂肪，羊水，空気)
- 心臓導管：右-左シャント(PEEP は時にこれを悪化させる！)

中枢神経系

- 吸入麻酔薬や静脈麻酔薬による無呼吸
- 呼吸中枢障害
- 患者の呼吸能力を障害する高位頚椎損傷

高二酸化炭素症

低酸素血症はかなり突っ込まれる。幸い，高二酸化炭素症は，それほど厄介ではない。患者の二酸化炭素産生量が多すぎるか，除去量が少なすぎるか，二酸化炭素の再呼吸が原因である。

二酸化炭素産生量が多すぎる

- 悪性高熱症
- 甲状腺機能亢進症
- 敗血症

除去量が少なすぎる

- 不十分な麻酔管理による低換気
- 人工呼吸器の設定を誤ったか，自発呼吸をしている場合，筋弛緩薬や麻薬，揮発性麻酔薬を過剰投与したかである

再呼吸

- 二酸化炭素吸収剤の消耗
- 一方弁の機能不全
- 新鮮流量が少なすぎる

これは少し簡単。

まとめ

もし何か1つ練習しなければならないとしたら，それは本章に示した問題点である。バイタルサインの変動が試験に出ることを知っているのだから，これらの章を暗唱し，以下についての確実な根拠を暗唱できるようにしておこう。

- 頻脈
- 徐脈
- 高血圧
- 低血圧
- 低酸素血症
- 高二酸化炭素症

バイタルサインはあなたの患者にとって重要であるとともに，あなたが専門医試験に合格するためにも重要である。

第5章

あとは苦もなく，気道管理

金とセックスでほとんどのものは説明できる。

誰かがきっとこのようなことを言ったに違いない。ほとんどの麻酔科医が考えるように，気道は，その他すべてのものを説明できる。第４章では，まず試験に必ず出るバイタルサインについて述べた。さて，次に試験に出る確率の高いトピックに移ろう。気道管理である。麻酔科領域において気道よりも重要な領域はあるだろうか？　私たちは気道の民である。専門医試験官は，気道管理に関して，上から，下から，あらゆる方向から知っていることを受験生に期待する。本章では，気道の問題について，術前，術中，術後の観点から考える。

術前のアプローチ

術前においては，病歴と身体所見がその他すべてに優先する。

病　歴

患者の病歴をとる際には，麻酔を受けたことがあるかを質問する。まれに，本当に直球の答えが返ってくることがある。

「あなたに挿管するのは難しかった，と言われた」
「ファイバー意識下なんとかかんとかと書いたこの紹介状をくれた」
「前回は大急ぎで気管切開をされた」

このような反応は実際の現場では珍しく，口頭試験でこのような形で出題されるとは考えにくい。気道確保困難についての，もっと間接的な情報(ヒント)を与えられるだろう。

「歯を欠かれてしまった」
「術後，喉がすごく痛かった」

これらの反応は，気管挿管時に大変な苦労をしたであろうことを示唆している。

以前の麻酔記録を取り寄せることができればラッキーである(口頭試験では，試験官は，以前の麻酔記録は手に入らないと言うだろう)。たとえ，以前の麻酔記録があったとしても，そこから正確な情報を得られるという保証はない。

- 肥満がひどくなったり，関節炎が悪化して，気道の状態は以前の麻酔時よりも悪化しているかもしれない。
- 前回の麻酔科医は世界最高の喉頭展開技術をもっていたかもしれない。
- 前回の麻酔科医は，苦労はしたかもしれないが，その難しさをわざわざ麻酔記録に書き込むという手間をかけなかったかもしれない。

患者の既往歴のなかの特別な状態は，気道管理が難しいと疑わせるかもしれない。

- Pierre Robin 症候群
- ムコ多糖症(すべてのタイプ)
- 21 トリソミー(Down 症候群)
- 関節炎
- 強皮症
- 肥満
- 妊娠(すなわち，妊婦では気道を失う頻度が通常よりずっと高い)
- 頚部椎間板ヘルニアと手術，特に固定術
- 頚部損傷(つまり，外傷を悪化させないように特別なケアが必要)
- 頚部への放射線治療
- 気道の腫瘍や膿瘍(耳鼻咽喉科医とコミュニケーションをよくとることが必要)

身体所見

身体所見では，困難気道を合併することの多い「容疑者」を探すこと。

- 大きな歯
- 甲状切痕-頤間距離が短い
- 巨舌
- Mallampati 分類のグレード 3 あるいは 4
- 頚部カラーあるいはハローベスト(鉄棒を捻じ曲げるのが得意でなければ)
- 気道を変化させるような放射線治療，外科手術瘢痕，あるいは腫瘍(例えば，甲状腺腫大)

患者の身体所見をとる際は，もし挿管に失敗した場合に，換気をするのがどれくらい困難であるかを考えること。

- 病的肥満：マスク換気困難
- ジャングルジムのような金属の棒で覆われた整形外科用手術ベッド：気道に到達するのが困難
- 放射線科ベッドのように厄介なベッド上：逆トレンデレンブルグ位をとるのが困難のため，横隔膜にかかる重力をとったり，酸素化をしやすくする

- フルストマック：嘔吐や誤嚥のリスクがある患者では，マスク換気をするよりは挿管したほうがよい。
- 深夜，週末あるいは休日：支援してくれるスタッフが不足(映画『エイリアン』のように，あなたの叫び声は誰にも届かない)

術中のアプローチ

これが私の個人的な気道へのアプローチ法であるが，専門医試験や臨床実地にも有用である。

意識下挿管では，次の点に注意する。

1. 意識下挿管を行うしきいは低くしておく。意識下挿管の経験を積むごとに上達し，「意識下で行うことへの恐怖」は少なくなる。
2. 意識下挿管を行うにあたって最大の問題は，表面麻酔を行うために必要なものをかき集めることである。したがって，あらかじめ必要な器具や薬物をみな集めておく。
3. 意識下挿管時の最良の鎮静法は？　デクスメデトミジン。楽勝だ。
4. 患者の口腔内や気道は乾いているほうがよい。早めに抑唾薬を用意する。あふれる唾液と局所麻酔薬の中でのたうち回ってはならない。
5. 患者が非協力的だったら？　デクスメデトミジンを投与すると，このような患者がどれくらいおとなしくなるかに驚くだろう。
6. 患者が非常に非協力的だったら？　じっとしていられない(酔っぱらい，暴れまわり，自分で延髄穿刺する？)ような患者では，意識下で行うことはまずできない。
7. 経口的あるいは経鼻的にアプローチすべきだろうか？　経鼻挿管は角度がより適切なので，気管チューブが時にはそのまま気管内に入ることもある。しかし，出血のリスクがあるため，後でヘパリンを投与する場合(例えば，心臓手術)では，悲惨なことになり得る。経口挿管は，角度的には経鼻挿管ほどよくはないが，少なくとも鼻出血のリスクはない。
8. 気管支ファイバーをのぞいたら，ただピンク色のものしか見えない場合はどうするか？　気管チューブを引き抜く。何かしら洞窟のようなものが見えるまで引き抜き続けると，周りを見回すだけの余地が生まれる。喉頭蓋を見つけたら，しめたものである。
9. 声帯を越えたけれど，気管チューブを進めることができない場合はどうする？　決して，無理に進めてはならない。回転して，もう一度トライ。最終的にこれで「よし」となるまで回転し続ける。
10. 吸引ポートに酸素をつなぎ，分泌物や血液を吹き飛ばす。吸引は使うな。穴は小さすぎるので，吸引すると液体をファイバースコープの先端まで引いてしまい，視野が妨げられる。酸素を流すことで，酸素化も助けることができる。

次のようなことが通常の挿管に当てはめられる。

1. 十分に酸素化をする。未知の領域に飛び込む前に，「スキューバタンク」を満タンにしているのだ。トラブルが起きたときには酸素予備量が多いほど状況は良好に保たれる(口頭試験では，試験官は，必ずあなたがトラブルに巻き込まれるようにし向けてくる)。
2. 患者の頭部を高位にする。そうすることで，横隔膜にかかる重量を減らし，わずかだが機能的残気量が増加し，マスク換気が容易になり，酸素化が悪化するまでの時間が長くなる。
3. 役に立ちそうなものはすべて近くに置いておこう。光ワンド，挿管用ブジー，気管支ファイバースコープ，Bullard 喉頭鏡，ラリンジアルマスク(LMA)，研ぎ澄ましたメスをもった耳鼻咽喉科医。トラブルの真っ只中に巻き込まれてから，これらを探そうとは思わないだろう。
4. 麻酔導入前に，患者の頭の位置を適切なものとする。肥満患者では，最初の試みの状態が最良となるように，横に回り，肩や首を持ち上げる。それがベストの位置となるので，そこで最適化する。
5. スキサメトニウム(脊髄損傷，熱傷，筋ジストロフィー，あるいは長期間の臥床などといった禁忌がない場合)は，挿管できなかった場合に，すぐに筋の機能が回復する可能性がある。
6. トラブルに陥ったときは，傷口を大きくするな。喉頭鏡ブレード，頭位，挿管する麻酔科医，あるいは方法など，もし 1 つのことがうまくいかなければ，何かを変えよう。無理やりにことを進めてはならない。気道を傷つけたり，出血や浮腫を起こしたり，事態を悪くしてはならない。

いよいよ試験を受ける時がきた。あなたは気道管理に関する病歴と身体所見については入念に評価してきたが，まだ「挿管不能，換気可能」という状況や，さらに悪い状況，すなわち「挿管不能，換気不能(CICV)」という状況に陥る可能性がある。

1. パニックに陥るな。これは試験の一部なのだ。試験官は，遅かれ早かれ，この問題を出すつもりにしていたのだから，ここで争っても(ジタバタしても)仕方がない。やるしかないのだ。
2. 米国麻酔科学会(ASA)の困難気道アルゴリズムを知っておこう。
3. 「この時点で，困難気道アルゴリズムに従う」と答えればよい。試験官は，この問題に関して，あなたにプレッシャーを与え，さらに詳細な質問をしてくるかもしれないが，それは妥当な反応である。

アルゴリズムのいくつかのポイントは助けになる。

1. 挿管しなくともよいが，換気はしなければならない。マスク換気をするために，挿管操作を繰り返す間に休みをとろう。
2. 挿管ブジーは，前方に位置した気道に対して，「少しばかり上向きにする」には非常に有用である。
3. LMAは，良好な(しかし，完全ではない)気道確保であり，LMAを通して挿管することができる。
4. 患者を覚醒させることが，「勇気ある行動」であることもある。

最難関のトラブル，つまり挿管不能，換気不能という状況について述べなければならない。

1. 外科的気道確保が必要なら，**実行しよう**。もしそれをしなければ患者が低酸素血症により害を被ったり，死亡するのであれば，躊躇してはならない。
2. グチャグチャになるだろう。
3. しかし，死んでしまう可能性があるならば，グチャグチャになっても，生きるほうをとろう。
4. 気管切開は低位でしなければならず，時間もかかるので行ってはならない。高位でしかも短時間でできる輪状甲状膜切開を行おう。

術後のアプローチ

「疾風怒濤」の難しい挿管の後は，口頭試験では術後について次のような質問をされる。挿管時にそのように大変だった患者の抜管は，いつ，どのようにして行いますか？抜管の条件すべてを満たしたら，抜管しよう。

1. 患者は，換気補助〔例えば，高い呼気終末陽圧(PEEP)，間欠的強制換気(IMV)，高い吸入酸素濃度〕なしに，十分な酸素化と換気を保っている。
2. 血行動態が安定している。
3. 神経学的に安定しており，気道を保護できる。
4. 十分な呼吸努力ができるかの臨床テストに合格している(例えば，呼吸数，吸気圧の生成)。

気管チューブを取り除いた際に，気道が閉塞するようなリスクがないかを確認する。

1. リークテストを行う。カフの空気を抜き，患者がチューブの周囲から息ができるようにする。
2. 身体所見では，気道は変形したり，腫脹したりしていない。患者の頭が巨大なカボチャのような場合に，あなたが抜管しないことを確認するための常識的なテストである。

成功を確実にするためには，ほかのステップも踏もう。

1. 抜管するのが危険と思うならば，あなたがトラブルに陥ったときに助けれくれる人がたくさんいる日中に行うべきである。真夜中に，難しい抜管をしてはならない。
2. 本当に怖くて仕方ないのなら，チューブエクスチェンジャを気管チューブから入れたうえで抜管する。チューブエクスチェンジャは，数分間，「安全ネット」として気管内に入れたままにしておく。患者がこれにいかによく耐えるかは驚きである。

併存する問題へのアプローチ

困難気道は，ほかの疾患を合併したときが最も悩ましい。困難気道は，ほかの状況より優先順位が高いため，ほかの状況にかかわらず，意識下挿管を実施すべきである。以下に，「意識下挿管」に関するいくつかの例を挙げる。

気管支喘息と困難気道に対しての最良のアプローチは，気道の表面麻酔を行う前に，ステロイドとβ刺激薬を用いることを含め，喘息の状態をできるかぎり最適化しておくことである。気管粘膜まで局所麻酔薬を用いて表面麻酔をしたいが，エアロゾル粒子は喘息発作を誘発することもあるので，このアプローチは難しい。二律背反状況なんて，とんでもない！

もう1つのオプションは，気管支喘息患者の自発呼吸を保つことである。セボフルランを用いて深呼吸吸入導入を行い，気管支ファイバースコープを挿入し，「麻酔下ファイバー挿管」を行う。患者は，吸入麻酔薬による導入に適した患者でなければならない。肥満患者や，フルストマック患者で行うのは，よいアイデアではない。

心疾患と困難気道に対しては，手技を急がないようにする。患者の表面麻酔と鎮静を行っている間，患者の血行動態が注意深くモニターされていることを確認する。心拍数が増加したり，ST部分が上昇していたら，それ以上，行ってはならない。ストップ！血行動態を改善し(例えば，血管拡張薬やβ遮断薬)，すべてのことが再びコントロールされたら先に進もう。上手に行われ，よく鎮静され，十分な表面麻酔をされた患者では，意識下挿管は今まで経験したことがないほど最も安定した血行動態を実現してくれるであろう。

開放性眼損傷や頭蓋内圧上昇と困難気道に対しては，気道管理が優先する。もちろん，咳やバッキングは眼損傷や脳損傷を悪化させ得る。しかし，気道を失い低酸素血症となれば，**すべてのもの**が傷つく。したがって，気道管理がすべてに優先する。

すべてのことは，次のように要約されるだろう。意識下挿管をうまく実践し続ければ，ほかの難しい状況はどうあれ，気道さえ確保できていれば，円滑な導入ができ，患者を快適にし，その他派生する障害を最小限にできる。

意識下挿管の例外

どう頑張っても意識下気管支ファイバー挿管ができないという場合もある。口頭試験においては，試験官は，あなたのオプションを狭めるような指示を常に与えることができる。

- 気管支ファイバースコープが故障している。
- 患者が絶対に拒否する。
- 気管支ファイバー挿管を試みたが，失敗した。

ほかにも意識下挿管ができない場合がある。

- 患者が酔っ払っており，抑制が効かず，頚椎損傷の可能性がある。無理やり行えば，頚椎損傷を悪化させるかもしれない。
- 精神疾患のために，成人患者が協力できない。あなたより大柄な人と戦うこととなり，計画はうまくいかないだろう。
- 生後6か月のPierre Robin症候群の乳児に説明することはいくらでもできるだろうが，乳児はじっとしていないだろう。

患者が酔っ払っていて抑制がきかない場合には，以下のようにする。

- Maryland Shock Trauma Centerのガイドラインに従う。
- 脊椎のアライメントを保ちながら導入する。
- 頚部を伸展させないように注意して，最良の視野を得る。
- それができないようであれば，気管切開を行う。

成人患者が協力できないときには以下のようにする。

- 麻酔を導入する。
- 換気を助けるためにヘッドアップ(頭部高位)とする。
- 挿管用LMAを用いる。

小児では以下のことを行う。

- 自発呼吸を保つ。
- 麻酔が導入されたら，気管支ファイバースコープを用いる。
- 試行の間には気管支ファイバースコープを引き抜き，換気する。

気道確保に関する議論のある点

麻酔科領域のほかのすべてのことと同じように，議論がある。輪状軟骨圧迫と不安定な頚椎はそんなトピックにあたる。

理論的には，輪状軟骨圧迫は，食道を閉鎖し，誤嚥を予防する。教科書には輪状軟骨圧迫をするようにと書かれている。胎児ジストレスに対する帝王切開時に，「挿管不能，換気不能」という状況に陥ったら，輪状軟骨圧迫を継続しながら換気しろと書いてある。輪状軟骨圧迫については，そこかしこに書いてある。

しかし，輪状軟骨圧迫にはいくつかの問題がある。

- 食道を正中で押していない場合には，食道を閉鎖することはできない。
- 食道は，「上部が開きっぱなし」になっているので，誤嚥を予防することはできない。
- 輪状軟骨圧迫が誤嚥を予防することは証明されていない。
- 輪状軟骨圧迫は，確かにマスク換気も，挿管もより難しくする。ああ，そうだった！
- 輪状軟骨圧迫は，広く支持されており，その価値が疑問視されることはほとんどない。

試験ではどのように答えるべきだろうか？　私なら，以下のように答えるだろう。

不安定な頚椎への対応において，ある方法が他の方法よりも優れているということはない。頚椎を守るためのすべての手技は，挿管を難しくする。頚椎骨折にいかに対応するべきかの絶対確実なルールはない。すべての総論は，「あなたが知っているなかでベストの方法で気道を確保しろ」という陳腐な文章で終わっている。**Oh my God！**　まったく！　私は**常に**自分が知っているベストの方法で気道を確保している。

次章では，いよいよ問題の核心に迫る。

第6章

傷ついた心臓の修復

あなた，宝くじに当たったわ！　5,000万ドルよ！　荷造りをしましょう！
すごい！　じゃあ，どこに行こうか？　パリ？　タヒチ？
あなたの行き先なんて気にしないわ。

このジョークはインターネットから拾ったものである。フラれた夫は心の修復が必要であるし，あなたたちのなかにも同じように心の修復が必要な人がいるかもしれない。

Board Stiff Live［訳注：https://boardstifflive.com/を参照］レビューコースの受講者は，いつも心疾患症例の復習をしてほしいとしつこく頼みに来る。研修を終えると心臓麻酔に携わる機会がほとんどなくなり，これが弱点のままで残ってしまうからだ。本章では，心臓麻酔にかかわるさまざまな問題について考え，心臓症例の扱い方を簡潔に復習する。十分な情報を示しているはずである。気道に関する章と同様に，口頭試験で出題されやすい術前，術中，術後に関する問題を扱う。いくつかの難問に注意を払いながら，術中の問題に重点をおく(口頭試験では，厄介なことに術中の問題が重視される)。

- 肺動脈カテーテル挿入：これは悪いものなのか，それともよいものなのか？
- 経食道心エコー法(TEE)：もはや，「TEEについて何も知りません」とは答えられない。

警告，警告，警告，警告！

次の例が示すように，いくらかの修正は随所に加えられているが，麻酔の多くはこの数年変化していない。

- 脳神経外科麻酔：過換気は時代遅れとなったが，それ以外の多くは変わらない。
- 妊娠高血圧腎症：脊髄くも膜下麻酔の適応ではないとされてきたが，現在では可能ということがわかった。ほかのすべての注意点は同一のままである。
- バイタルサイン：低酸素血症や低血圧の鑑別診断について考えてみよう。何か変わっただろうか？　いや，何も変わっていない。
- 気道：ラリンジアルマスク(LMA)が登場し(ありがたや)，便利グッズも増えつつあるが，困難気道の管理に関しては大幅に変更されたわけではない。
- 小児麻酔：試験官が口頭試験で注目する主な点はほとんど変わっていない。ずっとそうであったように，小児と成人における生理や解剖の違いは，以前と変わらない。
- 胸部外科麻酔：分離肺換気では気管支ブロッカーか二腔気管支チューブの利用を意味する。この領域における概念に大きな変化はない。
- 輸液：膠質液か晶質液かという問題は未解決のままであり，実質的な違いは示されていないが，議論が続いている。

心臓麻酔領域における変化！

麻酔のなかで推奨内容が常に変化する領域があるとすれば，それは心臓手術である。本章で述べる内容は，米国心臓病学会(ACC)における新たな推奨事項やβ遮断薬の新たな総説によって否定されるかもしれない。最新の診療に確実に従いたいなら，米国麻酔科学会(ASA)のリフレッシャーコースや最新のACCガイドライン(最新版は2007年)を参照すべきである。

本章でふれる重要事項として，私の判断する最先端について述べ，試験官にどのように答えるべきか，その推奨点を解説した。しかし，これらの問題を調べ，よく吟味し，あなた自身の回答に到達すべきだ。もしかしたら，私よりよい答えが見つかるかもしれないのだから。本章からの一番の収穫は，もしかしたら，**問題点を見出す**ことかもしれない。よく考え抜き，試験当日に何かを答えられるように準備しておこう。

それみたことか，想像していたことが起きてしまった！　Elsevier社が本稿を得てから出版するまでの間に，すべてが変わってしまった。2008年3月発行の“Anesthesia and Analgesia”，第106巻，3号を読んでみよう。非心臓手術のための周術期心血管系評価と管理に関するACC/米国心臓協会(AHA)ガイドライン2007：実施要領[訳注：Circulation 2007; 116: 803-877を参照]を熟読しよう。

推奨内容が時とともに曖昧さを帯びてくるのは，冠動脈閉塞の診断と治療がどのような差を生むか，その証明が困難なためである。読みたければ本章を読んでも構わないが，上記文献を熟読するほうがよいだろう。

ところで，論文の要旨は次のようである。緊急入院が必要なほど注意すべき点(心筋梗塞の発症，心不全を伴う弁膜症)がないかぎり，十分な術前検査(負荷試験，心臓カテーテル検査)が利点をもたらすか否かは不明である。

術前のポイント

マイアミ大学[訳注：著者の前勤務地]では，同僚の1人が術前外来からの質問に対応するホットラインの設置を提案した。当初は，「負荷試験を行って，β遮断薬を投与しなさい」と自動応答させていた。やがて，推奨内容の変化とともに，自動応答を「負荷試験を行ってはいけません，β遮断薬を投与してはいけません」に変更した。さらに時がたち推奨内容が変わると，「必要な場合にかぎって負荷試験を行い，適応がある場合にかぎってβ遮断薬を投与しなさい」と応答させた。この適応については確信がなかったため，内容には触れなかった。

出題されそうなこの泥沼に足を突っ込まなくてはならない。論争中のすべての問題が後の練習問題でも再登場するだろう。これらの問題から最も明快な説明を抜き出して，次に述べることにする。

血圧：どれくらい高いと高すぎ？

血圧の上限を調べた唯一の研究は非常に古く，数人の患者を観察しただけであり，エスモロールやlabetalol[訳注：日本に静注薬なし]，ほかの薬物を使用する以前のものであるというジレンマがある。「手術を中止して，血圧のコントロールをしなさい」と言うのは，多くの問題に際して暗闇を手探りで進むようなものである。

- どの程度まで低下させる必要があるか？
- どの程度の期間，コントロール状態を保つ必要があるか？
- 脳の自己調節曲線が右にシフト(「右方シフト」という概念をよく利用するが，どの程度までの右方シフトなのかまったく定かでない)することは脳虚血の危険を招くか？

一方，どこかに境界線を設けなければならない。血圧220/130 mmHgである患者がヘルニア根治術を受けるとする。「たいしたことはないさ，うまくこなそう！」とは言わないだろう。この繰り返し登場する厄介な問題に対する最良の解決法は次のようである。

- 待期手術を受ける患者の拡張期圧が110 mmHgを超える場合，終末臓器障害のリスクのために手術予定を変更すべきである。
- 血圧は，少なくとも術前2週間はコントロールされているべきである。

これらの推奨内容はいずれも確固としたエビデンスに基づくものではない。単に今の私たちが考えるなかで最良の方法というだけである。

「血圧がXXXである場合」の対応については，口頭試験で繰り返し出される問題であるため，熟考しておく価値がある。私の答えを使う必要はないが，何らかの**答え**は確実に用意しておこう。

系統的問題としては，頚動脈内膜切除術を受ける患者の血圧管理に関する問題がある。その回答を簡単に述べてみよう。

> 血圧範囲を知るために両上肢の血圧値を何回か測定します。これが患者の通常の術前値を上回る場合にかぎって血圧の治療を行います。術中の目標は，術前に測定した血圧範囲の正常上限を維持することです。この手術では，頚動脈の血行遮断に伴う側副血行(すなわち，Willis動脈輪と椎骨動脈)による脳灌流を維持するため，血圧を低めでなく高めに維持することが必要です。頚動脈硬化を伴う患者では，脳の自己調節能が侵されている可能性があります。頚動脈狭窄のために脳灌流圧が低下し，脳血管がすでに最大限に拡張した状態では，自己調節能の働く余地がありません。したがって，脳灌流は圧依存性となり，血圧の低下に耐えることができません。

回答として，これ以上は望めないだろう！

術前の心臓精密検査はどのような場合に必要か？

以前は「虚血の追跡者」として，虚血の可能性を探し求め，誰かが診察する前にあらゆる虚血の診断と治療を確実にするものだった。患者がヘルニア治療を望む場合，「何かがある」と考えて，負荷試験やカテーテル検査，血管形成術，冠動脈バイパス術(CABG)を進める。「虚血のリスクを払拭」したあとは，ヘルニア手術を安全に施行できるだろう。

真偽のほどを確かめよう。このとてつもなく高額な精密検査は内在的な一連の問題，すなわち，手術の遅れや経費，心臓カテーテル中の合併症(例えば，血管損傷や造影剤による腎障害，死亡率)，CABG 合併症(例えば，脳障害，心障害，入院期間，死亡率)を抱えている。

さほど突飛ではない次のシナリオについて考えよう。何もせず単純にヘルニア手術をやってしまえば，うまくいったかもしれない。しかし，代わりに心臓精密検査を進めてしまったため，脳卒中になってしまったり死に至っていたかもしれない！

熱心な虚血の追跡者である代わりに何をすべきだろうか？　ACC/AHA による特別委員会のガイドライン〔インターネットから入手可能[訳注：http://my.americanheart.org/professional/index.jsp を参照]〕では，この難問に一般常識を適用するための論理的で段階的なアルゴリズムを示している。広大な迷路のような解説には，いくつかの一般常識的な考え方が含まれている。

- 生理的な影響が極めて少ない小手術では，大がかりな精密検査を行う必要がない。
- 虚血が実際的な問題となる大手術では，確かに精密検査を行う必要がある。

系統的問題の回答の 1 つに示された解説を眺めてみよう。これは，駆出率(EF)30％を示す妊婦の症例であり，問題は精密検査を行うべきか否かである。推奨内容は ACC/AHA ガイドライン 2002 に基づいているため，ガイドライン 2007 を見直し，違いを見極める必要がある。この本を読むには努力がいるのだ！　単にくつろいで，書かれたことを鵜呑みにしてはならない。

この患者の術前心機能評価に関する ACC/AHA の推奨内容はどのようだろうか？

ACC/AHA ガイドライン 2002 に従えば，周術期心機能評価の時点で，この患者は中リスクの手術に対する中等度の心血管リスクを有する。

中等度の心血管リスク項目(ガイドラインから直接引用)は次の因子により決定される。

1. 軽度の狭心症
2. 病歴，異常 Q 波に基づく心筋梗塞の既往
3. 心不全(代償性または，その既往)
4. 糖尿病(インスリン依存型はさらに重篤)
5. 腎機能障害

中リスクの手術は次の因子により決定される。

1. 腹腔内または胸腔内手術
2. 頚動脈内膜切除術
3. 頭頚部手術(何だって，頚動脈は頚部にはないのか？)
4. 整形外科手術
5. 前立腺手術

真偽のほどを確かめよう。ガイドライン 2007 はかなり曖昧である。

試験中に，これらの完全なリストを思い起こすことは非常に困難かもしれない。謙虚な私見(私は謙虚な意見などもっていないが)では，「患者のリスクレベルを決めるためにACC/AHA ガイドライン(インターネットやノートパソコンから入手可能)を調べたい」と述べることができる。口頭試験の百科事典になる必要はない。しかし，どのように決定するかは知っておかなければならない。そして，調べることは，その決定事項の1つである。

待期的な非心臓手術を受ける患者ではどうだろうか？　患者が過去5年間に冠血行再建を受けたか否かは知られていない。

この場合，過去5年間の冠血行再建の有無や症状再発の有無，グラフト開存を確認するための冠動脈「再検査」の有無に関する質問を含むガイドラインのアルゴリズムに従うだろう。これらの質問の目的は，手術に対して患者が最適状態にあるか否かを決定することにある。

患者の身体能力に注目した既往を調べる。これは，患者が下肢の残存筋力低下のような問題を残している場合には困難である。機能的許容量が中等度または良好であれば〔＞4代謝当量(MET)〕，中リスクの手術でも受けることが可能である。

機能的許容量が低下しているか不明な場合，非侵襲的検査が妥当である。妊娠に伴う心負荷増大に対しては，特に妊娠前の EF がわずか 30%であるような場合，心エコー図検査による再検査が心機能評価に有用である。最近の負荷試験を受けていない場合(＜2年)，薬理学的負荷試験〔例えば，心筋灌流単光子放出型コンピュータ断層撮影(SPECT)〕が適切かもしれない(2003 ACC/AHA Guidelines for the Use of Cardiac Radionuclide Imaging, pp. 1410-1411)。放射性核種検査が満期妊娠に禁忌か否かは不明であるが，おそらく絶対的禁忌ではない。

この程度の知識があれば，質問に対する回答として十分だろう。

β遮断薬：その適応と禁忌は？

β遮断薬の適応もまた，数年の間に二転三転した問題である。しばらくの間，あたかも術前外来に農薬散布機を飛ばし，手術を受けようとする事態に備えて患者全員にメトプロロールを散布すべきと考えられてきた。β遮断薬の一嗅ぎが患者を生きながらえさせるか，または，そのように思われてきた。

データを少し検討すれば，β遮断薬が以前に思われていたような不老長寿の薬物でないことが明らかになり，最近の推奨内容はより適切なものになってきた。何ということだ。EF が低い妊産婦の系統的問題に戻り，β遮断薬の問題について考えよう。

β遮断薬を術前に始めるべきだろうか？　そうであれば，どの程度前からだろう？

β遮断薬療法に関する ACC/AHA 周術期ガイドライン 2006［訳注：最新版は，Circulation 2009; 120: 2123-2151 を参照］に従えば，この患者の状態はニューヨーク心臓協会 New York Heart Association(NYHA)のクラスⅡb(利益≧リスク)と考えられる。妊娠中にもβ遮断薬は安全に用いられているが，胎児への副作用に徐脈や低血糖，呼吸抑制，子宮内胎児発育遅延があることを患者に助言すべきである。母体がβ遮断薬投与を受けていた場合，胎児には十分な監視が必要であり，このような場合におけるβ遮断薬のリスクと利点を注意深く評価しなければならない。

試験中にはガイドラインの一字一句を覚えないかもしれないが，それをふだん肌身離さずポケットに入れておく価値はある。なぜなら，β遮断薬に関する最新かつ最高の内容であり，試験に出ることは確実であり，患者管理にかかわっていることを忘れないようにするため，また，実際の現場でも問題となるに違いないからだ[1]！

臨床像の全体を把握し，この患者にそれを適用すれば，β遮断薬を投与するクラスⅡbの理由が明らかになる。ACC/AHA ガイドライン 2006 では，「血管手術を含め，このガイドラインに定義されている中または高リスクの手術が予定されている，周術期評価で 1 つの臨床危険因子をもつ患者ではβ遮断薬の投与を考慮する」と述べている。

うっ血性心不全におけるメトプロロール CR/XL(徐放製剤)のランダム化試験(MERIT-HF：Metoprolol CR/XL Randomised Intervention Trial in Congestive Heart Failure［訳注：Lancet 1999; 353: 2001-2007 を参照］)では，β遮断薬が，クラスⅡ～Ⅳの心不全を伴い，40％以下の左室駆出率(LVEF)を示す患者の生存率を改善し，適した薬物であることが示されている。

Goldman 心リスク指数の改訂版についてはどうだろう？　Goldman は主な心合併症の予測因子として次の 6 つを示した。

1. 腹腔内または胸腔内手術，鼠径部より近位の血管手術などの高リスク手術
2. 虚血性心疾患の既往
3. 心不全の既往
4. 脳血管疾患の既往
5. インスリン依存型糖尿病
6. 術前クレアチニン値＞2.0 mg/dL

彼は，生命保険会社の保険数理士のように，心死亡や非致死性心筋梗塞，非致死性(しかし，要警戒)心停止のリスクを予測因子の数に従って定量化した。

- 危険因子なし：0.4％
- 危険因子 1 つ：1.0％
- 危険因子 2 つ：2.4％
- 危険因子 3 つ以上：5.4％

ああ！　この「非致死性心停止」が麻酔科医である私にとって脅威の的である。除細動器の点検を行い，電気代が払ってあるか確認しておこう！

これがGoldmanとβ遮断薬の合致点であり，β遮断薬を空調システムに投じてカフェテリアを含む病院全体にばらまく当初の考え方に従う代わりに，β遮断薬の適応について真剣に考え始めるときである。

心死亡や非致死性心筋梗塞，心停止，心室細動，肺水腫，完全心ブロックの比率は，予測因子の数やβ遮断薬の使用・非使用と相関し得る。

- 危険因子なし：0.4～1.0%（β遮断薬非使用）対1%未満（β遮断薬使用）
- 危険因子1つまたは2つ：2.2～6.6%（β遮断薬非使用）対0.8～1.6%（β遮断薬使用）
- 危険因子3つ以上：9%未満（β遮断薬非使用）対3%以上（β遮断薬使用）

重要文献！　この引用元[2]をたどって，熟読しよう。

Goldman心リスク指数に従えば，問題の患者は心合併症に関する3つの独立した予測因子を有する。β遮断薬投与は，主な心合併症のリスクを減少させ得る。β遮断薬が投与されていなければ，術前30日までに開始し，目標心拍数を50～60 bpmに投与量を調節する。

非心臓手術に対する心リスクの管理

次の題材は系統的問題16に由来する。これは最も難しい質問に言及した非常に重要な部分である。受験の前に問題を1つだけ復習するなら，「ベスト16」を復習しよう。

- 周術期β遮断薬療法について改訂されたACC/AHAガイドライン2006では，これらの薬物の1つがすでにほかの適応に対して投与されている場合や心リスクの高い患者が血管手術を受ける場合に，β遮断薬を推奨している。リスクが高い限定された患者でもβ遮断薬は妥当と考えられている。
- AuerbachとGoldmanによる2006年のレビュー［訳注：参考文献2を参照］では，周術期のβ遮断薬療法を中～高リスク患者に限定すべきと結論づけている。主要な非心臓手術を受ける患者では，β遮断薬投与を開始し，麻酔開始前の目標心拍数を60～65 bpmに投与量を調節すべきである。
- β遮断薬投与を受けていない心不全患者や気管支攣縮性肺疾患を合併する患者では，これらの病態が悪化する可能性と潜在的な利点を秤にかけて評価しなければならない。
- 低～中リスク患者〔例えば，修正心リスク指数(RCRI)0または1〕における周術期のβ遮断薬療法を支持するデータは不十分である。しかし，β遮断薬の突然の中止に伴うリスクを考慮すれば，すでにβ遮断薬の投与を受けている患者では継続すべきである。
- β遮断薬が投与されている場合，β_1選択性薬物による周術期治療が推奨される。可能ならば，術前30日までに外来で経口投与を開始し，心拍数を50～60 bpmに調節すべきである。心拍数調節を厳密に行うことは，その有効性の重要な決定因子であろう。
- 長時間作用性β遮断薬は短時間作用性の薬物より有効な可能性がある(例えば，アテノロール対メトプロロール)。選択薬には，アテノロール(50～100 mg/日，経口)やビソプロロール(5～10 mg/日，経口)がある。
- 時間的余裕がない場合，術前にアテノロールを静注してもよい(10 mgを15分かけて)。術後早期には，経口摂取が可能となるまでアテノロールを静注する(5～10 mgを6～12時間ごと)。経口摂取が可能となれば，以前のβ遮断薬経口投与量を再開する。
- 治療の継続期間に関するデータは存在しない。術後，少なくとも1か月はβ遮断薬の継続を勧める。患者の大部分が基礎心疾患を伴うため，通常，半永久的な長期投与が行われる。

心臓領域で直面する3つの最大の難問は血圧と虚血「探索」，β遮断薬である。これでもう，あなたはこれらの問題に適切に答えられるはずである。

ガイドライン2007ではどのように述べているだろうか？　701ページでは，「ACC/AHAによる周術期β遮断薬療法改訂版の公表以来，これらの薬物の有効性が示されなかったいくつかのランダム化試験が報告されている」と述べている。何ということだ！どのように答えればよいのだろう？　答えを出すのは簡単なことではない。

術中のポイント

多くの麻酔科医が心臓麻酔を弱点と感じているため，ここでは，心臓症例をどのように扱うか，最初から最後までくまなく復習する。研修を終えたばかりで心臓症例に自信があれば，本項を読み飛ばしても構わない。心臓麻酔を6年も行っていなければ，本項を数回読み直し，確実に理解したほうがよいだろう。術前と術後のポイントはいくらか重複しているが，一貫性のためにすべてをまとめて示しておく。

成人の術前評価

術前評価ではいくつかの点が重要である。
- 気道
- 気道
- 気道
- 駆出率(EF)
- 頚部の穿刺が可能か(すなわち，麻酔科医を鎖骨下穿刺に向かわせるような頚動脈狭窄が存在するか)？
- ほかの問題

術前評価でしばしば忘れ去られるのは，心臓麻酔で繰り返されるテーマ，すなわち**心臓症例の要点は昔からの典型例にある**である。特に症例の最初の部分では，教訓的，血行動態的，心エコー的，変力的な空想に自身を見失う可能性がある。複数の輸液ポンプがフル稼働するありさまと極端な血圧変動が頭の中に渦巻き，心臓麻酔でノーベル賞をもらう映像が頭の中に映し出される。しかし，実際には結局患者に気管挿管できず，古典的な道筋，すなわち気道喪失で患者を殺してしまう。

ほかの症例より綿密に気道を調べよう。心疾患を伴う患者の気道喪失と低酸素血症はすぐに注目を集めるだろう。

多くの心疾患患者では，雑多な診療録のどこかにEFが記載されている。これを見つけ出そう。EFが55%であれば，導入にいくらかの許容範囲が与えられる。EFが10%であれば，心虚脱を招かないように，部屋の後ろでetomidateのバイアルを開け，振り回さなければならないだろう。

中心静脈ラインには，通常，頚部を穿刺する。頚動脈病変を伴えば，鎖骨下静脈を選ぶだろう。頚動脈の状態を知っておくことが**望ましい**。

ほかの問題には，慢性閉塞性肺疾患(COPD)や高血圧，腎不全，糖尿病，アレルギーがある。その通り，その通り，と何度も繰り返すほど，この問題すべてを熟知していなければならない。食道病変の存在は，経食道心エコープローブの留置に問題を生じさせるだろうか？　悪性高熱症の家族歴を伴うだろうか？　もちろん，あなたの知性を侮辱するわけではない。

気管チューブを適切な位置に挿入し，中心静脈ラインが確保できれば，少なくとも心臓手術の幸先よいスタートとなる。さあ，呪文を復唱しよう。**心臓症例の要点は昔からの典型例にある**。

術前の投薬と器具

患者にすべての常用薬を服用させ，その処方の記載をそれぞれ確認しておこう。

「患者に午前の常用薬を服用させる」：誤り！
「午前6時に少量の水とともにアテノロール25 mgを服用させる」：正解！

β遮断薬は有用か？　回答は困難である[3]。ほとんどの麻酔科医は，β遮断薬を継続させる，としか言えない。

ヘパリン投与が行われていれば，その決断は困難である。ヘパリン投与を継続したまま手術室に向かうのか(この場合，動脈ラインや中心静脈ライン留置に失敗すれば，血だらけで惨憺たることになる)，それとも手術の4時間前に中止とするか(この場合，左主幹冠動脈の重要な部分に血栓が生じ，蘇生が必要となる)？

ジレンマに陥った場合，外科医に相談しよう。患者が真の危機に瀕している場合(「あちこちに強い狭窄病変が存在する。例えば，2つの血小板が互いに接触するだけで，死んでしまう」)，ヘパリンを継続するだろう。これほど悲惨な状態でなければ，術前数時間にヘパリンを中止するだろう。

術前の鎮静は必要だろうか？　もちろん，必要さ。心臓手術の前に目がパッチリ覚めていて，元気いっぱいのまま心臓手術は受けたくない。

朝の入室はどうだろうか？　病棟での鎮静は面倒である。病棟と連絡をとろうとしても，まだ誰もいない。病棟にいるはずのレジデントを呼んでも，返事が返ってこない。

手術室の準備や症例検討会への出席，火曜日朝の抄読会，金曜日の講義など，事態はいっそう悪化する。手術室に到着する患者に会い，準備室で鎮静を行おう。

小児の場合はどうするか？ 指導医とともにチェックしよう。複雑な問題を抱え，呼吸中枢の反応が未熟な小さな患児では，どんな鎮静薬を投与する場合も注意深く行わなければならない。

移植症例では，思い出すべき事柄がたくさんある。「しまった，メチルプレドニゾロンを忘れてしまった。誰も気付かないことを祈る」は通用しない。移植心が拒絶され，すべての人が気付くことになる！ 私はリストを作成し，外科医とともにチェックし，終えた項目は印を付けてリストから外し，途中の項目は外科医とともにダブルチェックする。個々の項目を十分に理解し，患者に必要とされるものを行ったか，外科医と確認する。馬鹿に思われて誤りを正すほうが，抜け目なく見せて患者を傷つけるよりましである。

抗生物質

すべての患者が，セファゾリンやクリンダマイシン，バンコマイシンなどの予防的抗生物質の投与を受ける。TEE のために，抗生物質の追加や，特別な抗生物質の投与は必要ない。

ペニシリンアレルギーではどうすべきだろうか？ バンコマイシン(ヒスタミン遊離によるレッドマン症候群を避けるには緩徐に)またはクリンダマイシンのどちらを好むかを外科医に尋ねよう。

加刀前に抗生物質を投与しよう。

止血薬

オフポンプ症例では何も必要ない。人工心肺による CABG 症例では，アミノカプロン酸投与を望むかを外科医に尋ねよう。

アミノカプロン酸には多くの異なる投与法があるが，例えば，10 g を静脈内ボーラス投与後，1 g/h で持続投与する。

トラブルが予想される場合はどうするか？ 「黄色い」製剤〔例えば，血小板や新鮮凍結血漿(FFP)，寒冷上清血漿〕のオーダーから入手までには多くの時間がかかる。アンチトロンビンⅢ欠乏〔例えば，集中治療室(ICU)で数日間ヘパリン投与を受けていた患者〕が予想されれば，FFP を早めにオーダーしておこう。FFP が手元にあれば，活性凝固時間(ACT)が延長しない！ という問題を解決することができる。FFP を投与しよう。アンチトロンビン活性が高まり，ヘパリンがコファクターを得て，ACT は延長し，人工心肺を開始することができる。

対照的に，待つほうを選ぶなら，次のようになる。ヘパリンを投与する。ACT は延長しない。FFP をオーダーする。待つ。さらに待つ，外科医が何とかしろと叫び出す。FFP が到着し，ようやく先に進むことができる。

注意！ 「ヘパリンを投与したが，ACT は延長しない」は口頭試験でありふれた問

題である。この筋書きを確実に知っておこう！

電気機器

除細動器が室内に存在することを確認しよう。再手術であれば，体外式除細動器のパッドを装着しておく。再手術では癒着しており，急いで開胸することは困難である。体外式パッドであれば，除細動やペーシングが可能である。

麻酔科医のガラクタ入れにペースメーカがあり，その面倒な代物がきちんと作動することを確認しよう。症例の最初から準備しておこう。手術早期に突然必要となる場合があるし，人工心肺の離脱準備をするというときには必ず欲しくなるだろう。ベッドの頭側に早くから準備しておくことを習慣づけよう。

日常的な症例の進み方

心臓症例に長くかかわっていなかったあなたには，この復習のなかでは本項が最も役立つだろう。心臓症例で遭遇する出来事を，順を追って学び直すからである。

注意！

ルーチンを行うことはよいことであり，かつ必要なことであるが，心臓症例における重要な一点を心に留めておかなければならない。すなわち，患者の状態が急速に悪化し始めた場合は，素早く行動しなければならない！　気道・換気・循環(ABC)について考えるが，事態が「良好で完璧」になるまで時間を浪費してはならない。患者を手術室に入室させ，気道を確保し，ヘパリンを投与し，人工心肺に急いで乗せる。浪費する時間はない！　緊急とは，定義上，ルーチンではない。

- 患者が身に付けている ID バンドの氏名と ID 番号を確認する。
- 同意書の署名を確認する。
- 検査結果をチェックする。
- 輸血準備を確認する(再手術では，手術室に輸血製剤を準備し，確認しておく。胸骨切開時に心臓を損傷する可能性がある)。
- 体外循環技師が近くにいてスタンバイ状態であり，コミュニケーションがよくとれていることを確認する。
- 常に議論になるが，ICU の空きベッドを確保しておく。
- 心臓カテーテル検査所見や心エコー検査所見をチェックし，外科医と手術計画を再確認する。
- 最近の心電図を以前のものと比較する。
- 手術室が準備状態であることを確認する。

手術室看護師に看護チェックリストを確認させる。看護師を急がせたり，彼らの懸念を無視することは，患者のためにならず，職場環境にも悪影響を及ぼす。全員が一丸となって働く。これは，ニューエイジの浮ついた決まり文句ではない。これは真実であり，真実のすべてであり，真実以外の何物でもない。

「先生，胸が痛い」という患者の訴えなど，ルーチンからはずれそうな物事に目を背けてはならない。常に，何かおかしなことがあれば緊急モードに飛び込む覚悟でいなければならない。

ハイホー，ハイホー，向かうのは手術室である。ひとたび手術室に入れば，患者に集中する。準備をしている時間はない。

- 通常のモニターを患者に装着する。
- パルスオキシメータからは極めて短時間に重要な情報(酸素飽和度，心調律，末梢循環)を与えてくれるため，最初に装着しよう。
- 確保されている静脈ラインが導入時に十分に役立つか確認する。そうでなければ，導入前に中心静脈ラインを留置する。
- コンピュータにバイタルサインが記録されていることを確認する。
- 動脈ラインを留置する。導入時(中)には，心拍ごとの血圧モニタリングが必要である。

麻酔導入

心臓症例には，ありとあらゆる導入法が用いられる。意識下挿管から挿管失敗に伴う緊急的な気管切開〔緊急気管切開(回避を試みる)〕，吸入麻酔や静脈麻酔(フェンタニルや etomidate，チオペンタール，プロポフォールなど，何でも！)による迅速導入に至るあらゆる導入法が心臓症例に用いられる。

どれを用いるかではなく，どのように用いるかが重要である。次の原則を心に留めておこう。

1. 気道確保がほかの何よりも優先される。低酸素血症や高二酸化炭素症，これらに伴う交感神経系の興奮は，どんな患者においても好ましくないが，特に高リスク患者には好ましくない。
2. 一般に，遅くとも着実に進むものが勝負を制する。何を用いる場合も，血行動態に注意する。患者の導入を必要とするが，血圧が低すぎたりする(すでに狭窄している冠動脈の灌流を悪化させる)のや血圧が高すぎたりする(すでに負荷を受けている心臓に過度の負担を与える)のは好ましくない。
3. ある 1 つの調律が悪いとすれば，それは頻脈である。頻脈は，心筋が灌流される拡張期を短縮させ，限界を超える酸素需要の増大を招く。導入時には心拍数に注意し，β遮断薬の投与を躊躇してはならない。弁逆流症を伴う場合，この方法には修正が必要であり，逆流時間を延長させる著しい徐脈は避けるべきである。

麻酔維持

大量麻薬による麻酔の時代は過ぎ去った。手術室や ICU における適切なタイミング(例えば，ICU 入室後 2 時間以内)での抜管をするために，麻薬と筋弛緩薬を注意深く用いよう。

鏡の国

典型的な症例における導入後の経過上の注意点を挙げる。

1. 患者が導入にともかく耐えたことを神に感謝する。
2. 気管挿管のために頚部を過伸展した場合，中立位に戻しておく。頚部を過伸展とした場合，椎骨動脈の閉塞が生じ得る。
3. 頭部の極端な回旋位を避ける。対側の腕神経叢の過伸展が生じ得る。
4. 鼻腔温プローブを留置する。
5. 胃内容を吸引する。
6. まだ挿入していないのであれば，中心静脈ラインを留置する。
   a. 動脈穿刺を避ける1つの方法は，動脈ラインから得た動脈血サンプルと色調を比較することである。
   b. ガイドワイヤの挿入後，18ゲージの青ハブカテーテルをワイヤ上に進め，ワイヤを抜去し，血液が激しく逆流してこないかを再確認する。安っぽい方法だが点滴回路に接続し，中心静脈圧(CVP)を測定して正しい位置に留置したことを確認する。さらに，圧トランスデューサへ接続して圧測定をしたり採血して血液ガス測定をするなど，とことんやってもいい。
   c. 何であれ，9フレンチのチューブを頚動脈に留置しないためにしたことは，無駄な時間ではない！
   d. もしも太いチューブを頚動脈に挿入してしまっても，パニックに陥ってはならない。留置したまま，外科医に知らせる。外科的修復が必要かもしれない。
7. TEEを留置する。
   a. ロックされていないことを確認する。
   b. プローブをわずかに前屈させる。
   c. 潤滑剤を十分につける。
   d. 歯があればバイトブロックを入れる。
   e. 力を加えてはならない。困難ならば喉頭鏡を用いる。
   f. TEEは最も刺激が強い！　挿入する前に揮発性麻酔薬の濃度を上げるか，麻薬を少量投与する。
8. 循環血液量に注意する。
   a. 人工心肺症例では，安全な範囲で「ドライ」とする。患者には，人工心肺の初期充填量からの水分負荷が加わる。
   b. オフポンプ症例では，十分に輸液を行う。1.5～2.0 L投与することはよくある。術者が心臓を挙上し，血圧が低下する場合，その多くは容量不足に関連しているので，早めに輸液負荷しておこう。
   c. 輸液方針の決定に役立てるため，CVPやTEE，心臓そのものを常に監視する。輸液負荷に対してEF 15％の患者は，EF 55％の患者と同程度に耐えることはない。
9. 胸骨切開の間，換気を停止する。大部分の患者は「嫌気性菌」ではないので，切開後に人工呼吸の再開を忘れてはならない。

10. 血圧に注意する。
    a. 人工心肺症例では，大動脈カニュレーションに際して，収縮期血圧を 90 mmHg 程度に低下させる。カニューレ挿入部が大動脈解離の起点となるかもしれず，カニューレ挿入後，血圧を急に上昇させてはならない。
    b. オフポンプ症例では，収縮期血圧を 130 mmHg 程度に維持する。外科医が心臓を挙上し，血圧が 30 mmHg ほど低下する場合，収縮期血圧は 100 mmHg 程度となる。計算しよう。90 mmHg から開始すれば，心臓の挙上により血圧は 60 mmHg となる。これは，厄介だ！
11. 心電図モニターに注意する(循環器科内科医の気分だ！)。経過中，低酸素症と低血圧を避ける。監視の必要な項目が多すぎ，古典的な心電図を見落としやすい。外科医が顔を上げ，「その ST 上昇はどのくらい続いている？」と尋ねられたりなんかしたら，落ち込んでしまう。「えーっと」と答えに窮するだろう。
12. 胸骨切開の後，ベースラインの動脈血液ガス分析と ACT を測定する。調べる利点があるなら，動脈血液ガス分析を早めに行っておく。例えば，緊急患者が手術室に飛び込んできたような場合は，動脈血液ガス分析が直ちに必要である。
13. ヘパリンを中心静脈ラインから投与するが，最初に血液の吸引を確認することでヘパリンが静脈内へ注入されることを確認しておく。投与量は体外循環技士が教えてくれるだろう。
14. ヘパリン投与 3 分後に ACT を測定する。
15. オフポンプ症例では，馬車馬のような働きが必要である。
    a. このような症例をいとも簡単にこなす方法はない。
    b. バイタルサインへの注意を怠るな。血圧を保つために輸液を投与し，必要に応じてフェニレフリンを用いる。これは集中力と反応力の問題である。忙しければ記録にこだわる必要はない。あとから完成させることができる。オフポンプ手術では，外科医が最後に心臓を元の位置に戻すまで目が離せず，操作が終わって初めて一息つくことができる。
    c. 難治性低血圧や高度の壁運動異常，肺動脈圧上昇(私たちの場合，多く見るのは中心静脈圧上昇)，危険な不整脈などによって示されるように，患者が頻脈に耐えられない場合，人工心肺を使用しなければならない。通常，「このままでは維持できない」ことがスタッフ全員に明らかである。
    d. 判断力が重要である。どのような場合に人工心肺を必要とし，どのような場合に耐えられるのだろうか？　そのうち，初心者さんでもこの感覚が養われてくるだろう。
16. 人工心肺症例ではいくつかのガイドラインに従おう。
    a. 肺動脈カテーテルを使用している場合，人工心肺の開始とともに 2 ～ 3 cm 引き抜く。
    b. 人工心肺を開始する場合，急いで人工呼吸器を停止させる必要はない。体外循環技士が「フルフロー(予定灌流量への到達)になったこと」を告げ，すべてが順調であることを確認するまで待とう。

c. 人工呼吸器を停止させ，接続をはずす。接続したままとし，吸引すると肺内に陰圧を生じ，陰圧性肺水腫の原因になり得る。

d. 気化器のダイヤルを閉じる。

e. 体外循環技士と外科医が順調にいっていてハッピーであることを確認する。暗赤色の血液が脱血され，鮮紅色の血液が送血され，心拡大はしていない。大動脈解離や血圧の異常低下をもたらす血液希釈，送脱血カニューレの逆転，体肺シャント，悪魔支配，異星人の牽引光線などの邪魔が入る。

f. 良好な心停止が生じることを確認する(拍動下手術でない場合)。外科医チームが心停止を試みてもうまくいかない場合，心臓の良好な保護はできない。これは，後に人工心肺の離脱を試みる際に苦労することになり，心臓はピクリとも動かない。

17. 人工心肺中にもやることがある。

a. すべてが順調なことを確認するために血液ガス分析を行う。

b. ポンプ内に凝血が生じないように ACT を 400 秒以上に維持する。阿鼻叫喚。一巻の終わり！

c. CVP に注目する。カニューレの挿入の誤りで上大静脈が閉塞されると中心静脈圧は上昇し，頭部が腫大する。

d. 肺動脈カテーテルを使用する場合，圧に注意する。圧が上昇した場合には，左室ベントが不十分になっているかもしれず，心拡大が生じ得る。

e. 平均動脈圧をモニタリングする。循環血液量は正しくあるべきだが，その値は未知である。症例にとって適切と考えられる値を決めるために指導医とともにチェックする。

f. 尿量をモニタリングする。尿量が減少しても慌てずにフロセミドの大量投与を行う。腎臓は，拍動流となるまでしばしば機能しない。拍動流が尿量を回復させるまでにどの程度待つか，そしてどの程度祈るべきかは議論すべき事柄である(心臓手術室における事柄の多くは，噂や風聞，呪術，施設固有の頭の固さに基づく)。

g. 人工心肺の離脱までには多くの時間的余裕がある。離脱のために強心薬が必要と考える場合，人工心肺中に準備すべきである。私の好む方法は，必要と考えられる薬物を患者に接続し，輸液ポンプを用いて 1 mL/hr で投与することである。この方法では，人工心肺中に，輸液ポンプが作動しているか否か，ポンプの上流閉塞や下流閉塞，気泡混入，誤作動，諸種トラブル，殺意，執着気質などの有無を確認できる。すべてが適切なようにポンプを調整すれば，ポンプに煩わされずに離脱の際の投与調節が可能になる。

h. 人工心肺中にプロタミンを準備するときは，患者の近くにプロタミンを持ち込もうとする輩を撃ち殺す護衛付きで，病院から 10 マイル離れたところにプロタミンを密閉すべきである。私は外科医から要請されるまでプロタミンの準備をしない。

18. 復温中に行えることがある。

a. 患者の体温がほどよく温かいこと，すなわち少なくとも36℃であることを確認する。

b. pHやカリウム，マグネシウム，ヘマトクリット値を含む患者のすべての代謝機能に関する検査値に問題のないことを確認する。心臓の置かれている環境が良好なものであることを確認する。代謝機能に問題がある場合，王様のすべての馬も強心薬も，ハンプティ・ダンプティを再び人工心肺から離脱させることはできない。

c. 外科医の了解を得て換気を開始する。必ず確認しよう。「換気を始めてよろしいですか？」と聞いても罰金を取られるわけではないのだから。

d. 最初の換気に十分注意し，肺が拡張して左内胸動脈グラフトを引き裂かないことを確認する。両肺の拡張を確認し(この時点で右肺への片肺挿管を見出す場合がある)，すべての無気肺を解消させる。肺が硬い場合，適切なチューブの位置調節や吸引，気管支拡張薬，気管支ファイバースコープ(分泌物が除去できる)を用いる。肺が機能しなければ，心臓も機能しない。

e. 肺動脈カテーテルを使用する場合，楔入させようと無理してはならない！ バルーンを膨らませると，危険な肺動脈破裂をもたらす場合がある。肺動脈圧のモニタリングで十分であり，必要なすべての情報が得られる。

f. 大動脈遮断を解除し，心拍動がなく，術者がペーシングワイヤを手渡したとき，「ペースメーカのジェネレータを持ってきてくれ」と声を上げるのでは遅い。麻酔準備を覚えているだろうか？ 最初からペースメーカのジェネレータを用意しておくべきである。

19. 気道や代謝機能，循環に注意しながら人工心肺から離脱する。

a. 気道をチェックし，肺の拡張と縮小を確認する。

b. 患者の代謝機能が最高の状態，すなわち適切な体温やカリウム，ヘマトクリット値，pHが良好であることを確認する。

c. 循環は次の異なる3つに分けて考えることができる。

i. 調律が重要である。心停止や心室細動は最悪である。洞調律が最も良好で，続いて，心房ペーシング，房室ペーシング，心室ペーシングである。あなたが必要とするものを与えてくれる調律が望ましく，心房収縮は特に好ましい。

ii. 心拍数が重要である。冠動脈の血行再建後は，多少の頻脈には耐えられるが，適切な心拍数であることに越したことはない。

iii. 収縮性増強には強心薬を用いる。

(1) アドレナリンは血圧を上昇させ，心拍出量を増大させる。これはなかなかよい働きをしてくれる。

(2) ドブタミンは血圧を低下させ，心拍出量を増大させる。肺高血圧の患者に適している。

(3) ミルリノンは血圧を低下させ(levosimendan[訳注：心筋のカルシウム感受性増強に基づく強心作用と血管平滑筋におけるATP感受性カリウムチャネルの開口に基づく血管拡張作用を示す強心性血管拡張薬]を準備しておく)，心拍出量を増大させる。ボーラス投与が可能であるが，血圧を持ちこたえさせるためにいくらかのlevosimendanで緩和する。私がかつて血行動態の悪化から救われたことがあるとすれば，それはミルリノンである。

20. 人工心肺後に行うべきいくつかの事柄(教科書では，「人工心肺からの離脱」に多くのページを割いているが，本章ではその表面に触れただけである。これには，戦略とちょっとした科学が必要である。私がトラブルに見舞われたときには，すべてを全開で投与し，祈るだけである)。
    a. プロタミンを緩徐に投与する。純粋主義者は末梢静脈から投与すべきと述べる。私は，両上肢が抱え込まれ，末梢静脈路が漏れている可能性を常に考慮し，中心静脈ラインから投与する。血圧低下に拮抗するわずかな昇圧作用を期待し，少量のカルシウムとともに投与する。
    b. プロタミン投与後，ACTを再度チェックする。動脈血液ガス分析を行いデンマーク[訳注：血液ガス分析装置の開発で有名なRadiometer社の所在地]の状態に何も異常のないことを確認する(例えば，低ヘマトクリット値，低カリウム値，アシドーシス)。人工心肺中は多量のマンニトールを投与するため，多くの体液とカリウムが尿中に失われる。期外収縮が生じ始めるほどカリウム値を低下させてはならない。わずかな不整脈が多くのトラブルに変化し，手術全体を台なしにする場合がある。
21. 移送
    a. 移送は不気味な時間帯である。手術全体を通じて，患者の血行動態の微妙な変化に細心の注意を傾けてきた。ここでは，患者以外にもラインやポンプ，その他すべてと悪戦苦闘することになる。特別な注意が必要である。
    b. 移送中にはすべての患者の血圧，心電図，動脈血酸素飽和度をモニタリングする。
    c. 酸素ボンベが開いた状態となっていることを確認し，中に酸素が残っていることを確認する！
    d. 循環血液量減少という名の者が移送中に姿を現すだろう。手術の間，十分ではあるが，通常，短時間の間に輸液を行う。移送準備に20分もかかってしまい，そうこうしているうちに循環血液量の補充が遅れてしまう。移送に備えて，太い静脈ラインを維持しよう。諸君，移送中の循環血液量減少からは逃れられないのである。
    e. 多くのポンプを使用している場合は，点滴支柱の全体を持っていこう。ICUベッドの点滴支柱にそれぞれを架けるより容易であり，腰を痛めることもない。
    f. 針，飛び出しナイフ，鞭，他の鋭利な器具はすべて取り除こう。
    g. 緊急薬を携行しよう。廊下で起きる出来事に驚くだろう。
    h. マスクを携行しよう。そうすれば廊下でチューブが抜けたときには，きっとあなたを救ってくれる。少なくともICUまでのマスク換気が可能である。
    i. 移送の間は呼吸バッグを圧迫する。一連の移送ドラマに気を取られ，呼吸のような基本を忘れやすい。

22. ICUにおいて
   a. スタッフに手短な報告を行う。
   b. 人工呼吸器の動作や患者の胸郭が動いているか確認する。人工呼吸器が故障する場合がある。問題があるようならば用手換気に戻す。
   c. 一息つく。書類を整理する。
   d. しばらくしてから，戻って，すべてを再確認する。ここで少しウロウロしていれば，点数を稼げて，よい医者と思ってくれるだろう。急いではならない。「患者がICUに入室した。じゃあね！　ディズニーランドへ出発だ！」
23. 手術室で抜管するか？
   a. 今日では，早期に抜管するファースト-トラック麻酔が増えてきている。
   b. すべてが問題なく，特にオフポンプ症例であれば，非心臓手術のように手術室での抜管を考えてもよい。
   c. 保守的なアプローチでは，数時間の人工呼吸に問題はないとされる。少なくとも，移送の間にチューブを保持することは不安定な移送時間中の気道確保を確実にする。
   d. 研修ローテーションの間に両者の方法や考え方を学ぶことだろう。

2つの議論

本項では2つの議論，すなわち，肺動脈カテーテルかCVカテーテルの使用か，それとTEEの使用について述べる。

肺動脈カテーテルのモニタリングまたは中心静脈圧(CVP)測定

この話題は，晶質液か膠質液かの問題と同じぐらい長い間，議論されてきた。心臓症例やその他の症例において次の問題が出題される。すなわち，患者の体液量をモニタリングするには，肺動脈カテーテルとCVカテーテルのどちらが優れているか？，ということである。従来の考え方は本書の旧版に述べられている。声を出して読もう〔本書の初版(Board Stiff)の76ページ〕。そうすれば，私がいかに答えに自信をもっていたかがわかるだろう！

> 極めて最近の心筋梗塞を起こした患者が水分吸収の可能性がある経尿道的前立腺切除術(TURP)を受ける場合，肺動脈カテーテルが輸液管理に必須である。

必須である！　“Board Stiff Too”の75ページでは，私の立場に再考を加えている。

> 伝統的には，右心系の圧が左心機能を反映しない場合，肺動脈カテーテルが必要である。したがって，患者の肺や左室に問題がある場合，肺動脈カテーテルが必要である。TEEが一般的に用いられるようになれば，何らかの再考が必要である。

再考を続ける。現在ではアウトカムに対する関心が高まり，肺動脈カテーテルに関するアウトカム研究では興味深い展開が示されている。

- 万能な肺動脈カテーテルについて証明されたアウトカム上の利点は存在しない。
- 肺動脈カテーテルによる害は存在するか？　肺動脈カテーテルを挿入すると，患者のアウトカムが悪化する！
- 母集団が変わればアウトカムも変わる。そこら中に答えが散らばっている！

この問題に関する問題にはどのように答えるだろう？　すなわち，この心臓症例(または口頭試験に出るどんな症例でも)に肺動脈カテーテルを挿入するか，それともCVカテーテルを挿入するか？　自分の考えを正当化できるのならどう答えてもよい。

同じでなくともよいが，ここに私の答えを示そう。私が思うに，肺動脈カテーテルは有効性が証明されず，高価で注意をそらすような代物であり，そこから得られる情報はほぼないに等しく，時間を取り，不整脈や肺動脈破裂，その他の危険を伴う。中心静脈へのアクセスとしては径が太いCordis® 肺動脈カテーテルイントロデューサを挿入する。ICUスタッフが肺動脈カテーテルが必要と思えば，Cordis® 肺動脈カテーテルイントロデューサから挿入できる。術中のモニターには，私はCVPや動脈圧の呼吸性変動，血液ガス分析，輸液バランスの監視，常識的な判断力，術野の監視に努め，TEEを利用する。

経食道心エコー法(TEE)

心臓症例における経食道心エコー法(TEE)の使用には議論があるが，ここでは，どの程度の知識が必要か，私なりの見解を示そう。

かつて私は，「使い方がわからないからTEEは使わない」と言っていたものである。後に，「TEEの使い方を知っている同僚を助けに呼ぼう」に変わっていった。しかし，いずれも試験のときも現代でも通用しない。以下のような判断をするためには，TEEの基礎についてすべてを知っておくべきである。

1. 心臓は空虚か，それとも充満しているか？
2. 心臓の動きは良好か，それとも低下しているか？
3. 心嚢液が貯留しており，タンポナーデの可能性があるか？

TEEと動脈血液ガス分析により〔TEEでは，動脈血酸素分圧(PaO_2)が40 mmHgであるとか，ヘマトクリット値が14%であるとかは教えてくれない〕，どのような患者においても，不安定な血行動態の診断ができなければならない。TEEはわずか数秒の間に病態を明らかにしてくれるので，必要性の高い技術なのだ。

原告弁護団による次のような問題が想像できる。「先生，患者が不安定だったのに，なぜTEEを使用しなかったのでしょう？」それに対し，あなたの「TEEについて何も知らなかったのです」という答えに，「TEEを学ぼうとしなかったから，患者が死亡したのではないですか？」と弁護団が責めるだろう。次に何が言えるだろうか？　このシナリオは恐ろしいが，現実にも十分あり得る話である。

TEEについて何を知るべきか，そしてどのように学ぶべきだろうか？　インターネット上では無償のチュートリアルが入手できる(少しGoogleで検索すればよい)。チュートリアルは難しくない。TEEに関する何の知識も持たない医学生が画像をみて，数分以内にいくつかの状態を認識することができる。

- 心室機能低下(十分でない壁運動)
- 空虚な心室(壁の「近接」)
- タンポナーデ(心臓周囲の滲出液。技術的に述べれば，タンポナーデは，滲出液の存在とそれによって起こる血行動態の変化からつけられる臨床診断である)

口頭試験では，これらの状態について述べることができるようにしておかなければならない。TEEの素人学者として知っておくべき事柄のリストを示す。

1. 適応：血行動態不安定性の評価
2. 禁忌：食道手術，食道憩室，プローブ挿入経路のすべての病変
3. 画像：四腔像が良好な概観を示す。経胃短軸像からは良好な容量評価ができ，3本の冠動脈に栄養される心室壁を明らかにする。
4. 循環血液量減少：腔の狭小化(すなわち，近接する心室壁)。
5. 心室機能低下：ポルノのようである。すなわち，見ればわかるということだ。
6. 滲出液またはタンポナーデ：心臓周囲の暗い「リボン」は滲出液を示し，心臓の圧迫により心室充満を阻害し，タンポナーデを生じる。
7. 局所壁運動異常：壁の血液供給が妨げられると，壁は動かなくなる。血栓が生じたグラフト血管は，その血管の栄養を受ける領域に新たな局所壁運動異常を起こす。
8. 僧帽弁および大動脈弁：これらの弁は，最も多く心臓病変に関与し，肺動脈弁や三尖弁より観察しやすいため，これらの明らかな狭窄や逆流を判断できるはずだ。数分のオンラインチュートリアルをみれば，明らかな病変を診断できるようになる。

私の著書，“Board Stiff TEE” を紹介したい。多くのTEE教科書ほど完全ではないが，無知な状態から，少なくともTEEの基礎を知るまでには到達できる。たった185ページほどなので，とある午後，マルガリータを片手にプールサイドで読み終えることができる。わずかばかりではあるが，口頭試験で役立つ知識を得ることができるだろう。

以上が心臓症例に関してあなたが知りたかったであろう知識のすべてである。もしかしたら，必要以上かもしれない。次章では，肺症例についてみてみよう。

参考文献

1. Fleisher L. A, Beckman JA, Brown KA, et al: ACC/AHA 2007 Guidelines on Perioperative Cardiovascular Evaluation and Care for Noncardiac Surgery: Executive Summary. Anesth Anal 2008; 106: 685-712.
2. Auerbach A, Goldman L: Assessing and reducing the cardiac risk of noncardiac surgery. Circulation 2006; 113: 1361-1376.
3. Bangalore S, Messerli FH, Kostis JB, Pepine CJ: Cardiovascular protection using beta-blockers: a critical review of the evidence. J Am Coll Cardiol 2007; 50: 563-572.

第7章

肺のあれこれ

口を開けるんだ，あなたの生死はそれにかかっている。
Christopher Gallagher

私はそう言って，Goodpasture 症候群で気管から血を噴き出している瀕死の患者を呼び起こし，挿管した。肺の症例は，私たちにとって間違いなく最大級のストレスとなる。酸素化に関与していると思われる部位から鮮血が湧き出ているのを想定した場面である。それは非常に動揺するものだ。

Goodpasture 症候群の症例にあたった受験生が無事乗り切ったことをうれしく思う。次に続くのは，肺手術における術前，術中，術後に関する最も重要な問題である。

術前の問題

肺の症例においても，術前評価で問題となることは通常のものと同じである。例えば，患者が心血管系の病態を抱えていることなどはよくあるからだ。口頭試験で肺に関する症例についてよく質問されるのは，呼吸機能検査（PFT）についてである。呼吸機能検査はどのような症例で必要で，どのような症例で不要なのだろうか？

どのような肺切除の症例でも，術後にどれだけ肺を残せるかを知るために呼吸機能検査が必要とされる。外科医は楔状切除か肺葉切除になる予定だと言うかもしれないが，患者は本を読んで知っているとはかぎらないのだ！　腫瘍の進展，手術中の不幸，予期せぬ出血が当初の術式から悪夢の肺全摘に切り替わることもある。外科医が「しまった！　肺動脈を傷つけた」と言ったとたんに，もう取り返しがつかなくなってしまっているのだ。

まず患者が人工呼吸器に依存せずに生き延びることができる，という確信をもつためにも，術後にどれだけの肺組織が残り，どれだけの機能が残るのか知っておくべきである。呼吸機能検査の結果が予測値の 50％近くであるなら，切除後には患者には十分な肺組織が残らず，人工呼吸器に依存する生活になるかもしれない。

呼吸機能検査以外に残りの術前評価の焦点となるのは臨床的なことで，大きな問題は患者が術前に可能なかぎり最良の状態になり得るかということが大きな問題である。慢性閉塞性肺疾患(COPD)患者では，決して症状は素晴らしい状態とはならないだろう。COPDを治療しておこうなどという時代は過ぎ去り，既往歴と身体所見では，待期手術に備えて，「この患者の状態を本当に調整可能」にするための新しい所見や問題点に注目すべきである。術前に状態の改善が必要なものを探そう。

- 発熱
- 喀痰産生の変化
- 普段より悪化した症状

これらの患者は心疾患を合併することが多いので，第6章に挙げたすべての事柄も検討しておく必要がある。

- 血圧のコントロール状態は？
- 高価な心臓の精密検査が必要か？
- β遮断薬を投与したほうがよいか？

一番最後のは難しい問題となるかもしれない。というのは，β遮断薬は心臓への好影響を期待できるが，肺への好影響をもたらすのはβ刺激薬だからだ。COPD患者にすら，気管支痙攣を起こさないかぎり，β遮断薬の使用を支持する意見があるが，これも議論の余地がある。

術中の問題

硬膜外麻酔，やるか，やらぬか，それが問題だ。開胸するなら胸部硬膜外カテーテルを挿入する。背中を刺す前に凝固系パラメータをチェックしよう。局所麻酔薬を使って麻酔をするなら，交感神経系遮断により血圧が低下する場合があることを念頭におく。肺切除をする場合には外科医が静脈還流をつぶしたり，ひねったり，切断したりするほか，心臓をいじったりして，ありとあらゆる問題を起こすのだ。硬膜外麻酔による交感神経系遮断は血圧低下の要因の鑑別を難しくする。私なら，血圧変動を解釈しやすいように，外科医が閉胸を始めたところでのみ硬膜外麻酔を使用する。

二腔気管支チューブ，ユニベント®(気管支ブロッカー付き)チューブのどちらを用いるべきだろうか？　この話題については討論が活発に行われている。二腔気管支チューブは太くてごつくて，挿管困難などがあれば容易には挿入できない。ただし，二腔気管支チューブはいったん入れれば，ずれることも少なく，十分機能する。ユニベント®チューブは挿管困難にはより適している。ユニベント®なら意識下に挿管できるし，そうでなくても通常の気管チューブを挿管できれば，チューブエクスチェンジャを挿入し，それを通じてユニベント®を挿管できる。しかし，ユニベント®は外科的操作で位置がずれやすく，術中にしばしば対応を迫られることになるであろう。

この厄介な肺がなかなか虚脱しなかったらどうするか？　肺虚脱の過程をあらかじめ考えておく。位置が高すぎるのか，わきからガスが漏れているのか？　位置決めのカギはいつもこれだ。すなわち，**気管分岐部の視野を明確に得ること！**　そうしないと解決につながらない。気管には規則正しくリングがあり，後壁には筋肉の索状物が縦に走る。

「1分岐深く挿入」してしまうと，ニセの気管分岐部を見ることになる。気管の規則正しく並んだリングも，後壁の筋肉の索状物も存在しない。疑わしい場合には，気管がきれいに確認できるまで浅くする。

肺を虚脱させたときに酸素飽和度の低下が起こるか？　肺を虚脱できるのを示すために，患者を危険な目にあわせてはならない。酸素飽和度が急落したら100%酸素を吸入させ(当たり前だ！)，両肺を膨らませる。酸素飽和度を患者の乗った手籠が地獄に落ちるレベルまで低下させるよりは，解決を図る間，手術は待ってもらうのがいいだろう。患者を死のゾーンから脱出させることができ，考える余裕ができたら，「片肺で酸素化を図れない」場合にとる次のアプローチを用いる。

- チューブの位置が正しいことを確かめる。気管支ファイバースコープで確認する。
- 最善の第1選択は持続気道陽圧(CPAP)の適用である。「非換気側にCPAP」などと言う必要はない。CPAPという言葉は，陽圧換気を行ってないことを意味しているからだ。非換気側肺がシャントになっているということだ。血液は流れているが，血液を運べる酸素は存在しない。わずかなCPAP(肺が術者の顔に近づくほど膨らませる必要はない)でシャントをシャントでない状態に変えて酸素化を改善する。
- 呼気終末陽圧(PEEP)を加えることも可能だ。「PEEPを換気側に」などとあえて言う必要はない。というのは，PEEPというからには換気を行っていることを意味するからだ。しかし，PEEPで血流を対側(非換気側)にいくらか押しやってシャントを増やしてしまうので，第1選択ではなく第2選択としたほうがよいだろう。
- 患者を頭高位にする。意識下の患者と同様に，横隔膜への荷重を軽減し，機能的残気量(FRC)を増やすので，酸素化を改善するのにわずかに貢献するかもしれない。
- 全静脈麻酔(TIVA)に切り替える。力価の高い揮発性麻酔薬は低酸素性肺血管収縮を障害するためである。揮発性吸入麻酔薬の代わりにTIVAを用いると，有効なことがある。

術後のポイント

二腔気管支チューブやユニベント®のような特殊チューブを抜管するか？　それとも留置しておくか？　これは肺手術の終了時に直面する最大の問題である。

出血が多く，輸液も大量に施行したら(食道切除術のように)，頭頸部や気道は危険なほど腫脹するかもしれない。そのような疑いがある場合，挿管のままとし，チューブの入れ替えもしない。呼吸管理にかかわる呼吸療法士や看護師は二腔気管支チューブをみて少し戸惑うかもしれないが，そのようなときはあなたがそこに留まって，ユニベント®や二腔気管支チューブの換気法について簡単に説明するようにすればよいのだ。

この状態なら管理できる。信用してくれ。私は何度も経験している。患者を座位にして浮腫を軽減し，その後気道が危険な状況でなくなったら別のチューブに入れ替える。患者の状態が落ち着いていて抜管できればなおよい。

胸部外科の麻酔に関連した系統的問題の中にはドキドキするものもある。そんな事態が現実に起こったとき，自分が手術室でそれに出会わなかった幸運に感謝することだろう！

第8章

産科麻酔のポイントは妊娠高血圧腎症

あなたは妊娠しています！　どうして，そういうことになったのですか？
慣用句

産科麻酔領域の口頭試験の準備をする際には，素直に妊娠高血圧腎症(子癇前症)の話題から始めよう。最近，試験を受けた知人も２番目の設問は妊娠高血圧腎症だったといっているが，ほかに何があるだろう？

いいことを教えてあげよう。試験官はいつも妊娠高血圧腎症のことを聞くだろうが，そうと知って君が不安を感じたなら合格は間違いない。準備を始めよう。備えあれば憂いなしだ！

妊娠高血圧腎症で留意すべきことがら

妊娠中の生理学的変化

循環器系の変化

- 循環血液量の増加
- 心拍出量の増加
- 希釈性の貧血(赤血球量の増加よりも循環血液量の増加のほうが多いため)
- 仰臥位低血圧症候群(子宮の左方転位を忘れずに！)

呼吸器系の変化

- 分時換気量の増加と酸素消費量の増加
- 機能的残気量(FRC)と残気量の減少
- 妊婦では低酸素症がよりすみやかに進行する
- むくんだ上気道と傷つきやすい粘膜

気道の変化

- 肺と上気道の変化は妊婦の最大の懸念であり，気道閉塞は死に直結する。
- 帝王切開を全身麻酔で管理した場合の死亡率は，区域麻酔で管理した場合の死亡率の16倍である[訳注1]。

消化器系の変化

- 胃内容排出の遅延
- 胃内容量の増加と胃内圧の亢進(絶飲食が指示されていても，妊婦はフルストマックと考えなさい)。
- プロゲステロンは食道胃接合部を弛緩させる。
- 妊娠第1三半期を過ぎた妊婦はフルストマックと考えよ。

神経系の変化

- 硬膜外静脈の怒張
- 非妊娠時に比べ，脊髄くも膜下麻酔や硬膜外麻酔に必要な局所麻酔薬量は減少する。

妊娠高血圧腎症に関連した合併症

循環器系の変化

- 一般的に循環血液量は減少しているが，左室機能不全を伴っている場合にはたやすく過剰投与となるので，容量負荷は慎重に行う。
- 妊娠高血圧腎症はすべての血管床に影響を与えるので，汎血管障害とみなすべきである。

呼吸器系の変化

- 毛細血管の透過性が亢進している場合があり，肺水腫になりやすい。
- 心臓および腎臓の合併症を伴う場合は，呼吸器系の問題により窮地に立たされる場合もある。

脳の変化

- 視覚障害，頭痛，痙攣(すなわち，子癇)，頭蓋内出血などが起こり得る。
- 全身麻酔を選択した場合に，挿管刺激に対する反応を十分にコントロールしなければ，高度の血圧上昇により頭蓋内出血を起こし得る。

気道の変化

- 通常の妊婦よりもさらに気道浮腫が起きやすい。

訳注1：この根拠は，米国で1985年から1990年の期間に全身麻酔で帝王切開を受けた妊婦の死亡率は局所麻酔で帝王切開を受けた妊婦の死亡率の16.7倍(95%信頼区間12.9～21.8)であったことを報告したHawkinsらの論文である(文献1)。しかし最近同じグループが同様の手法を用いて1997年から2002年の期間を対象に調べたところ，その比は1.7倍(95%信頼区間0.6～4.6)と改善し有意差を認めなくなっている(文献2)。

1. Hawkins JL, Koonin LM, Palmer SK, Gibbs CP. Anesthesia-related deaths during obstetric delivery in the United States, 1979-1990. Anesthesiology. 1997 Feb; 86(2): 277-84.
2. Hawkins JL, Chang J, Palmer SK, Gibbs CP, Callaghan WM. Anesthesia-Related Maternal Mortality in the United States: 1979-2002. Obstetrics & Gynecology. 2011; 117(1): 69-74.

- 健康な妊婦と比較して挿管困難に陥りやすい。

肝臓の変化

- Glisson 鞘の破壊
- 血液の大量喪失

腎臓の変化

- 乏尿およびタンパク尿(妊娠高血圧腎症の診断基準に含まれる)
- 腎不全に発展し得る。

タンパクの喪失が著しい場合や腎機能が低下している場合に，左心機能低下と肺毛細血管の透過性亢進が加われば輸液管理は格段に困難になる。

胎盤機能不全

- 母体の血管障害は広範に及び，子宮胎盤血流にも影響を与える。
- 血圧低下が起こると，血管病変のある臓器では灌流量は不十分になる。

血液系の変化

- 凝固障害，特に血小板数の減少は主要な懸念事項である。
- 区域麻酔を選択するにあたり，血小板数の減少をどこまで許容するか？

この難解な問題に対する私の対処法は，基本的には前版の記述から変わっていない。(硬膜外血腫を危惧して)「血小板数が 10 万以下になったら，硬膜外カテーテルは決して挿入しない」と，傲慢な回答をした場合には，硬膜外麻酔が適応外となる妊娠高血圧腎症の妊婦の鎮痛管理に何を用いるかと問われて答えに窮することになる。フェンタニル？　ペチジン？　そして不十分な鎮痛管理のために，妊婦の血圧がさらに上昇した場合の対処法に困ることとなる。

このような妊婦で帝王切開が必要となった場合，あなたは全身麻酔を選択するだろうか？　すでに浮腫を起こしている上気道にはどのように対処するのか？　挿管時の過度の血行動態変化により，頭蓋内出血を引き起こすリスクも忘れてはならない。

しまった。気道確保困難となってしまった！　輪状甲状膜切開は誰が行うべきか？　産科医？

産科麻酔の専門家のなかには，例え血小板数が 5 万まで低下していても，神経学的評価を綿密に行うことを条件に硬膜外麻酔を選択する者もいるかもしれない。あるいは脊髄くも膜下麻酔を選択してもよい。だが，待てよ。妊娠高血圧腎症の妊婦で脊髄くも膜下麻酔は禁忌ではなかったか？　急激で広い範囲に及ぶ交感神経系遮断のためにショックになるかもしれない。確かに，そのように考えられていた時代もあるが，今は違う。妊娠高血圧腎症の患者でも，脊髄くも膜下麻酔は安全に選択できるはずだ。必ずしも硬膜外カテーテルを挿入し，非常にゆっくりと麻酔高を上げる必要はない。

その他の問題

それでは，これまで口頭試験で繰り返し出題されている別の問題に進もう。

モニター関係

妊娠高血圧腎症の妊婦の麻酔管理では，どのようなモニターを選択するか？　重症の妊娠高血圧腎症(例えば，収縮期血圧が 160 mmHg 以上の場合)では，観血的動脈圧測定は必須である。妊娠高血圧腎症の妊婦の帝王切開を全身麻酔で管理する場合には(できれば御免被りたいものだが)，最大の関心事は頭蓋内出血の予防であろう。そのためには，心拍ごとの血圧測定が必要とされる。

中心静脈ラインは挿入すべきか？　患者の乏尿が標準的な容量負荷に反応しない場合や，肺水腫やうっ血性心不全の徴候を認める場合には挿入すべきであろう。

では，肺動脈カテーテルは挿入するか？　これは議論が分かれるであろう。第 6 章を参照してほしい。あなたは挿入することを選ぶかもしれないが，私だったらしないだろう。

帝王切開

緊急 stat の帝王切開の場合に，あえて区域麻酔に時間を費やすつもりはあるか？　これは難問だ。なぜなら，緊急といっても，どの程度の緊急を意味しているかにより異なる。全身麻酔の死亡率は区域麻酔の 16 倍なので，少しでも時間的余裕があるなら患者を側臥位にして脊髄くも膜下麻酔を行うのもよい(22 ゲージの脊髄くも膜下麻酔針でかまわない。硬膜穿刺後頭痛など，気にしなくてよい。患者の命がかかっているのだ！)。しかし，本当に時間がないなら，全身麻酔を選択せざるを得ない。

意識下挿管

意識下挿管はできるか？　もちろん。鎮静が必要なら，鎮静薬を投与し，新生児科医に新生児の換気補助あるいは人工換気がしばらく必要になると伝えよう。意識下挿管は経口ルートを選択する。経鼻ルートでは大変な出血を引き起こす場合がある。

前置胎盤

前置胎盤の場合は何を考慮すべきか？　静脈のアクセス，アクセス，アクセス。大量出血を覚悟しなさい。この場合，区域麻酔による交感神経系遮断は致命的なので全身麻酔を選択すべきである。

挿管と換気

「挿管不能，換気可能(CVCI)」の場合，どうするか？　患者を覚醒させて，意識下挿管を行うべきである。しかし，胎児の状態が悪い場合は，大変な悩みどころだ。胎児機能不全を無視して，「母体のほうが重要である。母体を覚醒させて，気管支ファイバー挿管を行う間，胎児はそのままにしておこう」などと言うわけにはいかない。帝王切開はマスクによる全身麻酔で行うことも可能であるし，現在ではラリンジアルマスク(LMA)も使用可能である。確かに誤嚥のリスクはある。教科書的にはこのような方法を選択する場合，輪状軟骨圧迫を維持することが推奨されている。しかし，以前の私の輪状軟骨圧迫がよい選択ではないという批判的な意見があなたを説得することに役立てば，と願っている。

「挿管不能，換気不能」の場合，どうするか？　輪状甲状膜切開を行いなさい。患者を覚醒させて局所麻酔下に行うことも可能かもしれない。だが，ちょっと待て！　患者が相当我慢強くないかぎり，やめたほうがあなたのためかもしれない。これは産科麻酔領域における究極の難問だが，答えられるように準備をしておきなさい。私が言ったとおりに答えてもかまわないし，もっとよい答えがあるかもしれない。

偶発的硬膜穿刺

偶発的硬膜穿刺を起こしたら，どうする？　カテーテルをくも膜下に挿入して，ラベルを張って生き地獄の辱めを受けるか[訳注2]，あるいは異なる椎間から再穿刺をするか。

硬膜穿刺後頭痛

硬膜穿刺後頭痛の患者にはどのように対処するか？　それが本当に硬膜穿刺後頭痛であることを確認し，それよりももっと悪いことが起こっていないことを確認しよう。病歴や身体所見の結果などを考慮して，脊柱管内や頭蓋内の出血の可能性の有無を確認しなさい。

そのうえで，硬膜穿刺後頭痛に間違いないと判断したなら，血液パッチを提案しよう。保存的療法やカフェインに効果は期待できない。怖がらずに血液パッチを行って，患者を楽にしてあげなさい。

これらの努力の結果，得られるものは何か？　赤ん坊だ！

訳注2：偶発的硬膜穿刺をした場合に，意図的に硬膜外カテーテルをくも膜下に留置して持続くも膜下麻酔による鎮痛管理を行い，カテーテルを挿入から24時間以上経過してから抜去することで硬膜穿刺後頭痛(PDPH)の発生率を低下させることが可能であると報告されている。この場合，硬膜外カテーテルと誤って大量の局所麻酔薬を投与することのないようにカテーテルに目立つようにラベルを張ることが推奨されている。

第9章

静脈ラインのない大人：小児

手術室における小児とは？　小児とは静脈ラインのない大人である。
小児麻酔の慣用句

本章では，小児の麻酔に関して重要な考察事項を，臓器ごとに解説する。特に，関連した解剖，生理と，何年にもわたり口頭試験に出題され続けている問題(そのための本である！)に，重点を置いている。

気道への配慮

新生児なら内径3 mm，1歳児なら4 mm，2歳児なら5 mmの気管チューブ(ETT)を選択する。小児の場合は個人差が大きいので，常に1サイズ細いものと1サイズ太いものも手元に準備しておく。チューブの固定の深さは，歯肉(門歯)から，新生児なら10 cm，1歳児なら11 cm，2歳児なら12 cmが目安となる。児の年齢がそれ以上なら，(16＋年齢)/4の式に当てはめて算出する。

気管のサイズは小児の小指の大きさからも推測できる。小児の気道で一番狭い部分は声門下なので，ある程度の年齢に達するまではカフなしのチューブを選択する。この年齢についてはまだ議論されている。教科書は5歳まではカフなしチューブの使用を勧めている。カフありチューブを入れてカフを膨らませない，ということもできる。大切なのは，気管径が細いのでチューブが太すぎて浮腫を起こすようなことがあってはならない，ということだ。何を使用するにしても，20 cmH_2Oの気道内圧でリークが生じるようにする。

小児ではちょっとしたことでエラーが起こり得る。頸部の伸展によりチューブが抜けてしまうこと，屈曲によりチューブ先端が気管支まで移動してしまうことがある。チューブの位置異常が起こらないように，聴診を怠らず，絶え間なく注意を払い続けることが大切である。

小児の喉頭蓋は，小さく，硬く，挙上しにくい。私たちは，直型喉頭鏡ブレードを用いて直接持ち上げて声門をみることが多い。

成人では，挿管困難は後天的な素因に伴う合併症であることが多い(肥満，関節炎，頚椎損傷など)が，小児における挿管困難のほとんどは先天的な素因が原因となる(例えば，Treacher Collins 症候群，Pierre Robin 症候群，糖原病，21 トリソミー)。成人と違い，小児は意識下挿管に耐えられないので，緩徐導入後，全身麻酔下で，挿管のための特殊な道具を駆使せざるを得ない。状況によっては気管切開を行うこともあるが(やるべきことはやらないといけない)，小児期に気管切開することは気道狭窄をきたし，後遺症として生涯に及ぶ気道のトラブルを起こしやすくなるリスクもあることを考慮においておかなければならない。

静脈ライン

小児では普通，静脈ラインは確保されてこない。緊急でフルストマックという状況でなければ，たいがいは緩徐導入してから静脈ラインを確保するだろう。覚醒している時に静脈ラインを確保する必要があるなら，リドカイン・プロピトカイン配合クリーム(エムラ®クリーム)を，効果が出るように２か所(1 回目を失敗したときのために)塗っておこう(十分に時間をおいて前から)。

困った問題であるが，扁桃摘出術の術後出血で戻ってきた患者にどうしても静脈ラインが確保できない。大量に血液を飲み込んだフルストマックに加えて循環血液量が減少している小児で，緩徐導入を行うか？　さらに静脈ラインを確保するために何度も試みて，小児を絶叫させ暴れさせていたら，出血はさらにひどくならないだろうか？

わずかな選択肢からあえて挙げるなら，患児を抑えつけて，さっと確実に大腿静脈か骨髄内(実に速く滴下できる！)にラインを確保してしまうことだ。あるいは，すぐにケタミンを筋注してしまえば，蘇生に必要なラインを一通り確保するころまで，おとなしくしているだろう。

小児の輸液剤にブドウ糖は使用する？　いいえ。完全にブドウ糖の貯蔵量が欠乏していたり(例えば，早産児)，特に低血糖のリスクを伴っていたり(高カロリー輸液を急に中止するなど)しないかぎり，使用しない。

心臓への配慮

小児に β 遮断薬は必要ない！　彼らはまだ Pall Mall(たばこの商品名)や，マヨネーズたっぷりの BLT ハンバーガーで冠動脈がベトベトになっていないからだ。

小児の心拍出量は，心拍数に依存している。小児の心臓は成人に比べて硬いので，徐脈になれば心拍出量は減少する。徐脈は不吉なサインである可能性がある。特に早産児はストレスに対する反応が不完全なので，新生児集中治療室で私は何度も，あの恐ろしい無呼吸徐脈発作に遭遇してきた。何度見ても，それはそれは恐ろしいものだった！

新生児の心臓はクルミ大の大きさなので，乳酸リンゲル液をとりあえず１Ｌそこに入れておく，なんてことはできない。どの程度輸液を負荷してよいのか，ミリリットル単位で計算できるように予習しておかなければならない。

先天性心疾患を有している小児はどうだろう(ある同僚は Fallot 四徴症の小児につい

て先週質問を受けた！）？　こういうケースは難しい（baffling）問題になり得るが，特に**隔壁**（baffle）手術などを受けていたりすると，いっそう解決の壁は厚くなる。

このシャレ（baffling と baffle），わかるかい？　こうしてたまにジョークを言ってないと乗り切れないんだ！

あなたは小児心臓専門医であるとは思われていないけれど，先天性心疾患の小児たちを幸せにしてあげたいのなら，以下のことなら最低限覚えられるだろう。

- 循環器内科医から，心疾患の病態について確かな情報を得ておくこと。
- 一般的に，低酸素血症や高二酸化炭素症，低体温などの悪条件はさらなる悪影響を及ぼしかねない。
- 根治手術（動脈管閉鎖術，心房中隔閉鎖術など）が行われていれば，その後は問題ないと考えてよい。亜急性細菌性心内膜炎の予防については常に考慮しておくべきである。
- 姑息的手術（例えば，単心室の修復術）の既往は，まだこの先いつか心移植を待機している可能性も意味している。うっ血性心不全をきたす可能性を常に秘めている。このような複雑な既往を持つ小児は，おそらく小児専門の熟練医のいる専門病院で手術を受けるべきであろう。

神経への配慮

小児の臓器はすべて（例えば，肝臓，腎臓）出生時には未熟であるが，神経系，そのなかでも特に眼に関しては，特別な配慮が必要である。早産児は未熟児網膜症を起こしやすく，眼に障害をきたさないように，吸入酸素濃度を低く保つ必要がある。どのくらい吸入酸素濃度を低くすればよいのだろうか？　PaO_2 は 80 mmHg，末梢動脈血酸素飽和度（SpO_2）では 94% くらいを維持できれば十分である。これは，（眼のことを考えれば）あまり酸素を投与したくないのと同時に，（未熟な肺のことを考えれば）酸素をしっかり投与したい，という矛盾をはらんだ難しい管理である。

肺への配慮

心拍出量と酸素需要に対する機能的残気量（FRC）の割合は，成人に比べて小児は低い。瞬時に，気がついたら小児はあなたの術衣と同じに真っ青になっていて，それはもうこちらも焦って，消し炭みたいな便がもれそうになるくらい驚愕することがある。

新生児の心停止は，まずほとんどは呼吸が原因である。そのほかの心停止の原因として考えられるのは，呼吸，そして呼吸，まず間違いない。「何か薬を」と思う前に，まず適切な換気が確保されているか，もう一度確認しよう。

胎便吸引症候群

胎便は胎児のジストレスの反応で排出される便である。胎便を吸引すると重症の長期間にわたる呼吸器合併症をきたすことがあり，分娩室での数分の適切な処置が小児には大きな影響がある。

- 口の中をとにかく懸命に吸引
- 挿管
- 気管チューブを抜くときに吸引
- そして再挿管

言うは易し行うは難し，とはこのことで，あなたはもうやめにしてマスク換気をしたい。しかしその誘惑に負けたら，胎便を肺に押し込んでしまい，すべて台なしになってしまう。

後鼻孔閉鎖症

後鼻孔閉鎖症は，**その診断にたどり着けば**簡単に対処できる。経鼻ルートは閉塞している。経口エアウェイは「すべて，ぱっと開ける」ので，ガス交換が行える。しかし，小児は強制的鼻呼吸なので，この病態は深刻な状況となり得る。

食道裂孔ヘルニア

先天性横隔ヘルニアに関しては，いくつか知っておくべきことがある。

- 左胸郭に腸が脱出すると(85%にみられる)，左肺の発達は正常ではない。
- 最初に胃管を挿入して胃内圧を減圧しておく必要がある。
- マスク換気は腸管の拡張をさらに悪化させるので，呼吸には悪影響を及ぼす。
- 動脈ラインの挿入やSpO_2のモニターは右上肢で行うこと。
- 左上肢だと，残存している胎児循環からの静脈血が混合している場合がある。
- 低酸素血症，高二酸化炭素症，啼泣発作，アシドーシス，低体温などは，肺血管抵抗を上昇させシャントを増やすので，このような悪条件を作らないようにする(それができれば苦労はないのだが)。
- 悪いほうの肺を無理に膨らませようとしないこと。よいほうの肺の気胸を起こしてしまう。

喉頭蓋炎

以下のガイドラインを守ること。

- 皆(特にあなた)冷静に。
- Ｘ線写真を撮る必要はない。手術室に直行する。
- 患児を興奮させてしまうので，静脈ラインはとらない。
- 気道閉塞をきたしたらすぐに気管切開をしてもらえるように，耳鼻科医に立ち会ってもらい，緩徐導入する。
- 喉頭蓋を持ち上げない。触った途端にそこから大出血してしまうかもしれない。

神経筋への配慮

小児の場合，まだ診断されていないミオパチーを有している可能性があり，スキサメトニウムは高カリウム血症による重大な事態を誘発し得る。そのため，小児麻酔ではスキサメトニウムは通常使用しない。

成人の挿管では通常筋弛緩薬を使用するが，小児の場合は必ずしも必要とはしない。麻痺を起こさなくても，麻酔を深くすれば挿管できる。

代謝への配慮

ここは，「ちびっこ」を襲う残る2つの「大物」について取り上げるよいチャンスだ。

先天性幽門狭窄症

忘れてはならない最も大切なことは，先天性幽門狭窄症は，外科的緊急ではなく**内科的緊急**であるということである。小児は嘔吐を繰り返し，水分と酸を失い，低クロール，低カリウムの代謝性アルカローシスをきたしている。まず，水分と電解質の補給を行う必要がある。補正を十分に行い安定化させてから，手術へと進む。

悪性高熱症

小児麻酔に限ったことではないが，悪性高熱症についてはきちんと知っておかなければならない。以下のガイドラインを検討しておくこと。

- 遺伝性疾患なので既往歴，家族歴を十分に把握すること。
- 揮発性麻酔薬とスキサメトニウムがトリガーとなる。
- プロポフォールならトリガーとならず，簡単に麻酔ができる。
- 悪性高熱症は代謝における超新星と考える。頻脈(最初の徴候であることが多い)が起こり，酸素消費量が増加するとともに，二酸化炭素産生が増加し(短時間のうちに驚異的な速さで)，代謝性・呼吸性両方のアシドーシスが起こり(疑ったら血液ガスをまず確認！)，筋硬直と体温上昇(遅発性の徴候)が認められる。
- 治療としては，まず手術は中止する。中止(中断)できない場合は全静脈麻酔(TIVA)に切り替え，症状が治まらなければ，ダントロレンの投与，冷却，腎機能と血行動態の補助を図る。これにはマンパワーが必要となる。

悪性高熱症には，苛立たしい問題がいくつかある。例えば，咬筋スパズムは何を意味するのか？　それは悪性高熱症の確たる徴候ではないが，徴候の1つとは言えるかもしれない。もしみたら，最悪の事態を考慮する。筋生検は行うか？　高額の検査で，痛みを伴い，さらなる処置を加え，行える施設は特別な数か所に限られていて，必ずしも確実ではない！　私の意見を言わせてもらえば，筋生検は行うべきではない。疑いがあるのであれば，その患者を悪性高熱症であるとして扱って，医療用ブレスレットを携帯させ，将来自動車事故などに遭っても，医師がその可能性を知ることができるようにしておけばよいのである。

小児麻酔の展望

小児麻酔の学習を終える前に，本章はわずか6ページにも満たない章であることを思い出していただきたい。フェローシップにおいては小児麻酔のみ経験し，小児麻酔の教科書はこの非常なトレーニングを必要とする専門分野において知っておくべき無数の示唆と問題点について扱っている。本章では，口頭試験で聞かれやすい最も基本的な問題のみを取り上げている。レビューなどと言ったら，笑われてしまうだろう。

本書の冒頭に述べたように，練習問題を声に出して，成書を読んでギャップを埋めてほしい。決して，これらの短い章をあなたの基礎知識の土台とはしないでいただきたい。

さあ，ついに次は総論の最終章である。その後は，腕まくりをして，いよいよこの本のメインである練習問題に取り組んでもらおう！

第10章

ああ，あなたが出会うのは！

見よ，空の上を！　鳥だ。いや飛行機だ。
スーパーマンをたまたま上に見上げた人

スーパーマンがデイリープラネット新聞社のビルの周りを飛び回るというのは見慣れた光景だ。あなたはこの口頭試験の会場の中でよく飛び交っている質問に，これからいくつか触れることになる。いずれの項目も，わざわざ章を設けるほどのものではないが，総論の最後である本章のセクションの１つとしては成り立つ。これらの項目について，少なくとも１つか２つは本番で当たるはずだ。

集中治療室

この口頭試験は集中治療学の専門医資格を問うものではなく，クリティカルケアの指導医だけが理解しているどうでもいいような超奇問については知らなくてもいい。あなたはすべての麻酔科医が知っておくべき，ごく一般的な内容を質問されるのだ。

集中治療室(ICU)に関する問題にうまく対処する最善の方法は，ICU は手術室より動きがスローになったものであること，それに加えて抗生物質や高カロリー輸液を使用する，ということを理解しておけばよい。以上，おしまい！

気道・呼吸・循環

ICU に関する問題は手術室の問題と同様，ベッドサイドでの気道・呼吸・循環(ABC)が十分に保たれているかを評価することから始まる。ここに私が遭遇した実例を挙げる。

心房細動の患者に除細動を行うので鎮静をしてほしい，と私は ICU に呼ばれた。到着すると，患者はちょうど映画『ブレイブハート』の再現を終えたところだったのではないかと思われるような状態で，まだ顔に青いペンキを塗ったままなのか，低酸素状態なのかわからない状況だった。Mel Gibson の大ファンなのではなく，私の目前で通性嫌気性生物に変貌しているのだということがわかった。「差し出がましいようですが……」と申し出て，「電気ショックという冒険的治療をする前に，挿管して十分に酸素化してみてもいいですか？」と提案した。そこに集まっていた人たちは，その新しい提案に賛同してうなずいた。これはラン藻類かイオウ結合でエネルギーを得て生きている細菌を除いて，地球上のほとんどの生物は酸素を必要とする，という私の考察に皆が同調したようだった。

酸素化を図った後，好奇心をもって見ていた私たちの目に何が映ったか？　洞調律だ！　お見事！　パドルはもうしまえ。危険な不整脈から復帰させるために電気ショックをかける必要はない。彼の ABC を治すことで，私は問題を解決できたのだ。

ライン

中心静脈(CV)ラインと肺動脈カテーテルのすべての問題が，ICU でも再燃している。ICU においても，手術室で適用するか否か，という論争はやはり同様に浮上するのである。

- 肺動脈カテーテルによって得られる輸液や強心薬の投与指標となるすべての情報が必要だ。それがなければ，無視界で飛行するようなものだ。
- 肺動脈カテーテルはその有用性を上回る合併症や混乱を生じる。そして，私たちがそれにかかりっきりになっている間は何の役にも立たないのだ！

あなたははじめの意見に賛成かもしれない。まあよい。その理由が説明できるようにしなさい。もしかしたら，2 つ目の意見に賛成かもしれない。それもよろしい。その理由が説明できるようにしなさい。

二次救命処置(ACLS)

あなたは ICU へ蘇生要請で呼ばれるだろうか？　当然あり得ることである。ICU ではいつも蘇生が行われている。二次救命処置(ACLS)ガイドラインについてはよく復習しておくことだ(そう，4 月の試験のときにも聞かれる)。ACLS ガイドラインの新たなポイントについて覚えておこう。

- 「しっかり，かつ速く」胸部圧迫を行うことがまず強調されている。
- 二相性の 200 J または単相性 360 J の設定でのショックを 1 回用い，その後，胸部圧迫を直ちに開始すること。
- アドレナリンかバゾプレシンを使用する。
- 電気ショックが有効なリズムであるなら，直ちに行う。気道確保を遅らせない。
- 気道が確保されたら，患者を過換気にしないこと！　過換気は静脈還流量を減らし，すべてを悪化させてしまう。

急性呼吸促迫症候群の治療

試験ではすべての患者が急性呼吸促迫症候群(ARDS)に進展し得ると考えるべきで(残念ながら現実もそうである)，抜管後に気道閉塞を起こして陰圧性肺水腫を発症した健康で筋肉質な患者や誤嚥した患者なども含まれる。ARDS は，輸血関連肺傷害や敗血症，うっ血性心不全(CHF)，あなたが考え得るすべての要因により発症し得る。これに対して，どのようにアプローチするか？　主に，気管チューブが正しい位置に留置されているかを確認するといった，常識的なことだ。

ARDSに対する主な治療は，発症原因の治療である。感染に対しては適切な抗生物質を，敗血症を引き起こしている膿瘍はドレナージを，そして何より基本的な管理を忘れないことである。喘息が関与しているのなら，通常の治療(例えば，ステロイド，β刺激薬，ほかおなじみのもの)を行う。

あとは支持療法と，患者がダメージから回復するだろうと祈ることだ。陰圧性肺水腫は特別な治療をしなくても1日かそこらで治るが，両肺移植後の急性拒絶反応は長丁場となろう！

できるだけすみやかに，吸入酸素濃度を中毒域から抜け出すように試みる。50%を超える吸入酸素濃度は肺の損傷を招くので，呼気終末陽圧(PEEP)やほかの方法(例えば，利尿薬で肺をドライに保つ)を用いて50%以下に下げる。

Best PEEPは大切な概念である。酸素供給が適切になるBest PEEPを追求したい。PEEPが低すぎると酸素化ができない。PEEPが高すぎると静脈還流量が減り，心拍出量も減少するので，結果的には酸素運搬も減少する。そのため，適切なレベルを探さなければならないのである。

人工呼吸器を賢く設定しなさい。閉塞性肺障害をもつ患者では呼出を十分にできるよう，呼気時間を長くとる。私は，魅力的だがなじみのない名前の付いたありとあらゆる人工呼吸器の各種設定モードを経験してきた。「精巧な人工呼吸器」の設定を熟知していなければならない状況は，その患者の予後が悪いということを示唆しているのが常である。

肺と腎臓は要求される治療が逆方向を向いていて，ICUではしばしば綱引きのような関係になる。あなたは積極的に利尿を促し「できるだけ肺はドライに保つこと」を望むだろう。そうすれば酸素化はよくなるが，利尿が行きすぎると腎臓がレジスタンスを始める(クレアチニンが上昇したら，やりすぎてしまっている)。輸液を増やせば腎臓には好都合だが，肺に負担をかけすぎることになる。ドライにしたり輸液を増やしたり，またドライにしては輸液を増やす。ドライにしすぎたりウェットにしすぎたり，極端になってしまうためだ。酸素化のための肺，腎臓，心臓の3臓器間での連携が悪化すればするほど，最適なバランスを見出すのが困難になる。

ARDSのメインとなる重要な教訓はこれだ。すなわち，患者がよくなれば，あなたの素晴らしいICU管理のお手柄ということになる。よくならなければ，「誰がやっても，手の施しようがなかった」と言って，非難を逃れるということだ。

人工呼吸器

これはICUの人たちが私たちよりもはるかに得意とするところだが，私たちICUの素人(試験官もおそらく素人である)にとっては，頼みの綱となる人工呼吸の基本がいくつかある。

人工呼吸器を完全に信用してはならない。具合が悪いようだったら，人工呼吸器をはずし，用手的に換気すること。私が長年の間に経験してきた災難のリストから，実話を1つ挙げてみよう。

最悪の心臓手術を終えて患者をICUに連れて行き，人工呼吸器に乗せた。記録を書いている最中にふと見ると，血圧が急激に低下し，胸郭が過膨張しているように見えた。患者に近づき，呼吸器をはずすと，圧が解除されるとともにヒューという大きな音を立てるのが聞こえた。人工呼吸器は吸気を送っていたが，呼気のことは気にかけなかったので，呼吸が滞ってしまったのだ。

口頭試験の最中に血液ガスのデータを手渡され，それを解釈しなさいと言われる人がたくさんいるだろう(私もそうだった)。呼吸性アシドーシス，肺胞-動脈血酸素分圧較差(A-aDO_2)，ありとあらゆるいい材料がある。筆記試験から何か月も経過して，本番での A-aDO_2 の問題に答えられなくなった際に備えて大まかなルールがある。

1％吸入酸素濃度が上がるごとに動脈血酸素分圧(PaO_2)は約 4 ～ 5 mmHg ずつ上がっていくはずだ。空気呼吸下(吸入酸素濃度 21％)では，およそ 80 ～ 90 mmHg を呈し，100％酸素を吸入させれば 400 ～ 500 mmHg 程度に上がる。患者の血液ガス結果が 100％酸素投与で PaO_2 が 80 mmHg なら，A-aDO_2 は 320 ～ 420 mmHg もあり，A-aDO_2 が大きい！　ということになる。このにわか仕立ての方法は覚えやすく，これで A-aDO_2 について少しは理解できるだろう。抜群の精度を求めているのではない。状態が悪くなっているのか，改善しているのかがわかればいいのだ。

尿　量

尿量が減少したらどうするか？　これは口頭試験で必ず出題される。私の保証付きだ。どのような症例でも術中の尿量減少は問題となるので，術中管理の問題としても出される可能性がある。大動脈瘤や侵襲の大きな開腹手術，尿管損傷が起こる可能性のある手術(例えば，子宮全摘出術，腎移植)といった状況設定でよく聞かれる。「尿量が減少したら何をするか？」という問題は ICU 患者について問われることがあるので，このセクションで取り上げることにする。

この問題なら必ず攻略できるのでぜひ受けて立ちたいはずだ！

その症例において，腎前性，腎後性，腎性のいずれの問題があるのかを見極めなさい。最も容易に診断できるのは腎後性の要因による(Foley カテーテルの屈曲，閉塞，迷入，洗浄を要するカテーテルなど)。特別な注意が必要なのは，体内での腎後性要因によるもので，尿管の切断(例えば子宮全摘術)，よじれた尿管(腎移植後のよじれ)などである。

その次に可能性として浮上するのは腎前性の乏尿である。体液バランスを見直し，患者が十分に水分補給されていること，中心静脈圧(CVP)や経食道心エコー法(TEE)で心臓の前負荷が十分であるか確かめる。非常に微妙だがよくある腎前性の内因性因子として，タンポナーデがある。

私は心臓麻酔をやっているので，タンポナーデを何度も見たことがあるが，タンポナーデを見たことがない人も多いだろう。心臓術後 2 ～ 3 日経過したところで何もかもが順調だ。体液バランスも問題ない。Foley カテーテルも問題ない。尿量が減少したが，少し輸液量を増やせば補正できるはずだ。しかし，それでも尿量は減少したままだ。ドーン！　患者はタンポナーデで急変した。患者の循環血液量は増加しているのに，「内因性の脱水」であり，心臓が潰れて充満することができない状態であった。心臓が満たされなければ，腎臓もそこからの十分な分け前にあずかることができないので，タンポナーデが始まったという最初のシグナルが尿量減少である。

腎性の乏尿は，除外診断ということになる。それに対してどう対応すればよいか？

- 腎後性：よじれや閉塞を解除する。
- 腎前性：循環血液量を補充する。
- 腎性：透析が必要な場合がある。

ほかの治療はどうか？　マンニトールは？　駄目だ，何の役にも立たない。ドパミンを使うか？　これもほとんど迷信だということがわかっている。フロセミドは？　事態を悪化させるから駄目だ。

生理学的意味のあることでやれることはいくつかある。

- 患者が耐えられるなら，PEEPを減らすなどして静脈還流量を増やす方策をとろう。
- 患者に筋弛緩薬を使用して陽圧の人工呼吸にするよりは(状況が許せば)自発呼吸にする。そうすれば胸郭ポンプが少し機能し，腎臓を援助できることがある。
- 患者が使っているたくさんの薬物を見直せ。そのリストの中には腎障害をもたらす薬物がいくつか紛れているかもしれない。
- 循環血液量で調整すべきところを血管収縮薬に任せていてはいけない。高用量のノルアドレナリンで血圧を上げるべきなのか，もう少し輸血を行うべきなのかを考える。これは難問だ。どちらが腎臓によりよいのだろうか？

鎮痛療法

口頭試験は痛みの管理の専門資格を得るためのものではない。麻酔科医が知っておくべき痛みの管理の知識をどれくらいもち合わせているかを問うものだ。ホテルの部屋に座っている試験官はおそらくペインの専門家ではないだろう。彼らは，あなたと同様に患者をもっぱら患者管理鎮痛(PCA)装置に任せてほったらかしているのだ。

過去の受験生は，口頭試験での問題は基礎レベルにとどまるという。共著者の1人でペインの専門家であるBrian Durkinが，後に出てくるペインに関する寄せ集め問題の多くを提供してくれた。

次の参考資料は，ペインの専門家でない人のものだが，私たちが皆知っておくべき内容を網羅している。それは最新の米国麻酔科学会(ASA)のリフレッシャーコースであり，ペインの専門家でない人のための最新の鎮痛管理法がいつもまとめられているので，とりかかるにはもってこいだ。

急性痛

急性痛に関する質問は，いつも決まって次のようなものだ。「開胸手術，根治的前立腺摘除術，あるいは帝王切開を受けた患者の痛みコントロールに対して何をしますか？」。硬膜外オピオイドやくも膜下オピオイドなど，あなたが解答として選択したり，適当であると判断したりしたものに対して聞かれるだろう。

凝固能はチェックする。ステントが1つか2つ入っているのが当たり前というこの時代には，まず抗凝固薬が中止されているかどうか確認する。凝固系異常を示唆する臨床所見(あざができやすかったり出血しやすかったりしないか)を検索する。新しい薬物溶出性ステント(DES)では深刻な問題が生じている。そのような患者ではクロピドグレルが使用されており，おそらく一生服用し続ける必要があるだろう。術前に適切な期間をおいて中止する。すると冠動脈内で血栓ができ，心筋梗塞を起こすことがある。試験官はそのことにはまだ触れないだろうが，ペインの問題を出題する目的として，神経軸麻酔を行う前に凝固能が問題ないかどうかを確認することである。

呼吸抑制の可能性があるため，スタッフは呼吸抑制のサインを観察できるようトレーニングを受けなければならないし，処置要請に応じられるようにしておかなければならない。くも膜下あるいは硬膜外オピオイドは閉塞性睡眠時無呼吸(OSA)では感受性が高くなっているので，さらにより綿密な監視が必要である(「ベッドサイドでモニタリングできるように」考慮する)。

局所麻酔薬の持続注入をするか？　痛みの緩和にはよく効くが，交感神経系遮断とそれによる低血圧には注意すべきである。局所麻酔薬の極量について質問されるときは，麻酔薬が血管内に注入された場合の事態に対応できるよう備えておくこと。

- 局所麻酔薬を中止する。
- ABC を確認する。
- 心肺蘇生(CPR)を継続すること。ブピバカイン(短時間で発現，長時間作用性，高度の心毒性)を注入してしまったら，人工心肺を装着するまでとことんいく。
- 脂肪乳剤を用いる。脂肪乳剤は幾度となく窮地を救ってきたものなので，よく理解しておくこと(加えて，近くの神経ブロックカートに備えがあることを確かめておくこと)！

痛みが十分にとれれば，息こらえによる胸部運動の制限がとれたり，酸素化が改善したり，ストレス反応が緩和されるなど生体に好影響をもたらす(心疾患患者には都合がよい)。

超音波ガイド下で末梢神経のブロックを行うべきか？　もちろん！　見えるものをなぜ盲目的操作でやらなければならないのか？　盲目的挿管は私も同僚もやらなくなったし(今は気管支ファイバースコープを用いる)，盲目的なペインの穿刺も(C アームを用いる)，盲目的操作を要する循環管理もやめた(経食道心エコー法を用いる)。ペインクリニックは自分が何をやっているのかを見ながらやるという流れに変わり，医師は超音波で観察しながら，ブロック針やカテーテル挿入を行っている。

オピオイドの使用量を減らすために補助薬を使えるか？　クロニジンは前投薬として麻酔薬の必要量を減少させると同時に，鎮静をもたらし，交感神経系の反応を抑える。あたかも経口でデクスメデトミジンを投与したように作用する。

慢性痛

試験で慢性痛について質問された人のことを，ここ最近よく聞くようになった。しかし，基本的なことだけ知っていればいいのであって，難解すぎることは知らなくてよいのだ。

慢性痛は麻酔のほかのすべての領域と同じように，まず病歴と身体所見をザッとみることから始まる。項部痛に対するステロイド注入や腰部痛に対する椎間関節ブロックはわけもわからず行われている。患者の骨折や腫瘍を見過ごしているかもしれない。あなたが施行している治療が痛みのための治療であって，根本的な治療を要する病態に対するものではないことを理解すべきである。

針仕事は私たちと最もかかわりの深い治療の一部であることは確かだが，ペインの専門家は単なる「針師」ではない。治療はありとあらゆる全身的アプローチを構成する心理療法，理学療法，薬物療法(抗うつ薬などが多分そうだ)などといった，多角的なものであるべきだ。

ブロックは繰り返さないと効果的でないことがよくある。上腕の複合性局所痛み症候群には星状神経節ブロックが必要である。下肢の複合性局所痛み症候群には腰部交感神経ブロックが必要だ。これらのブロックは適切なポイントを狙うために透視ガイド下に行われる。

外来施設では完全な除痛を現実的に期待できないとしても，患者を正常状態に復帰できるよう努めるべきである。余命の限られたがん患者の緩和療法では，彼らを快適にするためにできるかぎり手を尽くすべきである。このような患者には，薬物依存に対する懸念などは当てはまらない。

外　傷

試験ではいろいろな重傷外傷が扱われる。このセクションは，外傷に関するどんな討論でも取り上げられるであろう主要な考え方を網羅している。

外傷では，患者のABCを素早く扱うことが要求される。気道確保は頚椎を安定化させる前，既往を聞く前，あるいは列車事故で救急救命ヘリコプターパイロットが蘇生を行いながらドアから転げ込んで入ってくる情報を得る前に行わなければならないこともある。低酸素血症はすべての損傷を悪化させる(脊髄，脳，心臓……，低酸素血症を好む臓器があるなら挙げてみなさい！)。あなたは，その外傷患者に低酸素血症をもたらしている原因を電光石火の素早さで明らかにしなければならない。

- 誤嚥していないか？　意識喪失していれば，自分自身で気道を防御することはできない。
- 気胸を起こしていないか？　自動車事故，銃創，刺創，挫傷は，いずれも肋骨を折って肺を突き刺す可能性がある。
- 出血はしていないか？　出血はすでにあなたが見る前に起こっていたかもしれないし(路上に喪失した分)，あなたの目の前で起こっているかもしれないし(あなたの靴にひっかけられた分)，見えないところで起こっているかもしれない(太腿の内部，腹腔内，胸腔内にたまっている分)。

外傷は付随する損傷にも目を配る必要がある。

- 木から落ちて腕を折った？　地面に落ちて当たったのは腕だけではないので，脾臓の損傷，胸部損傷，頭頸部の損傷も検索する。
- 首を損傷しているか？　首を傷めるむち打ちのような動きが頭蓋内の血管を裂いたかもしれないので，頭蓋内の損傷も考慮する。
- 脳を損傷しているか？　頭蓋や脳へ損傷を与えた衝撃が，頸を折ったり損傷を与えたりしているかもしれない。

頸部を損傷している場合は，頭部も診る。頭部を損傷している場合には頸部も診る。

患者の頭のてっぺんからつま先まで診よ。腹部損傷の検索のために挿管している最中に，頭のてっぺんから血を流し，私たちのシャツの前を濡らしているのに気づいた。彼は頭にも別の銃創を負っていて出血していたのだった。このことから対人関係の教訓が得られる。すなわち，誰かがひとたびあなたを撃ちたいと思うくらい憎んだら，あなたをさらにもう一発撃つかもしれないということだ。したがって，友達選びにはかなり慎重になったほうがよい。

銃創と電撃創は特別な配慮をするに値するものだ。両方ともに外見よりも多大な損傷を負っている可能性がある。弾丸は貫通すると高エネルギー衝撃波を発し，弾丸の貫通経路から離れたところにも衝撃を与える。また銃弾はあらゆるところから跳ね返ってくることがある。電撃創は入口部創も出口部創も小さく見えても内部の熱傷は広範であり，その経路に沿って損傷をきたす。ペイントガンも同様である。入口部は小さくても，ペイントははるかに広範な組織を犯す。

肥　満

肥満に関する標準的な問題はそれほど難しくはないが，口頭試験にはよく出題される。大変なのは閉塞性睡眠時無呼吸（OSA）合併患者の管理である（誰もが苦労する問題なので，いろいろな学会で重要なトピックになる）。

肥満は麻酔管理に影響を与える。

- 気道：軟部組織の過剰，肥大した舌，大きな胸，太い首がマスク換気を難しくし，挿管困難も引き起こす。
- 呼吸への影響：機能的残気量（FRC）の減少と高い酸素消費量が酸素飽和度の急速な低下を招く。
- 心臓への効果：遷延する低酸素血症が，長時間の高すぎる肺動脈圧に対応するために肺性心になり，右心不全を引き起こす。
- 消化管への影響：患者は誤嚥のリスクが高い。
- ライン挿入：カテーテルの挿入が困難。
- モニター：カフが合わず，血圧を測るだけのために動脈ラインが必要になるかもしれない。

これらすべては，肥満患者はチャレンジの塊であることを意味する。何らかの気道確保上の懸念があるなら，意識下挿管することについて，しっかりとした論理を組み立てることができる。

OSA を合併した患者の管理は難しい。術後は呼吸抑制もきたしやすいので，できることなら 1 人残らず ICU に入室させたいと望むことだろう。痛み止めを要求した患者が「ほんの少しだけ」もらって，翌朝の勤務交代時(あるいは帰宅後)に，見過ごされた呼吸抑制とおぼしき合併症で亡くなって発見されたという怖い話を聞いたことがあるかもしれない。

そんなことは私にかぎってあるものか！　全員 ICU へ入れろ！　おっと待て，それは実際的ではない，いや待て，私は外来センターに勤めている。彼らを全員 ICU には連れていけない。では，どうすれば？

これは難しくもあり，またありがちな状況であるので，あとで出てくる系統的問題の中から(症例 32)，討論のセクションで推奨されていることを取り上げよう。これらの推奨は何回も目を通す価値がある。まずはじめにこの OSA に関する文献[1]のすべてを徹底的に読むべきだ。

OSA は睡眠中に部分的あるいは完全な上気道閉塞のエピソードを繰り返すのが特徴だ。OSA は，呼吸努力があるにもかかわらず 10 秒以上にわたる気流の中断が 1 時間に 5 回以上起こる病態と厳密には定義され，通常，末梢動脈血酸素飽和度(SpO_2)が 4% よりも多い低下を伴うことが多い。閉塞性睡眠時低換気(OSH)は，睡眠中 50% よりも多い気流低下を 10 秒以上，1 時間につき 15 回よりも多く繰り返すもので，SpO_2 の 4% よりも多い低下を伴うことがある。これらはともに睡眠を妨げ，心肺機能を変化させ，日中の眠気をもたらす。

ASA の診療ガイドラインによれば，罹患しやすい身体的特徴として，BMI＞35，首回り男性 17 インチ(約 43 cm)以上，女性 16 インチ(約 41 cm)以上，頭蓋顔面の異常，解剖学的鼻閉塞，正中で接するくらい大きい扁桃腺肥大などが挙げられる。OSA の症状としては，いびき，就寝中の呼吸の中断，睡眠から覚める，あるいは頻回する覚醒，日中の眠気や疲労が挙げられる。OSA の推定頻度は女性で 2%，男性で 4% である。しかし，60 〜 80% の OSA のリスクがある患者は未診断である。このような患者は，鎮静薬，鎮痛薬，麻酔薬を受けると副作用によるリスクが増し，OSA の重症度が高いほどそのリスクも高くなる。

OSA の推定的な診断は症状に基づいてなされることがあるが，確定診断は睡眠時無呼吸検査に基づく。この検査は，脳波，眼電図，口元と鼻元の気流センサー，筋電図，呼気終末二酸化炭素濃度，パルスオキシメトリ，非観血的動脈圧測定，心電図といったモニターからなる。パルスオキシメトリによる酸素飽和度低下のデータ，心電図パターン，バイタルサインの変化も測定される。1 時間当たりの無呼吸や低呼吸の総回数は，無呼吸・低呼吸指数(AHI)と呼ばれる。AHI は OSA の重症度を定量的に分類するのに用いられる。軽度の OSA は 6 〜 20 点，中等度は 21 〜 40 点，高度は 41 点以上の点数である。1 時間当たりの覚醒の総回数は覚醒指数(AI)として報告される。ASA の診療ガイドラインによれば，非周術期ではあるが，持続気道陽圧(CPAP)が AHI と酸素飽和度の改善に有用であるとする報告もある。術前の CPAP 適用が周術期の予後に与える影響について調べたデータは十分にはないが，専門家は術前からCPAPや経鼻間欠的陽圧呼吸(NIPPV)の使用が術前の状態を改善することがあるという点には賛同している。

入院させて管理するか外来手術で管理できるかについて判断したり，退院の適切なタイミングを判断するデータも十分にはないのが現状である。ASAの診療ガイドライン作成にかかわっている専門家によれば，日帰り手術で非OSA患者にごく普通に実施できる治療は，局所麻酔あるいは区域麻酔を受けたのであれば，OSA患者でも日帰り手術を施行してもよいとされている。ASAの専門家は，全身麻酔下にて体表手術や婦人科手術を受けたOSA患者に関しての日帰り手術での管理については明確な答えを出していない。彼らは，リスクの高い患者では日帰り専門施設の設備として困難気道に対応する装備，呼吸管理の装備，X線検査や臨床検査の設備などを使えるようにし，適切に入院施設に転送できるようにしておくのがよいとしている。上腹部の腹腔鏡下手術，気道手術，3歳未満のOSAを合併した患者の扁桃腺摘出術では日帰りでの管理を施行すべきではない。同様に，5点以上の重症スコアのOSA患者は日帰り手術センターでの手術を受けさせてはならない。

酸素補充療法は患者が本来の空気呼吸下でも酸素飽和度を維持することができるまで，継続するべきである(患者が術前にCPAPかNIPPVで治療を受けていた場合は，回復期にはこれらを実施するべきである)。患者は半座位に保つべきである。目標は安静時に酸素飽和度の低下や気道閉塞のエピソードがみられなくなることである。ASA特別委員会の専門家は，OSA合併患者は非合併患者より3時間は長めに，ただし空気呼吸下における低酸素血症か気道閉塞の最終エピソードから7時間以上監視することを勧めている。系統的問題の症例32の患者は麻酔回復室(PACU)で7時間監視され，日帰り手術センターから帰宅した。彼女のその後の術後経過では，特に問題は生じなかった。

OSA患者は，非ステロイド性抗炎症薬と鎮静作用や気道閉塞のリスクを軽減するよう，場合によっては低用量の経口オピオイドで治療すべきである。それでも痛みがコントロールできないようなら，入院させ，監視下に痛みの治療管理を行うようにすべきである。

脳神経外科麻酔

脳神経外科麻酔の専門家は，このサブスペシャリティが2，3のコメントしかないのを見たら，激怒するだろう。私は脳神経外科麻酔の連中を邪険にするつもりはないが，本書は口頭試験のレビューをするのが目的なので，毎年何十年にもわたって出題されている脳神経外科麻酔のポイントについてのコメントに留める。

術前評価

頭蓋内圧亢進があるかどうかをどう評価したらよいか？ ここでよく，既往や身体所見が役立つ。診療録をザッと読んで，頭蓋内に何か病変はないか(腫瘍，動脈瘤破裂，硬膜下血腫，肉包丁で切られたなど)調べよう。頭蓋の内側は不動産収入が得られるほど大きくはないのだ。頭の中がいっぱいになってくると，頭蓋内圧が上がり，脳灌流が低下する。生体は血圧上昇や反射性徐脈で反応する(つまり，見たら恐ろしくて度肝を抜かれてしまうであろう，Cushingの３徴候である)。

患者を診察してみよう。吐き気はないか？　無気力になっていないか？　局所徴候や瞳孔散大はないか(早く次に進め，彼は脳ヘルニアを起こしかけているのだ！)。これらすべての徴候は頭蓋内圧亢進を示している。

動脈瘤には特別な配慮が必要だ。あらかじめ計画し，破裂の動脈瘤内の圧のバランス(すなわち，壁内外圧差)を変動させて破裂の危険を増加させないよう心掛ける。血圧を上昇させようものなら動脈瘤ははじける(瘤壁の外側に向かって働く壁内外圧差)。過換気にして頭蓋内圧を下げたら動脈瘤はやはりはじけるかもしれない(外側から引き戻されて壁内外圧差が低下する)。内側の圧を上昇させても，外側が減圧されても，このたちの悪いヤツははじけてしまう。それで一巻の終わりだ。

このような症例では，血圧の１拍１拍を測定することが不可欠だ。動脈瘤が本当に破裂したら，静脈ラインは十分か？　悲劇が襲ってからではなく，その前に危険を予知したいと思うだろう。

術前の神経学的検査を行う。「手術前の状態はどうであったか」を診療録に留めておきたいと考えるタイミングの１つでもある。患者が覚醒したときに半身が動かないとしたら，それが術前に動いていたのかどうかを知っておいたほうがよいに決まっている！

視神経の虚血リスクについての討論は非常に難しい！　長時間の腹臥位手術は，視神経の虚血と失明のリスクをはらんでいる。あれこれ幅広く検索されたが，視神経虚血に関連している因子は２つだけだった。

- 長時間症例(6時間以上)
- １Ｌ以上の出血

意外にも，失明は低血圧麻酔やいかなるヘマトクリット値とも相関がなかった。

これは難しい状況だ。腹臥位での９時間の側彎手術を行う患者に対して，術中の体位を適切にとって，目を圧迫もせず，「すべてが順調」に運んだとしても，「あなたは目が覚めたら失明しているかもしれない」と言えるだろうか？

術中の問題

脳腫脹

特に頭蓋内圧上昇に関してはいつも２，３の質問をされるので，まずそこから始める。「おい，ちょっと脳が腫れているぞ！」と外科医が怒鳴る。あなたは，どうすればよいだろうか？

まず，十分酸素化されていることと，適切に換気されていることを確かめる。低酸素血症も高二酸化炭素症も脳血流を増やし，頭蓋内圧を上昇させ，脳外科医には「状況(手術環境)を厳しく」する。次に，頭位が適切にとられているか，頭蓋内からの静脈還流が十分かどうかを確かめる(多くの教科書は支持しないが，私なら中心静脈ラインを挿入する。私が中心静脈を入れるなら，大腿静脈から挿入する。それならアクセスしやすく入れやすいし，静脈還流も妨げない)。

マンニトールとフロセミドは脳腫脹を軽減し得るが，このアプローチは一筋縄ではいかない。マンニトールが機能するためには血液脳関門が正常である必要があるが，脳外科医は脳を切り込んでいるので，正常ではない血液脳関門について話をしなければならない！ これらの薬物は「脳の水分」を減らすとともに，脱水をもたらし，脳灌流圧も低下させてしまう。灌流圧を上げるにはもっと輸液を増やすことになるが，同じことの繰り返しになってしまうだろう！ 私はこのことについて脳神経外科麻酔の専門家にいつも尋ねるが，いつも「その通りだけど，うーん，でもやっぱりそうしなければならないね」という答えが返ってくる。

揮発性麻酔薬の濃度は0.5 MAC(最小肺胞濃度)を超えないようにする。揮発性麻酔薬は脳血流を増やす。静脈麻酔薬に頼ろう。

過換気にするかしないか，それが問題だ。これまでは過換気を推奨してきたが，もはや今はそうではない。過換気は脳血流を減らしすぎるので，脳虚血を引き起こす可能性がある。代わりに私たちは，正常二酸化炭素状態にすることを推奨する。窮地に陥り，ほんの少しの間だけ脳血流量を減らす必要があったり，脳外科医が脳の過度の腫脹で完全に行き詰まっているなら，できることをやるしかない。

脊髄モニタリング

体性感覚誘発電位がカバーするのは脊髄の感覚領域のみで，運動領域はカバーしない(施設によっては運動誘発電位を測定する)。脊髄に何の障害も起こっていないことを確認しよう。運動路が障害を受けていないことを確かめるのに覚醒テスト wake-up test をやらなければならないこともある。

手術経過中に電位が低下したり，潜時が遅延したら外科医に知らせる。あなたの側では，何も麻酔上の問題(強力な揮発性麻酔薬は伝達を妨げる)や生理学的な問題(低体温は伝達を妨げる)を引き起こしてはいないことを確認しておく必要がある。

頚動脈の手術

頚動脈の手術を意識下に行うか，全身麻酔下に行うか？ 意識下でのアプローチは術中リアルタイムに脳機能を評価できる点で決定的に有利であるが(ボールを握ってください！ と命じることもできる)，患者の具合がおかしくなったら頚部の創を開けたまま全身麻酔に移行させなければならなくなる可能性もある。その際の挿管では**あなたも**苦労するだろう。

全身麻酔は気道確保という大いに有利な面があるが，脳の中で何が起こっているかを把握できない。BIS モニターは大雑把で大脳半球の情報は提供しない。技師に付いてもらい脳波をモニタリングすればいいが，器械と技師の立ち会いが前提となる。「素早く手術することで何も悪いことが起こらないことを願って」という方式のルールに従って，これらの手術をやってきたことだろう。意識下も全身麻酔下も，どちらが優れているということは証明されていない。

座位開頭手術

何が質問か，わかるかな？　その通り，静脈内空気塞栓だ。大部分の開頭術は患者を坐位にして施行しないことを神に感謝しなければならないが，口頭試験ではまだこれについての質問をされる。静脈内空気塞栓については何をすべきだろうか？

- モニターは最適か？　前胸部 Doppler モニターを使い，水車音のような雑音を聴取する。
- 亜酸化窒素は使っているか？　最初から使わない，あるいは静脈内空気塞栓が疑われたら投与を中止する。
- 中心静脈ラインが入っているか？　右房と上大静脈の境に留置させた中心静脈ラインから吸引してみる(ちなみに，有効かどうかはやってみなければわからない)。
- 血圧の低下はないか？　呼気終末二酸化炭素濃度の低下(どのようなものによる塞栓症にもみられるように)と，次に来るのが「空気が栓をして」右心系からの駆出を妨げ，血行動態が不安定になる循環虚脱を引き起こすことだ。CPR を行い，患者を水平にし，これ以上の引き込みを阻止するよう術野を水で満たし，ACLS ガイドラインを適用する。

術後の問題

神経外科の術後の重要な問題は，乏尿に関する問題と似ている。あなたはこの問題を出されるだろう。答えは３つのパートに分かれている。問題なくクリアする自信があるので，あなた自身も試験官にこれを質問してほしいと願うだろう。

脳神経外科の症例の結末では(どんな症例でも)，患者は覚醒しないことになっている。そこで，薬物的，生理学的，神経学的な３つの大きな要因を除外していかなければならない。

薬物的な原因は，麻酔科医である私が投与するものすべて，さらには患者が自分で服用しているものすべてが原因となる。より日常的にみられるのは麻酔科医である私が患者に投与した場合で，自分が投与した薬物の効果が切れていること，患者にオピオイドや鎮静薬が過剰に投与されていないこと，筋弛緩薬が拮抗されていることを確かめる。より頻度の低い原因としては，患者がそれ以前に摂取していた予想もできないような薬物，例えば，家で服用していたジアゼパムとか外傷に巻き込まれる前に使った違法薬物によるものである。

生理学的な要因には(脳)死が含まれる(「ああ，それか！」)。私は ABC をまずチェックし，患者が安定しているか，「バイタルサインは患者が生きている」という十分な証拠を示しているかを確かめる(患者の死を認識できなかったら，即刻私をクビにしてくれ)。その次によくみられる覚醒遅延を引き起こす生理学的異常，すなわち低血糖，低酸素血症，高二酸化炭素症，低体温，低ナトリウム血症などがないかを調べる。

神経学的な要因の検索にはしばしば CT スキャンの旅に連れて行く必要があり，出血やそのほかの病態が存在しないかを調べる。

試験官はこの問題を必ず取り上げ，この手法で答えた人は皆，答えに自信をもてる

ということは伝えておきたい。それは現実に私たちが実践するべきことでもある。それもそのはず，これは何年もの間，模範解答として扱われてきたのだ。

肝臓手術

試験官が肝移植のことを聞くだろうか？ 言いたくはないが，口頭試験で肝移植のことを質問されたという話は聞く。だが，恐れることはない！ あなたの施設では移植はやっていないかもしれないが(施設は限定されているが)，考えてもごらんなさい。試験官もまた肝移植をやらないので，あなたの知識以上のことは知らないのだ！

肝臓関連の基礎はザッと復習できる。あなたに期待されているのは，せいぜいそんなところだ。**さらには心臓の章の呪文にも立ち返るのもよい**。心臓の症例で中心となるのは，ごくありふれた普通の症例だ。肝移植のことを聞かれても，同じように考えよう。**つまり，肝臓の症例の主なものも，ごくお決まりの症例になる。**

術前の問題

患者の病歴と身体所見をとり，肝不全に関連する特別な問題をぬかりなくチェックすることだ。このやり方なら肝移植以外の手術を予定されている肝不全患者について聞かれても役に立つだろう。

凝固の問題

プロトロンビン時間(PT)はかなり延長しており，血小板数も少ない可能性がある。トロンボポエチンは肝臓で作られ，腎不全患者の赤血球数が減少しているように(腎臓でエリスロポエチンが作られない)，肝不全患者の血小板数も減少している，ということがあり得る(肝臓でトロンボポエチンが作られない)。あなたはトロンボポエチンのことなど知らなかったと思う。

呼吸と肺の問題

肝硬変に陥った肝臓にある小動静脈瘻のためにシャントが生じ，酸素療法に抵抗する酸素化の悪化が起こり得る。腹水が存在すれば拘束性肺障害を呈し得るが，腹水ドレナージ(呼吸不全が生命の危機をもたらすような，重症の拘束性障害に陥った際にのみ行われる)は姑息的な手段にすぎない。というのは，腹水を生じる源における力が残っているためで，さらに腹水が産生され，患者は循環血液量減少となる。

肺高血圧はある種の肝疾患患者に合併する。肝移植患者では常に問題となる。

神経および消化管の問題

進行した肝疾患の場合には，脳症を起こす場合がある。腹水は誤嚥の危険をもたらし得る。いつ出血してもおかしくない食道静脈瘤の存在など，多くの消化管にかかわる頭痛の種に悩まされる。

術中の問題

肝移植の術中管理をどうするかと質問されたら，どう答えるか？　**肝疾患の症例の中心となるのは普通の症例だ。**ほら，天からの声が聞こえてきた！

気道については，腹水があるのでおそらく誤嚥の危険があることを念頭におき，適切な評価をするだろう。意識下挿管(挿管困難がありそうなら)か,迅速導入を行うだろう。凝固能が低下していることを考えて，鼻からの管の挿入は避けるだろう。

次に来る問題は，静脈ラインとモニターである。この症例には十分なラインを確保しておく必要がある，と言えばよい。私はこのような症例を扱うことがそれほどないので(正直にそう言ってもかまわない),肝移植症例のより経験豊かな同僚と相談するだろう。しかし，おそらく動脈ライン２本と中心静脈ライン１本が必要になるだろう。食道静脈瘤はTEEの禁忌とならないので，前負荷と血管作動薬の評価のためにTEEを用いるだろう。

術中経過の時期を考慮するべきである。無肝期には大量出血を予想し，それに追いつくよう，少なくとももう１人，急速輸血装置に血液を供給するのを手伝ってくれる人を確保する。再灌流期には心筋に「大打撃」を与える出来事が私を襲う(例えば，酸やカリウム)ことを注意しておく。私は蘇生行為，すなわち輸液・輸血，昇圧薬(例えば，アドレナリン)，重炭酸塩などの準備をしていく。手術の終わりには，大量輸液による蘇生の結果，気道の浮腫が存在するかもしれないので，患者を挿管したままとするだろう。

どうだ，そんなに悪くないだろう！

わかったかな？　基本に注意を払い，手術のさまざまな時期についての問題をほんの少し理解さえしていれば(そのことは調べておくように)，この質問が来たときに対処できるはずだ！

ガス供給装置

ガス供給装置についての問題はそれほどたくさんは聞かないが，それでも少しは復習しておくべきだ。

確実に酸素を供給していることを確かめる機械の，構造的な特徴は何だろうか？

1. 壁配管における直接接合安全機構(DISS)
2. ボンベのピンインデックスシステム(PISS)
3. パイピングとボンベのカラーコード
4. マニフォールド右端に位置する酸素
5. 人工呼吸器の接続はずれアラーム
6. 酸素濃度計(酸素を投与していることを確かめる唯一のもの！)
7. 亜酸化窒素を過剰に投与しないようにするための酸素比率監視調整器 oxygen ratio monitor controller
8. 酸素駆動のベロー(ベローに穴が開いているとき)
9. 酸素調節用のノブは溝の刻み方が異なり，ノブの大きさと刻みで区別される。

機械が故障したら，頼みの綱は何か？ 機械をあきらめ，Ambu® バッグと酸素ボンベを持ってくる。

アース，絶縁監視システムなどはどうなっているか？ アースがされていなければ，マクロショックを起こすリスクがある。患者自体が通り道となり，感電する。ミクロショックはより性質が悪く，もっと低い電流で引き起こされる。50 μA という低い電流と，生理食塩液を通した心臓に到達するラインがあれば，心臓細動を起こすことができる。

絶縁監視システム(すべての手術室にあるとはかぎらない)は，手術室の電気機器が設置されていないと警報を発する。発電源からの電力供給が手術室にやってくるが，手術室の配線系統には発電源の配線からの接続により，電流が**誘導**される。絶縁監視システムの警報が鳴ったら，それは 2 〜 3 mA の漏電があることを意味する。絶縁監視システムはミクロショックの危害を起こし得る 50 μA をはるかに上回る，2 〜 3 mA の漏電を探知する。絶縁監視システムはミクロショックには無防備なのだ。

電源装置についてはあまり心配することはない。例え失敗しても，おそらく試験の配点のなかでは大きな部分を占めることはないだろう。

そろそろこの総論をお開きとする時が来た。さあ，次はこの本のキモとなる実地試験に移ろう。

参考文献

1. Gross JB, Bachenberg KL, Benumof JL, et al: Practice guidelines for the perioperative management of patients with obstructive sleep apnea: A report by the American Society of Anesthesiologists Task Force on Perioperative Management of patients with obstructive sleep apnea. Anesthesiology 2006; 104: 1081-1093.

Part II

実際のケース

第11章

系統的問題

症例 1　お騒がせクラックコカイン中毒

Chris Gallagher

マイアミのスラム街に住む 44 歳の男がしつこい咳で受診した。診断の定石に従って胸部 X 線撮影をオーダーしたところ，結果を見てみんなビックリ！　右の主気管支から気管にかけて，6 cm の細長いパイプ状のものが写っている。適切な医学用語が見当たらないが，これはまるでクラックコカイン(加熱して煙を吸入する固形コカイン)用のガラスパイプだ。

咳の合間に(例のガラス管は気管分岐部にかかっていたが，ここはいささか神経支配が密な部位だ)，患者はクラックコカインをほとんど四六時中吸っており，その合間を縫って睡眠や食事を摂り，コカインを買うために犯罪を行っていることを認めた。

2 日前に気持ちよくコカインを吸っていたとき，ガラスパイプがピシッという音をたて，何かが喉を通っていく感じがして，咳が止まらなくなった。王様の馬や咳止めが総がかりでも，マザーグースと同じく咳は止まらなかったそうだ。ほかにも，性関係にだらしなく性病の病歴があり，毒物検査スクリーンは打ち上げ花火大会のように派手な彩り。肝逸脱酵素の上昇はアルコールなどの飲み物ばかりを摂っていたためだろう。外科医は，早急な対応が重要だと言う。ガラス管が砕け，無数の破片が肺の中に吸い込まれて，肺に悪影響を及ぼすと言い張るからだ。

患者はこの 12 時間，何も口にしていない。術前診察では立派な顎ひげが目立ち，咽頭の見え方は Mallampati クラス 2(クラス 3 に近い)。咳とともに蒸気オルガンのような珍しい音が聴こえることがあり，おかげで手術室に遊園地の乗り物があるかのようだ。

外科医は，気管支ファイバースコープを使って気管と右主気管支からガラス管を取り出す心算だ。それがうまくいかなければ，次は硬性気管支鏡だろう。ガラス管が首尾よく取れれば，あとは薬物乱用に対する厳しいお説教が待っている。取りそこなったら，これからどうやって安全にコカインを吸うかについて話し合うしかないだろう。

術中管理の質問

1. 米国麻酔科学会(ASA)が勧告する標準的なモニタリングに加えて，どのようなモニタリングを行うか？

2. 気管支ファイバースコープ検査と硬性気管支鏡検査では，全身麻酔の導入に違いがあるか？　もしそうなら，目的はどう違うか？
3. 気管挿管は気管内異物に悪影響を及ぼし得るか？　気管内異物がピーナツの場合はどうか？
4. 麻酔を導入してマスク換気を試みるが，立派なひげが邪魔になってうまく換気できない。どうすればよいか？
5. 内径 8.0 mm の気管チューブを挿管しようとしたが，ままあるように太いチューブが挿管できず，内径 7.0 mm の気管チューブを留置した。外科医は「7.0 mm では細すぎて手術できない！」と言うが，どうすればよいか？
6. 気管支ファイバースコープでは異物を取り除くことができなかった。硬性気管支鏡検査を行うには，どのような麻酔を行うべきか？
7. 硬性気管支鏡がなかなか入らず，SpO_2 が 80％台半ばまで低下した。外科医はいまだ硬性気管支鏡の挿入を試みている。麻酔科医としてはどうすればよいか？
8. 外科医は硬性気管支鏡を挿入して，ガラス管を把持鉗子でつかもうとする。しかし，つかむたびにガラス管は割れてしまう。外科医を助ける手立ては何かあるか？
9. 悪戦苦闘の最中に動脈血液ガス分析を行ったところ，pH 7.23，PO_2 65 mmHg，PCO_2 69 mmHg であった。この結果をどう考えるか？　また，どのようにすれば患者の状態を改善できるか？
10. あれこれと試みた挙句，外科医が「手術を中止して患者を覚醒させようか？」と言い出した。ほかの手立てはないか？

術後の問題

1. 麻酔回復室（PACU）に向かう途中で，ストレッチャーの車輪に巻き込まれた Foley カテーテルがパチンと切れた。カテーテルの先端部分がどこにも見当たらない。どうすればよいか？
2. ガラス管は取り出せたが，患者は激しく咳き込んでいる。激しい咳き込みの鑑別診断として，ほかに何が考えられるか？　患者の苦痛を和らげるためにできることはあるか？
3. PACU の看護師が，120 bpm の洞性頻脈が続いていると報告してきたが，どう判断すべきか？　44 歳の男性にとって，これは問題となるか？

症例 2　頭が痛くなるような頭蓋内圧（ICP）亢進症例

Zvi Jacob

患者は 8 歳の女児，体重は 37 kg。頭蓋内腫瘍に対して開頭術が予定された。両親によれば患者はこのところ 4 日間，倦怠感，頭痛，吐き気がある。入院歴はなく，半年前に眩暈に対して精査を受けたが，特に異常を認めなかった。

薬物や食物のアレルギー歴はない。血圧 128/50 mmHg，心拍数 68 bpm，ヘモグロビン値は 13 g/dL であった。ほんの数時間前に 3 回嘔吐した。昨日の心電図は 100

bpm の正常洞調律であった。

術前の問題

1. 神経学的診察をどのように行うか？
2. その結果は，麻酔にどう関係するか？
3. 頭蓋内圧(ICP)上昇はどのように評価するか？
4. MRI 検査は必要か？　ほかの画像検査はどうか？
5. 血液検査で役立つ項目は？
6. このような患者では，前投薬はどうするか？
7. この患者の循環血液量をどう考えるか？
8. 輸液剤は何を使うか？
9. ブドウ糖を含む輸液を使用してよいか？　その理由は？
10. どのようなモニターを使用するか？　中心静脈圧(CVP)のモニタリングが必要な場合には，ライン留置をどのように行うか？
11. 前胸部 Doppler モニターを使用するか？
12. 血液製剤は何を準備しておくべきか？

術中の問題

1. 全身麻酔の導入，維持および覚醒はどのように行うか？
2. この患者の麻酔管理で目指すべきことは何か？　成人症例との違いは？
3. 麻酔導入時に注意すべきリスクは何か？
4. 麻酔中に ICP を低下させる方法を述べよ。
5. 頭蓋内の手術操作中に突然，血圧が低下して頻脈となった。どのような病態を鑑別すべきか？　静脈内空気塞栓(VAE)の場合，どのようなリスクが考えられるか？
6. VAE はどのように診断するか？　最も感度が高い診断法は？
7. VAE にどう対処するか？
8. この患者は抜管するか？

症例 3　病的肥満症例の CT ガイド下手術

Chris Gallagher

患者は，身長 170 cm，体重 150 kg の男性。右肺野背側の再発性肺癌に対し，CT ガイド下の冷凍凝固術が予定されている。心筋症と自動体内カーディオバータ除細動器(AICD)植込みという重大な既往歴があり，駆出率(EF)は 30%，呼吸機能が非常に悪く，外科医は誰も手術したがらない。全身麻酔下に腹臥位で CT ガイド下手術を行う予定である。患者は前の年に手術を受けており，外科医は「1 年前の手術は大変だったね」と，ニヤニヤ笑いながら言う。

術前の問題

1. 何も知らない同僚に押しつけて一生恨まれるようなことをせずに，この難局から身をかわすにはどうすればよいか？
2. 外科医の薄ら笑いと「1 年前の手術は大変だったね」という脅し文句の意味するところは？
3. 呼吸機能障害の重症度はどのように診断するか？
4. 冷凍凝固は行うが，電気メスは使わない予定である。AICD をどのように管理すればよいか？　いわゆる「普通の症例」と違いはあるか？
5. このような症例における全身麻酔のリスクを，患者に対してどのように説明するか？
6. 外科医と IVR 放射線科医は，腫瘍に到達するにはこの方法しかないと意見が一致している。胸部 X 線写真，心電図，ヘマトクリット値測定はすでに行われているが，ほかに必要な検査はあるか？
7. 調律は完全にペースメーカ調律である。これは患者評価や麻酔計画にどう影響するか？　マグネットの出番はあるか？

術中の問題

1. 身体所見の結果，舌が大きく，首が太く，仰臥位はほんのわずかな時間でもとれないことがわかった。手術室以外での麻酔であることを考えて，気道確保をどのように行うか？
2. 意識下挿管のために表面麻酔と鎮静を始めたら，外科医が「1 年前の手術のときは，そんなことはしなかった」と言った。これを聞いて，計画を変更するか？　外科医にどう説明するか？
3. 鎮静はどのように行うか？　術前の動脈血液ガス分析の結果が PaO_2，$PaCO_2$ とも 60 mmHg 程度の場合はどうか？
4. ASA の推奨する標準的なモニタリング以外に，何か追加するか？
5. うまく挿管できたので，患者を腹臥位にした。吸気圧が上昇し，1 回換気量が 200 mL しか入らなくなった。どうすればよいか？
6. 人工呼吸をあれこれと調節してみたが，呼気終末二酸化炭素分圧は依然として 75 mmHg のままである。呼吸器の設定を調整し直すか？　その場合はどのように変えるか？　それとも，手術を中止するか？　高二酸化炭素症のもたらすリスクは？
7. 患者が CT スキャナに完全に入ったとき，SpO_2 が 89%に低下した。どうすればよいか？
8. 麻酔維持はどうするか？　筋弛緩薬は必要か？　何を使うか？
9. 手術終了時に抜管可能かどうか，どのようにして判断するか？　低酸素血症性呼吸ドライブに関して特に注意することはあるか？　術前の $PaCO_2$ に関連して特に考慮することはあるか？
10. 抜管後すぐに，患者は呼吸数 40 回 /min の浅呼吸となり，息切れを訴え，ベッドから足を垂らして座りたいと言い張った。この状態の診断と治療法は？　足を垂らして座らせるか？

症例４　胃が痛くなるような合併症てんこ盛り症例

Chris Gallagher

（いくつか言葉は話せるが，言われたことを理解できない）知的障害のある36歳の女性に，腹腔内膿瘍の疑いで試験開腹術が予定された。先天性心奇形があり，４年前に大動脈弁置換術と冠動脈バイパス術を受けた。EFは20％程度と低値であるが，冠動脈にびまん性病変の再発を認めるため，手術やステント留置の適応はない。血中トロポニン値の上昇を伴う急性心筋梗塞を合併しており，血行動態から敗血症が考えられる。血圧は90/60 mmHg，心拍数は（再検したが）145 bpm，体温は38.5℃である。顔面の紅潮と発汗があり，熱っぽい様子である。手術をしなければ早晩死に至ると外科医は言う。血液検査ではヘマトクリット値28％とトロポニン値上昇，心電図では洞性頻脈とST低下が認められる。

術中の問題

1. 侵襲的なモニタリングを行いたいが，患者の協力が得られない。このような症例では，どのモニタリングをどのように行えばよいか？
2. 敗血症の血行動態について述べよ。また，これは合併する心筋梗塞に対してどのような影響を及ぼすか？
3. 出血が問題となり得るが，ε-アミノカプロン酸を使用すべきか？　それはどのように作用するか？
4. これはフルストマックの腹腔内膿瘍症例である。全身麻酔導入はどの方法で行うか？　麻酔薬と筋弛緩薬は何を使うか？　筋弛緩薬投与で起こり得る合併症にはどのようなものがあるか？
5. 患者は出っ歯であり，顔を背けたままで気道の評価ができない。どうすべきか？
6. 酸素化を行おうとしたが，患者が暴れて喚くためマスクをあてがうことができない。このような患者には，どうすればよいか？　輪状軟骨圧迫を試みたが，患者はさらに暴れるだけである。誤嚥の予防はどうすればよいか？　経口あるいは静脈内投与で，誤嚥予防に使える薬物は経口するか，静脈内投与するか？
7. 麻酔導入後，自分なりによい視界を得たので喉頭展開下に挿管したが，呼気中の二酸化炭素が検出されない。どうすればよいか？　気管チューブが正しく留置されていることを確認する方法は？　正しく挿管されていても二酸化炭素が検出されない原因は？
8. 麻酔導入後，心拍数は160 bpmに跳ね上がり，血圧は70/50 mmHgとなった。これは重要臓器にどう影響するか，またどう治療すべきか？　心筋保護のためにβ遮断薬を用いるべきか？　生理的反応としての頻脈に対してβ遮断薬を用いるか？

9. 麻酔導入後，ひとまず病態は落ち着き，心拍数は 130 bpm となった。循環虚脱をきたすことなくどのように心拍数を下げることができるか？　どのモニタリングに基づいて判断するか？　中心静脈圧が 3 mmHg, あるいは 15 mmHg の場合，それぞれどのように対処するか？　肺動脈圧が 20/5 mmHg，あるいは 45/33 mmHg の場合はどうか？
10. 血行動態は引き続き不安定で，収縮期血圧は 70 mmHg 台が持続している。昇圧の方法は？　何を指標としてノルアドレナリンを投与するか？　ヘマトクリット値は 31% であるが，心電図上は虚血が続いている。輸血すべきか否か，またその理由は？　輸血に伴うリスクは？

術後の問題

1. 手術所見はただのイレウスであった。手術は 35 分で終了したが，抜管するか？　抜管の基準は？　心筋虚血がある場合に，同じ基準で抜管してよいか？
2. 胸部 X 線写真では両肺野が真っ白であり，気管チューブ内には赤色泡沫状の分泌物が認められた。この所見をどう考えるか？　CT 検査をするか，それとも気道内分泌物の検査を行うか？　そうした検査の目的は？　ICU のスタッフは，気管内吸引をより有効に行えるよう，太いチューブへ入れ替えたらどうかと言っている。チューブを交換すべきか，またその方法は？
3. 気管チューブの周囲からエアリークを認めるようになった。呼吸はできているが，SpO_2 は低く，呼気終末陽圧(PEEP)をかける必要がある。気道内は浮腫を起こしている。このエアリークをどう考えるか？　その原因は何が考えられるか？　気管チューブをどうやって入れ替えるか？　チューブエクスチェンジャを使用するか，それとも気管支ファイバースコープを使うか？　緊急気管切開用のキットを準備してあるか？
4. 腎臓内科医は，低血圧による腎障害を心配している。クレアチニンクリアランスとは，どういう検査か？　この結果は役立つか？　役立つとしたら，どのように有効か？　腎機能障害を軽減する方法は何か？　ドパミンを使用するか？　アドレナリン投与による心拍出量増加は効果があるか？　輸液は制限したほうがよいか，それとも投与したほうがよいか？　インスリン投与は有効か？
5. 静脈ラインを入れ替えようとして，肺動脈カテーテルのイントロデューサを鎖骨下動脈に挿入してしまった。抜去して圧迫止血を行うか，それとも留置しておくか？　肺動脈カテーテルを抜去したが，30 分後の胸部 X 線写真で片側への液体の貯留を認めた。患者はショック状態となったが，どのように対処するか？

症例 5　壊れたハートを癒す！

Chris Gallagher

「生まれてこのかた, 医者の世話になったことなんかないよ！」という 72 歳の男性が, 心筋梗塞で入院してきた。病状が悪化して大動脈内バルーンパンピング(IABP)が装着され，緊急冠動脈バイパス術（CABG）が予定された。循環器内科医の診断では，強い心雑音および心臓超音波検査で心尖部の心室中隔欠損症（VSD）を認め，修復が必要である。

術前の問題

1. IABPの作用機序は？　適切な作動タイミングは？　バルーンを膨張させるタイミングが早すぎる場合，どんな問題が起きるか？　遅すぎる場合はどうか？　作動を停止した場合はどうか？　バルーンが破裂したらどうなるか？
2. 既往歴のない72歳の男性のVSDは，どのように生じたと考えられるか？　長い経過のVSDによる影響はどのようなものか？　Eisenmenger症候群はどんな病態か？
3. 手術室で輸液ラインを準備する際に特に注意すべきことは？　どのようにして気泡混入を防ぐか？　奇異塞栓とは？　動脈側がより高圧の場合に，奇異塞栓はどのようにして起こり得るか？
4. 手術室に入る前にさらにやっておくべき検査は何か？　輸血の準備は検査タイプアンドスクリーン（T&S）で十分か？　血液製剤を術前にオーダーしておくか？　血液製剤は何をオーダーするか？　その理由は？
5. IABPが装着され，心血管作動薬が持続静注されている患者を手術室へ移動させる際のリスクは？　ドブタミンが末梢ラインから持続注入されているが，何か懸念はあるか？　ドブタミン投与を中止するか否か，その理由は？　点滴漏れがある場合は，どうすればよいか？　点滴が漏れた部位に対して何か特別な治療はあるか？

術中の問題

1. 20ゲージの末梢静脈ラインが3本留置されており，そこから心血管作動薬が投与されているラインもある。麻酔を導入する際，これらの末梢ラインをどう扱うか？　末梢静脈ライン確保を追加するか？　中心静脈ラインを留置するか？　どちらがよいか？　中心静脈穿刺に際して，患者がうめいたり痛がったりしたらどうするか？
2. 麻酔導入に用いる薬物は？　etomidateやケタミンはよい選択肢だろうか？　大量麻薬のみで導入すべきか？　プロポフォールを使用すべきか？　筋弛緩薬は何を使うか？　3時間前に食事をしていた場合はどうするか？　患者が3日間寝たきりであった場合，スキサメトニウムのリスクは何か？
3. 外科医は出血を心配している。ε-アミノカプロン酸を投与すべきか？　それはどんな薬物で，どのように作用するか？
4. 患者の心機能は悪く，外科医は肺動脈カテーテルが必要だろうというが，賛成するか？　使用する場合は，どのように留置するか？　カテーテル挿入中に，圧波形が突然動脈圧に変わった。一体何が起こったのか？　どうすればよいか？　抜去すべきか，それとも留置しておくべきか？　混合静脈血のガス分析を行って評価するか？　どんな結果が予想されるか？

5. 人工心肺離脱の準備をどのように進めるか？　ヘマトクリット値は22%であるが，輸血するか？　それとも人工心肺を離脱してから輸血するか？　血中カリウム濃度は3.4 mEq/Lである。カリウム製剤を投与するか，待つか？　血中カリウム濃度が6.8 mEq/Lの場合は，治療すべきか，様子をみるか？　大動脈遮断解除から12分経っただけだが，外科医は離脱できるという。離脱すべきか否か，またその理由は？
6. 人工心肺を離脱した時，心臓の後面からかなりの出血が認められ，外科医から血液製剤投与を依頼された。心臓後面には切開が加えられている。どの輸血製剤を投与するか，またその理由は？　外科医に対してほかに提案することがあるか？
7. 外科医が心臓を持ち上げるたびに，IABPは正常に作動しなくなるが，診断は何か？　どうすれば，IABPをきちんと作動させられるか？　心電図トリガーにするか，それとも動脈圧トリガーにするか？　心拍数は下げたほうがよいか，それとも上げたほうがよいか？
8. 手術操作によって，ペーシングができなくなった。ペースメーカはどのように働くか？　ペースメーカの作動モードの設定は？　ペーシングできない場合の対応は？　この症例で特にペースメーカが重要になる理由は？　心臓の興奮伝導系について説明せよ。
9. いつ人工心肺を再開して心臓の止血を行うよう外科医に助言するか？　こうした手術方法に関する助言を，麻酔科医から言い出すべきか否か，その理由は？　人工心肺再開のリスクは？　全身性炎症反応症候群は起きるか？　こうした症例における大量輸血によるリスクは？
10. 閉胸した後に外科医から，経食道心エコー法(TEE)による評価を依頼された。どのような所見に注意するか？　VSDの完全閉鎖が得られていないことは，どのように診断できるか？　ここで肺動脈カテーテルを挿入すべきか？　VSDの残存は肺動脈カテーテルで診断できるか？　局所壁運動異常が認められる場合，それは何を意味するか？　どう対処するか？　ニトログリセリンを使用するか，あるいは再開胸に踏み切るべきか？

症例6　意識下鎮静

Chris Gallagher

25歳の女性。身長162 cm，体重131 kg。馬尾症候群の疑いがあるため，緊急MRI検査を予定された。放射線部に到着した彼女は，宝飾品をジャラジャラとぶら下げており，耳はピアスの穴だらけ，自らの苦労を大声で嘆いていた。「いつもMRIは意識下鎮静よ」と慣れた様子で主張している。そう言って，手の甲でおでこをピシャリと打つと，ストレッチャーの上で，(起こしていた上半身を)ドシッと横たえた。

術前の問題

1. この患者の病歴に関してさらに必要な情報は何か？　椎間板ヘルニアと背部痛以外に今まで健康であったなら，生化学検査は何か必要か？　ヒト絨毛性ゴナドトロピン(hCG)の測定は必要か？　患者が妊娠している可能性はない，と言ったらどうだろうか？
2. 馬尾症候群とは何か？　どんな病歴を引き出すのか？　身体所見は何か？　本症例は緊急例か？　緊急例かどうかあなたの責任で決めるのか？
3. 現在，午後3時30分，最終飲食は午前6時。この患者はフルストマックか？　患者が午前8時に救急室に来院して，hydromorphoneを処方され，モルヒネを静注されていたとしたら，患者評価は変わるか？　制酸薬，メトクロプラミド，抗コリン作動薬の投与を考慮するか？
4. 患者は「MRIを撮るときにはいつも意識下鎮静を受けている」と言う。意識下鎮静とは何か？　意識下鎮静のリスクは何か？　MRI撮影中のリスクは？　閉所恐怖症の患者にとってMRIはどうだろうか？　この症例をキャンセルして，患者をオープンMRIに移送することにするか？
5. 患者がベッドから飛び降り，MRIのほうに歩いていき，苦もなくMRIの平たい台に横になっている。何か変わり得るか？　この患者はあなたの臨床的評価では馬尾症候群ではないとすると，この患者を断れるか？　フルストマックが改善されるまで延期するか？

術中の問題

1. MRIにおける麻酔導入で特に考慮する点を述べよ。患者は宝石を身に着けていてもよいか？　それにはどんなリスクが伴うか？　喉頭鏡，モニター，麻酔器を使うことはどうか？
2. 麻酔薬と鎮静薬はどう選択するか？　どんな方法を用いるか？　プロポフォールの点滴，ミダゾラムとフェンタニル，デクスメデトミジンは使えるか？　それぞれの利点，欠点は何か？
3. プロポフォールを使用して鎮静したが，患者はくねくねと動き，背中が痛いと訴え，じっとしていられない。MRIの技師は，「よい検査ができない」と言っている。どのように鎮静を深めるか？　鎮静薬を増量することの一般的なリスクとMRIに特異なリスクは何か？
4. 患者の気道が閉塞した。カプノグラムの波形が認められない。どうするか？　MRIから患者を引き出すと，気道が閉塞している。強く揺り動かすと，気道を開通させることができる。再鎮静して患者をMRIに戻すか？
5. どの時点で全身麻酔へ移行するか？　鎮静と比較して全身麻酔のリスクは何か？　どちらの方法がより安全か？　(麻酔導入は)MRIのフラットパネルかストレッチャー上，どちらで行うか？　患者は困難気道だとしたら，気管挿管するのに最も安全な場所はどこか？　気管支ファイバースコープを用いた挿管とMRIにリスクがあるとすれば，どうするか？

6. 麻酔導入して，ラリンジアルマスク(LMA)を挿入。MRIのスキャナ内に患者がいるが，カプノグラムがおかしい。部分的な閉塞が疑われ，SpO_2 が99%から83%に低下している。鑑別診断は何か？ MRIから患者を引き出すと，LMAに緑色の液体が認められる。次の対応はどうするか？
7. LMAを抜去すると，咽頭後壁に嘔吐が認められる。MRIの検査台はトレンデレンブルグ位にできない。どうするか？ 壁吸引の場合は，嘔吐中に気管挿管を行うか？ この時点での誤嚥に対する治療はどうするか？
8. 気管挿管し，SpO_2 は88%になった。途中であるMRI検査を継続するか？ 馬尾症候群の診断がまだついていないとして，どうするか？ 呼気終末陽圧(PEEP)を用いるか？ どのくらいのPEEPを用いるのか？ PEEPの欠点と限界は何か？
9. 誤嚥に対処している間，血圧の測定に注意を払い忘れていたが，今は血圧アラームが鳴り響いている。セボフルラン濃度は3%で脈拍が触れない。どうするか？ 循環虚脱状態での高濃度吸入麻酔薬の影響を述べよ。
10. 検査終了後に抜管するか？ 50%酸素濃度で SpO_2 が95%であれば，抜管するか？ 同僚が，抜管して必要であればマスクによる持続陽圧呼吸(CPAP)をすればいいと勧めている。この考えは正しいだろうか？ マスクCPAPはどのように行うか？ マスクCPAPがいいのはどんな状況下か？

症例7 鼓膜チューブ留置：これより簡単なものはあるか？

Peggy Seidman and Steve Probst

生後20か月の女児。体重17 kgで21トリソミーの患者，鼓室圧を等しくするため，両側の鼓膜切開を日帰り手術として行う。

術前の問題

1. 21トリソミーの小児では通常どの程度のことが予想されるか？ 心臓，気道，消化管の問題点は何か？ 親と離れることでどのような問題が起きるか？ ライン確保の方法は異なるか？
2. 21トリソミー患者の心臓での問題点を詳しく述べよ。心内膜欠損症とは何か？ 心室中隔欠損(VSD)あるいは心房中隔欠損(ASD)修復との関連は何か？ 心内パッチや直接縫合をすべきか？ この患者で亜急性細菌性心内膜炎(SBE)の予防は必要か？
3. この患児を鎮静することは妥当か？ 鎮静が妥当であるなら，どの鎮静薬を使用すべきか？ 患児がより若年の場合はどうか？ 患児がより年長の場合はどうか？ 患児が21トリソミーでなければどうだろうか？ 麻酔導入時に(どの時点まで)両親を立ち会わせることが適切か？ 両親が待機エリアで不適切な行動をした場合はどうだろうか？

4. 生化学検査は必要か？　必要なら，どんな検査をオーダーすべきか？　胸部X線，頚椎X線，腹部X線，あるいはMRIは必要か？　この患児は心臓の修復手術を受けている。術前心電図は必要か？
5. 患者の絶飲食(NPO)管理について述べよ。21トリソミー患者では絶飲食管理で何か差異があるか？　患児に逆流の疑いがある場合，飲食管理で何か違いがあるか？　清澄液と普通の食物について述べよ。患児のBMIが35以上の場合，絶飲食管理を変えるか？

術中の問題

1. 静注による導入か，マスクによる導入か，どうするか？　その理由は？　どの薬物を使用するか？　その理由は？　静脈ラインの確保が難しければどうするか？　それでもこの症例では静脈ラインが必要か？　同僚は不要だと言っている。
2. セボフルラン，亜酸化窒素，酸素でマスク導入，セボフルラン呼気終末濃度3%で喉頭痙攣が起きた。どうするか？　セボフルラン濃度を上げるべきか，下げるべきか？　亜酸化窒素の濃度を調節すべきか？　患者を覚醒させるか，あるいは筋弛緩薬を何か投与すべきか？
3. 喉頭痙攣はセボフルラン濃度を上げたり，亜酸化窒素の投与を中止したり，20 cmH_2O の気道陽圧をかけたりした初期治療で改善しなかった。喉頭痙攣をどのように治療するか？　患者の心拍数は80 bpm，SpO_2 は35%となった。
4. 喉頭痙攣は改善し，患者は安定した。外科医は手術を進めたがっている。この症例をこの後どう管理するか？　マスクで維持するか，LMAを挿入するか，気管チューブを挿管するか？　静脈ラインは？　気道合併症のためにこの症例をキャンセルすべきか？
5. あなたは気管挿管を選択。喉頭鏡のブレードサイズと気管チューブのサイズはどうするか？　Wis-Hipple型喉頭鏡の＃1.5を挿入すると，余分な咽頭組織が見える。どのように対処するか？　違う大きさのブレードを使用してみても同じような視野である。さあ，どうする？
6. 気管挿管に筋弛緩薬は必要か？　外科医によっては手術に15分はかかる。スキサメトニウムを使用できるか？　その理由は？　使用しないのであればなぜか？　ロクロニウムのほうがより適切だろうか？　投与量はどうするか？
7. セボフルラン濃度4%で心拍数が120 bpmから4 bpmに減少(そう，4 bpmである)。静脈ラインを確保していない。治療計画は？　心肺蘇生(CPR)，アトロピンの筋注やアドレナリンの筋注を行うか？　静脈ラインを確保するか？　気管チューブを介して，アドレナリンや重炭酸塩を投与するか？　ルートとして骨髄内ルートの留置を考慮するか？
8. 数度試みたが，静脈ラインは確保できなかった。中心静脈ラインを確保しようとする前に何回，末梢静脈ライン確保を試みるか？　骨髄内ルートの選択について述べよ。患児が10歳だったら，どうするか？　中心静脈ラインであれば，どのルートが最良か？

9. 外科医が鼓膜を視野に入れることができない。この症例は時間が長くなる。マスク麻酔の時間は30分になった。変更するか？ LMAあるいは気管チューブを挿入するか？
10. 静脈ラインを確保せずにマスク換気で手術を終えた。術後覚醒時の譫妄にはどう対処するか？ 鎮痛管理はどうするか？ 鼓膜チューブ留置には何か投与が必要か？ アセトアミノフェンの挿肛，ketorolacの筋注，フェンタニルの経鼻投与，モルヒネの筋注，ペチジンの筋注あるいはケタミンの筋注を行うか？

症例8　果てしなく続く痛み

Chris Gallagher

47歳の女性。体重50 kg，転移性乳癌。大腿骨骨幹部中央に大きな転移巣があり，整形外科医が骨がいつ折れてもおかしくないと考え，「予防的ピンニング」が予定されている。検査上，癌性悪液質で，見るも哀れな姿である。化学療法と放射線照射を受けているが，効果がない。骨スキャンでは病巣は椎骨を含めて，随所に認められる。

生化学検査ではヘマトクリット値は27%と著明に低下し，血小板数は14.5万，アルブミン値は正常下限よりわずかに低下，プロトロンビン時間(PT)と部分トロンボプラスチン時間(PTT)は正常である。胸部X線写真では肺にも病巣を認め，両側に少量の胸水を認める。心電図は洞性頻脈を呈するが，電解質レベルはすべて基準値範囲内であった。

術中の問題

1. 侵襲的モニターは使うか？ 使用するにしろ使用しないにしろ，その理由は？ 動脈ラインを挿入するとしたら，導入前あるいは導入後か？ 中心静脈ラインを挿入するとしたら，導入前か導入後か？ その理由は？
2. 左橈骨動脈に動脈ライン挿入を試みるが，血腫ができた。「ずっと針を刺されっぱなしで，化学療法による吐き気に苦しみ続ける人生なのよ」と患者はこぼしている。動脈ライン確保を続けるか？ 別の部位からアプローチするか？ するとしたら，どこにするか？ 大腿動脈にアプローチするとしたら，最初に麻酔を導入する，あるいは局所麻酔をよくしてから行うか？ 大腿動脈ラインのリスクは何か？
3. 導入しようとするまさにその時，麻酔志望の医学生が「フルストマック」を考慮しないのかと質問する。迅速導入(RSI)を行うか？ 迅速導入を通常の導入や迅速導入変法と比較した場合，リスクは何か？
4. プロポフォールとロクロニウムで導入した。気管挿管直前に血圧が60/40 mmHgであることに気づいた。すぐに気管挿管するか？ 昇圧薬を投与するか？「輸液全開」したとして，20ゲージの末梢静脈ラインから1分の間にどのくらいの輸液が入るのか？ 気管挿管後も，血圧はまだ60/40 mmHgであった。治療計画は？ 患者を頭低位にする効果はどうか？

5. 執刀したところ，体動があった。筋弛緩モニターでは四連(TOF)刺激でもテタヌス刺激でも反応がなかった。筋弛緩モニターはどのように作動するものか？ 筋収縮がないのに，なぜ患者は動いたのか？ 筋弛緩薬を追加するか？ 最初の血圧低下を筋弛緩薬によるアレルギー反応として説明できるか？
6. 患者の栄養状態は不良だが，麻酔薬に関して予期される問題は何か？ 低アルブミン血症はどんな意味をもつのか？ 分布容積に何か影響があるか？ 分布容積とは何か？
7. 外科医が大腿骨骨幹のドリルをしていたら，カプノグラムの波形が突然，消えた。どう説明するか？ モニターの誤作動か？ サンプリングチューブの屈曲，病態生理学的な理由，塞栓として説明可能か？
8. カプノメータのサンプリングチューブ内に黄色の液体が流れ込み，ディフェンスコンテナ内へ戻り，麻酔器の中心部までくねくねと這い上がってきている。麻酔器にどのような影響があるか？ これはどのように起きたのか？ 脂肪塞栓，通常の塞栓，うっ血性心不全の可能性について説明せよ。診断はどのように行うか？
9. 血圧が 70/45 mmHg に低下し，酸素飽和度の波形が下がり，ST-T 低下が起きた。これらの血行動態の変化をどう説明するか？ この状況にどう対処するか？ 血行動態補助とモニタリングについてのあなたの見解を説明せよ。
10. 気管チューブには，まだ黄色の液体が流れ込んできている。吸引するか？ どうするかを Starling 力の観点から説明せよ。液体が乾いて閉塞したらどうするか？ 内径 7 mm の気管チューブが挿入されている。チューブを交換するか？ 状況不安定が継続する場合，この症例をキャンセルするか？ 外科医に何を伝えればよいか？

術後の問題

1. ICU 移送するためベッドへ移動中，患者を右側臥位から仰臥位にした。この体位変化で，どんな生理学的な変化が生じるか？ 血行動態がさらに増悪するか？ 酸素化は悪化するか，改善するか？ 予測できるか？
2. ICU に到着すると，患者は心停止。脂肪塞栓の患者にどのように二次救命処置(ACLS)を進めていくか述べよ。どの時点で，開胸して肺動脈から手術により塞栓を除去するか？
3. 患者は蘇生され，経食道心エコー法(TEE)を依頼された。塞栓が正しい診断とすると，TEE ではどのように見えるか？ 診断がうっ血性心不全なら，どう見えるか？ この患者の管理に役立つ TEE の他の所見は何か？
4. ICU で，血液ガスでは 100％酸素濃度で PaO_2 は 55 mmHg であった。どのようにして酸素化を改善するか？ PEEP をかけたら，酸素化はさらに悪化した。この事象を説明せよ。TEE を使うことで，この治療抵抗性低酸素血症を説明できるか？ West の zone 1，2，3 と何か関係があるか？
5. 患者の夫が ICU に来て，事態の転換に驚嘆している。「家内は蘇生をしないことになっている！」と叫んでいる。「家内はチューブやガラクタに囲まれて終わりたいとは望んでいなかった。逝かせてやってくれ！」。あなたはこの新たな事態にどう対応したらいいのか？　彼女に蘇生は必要ないのか？　今，彼女を逝かせることは倫理的にはどうか？

症例９　あのポンッという音は？

Chris Gallagher

38歳の男性。元来は健康である。Willisの動脈輪の前交通動脈の巨大脳動脈瘤に対してクリッピングが予定された。検査データは正常，身体所見も正常で，唯一の訴えは目のかすみである。

手術計画は複雑で，アプローチの難しい病巣に行き着くには患者の顔面をほとんど取り除く可能性がある。長時間にわたる切除が予定され，気管切開も予定されている。胸部X線と心電図は正常である。病巣への最初の「コイリング」の試みは失敗している。

術中の問題

1. 気道熱傷や皮下気腫の可能性を含めて，気管切開をおくことのリスクを述べよ。気管挿管した後に気管切開を行うべきか，意識下で気管切開を行うべきか述べよ。まず最初に気管切開を行うのはどんな状況か？
2. 導入前に目のかすみについて考えよ。頭蓋内圧(ICP)亢進の証拠か？　ほかの徴候が認められない状況で，これは何を意味しているか？　ICPが上昇しているという仮定の下で処置することに，何かリスクはあるか？　ICP亢進患者の麻酔導入はどうするか？
3. この症例のように長時間で複雑な場合，どの侵襲的モニターを用いるか？　空気塞栓を懸念するなら，中心静脈(CV)ライン挿入の必要性はあるか？　CVラインの留置による合併症は何か？　CVラインとして，内頚静脈，外頚静脈，鎖骨下静脈，大腿静脈に何を留置するのが最適か？
4. 外科医がとても複雑な切除を顔面部ルートから行う。眼球周辺の切除に伴うリスクは何か？　眼球を牽引して心拍数が35 bpmに落ちた。この機序は何か？　治療はどうするか？　手術の肝要な時期で最もバッキングを避けなければならないときに，どのように筋弛緩を得，またそれを維持していけばよいか？
5. 刺激を続けていくと，脳の張り出しが問題になる。外科医をどのようにして助けるのか？　マンニトールを使用するか？　マンニトールの作用機序は何か，副作用には何があるか？　フロセミドは使用すべきか？　過換気にするのか？　過換気をすることの問題点は何か？
6. 外科医は「怪物のような巨大動脈瘤」に近づいていて，「できるかぎりの低血圧にしてほしい」と依頼している。どのようにするか？　強力な吸入麻酔薬を使うのか？　その場合の問題点は何か？　麻薬，血管拡張薬，ニカルジピン，チオペンタールを投与するか？　それぞれの利点，欠点は何か？

7. 血圧は70/50 mmHgで期外収縮やST-T変化もない。「血圧をもっと下げてくれ。さもないとこの患者は死ぬことになる」と外科医が言っている。どのくらいまで血圧を下げられるか？　予想される問題点は何か？　この時点で血圧をさらに下げる方法はほかにあるか？
8. かすかな「ポップ」が聞こえた。血圧が280/150 mmHgに上がり，心拍数が30 bpm台に低下している。これをどう説明するのか？　シリンジを付け間違えたのか，間違った強心薬を点滴したか？　病態生理学的な機序は何か？　どう対応するのか？　「まったくコントロール不能な高血圧」を管理する最適な方法は何か？
9. 「何てことだ！」外科医が言っている。術野を見てみると，脳がバスケットボールのように膨れあがり，頭蓋から飛び出ている。脳溝は平坦になり，灰白質は真っ赤で，出血しているようだ。原因は何か？　この時点での選択肢は何か？　平坦脳波とするか，祈るような気持ちで必死に過換気にするのか？
10. 臓器提供のコンサルタントが呼ばれている。患者をICUに移送する準備として，血行動態とICPをどのように管理するのか？　脳死患者で予想される血行動態変化は何か？

術後の問題

1. ICUでは，1,500 mL/hrの尿が出始めている。これは何が原因か？　尿崩症か？　機序は何か？　マンニトールの点滴についてはどうだろうか？　マンニトールの利尿の機序は何か ？　尿崩症の場合の治療は何か？
2. カフの周りで空気漏れが起きていて，うまく換気ができない。気管チューブはどのように交換するのか？　挿管用スタイレットは準備してあるか？　気管支ファイバースコープ，チューブエクスチェンジャ，直達喉頭鏡はどうか？　患者がかなりむくんでいたらどうするか？
3. 計画の1つに，心臓の摘出がある。手術室に戻ることを考えたその時，患者の血行動態は不安定になってしまった。心臓を危機にさらさず，臓器レシピエントに移植できるよう患者を安定させるにはどうするか？
4. 臓器摘出中の麻酔管理はどうするか？　筋弛緩薬，麻薬，強力な吸入麻酔薬は使用するか？　患者が脳死の場合，何か行う必要があるのか，ないのか？　その理由は何か？

症例10　大惨事

Syed Shah

35歳の男性。静注薬物乱用，ヒト免疫不全ウイルス(HIV)感染症の既往があり，心内膜炎により大動脈弁置換術(AVR)が予定された。弁の狭窄はなかったが，中等度の大動脈弁逆流症を呈していた。検査所見は正常だった。診察で気道は正常だった。胸部X線写真，胸部X-CT画像，ともに正常だった。

患者は，心臓手術のために通常の血管確保が行われた。左橈骨動脈に20ゲージの動脈ライン，右腕には16ゲージの末梢静脈ラインが確保された。麻酔導入後，右頸静脈内にCordis®肺動脈カテーテルイントロデューサと肺動脈カテーテルを留置という計画だった。麻酔導入直前，バイタルサインはすべて正常だった。

術中の問題

1. 同僚は，導入前に肺動脈カテーテルを挿入することを勧めている。これは必要か否か？ その理由は？ 心臓手術の麻酔導入前にコントロールとしての前値は必要か？
2. 患者のモニタリングのために，経食道心エコー法(TEE)と中心静脈(CV)ラインは同様に役立つだろうか？ TEEと肺動脈イントロデューサ，TEEと何本かの太い末梢静脈ライン，TEEなしのCVラインではどうだろうか？ HIV陽性の患者にTEEを使用する際，何か特別な配慮は必要か？
3. 麻酔導入薬に何を使うべきか？ あなたは心臓手術用の手術室にいるからという理由で，「etomidateを使用しなければならない」のか？ チオペンタール，ケタミン，プロポフォールを使うべきだろうか？ それぞれの利点と欠点を説明せよ。予後調査の研究で違いを示すものはあるか？
4. 喉頭展開をした時に，心拍数は30 bpm台に低下した。機序は何か，また治療は必要か？ 大動脈弁閉鎖不全症では何をすべきか？ 気管挿管すべきか，あるいは挿管する前に治療すべきだろうか？
5. 胸骨切開の際に，外科医は「ああ，何てことだ！」と言った。これにはどんな意味があるか？ 胸骨切開時のリスクは何か？ 何が誤っていたのだろうか？ 再手術の場合，何か違いはあるか？
6. 左動脈ラインは減衰して，血圧が20 mmHg台，30 mmHg台と記録されている。減衰した動脈ラインの鑑別診断は何か？ 動脈カテーテルを引き抜いてみると，動脈圧波形は，ディスプレーの上方に鮮やかに描き出された。この時点での対処法は何か？
7. 大動脈および左鎖骨動脈は，胸骨切開のこぎりで完全に開放されている。どのようにこの大惨事を処理するか？ 麻酔レベル，蘇生，筋弛緩，迅速な輸血，急速な輸血とそのリスク，などの問題について述べよ。急速輸液輸血ポンプをいつ準備するか？ 人工心肺装置を使って輸血するか？
8. 大腿動静脈バイパスを開始した。このアプローチと従来のバイパスの違いは何か？ 大腿動静脈バイパスの問題は何か？ 利点は何か？ 人工心肺技師が十分な流量が得られないと言う場合，どうするか？ 血液ガス分析では，不十分な流量はどのように反映されているだろうか？
9. 人工心肺中の血液ガス分析では，pH 7.03であった。これをどのように管理するか？ 重炭酸塩を使用するか，あるいは十分な灌流が出せるようにできるか？ 重炭酸塩を使用することの問題点は何か？ THAM(tris hydroxymetyl amino-methane)を使用してはどうか？ 血液ガス分析でヘマトクリット値は17%だった。輸血するか？　人工心肺からの離脱後に輸血するか？

10. 人工心肺から離脱しようとしているとき，TEE で人工弁周囲のリークを見つけた。どのような臨床的意味があるか？　TEE で，中央部からの少量の逆流を示している場合はどうするか？　生体弁は人工弁と比較して，どのように見えるのだろうか？

術後の問題

1. 患者の神経学的状態について懸念が示されている。術直後に神経学的状態をどのように評価するか？　あなたは，筋弛緩薬，麻薬，鎮静薬を使うか？　すぐに CT 室へ向かうか？　BIS 値は参考になるか？　脳波検査は役立つか？　それぞれの検査のタイミングはどうか？
2. 患者の乳酸値が徐々に上昇している。原因となり得るものは何か？　腸や下肢に何か起きているのだろうか？　大動脈内バルーンパンピング(IABP)を行っているとしたらどうか？　アミラーゼ値が上昇している場合はどうか？　これは膵炎を示しているか？　治療法はどうするか？　腹部コンパートメント症候群とは何か？　どのように治療するか？
3. 胸腔ドレーンからの出血が確認された。出血量の許容範囲はどれぐらいか？　いつ再開胸を必要とするか？　外科医がもっと新鮮凍結血漿(FFP)を投与しようと言う。同意するか？　その理由は？　どのようにタンポナーデを診断するか？
4. 2 日後，血圧 70/60 mm Hg，心拍数 130 bpm，心拍出量 8 L/min であった。診断は何か？　敗血症以外の診断はあるか？　治療法は何か？　外科医は，あなたがしていることを見てぞっとするだろう。血管作動薬の使用について理論的根拠を説明せよ。
5. 1 週間後行った神経学的精密検査では，脳活動が認められなかった。脳死の診断基準は何か？　脳血流検査が必要か？　臨床検査だけで十分か？　CT スキャンや脳波検査が必要なのだろうか？　二酸化炭素を投与して，それが呼吸を促すか試みるか？

症例 11　肺動脈をくっつければうまくいく

Shaji Poovathor

66 歳の女性，身長 167 cm，体重 108 kg，肺塞栓と右下肢の深部静脈血栓症の治療のため，ICU に入院している。C 型肝炎，関節炎，膀胱癌，喘息，糖尿病の重要な既往がある。彼女の現在の薬はデキサメタゾン(過去 2 年間，自宅で内服していたプレドニゾンの投与量を変更)，スライディングスケールによるインスリン投与，必要に応じてイプラトロピウムとアルブテロールのネブライザ，ヘパリン 800 単位 /hr をプロトコルに従って持続注入されている。酸素 2 L/min を鼻カニューレで投与され，酸素飽和度は 95～97%の範囲で経過している。意識があり，はっきりと覚醒しており，見当識はある。バイタルサインは，心拍数 98 bpm，血圧 180～165/105～90 mmHg,

体温 37.7℃，呼吸数 28 ～ 35 回/min である。気道は，Mallampati 分類クラス 2，首の可動範囲は十分で，上顎と下顎の歯は 1 本もない。横隔膜下に空気を認め「急性腹症」である，と外科医に呼ばれた。手術室に来た彼女は，右側にトリプルルーメンカテーテルが留置された。ヘパリン点滴はオフにした。ストレス用量のステロイド薬を投与した。

術中の問題

1. この患者のモニタリングはどうするか，その理由は？
2. 動脈ラインの確保は麻酔導入の前か後か？ その理由は？
3. どのように麻酔導入するか？ 麻酔導入薬は何を使うか？ その理由は？
4. 麻酔導入時，患者の SaO_2 が 88％へと下がった。どのように対応するか？
5. 血圧は 90/40 mmHg である。酸素飽和度は 77％であり，飽和度が徐々に低下している。あなたはとっさに何を考え，どう行動するか？
6. 人工呼吸の設定をどうするか？ 呼気終末陽圧（PEEP）を使うか？ 使用する場合，どのくらいの PEEP を使用するか？
7. 外科医は開腹し，腹腔全体に胆汁漏出を認めた。しばらくして，穿孔部位を探すために十二指腸の上部を引っ張ると，心拍数は 89 bpm から 40 bpm に減少した。あなたはまずどう対応するか？
8. 手術開始から 1 時間後，最高気道内圧が 31 cmH_2O から 44 cmH_2O に上昇した。鑑別診断は何か？ どのように対処するか？
9. この患者の抜管を手術室で行うか？ その理由は？

術後の問題

1. 抜管しないことにした。この患者はどのようなタイプの換気モードを設定するか？ その理由は？
2. 外科 ICU のレジデントが，ヘパリン持続投与を再開する必要があると言っている。あなたはどう答えるか？
3. ICU を離れようとしたとき，看護師があなたに向かって「酸素飽和度が 95％です」と叫んだ。看護師へどう答えるか？
4. 先ほどの状況に対処した後，手術室へ行き，別の症例の準備に入る。同じ ICU の看護師があなたを呼び出し，「患者の SpO_2 が 85％になりました」と報告してきた。「何てことだ！」と叫ぶ以外に，何と応答するか？
5. 低分子ヘパリン（LMWH）と未分画ヘパリンの違いは何か？

症例 12 妊婦の外傷

Ellen Steinberg and Jian Lin

32 歳の女性。推定在胎週数約 35 週，3 経妊 2 経産，自動車事故直後に外傷センターへ運ばれた。救出されたが，広範囲の整形外科的損傷と未診断の傷害を負っていることがすぐにわかった。あなたは，外傷チームの一員として救命治療室(ER)に到着した。

術前の問題

1. 妊婦の外傷患者を評価するための最初のステップは何か？
2. 患者は診察中，どのような体位を取るべきか？
3. この患者に放射線学的検査を行うべきであるとすれば，どんなものがあるか？　その理由は？　妊娠8週の推定在胎週数であった場合，放射線検査の選択に影響するだろうか？　推定在胎週数が17週間の場合ではどうか？

術中の問題

患者には，2回の帝王切開の既往があった。血圧は100/60 mmHg，心拍数は110 bpmである。体重は133 kg。意識と自発呼吸はあるが，軽い呼吸困難を呈し，かつ激しい痛みを訴えている。胎児の心拍数は60 bpmである。産科医は，外傷センターですぐにでも帝王切開をしたがっている！

1. どのように進めるか？
2. この状況で，麻酔上の懸念点は何か？
3. 外傷センターでの緊急帝王切開の適応は何か？
4. 妊婦のためのCPRのプロトコルとは何か？　母体・胎児の罹患率と死亡率の観点で，心停止開始から胎児の分娩に最適な時間はどのくらいか？　CPRは，妊娠中の患者に効果があるか？
5. この患者では術中，どのような問題が起こり得るだろうか？

症例13　驚愕の胸郭

Roy Soto and Robert Trainer

外科部長から手術適応のある細身の高齢患者を術前評価するために血管クリニックに来るように依頼される。患者は胸腹部大動脈瘤をもつ80歳，体重50 kgの男性である。約1か月後に区域麻酔下で動脈瘤の血管内手術を計画している。しかし，最初に腹腔動脈，腸管膜動脈，腎動脈が動脈瘤壁から切り離され，別の場所に再接続する必要がある。これは血管内手術後，良好な血流を確保するために行われる。そうしなければ，血管内グラフトがこれらすべての血管を閉塞するだろう。患者は吸入薬以外の薬を使用しておらず，肺炎罹患後から3か月間，在宅酸素療法を受けてきた。「酸素を使用しているのは，寝ているときのみ」だと言う。また，問題なく階段を上ることができると主張することから，彼にはまずまずの運動耐容能がある。術前のドブタミン負荷試験による心エコー図検査では駆出率(EF)55%を示し，可逆的虚血は認めなかった。手術は3時間かかるだろう。外科医がいくつかの質問をしてきた。

術前の質問

1. 脊髄くも膜下麻酔あるいは硬膜外麻酔のみでこの手術を行うことができるか？

2. 外科医が水平シェブロン切開(山形切開)または典型的な正中切開を行う場合，問題になるだろうか？
3. あなたはこの患者を抜管することができるだろうか？

あなたは「手術の麻酔可能」と判断し，クリニックでそれを患者と外科医に伝える。硬膜外麻酔併用の全身麻酔法を選択した。既往歴で約1か月間経口ステロイドを服用していたことが明らかになったが，3か月前に中止していた。

術中の問題

1. モニタリング，麻酔導入，麻酔維持，覚醒，術後鎮痛は具体的にどうするか？
2. 輸液管理はどうするか？
3. この患者には周術期のステロイドカバーをするべきであるか？　するとすれば，その理由は？　また，どの種類をどれだけ使用するか？　EBMに基づいて答えよ。

症例14　大事を伴う小事

Roy Soto and Robert Trainer

95歳の男性が，膀胱鏡検査と経尿道的膀胱腫瘍切除術(TUR-Bt)のために手術室に入室した。あなたは何日も前から追加スケジュール上にある彼の名前に気づいており，自分が担当にならないことを祈っていた。しかし，悲しいかな，それを避けることはできなかった。彼の運命はあなたにかかっている！　彼は1人暮らしで，訪問看護師が毎日彼の元を訪れている。元気がよく，無痛の血尿を認めるまで，歩行器を使えばアパートの周りを1人で動き回れるほどだった。尿路感染のために入院し治療を受けた。泌尿器系敗血症を併発し，うっ血性心不全が悪化した。また，重症の心筋梗塞を発症した。既往には，高血圧，重症大動脈弁狭窄症，何回かの心筋梗塞(手術予定した前の週を含む)，うっ血性心不全(必要に応じてフロセミドでコントロールされていた)があった。心臓検査ではEFが25%であり，「低リスクの手術でも周術期イベントの発生リスクが高い」と循環器内科医がうれしそうにしている。

手術室前室にやってきた時，少し混乱していたが，かなり元気そうだった。血圧は95/50 mmHg，心拍数70 bpmだった。わずかなラ音が両肺で聴取されているが，ストレッチャーの上で仰臥位に横たわっていても呼吸困難はないようだった。

1. 重症大動脈弁狭窄症患者の麻酔管理の目標は何か？
2. うっ血性心不全の高齢患者の麻酔管理の目標は何か？
3. 最近心筋梗塞を発症した患者の麻酔管理の目標は何か？
4. モニタリング，麻酔導入と区域麻酔法，気道管理，麻酔の維持，鎮痛管理，輸液管理など，麻酔計画を詳細に述べよ。

症例 15　ハートブレイク・ホテル

Zvi Jacob and Robert Trainer

3 歳 2 か月の女児。生後 7 か月の時初めて，拡張型心筋症と診断された。Holter 心電図で心室不整脈を指摘された。最近，う歯がたくさんあることが判明した。現在の内服薬は，ジゴキシン(60 μg を 12 時間ごと)，カルベジロール(4 mg を 12 時間ごと)，エナラプリル(2.5 mg を 12 時間ごと)，アスピリン(40.5 mg を 1 日 1 回)である。身長は 63.5 cm，40 パーセンタイル以内，体重は 12.7 kg，20 パーセンタイル以内と基準値範囲内であった。呼吸数は 30 回/min とわずかに上昇していた。が，その他に異常はなく，気持ちよさそうに休んでいた。肌はピンク色で，脈拍は四肢ともに左右差なく強く触知した。呼吸音は聴診上で左右両側ともラ音は聴取されず，SpO_2 は 99% であった。心臓検査で，最強振せん部は左側下部肋骨の中央で認め，グレード 3/6 の全収縮期雑音が下部胸骨左縁で聴取し，心尖部で 2/4 の拡張中期雑音が聴取された。

術直前に行われた心臓超音波検査では，拡張型心筋症を示した。左室は，収縮性が低下しており，特に心室中隔で顕著な局所壁運動異常(RWMA)を認めた。左心房は著しく拡張し，重度の僧帽弁逆流症がみられた。ほかの関連する検査結果は，脳性ナトリウム利尿ペプチド(BNP)が基準値範囲内，8 つの生化学検査も基準値範囲内，ヘマトクリット値 32.5%であり，心電図上は洞調律で 96 bpm，左心房と左室拡大が示唆された。

麻酔計画については，両親，口腔外科医と話し合い，局所麻酔ではアドレナリン添加を避け，亜急性細菌性心内膜炎(SBE)予防のためにアンピシリンを使用するようにした。

1. 小児の心筋症の発生率はどのくらいか？
2. この患者について配慮すべきことは何か？
3. この患者のモニタリングはどうするか？
4. すでに心機能の低下した患者に揮発性麻酔薬を使用するか？
5. 進行するにつれ，血圧が低下し，心拍数が減少し始めた。患者を救うためにどのような薬を使用するか？

症例 16　胆嚢摘出術の深みにはまる

Robert Katz and Timothy Ueng

高コレステロール血症があり，2 年前に前壁心筋梗塞の既往をもつ 38 歳の女性が，胆嚢摘出術の予定となった。心筋梗塞の際に，脳血管障害を起こし，両下肢の脱力が残っている。頭部 X-CT で陳旧性の前頭葉梗塞が認められた。EF は 30%。患者は妊娠末期で帝王切開が必要になる。臨床検査の結果は，奇跡も奇跡，正常である。

術前の問題

1. 米国心臓病学会／米国心臓協会（ACC/AHA）がこの患者の術前の心機能評価について，推奨していることは何か？
2. β遮断薬は，術前に始めるべきか？　その場合は，手術のどれぐらい前から行うべきか？
3. 妊娠末期では，さらにどのような心臓負荷が発生するのだろうか？
4. ほかに妊娠のどのような生理的変化がこの患者の周術期のリスクを高めるか？
5. この患者にどのような麻酔法を選択肢として提示するか？　あなたならどれを勧めるか？

術中の問題

1. 周術期モニタリングとして何を勧めるか？
2. 肺動脈カテーテルを挿入するか？　その理由は？
3. この場合，脊髄くも膜下麻酔をするか？　その理由は？
4. 全身麻酔を選択した場合，麻酔導入薬に何を使用するか？
5. 全身麻酔を選択した場合，麻酔維持にして何を使用するか？
6. どのような麻酔技術や方法を選ぶか？　長所と短所を説明せよ。
7. 硬膜外麻酔を選択するとして，薬物は何を使用するか？　アドレナリン添加局所麻酔薬を使うか？
8. 新生児の Apgar スコアは，1 分後 9 点と 5 分後 9 点であった。5 分後，患者は心停止となった。あなたの鑑別診断は何か？
9. 鑑別診断には，どのような臨床上の徴候と症状，モニタリングの値が役立つか？
10. 患者は挿管され，CPR が開始された。心臓が洞調律に戻り，患者は意識を取り戻した。胆囊摘出術を続行するか？　その理由は？

症例 17　ロシアより愛をこめて

Igor Izrailtyan

64 歳のロシア人が右肺全摘後に ICU に入室していた。敗血症状態であり，排膿のための試験開胸が予定された。検査結果では，白血球数増加を認め，頻脈，低血圧（90/60 mmHg）と敗血症に一致する。挿管はされていないが，呼吸促迫状態である。

術前の問題

1. この患者における敗血症の影響は何か？　測定し得るすべての血行動態パラメータはどうなっているか？　心エコー図ではどのような所見が認められるか？
2. 敗血症だという理由で手術を延期するだろうか？　外科医に対して，ICU で局所麻酔下にドレナージすることを勧めるべきか？　あなたは外科医にどのような処置をすべきかを指示できる立場だろうか？
3. 術前の血清カリウム濃度は 7.5 mEq/L だが，腎不全の既往はない。どうすべきか？　直ちに手術を行うか，再検結果を待つか？　溶血は臨床検査結果にどのような影響を及ぼすか？

4. ICUでの呼吸促迫とはどんなものか説明せよ。患者を手術室に移す前に気管挿管すべきか？　それには動脈血液ガス分析は必要か？　酸素分圧が61 mmHgの場合，気管挿管する必要はあるか？　51 mmHgの場合はどうか？　手術室の整った環境のなかで行うか？
5. 硬膜外麻酔の適応はどうか？　その理由は？　外科医は硬膜外麻酔をすれば患者の息こらえがなくなるのに有用であると言うし，患者の家族はできるだけ苦痛のないようにすることを希望している。どう答えるか？

術中の問題

1. どのようなモニタリングを行うか？　左右どちら側に中心静脈カテーテルを留置するか，説明せよ。左側に中心静脈カテーテルを留置することに伴うリスクを説明せよ。レジデントは鎖骨下静脈にカテーテル留置をしたことがないと言っている。この患者はレジデントのトレーニングに適しているか？
2. 残った肺を守る最善の方法は何か？　片肺であるために特に懸念すべきことはあるか？　肺手術をして間もない患者への気管支ブロッカー使用にはどのようなリスクがあるか？
3. 患者は身長193 cm，体重120 kgである。体格に関して何か特別な配慮が必要か？　挿管チューブの深さはどのように決めるか？
4. あなたは麻酔回路のリークに気づいた。リークが生じる可能性があるのはどこか？　回路のリークや配管ミスを検知するために，どのようなデバイスが麻酔システムに組み込まれているか？
5. 換気をしようとしたら，リークが突然手のつけられないほど多くなり，完全にガスを送り込めなくなってしまった。どうするか？　外科医に手伝ってもらうことはあるか？
6. このケースでは二腔気管支チューブに利点はあるか？　片肺全摘後の症例でそれにはどのような効果があるか？　右用と左用のどちらを使うべきか？
7. 挿管チューブを交換しようとしていたら，かつて気管切開されていたことがわかった(なぜ見逃してしまったのだろう？)。気管切開孔は何かに使えるか？　どのように使えるか？
8. 酸素飽和度が65％まで低下し，多源性の期外収縮が出てきた。リドカインもしくはアミオダロンで治療するか？　それとも，酸素飽和度の低下を治療することだけに集中し，不整脈に対しては何も治療しないか？
9. 手術終了後，抜管して帰すか？　シングルルーメンのままでよいか？　気管支ブロッカーや二腔気管支チューブはどうか？　患者をICUに帰す際に二腔気管支チューブだと何が問題となるか？
10. ICUのスタッフは二腔気管支チューブの管理には不慣れだと言っている。どのような助言をしてあげればよいか？　ほかの選択肢には何があるか？　挿管チューブは翌日もしくは数日のうちに交換しなければならないか？　チューブが気管分岐部に接触している場合，鎮静でどのような問題が生じるか？

症例 18　永遠の命が欲しくば医者にかかるべからず

Frank Stellacio

82 歳の男性は，これまでできるだけ医者とかかわらないように生きてきた。そのため，今まで満たされた幸せな人生だった。ああ，それなのに，それなのに！　時が皆を捕らえるがごとく，ついにこの好々爺も息切れと中等度の右側の脳血管疾患を患った。検査の結果，冠動脈疾患と大動脈弁狭窄症が見つかった(医師とは何かと収入のタネを見つけ出してしまうものだ)。大動脈弁置換術と三枝バイパス術を受けた後に退院した。現在の内服薬のうち，硫酸クロピドグレル(抗血小板薬)は 10 日前から中止されている。高血圧もあったが，それはアテノロールの服用でよくコントロールされていた。今回は外科医が全身麻酔のリスクを心配したため，硬膜外麻酔による恥骨上式前立腺摘出術が予定された。血液検査では PT，aPTT，PT-INR は基準値だった。ヘマトクリット値は 29％と若干低値だったが，その他の検査結果は基準値範囲内だった。EF は 60％で，心臓手術は彼にとってそんなに悪いものではなかったようだ。

術中の問題

1. 患者は硫酸クロピドグレルの内服歴があるが，凝固検査は正常である。硫酸クロピドグレル療法の意義は？　区域麻酔学会 Society of Regional Anesthesia は硫酸クロピドグレル内服と休薬に関してどのように述べているか？　それに関してガイドラインや標準的方法が存在するか？　ガイドラインと標準的方法の違いは何か？
2. 硬膜外麻酔は問題なく施行された。どの局所麻酔薬を使用するか？　その理由は？　局所麻酔薬の効力に優劣はつけられるか？　麻薬またはアドレナリンを添加するか？　その理由は？
3. 患者は息切れを訴えている。うっ血性心不全による高位ブロックと誤嚥をどのように鑑別するか？　手術を中止して胸部 X 線写真を確認する必要があるか？　気管挿管が必要か？　その根拠は何か？
4. 2 L の輸液を行った。ヘマトクリット値はどうなっていると予想されるか？　患者に高血圧があったら，ヘマトクリット値の解釈はどのように変わるか？　どのタイミングで輸血すべきか？
5. ミダゾラム(4 mg)を手術の初期段階で投与した。82 歳の男性へこの量のミダゾラムの投与はどのような意味をもつか？　高齢者と若年者では薬理学的にどのような差異があるのか？　分布容積はどうか？
6. 手術は順調に進行したが，吸引では血性のものが 2,500 mL 吸引された。この症例では出血をどのように算定するか？　血性の液体が，「それを通して新聞が読めるほど薄い」ときと，濃い赤のとき，その違いをどのように判断するか？　外科医は「これには尿が含まれている」と言っているが，この発言はあなたの判断に影響するか？　友人の外科医によれば，この患者は「ウマのようにおしっこをする」そうだ。ウマがパロミノ種かアラビア種かについては言わなかったが。

7. 患者が起きている間に赤血球濃厚液2単位を輸血したが，外科医は「これで十分ですよ」と断言した。本当に十分か，どのように判断するか？　患者はアテノロールを服用しているが，それは輸血量の決定に影響するか？
8. 手術終了時にFoleyカテーテルを留置したが，尿は血性だった。外科医はあなたに「そのうちにキレイになるよ」と断言したが，その言葉をどう解釈するか？　どのようにして腹腔内に相当量の血液が溜まっているか判断するか？　どれぐらいの血液が腹腔内に溜まり得るか？　ほかのどこに相当量の血液が溜まるか？
9. 麻酔回復室(PACU)において，患者の状態は当初落ち着いていたが，心電図は正常の心拍数からQRS幅の広いものに変化していった。これをどう評価するか？　高度の出血があった際に，高カリウム血症のような反応を呈する心電図となるか？
10. 手術終了時に硬膜外麻酔に薬物を追加投与するか？　出血が続いていることが懸念される場合はどうか？　交感神経系遮断の効果は？　β遮断されている状態での効果は？

術後の問題

1. Foleyカテーテルからは鮮血が流出している。あなたは4単位の赤血球濃厚液を輸血している。どの時点で侵襲的モニターを考慮するか？　まだ侵襲的モニターは挿入されていない。トリプルルーメンの中心静脈カテーテルまたは肺動脈カテーテルのイントロデューサの留置を考慮するか？
2. 血漿成分治療を開始するか？　血小板濃厚液，新鮮凍結血漿(FFP)，クリオプレシピテート，あるいはアミノカプロン酸を用いるか？
3. QRS幅の広い不整脈が続いている。これは輸血と関係があるか？　輸血用血液にはどれだけのカリウムが含まれているだろうか？　保存期間の長くなった輸血溶血液ならどうだろうか？　採取されてから時間の経った輸血バッグからどの程度のカリウム値が得られるか？　心臓だけは元気なこの患者のために，「新鮮な血液」をオーダーすべきか？
4. A型陽性の血小板濃厚液は入手できたが，患者はA型陰性だった。この血小板濃厚液は使用可能か？　FFP，血小板，クリオプレシピテートの使用と患者の血液型の間のルールは？
5. 患者の血圧は輸血開始後から低下し始めた。心筋虚血の徴候が現れ，患者は胸痛を訴えている。循環改善のためにフェニレフリンの持続静注を開始するか？　血圧が上昇したとしても，本当に灌流が改善したといえるのか？　灌流と血圧の違いとは何か？

症例 19　股関節チェック

Chris Gallagher

何年も車椅子を利用している 74 歳の女性が，右大腿骨骨折に対する観血的整復固定術を予定された。実を言うと，彼女はいつから骨折していたのか自分でもよくわからない！「しばらく前から痛みを感じていた」が，ほとんど動き回ることがなかったので，何度も骨折を繰り返していた可能性があった。特筆すべき病歴は，現在の衰弱した状態である。彼女は関節炎を患っており，運動できず(日常生活にも介助が必要な状態)，多発性脳梗塞による軽度の脳血管性認知症と診断されていた。ジギトキシンとメトプロロール(介護士もなぜ処方されているのか，「おそらく心臓のどこかが悪いのだろう」くらいのことしかわかっていなかった)が処方されていた。入院後から，ヘパリンの皮下注を受けていた。血液検査では血清ナトリウム濃度が 128 mEq/L，血清カリウム濃度が 3.2 mEq/L，ヘマトクリット値が 27%と異常値を示していた。心電図上，洞性頻脈と陳旧性下壁梗塞が認められた。

術前の問題

1. 多発性脳梗塞による認知症とは？　ほかの認知症の原因と比較せよ。これは麻酔そのものやインフォームドコンセントについてどのような影響を及ぼすか？
2. 患者は衰弱しており，動くことができない。心臓の状態に関して，術前により詳細な評価をする必要があるか？　大腿骨骨折は長くは放置しておけないので，手術を延期することによるリスクは何か？
3. 病歴にある関節炎，低ナトリウム血症，低カリウム血症が麻酔に及ぼす影響について説明せよ。術前にこれらの電解質異常を補正すべきか？　その理由は？
4. 心電図は頻脈を示していた。頻脈の理由は何か？　頻脈による問題とは何か？　メトプロロールを服用しているにもかかわらず，頻脈であるのはなぜだろうか？　より多くの β 遮断薬が必要か？　このアプローチのリスクは？
5. 胸部 X 線写真では無気肺が認められ，放射線科医は確約しなかったが，肺炎の可能性があった。無気肺や肺炎は周術期にどのような影響を及ぼすだろうか？　手術を行うべきか？　手術を遅らせると，肺塞栓のリスクはどうなるか？

術中の問題

1. 侵襲的モニターを用いるか？　同僚たちは，覚醒下に動脈ラインを確保するよりも「指で脈を触りながら etomidate を使って導入したら？」と勧めるが，これは侵襲的モニターと同様の有用性があるか？　そもそも本当に観血的動脈圧測定が必要だというエビデンスは？
2. 彼女の手首は丸まっていて，橈骨動脈へのアクセスが困難だった。さあ，どこに挿入するか？　上腕動脈からカニュレーションする？　その際のリスクは何か？　腋窩動脈の場合どうするか，またそのリスクは何か？　大腿動脈はどうか？　大腿動脈にアクセスしようとして深く穿刺しすぎてしまい，針から腸液が引けてきたらどうするか？

3. 十分な気道の検討ができなかったが，彼女は「恐ろしいリウマチ患者」に見えた。彼女は意識下挿管に関してまったく協力的ではなかった。実行は到底不可能だった。どのように気道を確保するか？　緩徐導入を行い，麻酔下の鎮静化のファイバー挿管を行うべきか，いくつかの鎮静薬を巧みに使って覚醒下のファイバー挿管を行うべきか？
4. 何とか挿管できたが，呼吸音の聴取に苦労している。どうやって右気管支内挿管でないことを確認するか？　気管チューブのマークを確認すべきか，気管支ファイバースコープで確認すべきか？　ここまでする必要はないか？
5. 右の鎖骨下静脈からトリプルルーメンの中心静脈ラインを留置した。最も遠位のポートからは血液の逆流が得られなかったが，近位の２つからは得られている。このラインから輸液をするか？　どうしたら解決できるか？　何が問題となり得るか？　そのなかでも「本当にまずい」こととは？
6. 整形外科医はぎょっとして，「骨盤がティッシュみたいにもろいから，手術なんてしたらバラバラになっちゃうよ」と不愉快そうに言ってきた。この事態は麻酔管理にどのように影響するか？　何か特別なリスクはあるか？　さらに輸液ルートが必要になる？　術中に輸液ルートが必要になったらどうするか？
7. 心室期外収縮がみられ始めた。どうやって「深刻な」不整脈と「害のない」それを見分ける？　心室性不整脈はどのような機序で発生するか？　どのようにしてリエントリー性の不整脈と見分ける？　どのような診断方法を使うか？　血清カリウム値は 2.8 mEq/L だったが，これが原因なのか，またなぜそう考えるのか？　治療法は何か？
8. 「何てこった！　深部静脈血栓症や肺塞栓を予防するためにやろうと思っていた区域麻酔を忘れてしまった！」とあなたは独りごと。さて，手術はまもなく終わりにさしかかっている。術後痛緩和と血栓症のリスクを軽減するために，区域麻酔（硬膜外麻酔のカテーテル挿入）を行うか？　今となってこのような処置は役に立つか？　区域麻酔が肺塞栓を減らす理論的背景は？
9. 手術は終了し，患者は側臥位の状態で麻酔から覚醒し，意識は清明となった。側臥位のままで気管チューブを抜管できるか？　側臥位での抜管の利点と欠点は何か，またその理由は？　仰臥位での抜管よりも安全か？　手術終了時に腹臥位のまま抜管するだろうか？　その場合，どうやって補助換気するか？
10. 患者を仰臥位にし，気管チューブをとめているテープを剥そうとしたところ，患者の顔色が急に悪くなり，血圧も急降下，呼気終末二酸化炭素濃度が半減し，心電図上心室頻拍となった。なぜこのようなことが起きたのか？　二次救命処置（ACLS）プロトコールをはじめとする治療の手順は？

症例20 どうにも手に負えない患者

Chris Gallagher

精神発達遅滞のある38歳，体重127 kgの男性が全身麻酔下での大がかりな歯科治療が必要となった。施設に入れられており，パニック発作を起こしやすいが，Barney[訳注：『バーニー・アンド・フレンズ』米国の子ども向け番組のキャラクター]の歌でなだめることができる(その歌を知らないあなたは彼をなだめることがまったくできない)。また，てんかん発作に対してフェニトインを服用していた。採血をするのは言うまでもなく困難なことであり，結局血液検査は不可能だった。彼は待合室にいるが，いやはや驚いたことに，静脈ラインは確保されていない。気道の状態を確認しようにもまったくもって非協力的である。施設の職員がBarneyのヒット曲の(ベスト盤)CDを持ってきていた。

術前の問題

1. 通常の気道の評価ができないときに，どう気道を評価するか？ どうしたら患者を怖がらせずに情報を得ることができるか？
2. どのように静脈ラインを確保するか？ 筋注のオプションは？ BarneyのCDをかけるか，それともカラオケにするか？ 緩徐導入をするか，その場合どのように体重127 kgの非協力的な患者の緩徐導入を行うのか？ また，どのような薬物を使用する？ その理由は？
3. 緩徐導入することができたが，いまだ末梢静脈を見つけられないでいる。どうやってルートを確保するか？ 静脈ライン確保に使える秘密兵器は？
4. 患者の自発呼吸を保ったまま，気管支ファイバースコープを用いた気管挿管をしなければならない。外科医は経鼻挿管を希望したが，それが困難であることも承知している。どうすべきか？ 経口挿管，経鼻挿管，それとも途中で切り替えるか？
5. 鼻から挿管チューブを挿入しようとしたところ，麻酔が浅くなって，緑色の液体が後咽頭に見えた。どのようにしてこの局面を切り抜けるか？ 患者を横に向けるべきか，それとも頑張ってそのままチューブを進めるか？ その後吸引をしてステロイドや抗生物質を使用すべきか？ どのような場合に抗生物質の使用を考慮するか？
6. 気管挿管を終えて気管内を吸引したところ，少量の緑色の液体を吸引した。そのまま手術を継続してもらう？ それとも中止するか？ それぞれの判断のリスクは？ 中止する場合，患者を挿管したままにしておくか？ その理由は？
7. 処置を継続させることにしたが，酸素飽和度は98%から91%に低下した。歯科医は処置にはもう1時間かかると言っている。この低い酸素飽和度をどのように管理するか？ やっぱり中止にするか？ PEEPをかける場合，それに伴う問題点は何か？ 最もよい換気法は？ 「ICU用の人工呼吸器」を持ってくるか？
8. 患者は派手にバッキングし(セボフルランが空になっていることに気がつかな

かった），手術台の上に座るようにして跳ね上がり，彼の上に置いてあった手術道具と外科医を跳ね飛ばした。どのようにしてこの場を収めるか，また患者がいまだ挿管されたままであると判断するか？　事故抜管していたとしたら，次にどうする？

9. 事態を収拾するために，プロポフォール 150 mg を投与した。30 秒後，BIS 値は 5 まで低下した。これは何を意味するか？　また，何を懸念すべきか？　そもそも BIS とは何か？　なぜプロポフォールには BIS 値を低下させる作用があるのか？　どのくらいで「正常の状態に戻る」？　30 分経過後も BIS 値が低いまま（10 台）だったら何をするか？
10. この症例の処置が終わったあと抜管するか？　歯科医は「患者が暴れ出してしまうだろうから，今のうちに抜管しちゃったほうがいいよ」と言っているが，その意見には賛成か？

術後の問題

1. ご多分に漏れず，患者は野生児の如く PACU で大暴れしている。どのように鎮静するか？　どうしたらこれが彼の「素の」状態で，頭蓋内に何か病変があるわけではないと判断することができるか？
2. 患者の母親は，患者に人工呼吸器がつけられているのを見て取り乱している。どうやってこの母親に誤嚥のエピソードとそれに対する治療計画を説明するか？　あなたが何か間違ったことをしたのではないか，と疑われたら何と答えるか？
3. 結局，彼を一晩挿管下に管理することになった。その場合，動脈ラインは必要か？　今回の挿管下での管理が，単に気道保護のためだけであるとしたら？　血液ガス分析以外で一晩呼吸状態をモニタリングできる方法は何か？
4. 朝になって，患者の血液ガス分析上，吸入酸素濃度が 50%，PEEP が 5 cmH_2O の状態で PO_2 が 65 mmHg と，酸素化の悪化が認められた。抜管できるか？　ほかにどんな要素が抜管の決定に影響する？　今回の誤嚥はその決定にどのように影響するか？
5. ICU ナースは Barney の CD を流しておけば鎮静に必要なプロポフォールは半減できる，と言っている。どうしたらいいだろう？　Barney の CD を病院の館内放送を使って流す？　ICU スタッフの気に触れないようにヘッドホンを渡しておくか？　それともあなたが Barney の着ぐるみを着て生で歌うか？　それらの利点と欠点は？

症例 21　どこまで行けるか？

Roy Soto and Matthew Tito

70 歳の男性が一過性脳虚血発作を頻繁に起こすため，緊急で右の頚動脈内膜切除術（CEA）を受けることになった。高血圧があり，ヘビースモーカーだった。術前の血圧は 180/105 mmHg，心拍数は 48 bpm，呼吸数は 12 回 /min だった。患者はメトプロロールと低分子ヘパリン(LMWH)を投与されていた。術前のヘマトクリット値は29%だった。

術前の問題

1. 患者の血圧を術前に治療するか否か？　その理由は？
2. 術中の目標血圧コントロールの範囲はどの程度になると考えられるか？　術中の血圧コントロールの目標は，どの血圧をベースライン(基準)として用いるか？　この手術の場合，血圧は高めか低め，どちらがより好ましい？　その理由は？
3. 患者は術前に輸血を受けるべきか否か，その理由は？　手術に際して輸血を準備すべきか？　その際，交差適合試験まで済ませておくか，それともタイプアンドスクリーンでよいか？　何単位使うか？　ヘマトクリット値をどの程度に保つべきだと考える？　またその理由は？
4. 術前に心臓の評価は必要か否か，その理由は？　心臓に関して具体的にどんな情報が欲しいか？　その情報は麻酔管理上どのように影響するか？

術中の問題

1. 外科医は区域麻酔での手術を希望している。どう対応するか？　LMWHの投与が麻酔法の選択にどのように影響するか？　低分子量ヘパリンと未分画ヘパリンの効果は？
2. 患者が術中に意識があることを拒否したため，今回は全身麻酔下で手術を行うことにしたとしよう。どのように麻酔を導入するか？　プロポフォールではなくetomidateを用いて導入する理由は何か？　プロポフォールは使えるか？　術中は筋弛緩を効かせたままにするか？　オピオイドも使用するか？　その場合，投与量はどれぐらいか，その理由は？
3. 術中のモニタリングはどうするか？　いつ動脈ラインを留置する？　その理由は？　全身麻酔下と区域麻酔，それぞれで行う場合の違いはあるか？　脳波のモニタリングはするか？　断端圧とは何か？　時に外科医がシャントチューブを使う理由は？
4. 術中，血圧は高めで，平均血圧が100 mmHgを超えていた。血圧をどのように管理するか？
5. あなたの処置によって患者の血圧は70/40 mmHgに低下した。この状況にどのように対処するか？　患者が徐脈であることは治療計画に影響するか否か，その理由は？
6. 低血圧のエピソードがあったときに，心電図上でST部分が低下しT波が陰転化した。どのように対処するか？　血圧を上昇させたときに心電図変化が元に戻った場合，手術がまだ始められていなければ，手術を中止して患者を覚醒させるか？　その理由は？

症例 22　ロード・ウォリアー

Roy Soto

自動車事故に遭った 60 歳の男性が，右大腿骨開放骨折に対し髄内釘による観血的固定術を受けることになった。患者の顔，胸部，下肢には多数の擦り傷があり，首には頚椎カラーが装着されている。血圧 105/60 mmHg，心拍数 96 bpm，ヘマトクリット値 31％だった。胸部 X 線写真では左肋骨骨折，心電図では心室性期外収縮を伴う非特異的 ST 変化を認めた。

術前の問題

1. 頚椎の状態を評価するためにどのような基準を用いるか？　頚椎 X 線写真からはどのような情報を期待するか？　頚椎側面写真はどの程度有用か？
2. 心筋挫傷をどのように診断するか？　身体所見にはどのようなものがあるか？　心電図と心エコー図検査の所見は？　クレアチンキナーゼ(CK)とトロポニンの値を調べるのは有用か？
3. 血液製剤は，タイプアンドスクリーン(T & S)で準備するか，それとも交差適合試験 まで実施したものを用意するか？　両者の違いは何か？　同型適合血の輸血が適切と言えるだろうか？　外傷時緊急輸血用血液 trauma blood とは何か？　交差適合試験済みの血液製剤に切り替える前に注意することは何か？

術中の問題

1. 動脈ラインの適応はあるか？　その理由は？　循環血液量の状態をどのように評価するか？　中心静脈圧は測定すべきか？　肺動脈圧の測定はどうか？
2. 気道管理の方針は？　麻酔管理に際し，頚椎の状態を検討すべきか？　意識下挿管を行う場合，気道の局所麻酔はどのように行うか？　導入薬と筋弛緩薬の選択は？　全身麻酔の維持には何を用いるか？　BIS モニターは使用するか？
3. 気管挿管の 10 分後，最高気道内圧が 45 cmH_2O に上昇した。どのように対応すればよいか？　鑑別診断は何か？　緊張性気胸の診断と治療はどのように行うか？
4. 手術開始から 2 時間後，患者の血圧は 80/40 mmHg，心拍数は 120 bpm となった。どのように対応すればよいか？　推定出血量は 1 〜 2 L である。赤血球濃厚液を 3 単位輸血した後も出血は止まらない。外科医は新鮮凍結血漿(FFP)の輸血を要求した。これを受けて麻酔科医としてはどのように対応すべきか？　トロンボエラストグラム(TEG)を用いるべきか？　TEG からは，どのような情報が得られるか？　血液凝固能を評価するために，ほかにどのような検査が考えられるか？
5. 縫合中，心拍数が 105 bpm から 150 bpm に上昇し，頻脈性不整脈が発生した。QRS 幅は正常のように見える。どのように対応するか？　原因は何か？　血圧が 70/40 mmHg まで低下した場合，どのように対応するか？　血圧が 120/80 mmHg の場合は，どのような薬物の投与を検討するか？　ある医学生がアデノシンの投与を提案したとする。これに対する対応は？

症例 23　白血病の在宅治療

Frank Stellacio and Igor Pikus

白血病の 4 歳の男児が，宗教上の理由から息子への化学療法を拒否した両親の手で，在宅治療を受けていた。両親は代わりに薬草によるホメオパシー療法で男児を治療していたが，やむを得ない状況により，男児に静脈ラインを留置することとなった。男児の血小板数は 5 万，ヘマトクリット値は 21%である。両親は，活気のない様子のわが子を見守りながら，祈り続けている。

術中の問題

1. 男児に活気がないのはなぜか？　鑑別診断は何か？　全身麻酔導入の前に診断をつける必要があるか？
2. 血小板数とそれが意味するところについて，考えを述べよ。ヘマトクリット値は何を示しているか，説明せよ。直ちに手術室で輸血を行う必要はあるか？
3. 静脈ラインが必要だが，この手術の目的はまさにその静脈ラインを確保することだ。このジレンマにどう対処するか？　末梢静脈ラインが確保できない場合，どう対応すればよいか？　末梢静脈ラインの確保を助ける技術はあるか？　例えば，超音波装置は役に立つか？
4. 中心静脈ラインを留置することが必要になった。小児で中心静脈ラインを確保する場合の方法を述べよ。小児では中心静脈ラインをどのように確保するか？　成人の場合と違いはあるか？　小児に中心静脈ラインを確保する場合に生じる特別な問題には，どのようなものがあるか？　同様に，小児の頚静脈，鎖骨下静脈，大腿静脈にカテーテルを留置する場合に生じる問題を述べよ。
5. 麻酔導入はどのように行うか？　白血病を患う小児はフルストマックと考えるべきか？　吸入麻酔薬による導入で徐々に意識を消失させている最中に，第 2 期(興奮期)の途中で患児は嘔吐した。どうすればよいか？
6. 外科医は中心静脈ラインを留置し，カテーテル内のフラッシュを試みた。しかしフラッシュした直後に，看護師は高濃度ヘパリンが誤って投与されたことに気づいた。患児にはヘパリン 1 万単位が投与されたのだ。血小板数が少なく，ヘマトクリット値も低いことを考慮すると，この患児にどのようなことが起きると予測できるか？　ヘパリンの中和を行うべきか？　「作用が消えるのを待つ」のは選択肢の 1 つとなり得るか？
7. 抜管を準備している途中，口腔内の真っ赤な血に気がついた。それでも抜管するべきか？　患児はバッキングしており，外科医は「何やってんだ，早く抜け！」と言っている。

術後の問題

1. その夜，患児に気管挿管するため，集中治療室(ICU)から緊急呼び出しを受けた。この緊急事態に，スキサメトニウムを用いるべきか否か？　その理由は？
2. ICUに到着すると，患児は血だらけになっている。ICUスタッフが何度か挿管を試みたものの，駄目だったようだ。これによってどのような問題が生じると考えられるか，またそれにどのように対処するか？　患児の口腔内をのぞき込むが，血液しか見えない状態だ。どのような対処法が考えられるか？
3. 外科的気道確保に関する選択肢には何があるか？　患者が小児の場合の選択肢は，成人の場合と異なるか？　ラリンジアルマスク(LMA)を挿入しておき，あとで気管切開を行うことは可能か？
4. 気管挿管したが，患児の顔は血に覆われている。どのように気管チューブを固定するか？　テープか，それとも紐を使うべきか？　縫いつけるべきか？　どのように縫うか？　事故抜管してしまった場合，どのようなリスクがあるか？　また，そのような事態を防止するための手立ては何か？
5. この4歳児の鎮静はどのようにするか？　プロポフォールまたはetomidateを持続点滴した場合に生じる長期的な問題は何か？　患児にストレス量のステロイドを点滴する必要はあるか？　血小板輸血の必要はあるか？

症例24　飲み込みがたい事態

Zvi Jacob

生後28か月の男児が気道異物の疑いのため，あなたの施設の救急治療室(ER)に紹介された。自宅で母親が右鼻孔から異物の除去を試みたらしい。何度か試みるうち，幼児は軽い鼻血を出したが，出血はすぐに止まったとのこと。異物を除去できなかったので，母親はさらなる治療を求めてERにやってきた。ERのレジデントが何度か異物の除去を試みたが，うまくいかなかった。

男児の病歴によると，これまで健康状態は至って良好だったようだ。最後に食事をしたのは5時間前。診察所見では呼吸数は35回/min，酸素を口元で吹き流しにした状態で，経皮的動脈血酸素飽和度は97%であった。呼吸補助筋をかなり使いながら呼吸している。聴診すると，右肺野で呼吸音がやや減弱しており，軽い呼気性喘鳴が聴取された。胸部X線写真は，まだ戻ってきていない。

術前の問題

1. 気道異物に典型的な病歴はどのようなものか？
2. 異物誤嚥のリスクがあるのはどのような人か？　大部分の窒息エピソードがたどる自然経過はどのようなものか？
3. ER受診時にそれらしき症状がない，または胸部X線写真に異常が認められない場合には，気道異物の可能性を除外できるか？
4. 誤嚥される異物として，最も頻度が高いものは何か？

5. 肺組織にとって最も危険な異物とはどういう種類のものか？ そのうち，最も死亡率の高い異物は何か？
6. 患者の容態が急速に悪化している場合，手術室に入る前にどのような介入をすべきか？
7. この患者ではいつ治療を開始すべきか？ 治療を待つこと，逆に治療を急ぐことに伴うリスクはあるか？
8. 現在の症状の治療法を述べよ。

術中の問題

1. この患児に前投薬はすべきか？ 説明せよ。
2. 全身麻酔の導入はどのような手法で行うか？ 迅速導入と吸入麻酔薬による導入について述べよ。
3. 全身麻酔導入中に気道が完全に閉塞した場合，どのように対応すべきか？
4. 急性の気道異物患者と慢性の気道異物患者では，麻酔管理法と管理上のリスクはどのように違ってくるか？
5. 気道異物を除去するための各選択肢(硬性気管支鏡検査，気管支切開など)について説明せよ。
6. 異物を除去後，気管挿管するか？
7. 異物除去後に予想される術後合併症は何か？ これに備えてどのような準備を行うか？

症例 25 ドーナッツを完食する間もなく

Peggy Seidman and Chris Page

術前検査センターでドーナツとコーヒーを楽しんでいると，穏やかとはいえない赤ちゃんの泣き声が聞こえてきた。こんな展開，ろくなことになるわけがない。すると，担当のレジデントが入ってきて，わけを話し始めた。妊娠 28 週で生まれ，現在は生後 5 か月で体重 7 kg の元早産児が，外来患者として良性の頭蓋内圧亢進症の治療を受ける予定とのこと。男の子はサルブタモールを毎日投与され，プレドニゾンも服用しており，そしてまた何とも可愛らしい鼻カニューレをつけている。思わず，「こりゃあ参ったな」とこぼしてしまう。

術前の問題

1. 小児，乳児，早期産児に，入院させずに外来で手術を実施する場合の基準は何か？ [訳注：在胎期間と出生後年齢を合算した]受胎後年齢の観点で評価すると，この患児の年齢は？
2. 新生児集中治療室(NICU)での経過は重要か？ 気道管理の方法および気管挿管の継続期間についてはどうか？
3. 気道および呼吸に関する問題，在宅での酸素吸入，現在の家庭内でのモニタリング，患児への投薬には，それぞれどのような重要性があるか？

4. このような病歴をもつ小児の体重およびバイタルサインの基準値を述べよ。術前に確認しておきたい臨床検査結果があるとすれば，どのような項目か？
5. この患児の術前の絶飲食のガイドラインはどのようなものか？　日帰り手術は賢明な選択か？　外科医は，簡単な症例の手術を先に終えたあと，本件の手術を最後に行いたいと言っている。これは適切な判断か？
6. 日帰り手術はあり得ないということと，入院のうえ，1日の最初の症例として中央手術室での手術を予約することを母親に伝えるのには，どれくらいの時間がかかるか？

術中の問題

1. 母親を手術室に入れてもよいか？　患児にミダゾラムを投与する必要はあるか？　酸素1/8 Lとは，何を意味するか？
2. 区域麻酔単独で行うべきか？　静脈ラインはどこに，どの段階で確保するか？　脊髄くも膜下麻酔あるいは仙骨麻酔は可能か？　後者の場合，カテーテルは挿入するか？　どの局所麻酔薬を使用するか？　アドレナリン，クロニジンまたは麻薬を追加するか？　最後にこんな処置を行ったのはそもそもいつだったか？　「シュガーニップル(砂糖水に浸した乳首型のおしゃぶり)」とは一体何か？
3. マスク導入は可能か？　麻酔導入薬は何を使うか？　これくらいの年齢の患児にマスク導入を行う場合のリスクは何か？　この年齢層の乳児や肺病変を併せもつ乳児にセボフルランを使用する利点は何か？
4. 静脈導入は可能か？　その場合，どの経路から導入するか？　いつ，どこで導入を行うか？　この乳児の場合，そもそも静脈ラインを確保できるだろうか？　この乳児がこの手術を受ける場合，1時間当たりどれくらいの輸液量が必要か？　また，どの輸液製剤を使用するか？
5. LMA，気管チューブ，マスクのどれを用いて気道を確保するか？　外科医は，手術の所要時間を長くても35分とみている。
6. 術後の鎮痛管理のために，麻薬あるいは仙骨ブロックを使うか？　1回投与法による仙骨ブロックには，何を使用するか？　腸骨鼠径ブロックとは何か？　ほかの鎮痛法と比較するとどうか？　術後の痛みに有効な薬物にはこのほかにどのようなものがあるか？
7. 神経ブロック中および手術中に気道を確実に維持するため，気管挿管することに決めた。どのサイズの気管チューブから試すべきか？　リークテストとは何か，またどのようにして行うか？　チューブはカフありとカフなし，どちらを使用するか？　患児がNICUで3週間にわたって挿管されていたという病歴は懸念材料か？
8. この乳児での術後抜管基準はどのようなものか？　深麻酔下に抜管することは推奨されるか？　深麻酔下抜管のリスクおよび利益は何か？
9. この赤ちゃんにカフェラテを！　早期産児が全身麻酔を受ける場合に術中にカ

フェインを投与することに関しては，どのようなデータがあるか？ カフェインには一体どのような効果があるのか？ 適切な投与量はどれくらいか？ また，適切なカフェインの種類は？ コーヒー1杯，またはエスプレッソ1杯に含まれるカフェインの量はどれくらいか？

術後の問題

1. PACUではどのようなモニターを，どのくらいの期間使用すべきか？ この乳児の場合，翌朝までモニタリングする必要があるか？ その場合，どのモニターを使用すべきか？ 患児を小児集中治療室(PICU)に移送すべきか？
2. 乳児はPACUで泣き叫んでおり，看護師はフェンタニルを投与したがっている。あなたはどうしたいか？ 泣き叫ぶのは痛みが原因だと言えるだろうか？ 乳児を落ち着かせるうえで，授乳と砂糖の利点は何か？ この場合，その場に親がいることの利点は何か？
3. 乳児は母乳で育てられており，哺乳瓶に入った砂糖水を受けつけない。母親はPACUで授乳したいという。さあどうする？

症例26 HELLP！ 誰か助けて！

Joy Schabel and Chris Martin

浮腫がひどい，22歳の初妊娠未経産の女性が，HELLP症候群のため緊急帝王切開を受けるために分娩室に入ってきた。患者は硫酸マグネシウムの静脈内投与を受けており，4時間前にサンドウィッチを食べてからは何も口にしていない。胎児心拍数は100～110 bpmで，心拍数の基線細変動が乏しく，遅発一過性徐脈が頻繁に起きている。母親の血圧は160/95 mmHg，心拍数は100 bpm，呼吸数は20回/minで，体温は37℃である。気道を診察したところ，Mallampati分類はクラス3で，舌が腫れていることがわかった。血小板数は71,000, AST 210 IU/L, ALT 225 IU/Lである。プロトロンビン時間(PT)および部分プロトロンビン時間(PTT)の結果はまだ出ていない。

術前の問題

1. HELLP症候群とは何か？
2. 胎児心拍数は正常か？
3. 遅発一過性徐脈とは何か？ また，その意義は何か？
4. 胎児の状態を決定する最も重要な要因は何か？
5. 最終経口摂取から8時間経過するまで手術を待ったほうがよいか？ その理由は？
6. 帝王切開に進む前に，病歴および身体所見からさらに入手すべき情報はあるか？
7. この症例における麻酔計画を，その理由とともに説明せよ。
8. 脊髄くも膜下麻酔を行うことにした場合の麻酔前輸液負荷の方針について説明せ

よ。

9. 術前に上記の高血圧を治療するか？　その場合，どのようにして治療するか？
10. この患者に対して，術中モニターは何を使用すべきか？　その理由は？

術中の問題

1. 脊髄くも膜下麻酔を実施した。抜針後，針の刺入部位から勢いよく出血したことが確認された。どのように対応するか？
2. 脊髄くも膜下腔に局所麻酔薬を注入した 3 分後，患者の血圧が 70/40 mmHg に低下した。何をすべきか？
3. エフェドリンやフェニレフリンのボーラス静注を繰り返し，急速輸液も行ったが，血圧の改善はみられない。どのように対応すべきか？
4. 産科医が子宮を縫合していると，患者が突然，胸痛を訴え始めた。呼吸数は 24 回/ min で，さっきまで 99%を示していたパルスオキシメトリの測定値は 95%を示している。心電図のⅡ誘導，V_5 誘導において 2 mm の ST 低下が認められた。鑑別診断および最も可能性の高い診断を述べよ。どのように対応すべきか？
5. 50 分経過後，産科医はまだ手術を終えておらず，患者は切開部位の痛みを訴えている。どのように対応するか？

術後の問題

1. 患者が PACU に入ってから 1 時間経過したが，いまだに尿の排出がみられない。術中の尿量はわずか 50 mL であった。どのように対応するか？
2. 輸液のボーラス投与後も尿量は改善されない。鑑別診断は何か？　また，どのように対応すべきか？
3. 肺動脈カテーテルを留置したところ，肺動脈楔入圧(PCWP)は 48 mmHg であった。どのように対応するか？
4. 患者は嗜眠状態になり，四肢の力も入らなくなってきた。鑑別診断は何か？　どのように対応すべきか？
5. 深部腱反射消失，呼吸停止，心停止に陥る血清マグネシウム濃度をそれぞれ答えよ。

症例 27　産科と危ない気道

Jay Bhangoo and Misako Sakamaki

2 回経妊，2 回経産の 32 歳の女性が，18 時間前に帝王切開を受けた。帝王切開そのものは何事もなく終わり，術中の推定出血量は 1,200 mL，尿量は 200 mL であった。患者の身長は 140 cm(弱)で，体重は 95 kg である。腟からの出血がかなりあったため赤血球濃厚液を 2 単位輸血したところ，ヘマトクリット値は 25%になった。患者は帝王切開の前は絶飲食状態であった。子宮内容除去術(D&C)を行うために，手術室に再入室する予定である。喘息と高血圧の既往があり，前者については必要に応じてサルブタモールを，後者についてはメトプロロールを服用している。

術前の問題

1. ほかに知っておきたい検査結果や病歴はあるか？
2. 前投薬はどのように行うか？
3. この患者において，区域麻酔と全身麻酔のどちらを行うか？
4. 区域麻酔を選んだ場合，脊髄くも膜下麻酔と硬膜外麻酔のどちらを行うか？ 患者は無痛分娩のために硬膜外カテーテルを留置されており，このカテーテルを利用して帝王切開のための麻酔も行われた。
5. この患者は絶飲食状態とみなされるか？

術中の問題

1. 脊髄くも膜下麻酔を行うことにした。局所麻酔薬は何を使用するか？ リドカインを使用する場合のマイナス面は何か？
2. 脊髄くも膜下麻酔を実施することした。麻酔は見事に成功したが，子宮内容除去術だけでは産科医は出血を止めることができない。開腹止血術を行わなければならず，さらに可能であれば子宮全摘をしたい。それでも脊髄くも膜下麻酔での管理を継続するか，それとも全身麻酔に切り替えるか？
3. 脊髄くも膜下麻酔での管理を続けることに決めた。手術開始後 3 時間以上が経過しており，患者は痛みを感じ始めている。次にすべきことは何か？
4. 患者に全身麻酔を導入する必要がある。どのように行うか？
5. プロポフォールとスキサメトニウムを投与して迅速導入を試みたが，挿管できない。換気は，2 人がかりで何とか行うことができた。次にすべきことは何か？
6. 気管挿管を試みている最中も，患者はバッキングしている。患者にすぐに筋弛緩薬を投与してくれと要求している産科医に対して，何と答えるか？
7. にじみ出るような出血 oozing がみられると産科医は言い，新鮮凍結血漿（FFP）を投与してくれと要求している。何と答えるか？

症例 28 分娩室での当直勤務

Ursula Landman and Jeffrey Pan

金曜の夜，分娩室の症例を引き継いだばかり。産科麻酔科医が帰り際に，次のようにあなたに告げた。「4 号室に 30 歳，体重 204 kg の未経産初妊婦がいる。硬膜外麻酔をせずに分娩誘発を続けているが，まだ静脈ラインは確保されていない。血圧 120/70 mmHg，心拍数 70 bpm/min，呼吸数 15 回 /min で，胎児心拍数は 140 bpm 台である。病歴，手術歴は一切入手できていないが，妊婦用ビタミン剤を服用しており，本人の知るかぎり薬物アレルギーはない。午後に何度も分娩を試みたが，駄目だった。帝王切開が必要になった場合，患者は全身麻酔を希望しているが，産科医は麻酔は必要ないと言っている」。産科麻酔科医はそう言い残して，帰ってしまった。

術前の問題

1. 産科医と患者が相互に合意できる麻酔計画を立てるか？
2. その場合，どのように計画を進めるか？　産科医はすでに待機しており，オキシトシン投与を開始したいと言っている。
3. 日勤チームが書いた術前チャートは不完全なまま終わっている。状況を的確に評価するためにすべきことは何か？
4. 硬膜外麻酔は通常，太さ 17 ゲージ，長さ 9 cm 弱の Tuohy-Schliff 針で行われる。代わりの器具も必要だろうか？
5. 追加の器具を近くに準備しておきたいか？　その場合，何がよいか？
6. 陣痛が始まってから約 15 時間後，産科医は分娩が進行しないので帝王切開を行うべきだと判断した。硬膜外カテーテルはまだ留置されていない。どのように対応するか？
7. 硬膜外麻酔を 2 時間も試みているが，うまくいかない。どうすべきか？
8. 2 時間半後，何度もトライした挙句に，Tuohy 針から脳脊髄液が流れ出てきた。脊髄くも膜下麻酔用の薬物を入れるか，あるいはもう一度硬膜外麻酔を試みるか？
9. 産科医はイライラし始めている。すでに明け方近くになっており，早く始めたいようだ。どうすべきか？
10. 胎児心拍数はどれくらいの頻度でチェックすべきか？
11. 胎児心拍数モニタリングの 2 つの構成要素は何か？
12. Doppler トランスデューサと胎児頭皮用電極のどちらを準備しておくべきか？
13. 正常な胎児基準心拍数はどのくらいか？
14. 早発一過性徐脈と遅発一過性徐脈の違いは何か？
15. 胎児ジストレス[訳注1]の管理方法を述べよ。
16. 産科医は新生児の無呼吸を心配し始めている。原発性無呼吸と続発性無呼吸の違いは何か？
17. Apgar スコアの定義を述べよ。

症例 29　超音波で何が見えるのか

Chris Gallagher and Anshul Airen

3 週間前に大動脈弁置換術を受けた 52 歳の男性が術後フォローのため外来に訪れた。

訳注 1：胎児仮死あるいは胎児ジストレス fetal distress という用語の意味する重症度と，その結果急速遂娩した新生児の実際の状態とが一致しないことはしばしば経験される（多くの場合，新生児は「元気」）。このことが医療者と患者の間でさまざまな問題を引き起こしてきた経緯もあり，欧米では fetal distress に代わり，non-reassuring fetal status（NRFS）という用語が用いられるようになった。NRFS とは「胎児が元気であるとは確信できない」という意味であり，幅広い胎児の状態を包括している。NRFS は特に分娩中は，胎児心拍数モニタリングの所見に基づいて診断される。日本産科婦人科学会は，NRFS に該当する用語として「胎児機能不全」を採用している。

患者は，息切れ，夜臥床して眠れないことを訴えた。心臓外科医は，術前の駆出率(EF)も良好で弁置換術もスムーズにできたので，その症状に驚いた。メトプロロールとワルファリンはちゃんと服用され，血液検査結果にも異常なく，プロトロンビン時間国際標準比(PT-INR)も治療目標範囲内だった。胸部単純Ｘ線写真では縦隔の拡大が，心エコー図検査では心嚢液が部分的に貯留する像がみられた。患者には心膜開窓術が予定された。

術前の問題

1. PT-INRの治療目標範囲はいくつか？　心臓弁疾患患者が抗凝固薬を服用しなければならない理由は？　抗凝固薬を服用しないとどうなるか？　患者が抗凝固薬の効果を阻害したり，増強したりする薬物を併用するとどうなるか？
2. 心嚢液貯留の原因は何か？　似た像を示すほかの病態はあるか？　心嚢液が急速に貯留するのと，徐々に貯留するのとでは生理学的効果はどのように違うか？　ほかにどのような身体所見を探すか？
3. 経胸壁心臓超音波エコー図検査(TTE)では，心嚢液貯留が認められる。この検査のwindowを挙げよ。経食道心エコー法(TEE)と比べてどうか？　TEEが必要か，その理由は何か？　TEEからさらにわかることは何か？
4. この患者は3週間前に心臓手術を受けた。最近の手術に関連して問題は起こるか？　過去の麻酔記録のどこに注意して見るか？　過去の麻酔記録が入手できない場合はどうするか？

術中の問題

1. 患者は途切れることなくセンテンスを言え，横になることもできた。麻酔導入前に動脈ラインは必要か，その理由は？　1拍ごとに血圧測定するほかの機械はあるか？　それぞれの利点と欠点を述べよ。
2. 20ゲージの静脈ラインが挿入されており，よく流れている。導入前に容量負荷用のラインがいるか？　導入後に16ゲージを入れるか？　中心静脈ラインは必要か？　どの種類の中心静脈カテーテルを用いるか？　外科医は「すぐ終わります」と言うが，どうするか？
3. この症例を鎮静下局所麻酔で管理できるか？　どのような場合に局所麻酔で行うか？　身体所見によって，「かなり重症な」タンポナーデと「たいしたことない」症例とをどのように見分けるか？
4. 鎮静を選択した。しかし，外科医が手術を進めるうち，「左にそれ」，気胸を起こした。どのような生理学的変化が起きるか？　気胸は開放性だが，患者の状態は悪化するか？　緊張性気胸と非緊張性気胸を比較せよ。
5. この，「状態が悪くはない」心膜開窓術患者をどうやって導入するか？　「状態が悪い」患者との違いは何か？　ケタミン，etomidate，もしくはプロポフォールを使うか？
6. 動脈ラインなしで導入したところ，血圧計カフの測定時間がひどく長い。血圧計はどのように動くか？　血圧がゼロか 300 mmHg かを知るのにどのくらい時間がかかるか？　ほかに，血圧をより速く測る方法はあるか？

7. 血圧計カフで 70/40 mmHg と出たが，心拍数は相変わらず 53 bpm である。どのように治療するか？　すぐに治せるか？　フェニレフリンやエフェドリン，あるいはアドレナリンを投与するか？
8. フェニレフリンを使うと心拍数が 29 bpm まで落ちた。どうするか？　心拍数が減少した理由は何か？　β遮断薬との交互作用はどうか？
9. 外科医が胸骨の後ろに指を入れると単源性期外収縮が出た。その理由は？　血液ガス分析は必要か？　カリウム値が 3.4 mEq/L で末梢ラインしかなかったら，カリウムを補充するか？　どこから，どんな速度で投与するか？　その間に抗不整脈薬は必要か？
10. 外科医が心嚢にアプローチするために小さく左開胸する必要があると言ってきた。どう答えるか？　ラインを追加するか？　術後の換気計画はどうするか？　外科医に分離肺換気を依頼されたらどうするか？

症例 30　忍び寄る大問題

Rishi Adsumelli and Igor Pikus

50 歳女性が卵巣癌の疑いで腹腔鏡手術を予定された。昨夜，呼吸困難と起坐呼吸を訴えて ER に来た。腹水があった。8 年前に重症筋無力症で胸腺腫摘出術を受け完治した既往があった。何も内服していない。胸部 X 線写真では上部縦隔が拡大し両側胸水を認めた。婦人科腫瘍医が，輸血のタイプアンドスクリーン（T & S），ヘマトクリット値，ヘモグロビン値，血液生化学検査〔βヒト絨毛性ゴナドトロピン（hCG）〕を含む結果が出たらすぐにでも手術したい，と言ってきた。

術前の問題

1. 前縦隔拡大の鑑別診断は何か？
2. どのように診断を進めるか？
3. CT 画像では 40%程度圧迫されている可能性がある。ほかにすることは何か？
4. 圧容量曲線はどうか？
5. ダイナミックな閉塞が進行していることを除外診断するほかの方法は何か？
6. 心エコー図検査では，右心房が外側から圧迫されているが，正常な拡張，血流を呈し，心収縮能は正常であった。気管支鏡では気管支内腔にダイナミックな閉塞や歪みもない。他科にコンサルテーションするか？
7. 両側胸水に対してはどう対処するか？

術中の問題

1. 麻酔をどう進めるか？
2. 手術室にどんな器具を準備するか？

3. 導入時にどんな体位をとるか？
4. 腹水が多いことを考慮して，迅速導入を使うか？
5. 筋弛緩薬を使うか？
6. 導入後に仰臥位に戻すと，SaO_2 が 92％に，呼気終末二酸化炭素分圧が 25 mmHg に低下した。どうするか？

症例 31 日帰り麻酔でも気を抜けない

Andrea K. Voutas

42 歳の女性が腹腔鏡下卵巣嚢腫摘出術を受けるために日帰り手術センターにやって来た。彼女の病歴は，病的肥満(BMI 45)，喘息は吸入薬でコントロールされており，まれに喘鳴を伴う程度，毎日 2 箱タバコを吸っていた。腹痛も吐き気も嘔吐もないという。アレルギーの既往もなく絶飲食を守った。酸素飽和度はルームエア吸入で 95 ～ 96％程度である。

高血圧，胸痛，動悸の既往もなく，運動もよくできるという。ちょっとした荷物を持って家の階段を 2 階まで息切れもせず上れるという。呼吸器症状で救急治療部を受診したことはなく，ステロイドの治療を受けたことがない。朝は喀痰があるが最近は呼吸器感染をしていないという。薬物使用は吸入薬の屯用のみである。さらに質問すると，隣の夫が，「妻が夜間にすごいいびきをかくので，目が覚めてしまう」と明かした。よく寝返りをうって，ときどき声を出すこともあると言う。彼女自身は，日中眠たいことはないと言う。睡眠中の検査を受けていないらしいが，閉塞性睡眠時無呼吸の暫定診断をつけた。

術前の問題

1. この患者で麻酔時に問題になることは何か？
2. 患者の病歴でどんな情報が必要か？
3. 閉塞性睡眠時無呼吸症候群，閉塞性睡眠時低換気を定義せよ。
4. 閉塞性睡眠時無呼吸症候群の病態生理を説明せよ。
5. 閉塞性睡眠時無呼吸症候群の全身的影響について述べよ。
6. 睡眠時検査で測定される項目を挙げ，閉塞性睡眠時無呼吸症候群の重症度がどのように分けられるか説明せよ。
7. 閉塞性睡眠時無呼吸症候群の周術期リスクはどのように決められるか？
8. この患者における閉塞性睡眠時無呼吸症候群の周術期のリスクは何か？
9. 診察の際，特に注意すべきことは何か？
10. 血圧は 140/90 mmHg，心拍数は 88 bpm，Mallampati 分類ではクラス 1 ～ 2 だった。心音では規則的心調律で，雑音，ギャロップ，心膜摩擦音など聞こえず，肺野での呼吸音は両側ともに減弱していたが，清明であった。どのような検査が必要か？
11. この症例は日帰り手術センターで行うのに適切か？ 腹腔鏡下胆嚢摘出術だった

らどうか？
12. 前投薬を行うか？

術中の問題

1. 迅速導入を行い，問題なく直達喉頭鏡で挿管し，プロポフォールとセボフルランで維持することができた。術中はどのようなことを心配するか？
2. 手術は特に問題なく進んだが，どのくらいのトレンデレンブルグ位に耐えられるかに関して，外科医と意見がずっとくい違っていた。呼吸音は清明だったが，時折水泡音が聞こえた。酸素飽和度は，酸素投与50%で，ずっと95～96%程度だった。どのように抜管するか？
3. 患者は覚醒し，抜管された。酸素飽和度以外のモニターを外し，麻酔記録を書き終えるところだった。突然パルスオキシメータから恐ろしい低音が聞こえ，顔を上げると，患者は眠り，酸素飽和度が79%を示していた。早速患者を刺激すると，93～94%にまで戻る。PACUでは，いつまでPACUでモニタリングが必要か？
4. 術後の痛みをどのように管理するか？

症例32　ビッグ・"HIT"

Bharathi Scott and Chris Collado

58歳の男性に人工心肺下冠動脈バイパス術(CABG)が予定された。患者は現在不安定狭心症，糖尿病，高血圧がある。心臓カテーテル検査の結果，三枝病変があるが左室駆出率は正常と判明した。今週はようやくのことでルーチンのCABGだ，もうやったことがあるしどうってことはないと喜んだ。病室の患者に会いに行こうとすると，心臓専門医が親しげにこう言ってきた。「患者の血小板数が下がっていて，いま抗体検査の結果待ちでね。多分ヘパリン起因性血小板減少症(HIT)だと思うんだが。昨日ヘパリンを中止してアルガトロバンを始めたところです」。

1. HITとは何か？　HITのtype 1とtype 2の違いを説明せよ。
2. HITの診断方法は？
3. 麻酔科医の視点から，術前管理ではどのようなことが懸念されるか？
4. 抗凝固薬の代替薬は何か？
5. 代替薬の作用機序は何か？
6. 投与量はどうするか？
7. 代替薬の利点と欠点を挙げよ。
8. どのように抗凝固状態をモニタリングするか？
9. どのように抗凝固療法をリバースするか？
10. 自己血回収にかかわる人工心肺技士が，「抗凝固薬に何を使いましょうか」と尋ねてきた。どう答えるか？

症例 33　酸素わが家にあり

Carlos Mijares and Wei Song

50 歳の女性の転移性卵巣腫瘍に対して試験開腹術が予定された。40 pack-year の喫煙歴がある。息切れがして 30 歩以上続けて歩けない。夜間睡眠時には鼻カニューレで酸素吸入が必要である。大量の腹水もある。血液ガスは，ルームエアで pH 7.35, PO_2 55 mmHg，PCO_2 46 mmHg。血圧 121/56 mmHg，心拍数 112 bpm，ヘマトクリット値 28%である。

術前の問題

1. この患者の余命はどうか？　患者に手術に関して術前にどう説明するか？
2. さらに検査が必要か？　どんな検査をオーダーするか？
3. 心機能検査は必要か？　心臓カテーテル検査が必要か？
4. 呼吸機能検査は必要か？　その場合，どのような検査をオーダーするか？
5. 術前に腹水をドレナージするか？　その理由は？
6. 24 時間酸素は毎日必要か？　どのぐらい投与するか？　2，4，6 L/min？　その理由は？
7. 動脈血液ガス分析結果をどう解釈するか？
8. 術前に輸血するか？　その理由は？
9. 前投薬を投与するか？

術中の問題

1. どんなモニターを選択するか？　動脈ラインと中心静脈ラインを挿入するか？　肺動脈カテーテルは使うか？
2. 導入前に動脈ラインを挿入することにしたが，患者が非常に不安そうである。鎮静するか？
3. どのように導入するか？　どんな薬物を使うか？　ケタミンを使うか？　筋弛緩薬は何を使うか？
4. Hoffman 反応とは何か？　Hoffman 反応に影響を与える因子を挙げよ。
5. 麻酔維持にはどんな薬物を使うか？　懸念されることは何か？
6. 回復直後に突然血圧が低下した。鑑別診断は何か？
7. 手術中に気道内圧が突然上昇した。鑑別診断は何か？　カプノグラフィで気管支挿管(片肺挿管)を早期に検出できるか？
8. 気胸をどのように診断するか？　胸腔ドレナージチューブを留置するか？
9. 輸液には晶質液，膠質液のどちらを使うか？
10. 酸素飽和度が徐々に 90%台前半まで低下した。どうするか？　呼気終末陽圧(PEEP)はどのように効果を発揮するか？

第12章

寄せ集め問題

症例 1　鼓膜チュービング

Chris Gallagher and Robert Chavez

一側の鼓膜チュービングが女性患者に予定されていて，うちの外科医は速い。プロポフォール 100 mg で導入し，頭を横に向けて外科医がチューブを留置したとき，患者は大量に嘔吐し，未消化の食物が口からあふれ出てきた。今，あなたはマスクを彼女の顔に当てているだけの状態である。この状況にどう対処するか？

症例 2　知的障害者の放射線治療

Chris Gallagher and Robert Chavez

50 歳の重度知的障害の男性が，食道癌の治療のために 18 回の放射線照射が予定されている。患者には静脈注射用のポートが埋め込まれており，薬物投与に利用できる。放射線照射の焦点を彼の食道に合わせるほんの数分間だけ動かないようにするために，どのように鎮静するか？

症例 3　背中に刺さったナイフ

Chris Gallagher and Robert Chavez

18 歳の男性が背中の真ん中をナイフで刺され，そのナイフはまだ刺さったままである。ナイフの損傷により患者は Brown-Séquard 症候群を呈している。どのようにして背中にナイフが刺さったままで気道を確保して，麻酔を維持するか？

症例 4　ICU での発熱

Zvi Jacob

開腹手術後 5 日で，患者の体温 39.2℃，心拍数 102 bpm，血圧 75/50 mmHg，吸入酸素濃度 60%で SpO_2 94%である。鑑別診断は何か？　どのように治療を進めるか？　ICU での敗血症管理について説明せよ。

症例 5　禁　煙

Zvi Jacob

45 歳のヘビースモーカーの女性が待期手術のために受診している。禁煙についてどのように推奨するか？　周術期の喫煙とその合併症について説明せよ。

症例 6　膝関節鏡術後の頻脈

Zvi Jacob

40 歳男性が膝関節鏡術後に麻酔回復室（PACU）に入室した。入室後，心拍数が突然 83 bpm から 155 bpm に増加した。どのように対処するか？　上室性頻脈（SVT）の場合の治療計画について説明せよ。

症例 7　骨の痛みと骨肉腫

Zvi Jacob

20 歳の女性が転移性 Ewing 肉腫による激しい骨の痛みに苦しんでいる。どのように治療するか？　治療のための選択肢について説明せよ。

症例 8　輸　液

Zvi Jacob

手術室で使用される輸液製剤（晶質液，膠質液）について述べよ。

症例 9　定位脳手術用のハローベストを着けた患者の鎮静

Chris Gallagher

65 歳の Parkinson 病の男性が，定位脳手術による治療のためにハローベストを取り着けられている。そのため気道確保が制限されているが，この状態でどのように鎮静するか述べよ。

症例 10　肺動脈カテーテル

Chris Gallagher

新しい病院で心臓手術の麻酔を始めたところ，驚いたことにすべての患者に肺動脈カテーテルを挿入していた。肺動脈カテーテルを挿入するかしないか，その理由は？　ICU で肺動脈カテーテルが使えないとき，その代わりになるものは何か？

症例 11 術後の筋強直

Chris Gallagher

25 歳の男性の精巣捻転修復術後患者が，PACU で覚醒後 30 分に筋強直と頻呼吸を発症した。どのように評価して治療するか？

症例 12 末梢穿刺中心静脈カテーテル(PICC)と酸素飽和度低下

Chris Gallagher

20 歳の静脈注射薬の薬物中毒者が長期にわたる抗菌療法のために，末梢穿刺中心静脈カテーテル(PICC)を留置されている。患者は ICU に入っており，面会者が来てから 30 分前後に酸素飽和度が低下した。何が起きているのだろう？

症例 13 妊婦の大動脈弁置換術

Chris Gallagher

妊婦が人工弁機能不全のため，緊急大動脈弁置換術を受けた。彼女は妊娠 20 週で，人工心肺から離脱できない。ノルアドレナリンのみが救命的のように思えるのだが，妊婦にはノルアドレナリンは禁忌だと同僚が告げる。ほかの選択肢には何があるか？ どちらを選ぶか？

症例 14 皮下気腫

Chris Gallagher

62 歳の男性食道癌患者の食道切除術が予定されている。二腔気管支チューブ挿入が，いくらか困難であった。挿管後，皮下気腫が発生し，人工呼吸器のアラームが鳴っている。何が起こったのか？ あなたならどう対処するか？

症例 15 三脚体位 tripod position

Chris Gallagher

45 歳の女性が ER を受診したが，下顎を前方に突き出し，よだれを垂らし，高熱で，三脚体位 tripod position[訳注 1] をとっている。彼女には精神疾患の病歴がある。鑑別診断は何か？ そしてどう対処するか？

訳注 1：呼吸困難の患者がとる体位で，体を前屈して手を体の前にある壁などや自分の膝について上半身を支えた状態である。

症例 16　注意欠陥障害患者の心臓電気生理学的検査

Chris Gallagher

注意欠陥障害と Asperger 症候群と診断された発達障害のある 26 歳の男性の心臓電気生理学的検査が予定されている。母親が患者のベッドサイドに付き添っている。循環器内科医は，この検査は通常は鎮静下でできるが，この患者では心配である，と言う。どう評価，対処するか？

症例 17　火災警報

Chris Gallagher

虫垂切除術の最中に火災警報が鳴った。「病院が火事だから避難しろ！　訓練じゃない！」と責任者が言う。あなたならどうする？

症例 18　etomidate による鎮静

Chris Gallagher

現在所属する病院ではステントがほとんどで，頚動脈内膜切除術は行われていない。IVR 放射線科医が，頚動脈ステント留置術の患者の鎮静に関するガイドラインについて，特に etomidate の使用について質問してきた。どう答えるか？

症例 19　硬膜外鎮痛を予定しているがプロトロンビン時間が延長している

Chris Gallagher

腫瘍の脊椎への骨転移により激しい痛みに苦しんでいる患者の痛みについて，コンサルトを受けた。全身的な薬物投与ではもはや痛みをコントロールできない。高位胸椎硬膜外鎮痛が計画されたが，肝機能障害のためプロトロンビン時間（PT）が延長している。どう助言するか？　硬膜外カテーテルを留置するか？　さらに薬物療法を強化するか，ほかの方法を検討するか？

症例 20　縦隔腫瘍

Chris Gallagher

前縦隔腫瘍の患者に放射線治療が予定されている。腫瘍が大きくて手術では対処できないので，患者は放射線治療を選択したが，放射線治療のために仰臥位になれない。患者の鎮静を相談された。どう答えるか？

症例 21　足首の痛み

Brian Durkin

50 歳の女性が左下肢の焼けつくような痛みを訴えている。彼女は 6 週間前に左足首を捻挫して以来，痛みが続いている。血圧は 115/49 mmHg，脈拍数 70 bpm，呼吸数 16 回 /min であり，体重 65 kg，身長 167 cm である。あなたの治療計画は？ MRI を撮る必要があるか？ 何が問題になるのか？ どの薬物を処方するか？ どんな検査をオーダーするか？

症例 22　エホバの証人の血液パッチ

Brian Durkin

3 日前に脊髄くも膜下麻酔で帝王切開を受け元気な赤ちゃんを出産した 34 歳の女性がずっと頭痛を訴えているので，硬膜外血液パッチをしてほしいと同僚の産科医から依頼を受けた。患者は身長 155 cm，体重 90 kg で，エホバの証人である。どうするか？

症例 23　患者の下肢が動かない

Brian Durkin

あなたは硬膜外麻酔で右人工股関節全置換術を受けた PACU にいる患者の評価をしてほしいと呼ばれた。手術は 1 時間前に終わったが，患者は両下肢を動かすことができないと訴えている。どうするか？ MRI 撮影をオーダーするか？ 神経内科医の診察を依頼するか？

症例 24　麻酔回復室（PACU）での鎮痛管理

Brian Durkin

あなたは PACU の看護師から，術後に下肢の痛みが続いている患者の評価を求められた。看護師は，患者にこの 20 分間で 300 μg のフェンタニルを投与したが，効いていないと言う。どうする？ もっとフェンタニルを投与するか？ モルヒネを投与するか？ hydromorphone を投与するか？ フェンタニルしかなければ，5 mg のモルヒネと同程度の効果があるフェンタニルの量は？ hydromorphone はどうか？

症例 25　腎摘出術とヘパリン

Brian Durkin

腎移植のドナーに，全身麻酔導入の前に胸部硬膜外カテーテルを手術室で留置した。外科医は，執刀前にヘパリン（5,000 単位）を皮下注したいと言っている。患者に何を告げるか？　ヘパリン 7,000 単位の静注の場合はどうか？　2 万単位の静注なら？　外科医が患者に経鼻胃管を留置してクロピドグレル 75 mg と tinzaparin［訳注：低分子ヘパリン］を注入したいと言ったらどうするか？

症例 26　腹腔神経叢ブロック

Brian Durkin

食道癌ステージ Ⅳで CT ガイド下に腹腔神経叢ブロックを受ける患者の麻酔を依頼された。患者は痛みが激しく腹臥位になれない。メサドン[訳注2]とオンダンセトロンを在宅で服用している。あなたの麻酔計画は？　この手技で危険にさらされる臓器は何か？　術後は何を注意するか？

症例 27　硬膜外ステロイド

Brian Durkin

産科医の同僚から，妊娠 27 週の 32 歳の妊婦に硬膜外ステロイド注入をしてほしいと頼まれた。産科医は脊椎外科医に彼女の L_5/S_1 の椎間板ヘルニア手術をしてほしいと依頼したが，すでに断られていた。患者は激痛に苦しんでおり，静注の患者管理鎮痛法（PCA）で hydromorphone を投与されていたが，それでも視覚的評価尺度（VAS）は 9/10 だった。あなたの懸念は？　治療計画は？　手術が断られた理由は？　この手術は局所麻酔下で可能か？　薬物投与以外にどんな治療が可能か？

症例 28　喉頭ポリープのレーザー手術

Roy Soto

7 歳の男児が喉頭ポリープのレーザー焼灼術を受ける。どんな合併症に注意するか？　気道発火をどのように予防するか？

症例 29　手関節骨折の観血的整復術

Roy Soto

転倒して手関節を骨折した健康な 17 歳の男性が観血的整復術を受ける。区域麻酔で行うか？　どんな区域麻酔で行うか？　整形外科医は腕がよく，手術が速く，1 時間で終わると言っている。ブロックは局所麻酔薬単回投与で行うか？

訳注 2：半減期が長く，価格が安いため，欧米で広く緩和医療に用いられている。活性代謝産物が存在せず，腎機能低下状態でも使用できる。

症例 30　咬筋攣縮

Roy Soto

19 歳の健康な男性で，過去に咬筋攣縮の病歴がある患者が，椎弓切除術のために前日入院した。患者を診察しているが，過去の診療録は手に入らない。術前のクレアチンキナーゼ(CK)値を検査するか？　CK が基準値範囲内ならば，次に何をするか？　過去の診療録が届いたが，咬筋攣縮の後，2 回の手術を受けていた。スキサメトニウムが 2 回とも使用されていたが，問題なかった。あなたはどう考えるか？

症例 31　妊娠高血圧腎症

Roy Soto

重症の妊娠高血圧腎症を合併した 20 歳の妊婦の帝王切開が予定された。患者にはマグネシウム剤が投与されている。マグネシウム中毒の徴候は何か？　どのようにしてマグネシウムの治療効果をモニターするか？　手術室での血圧は 180/110 mmHg だが，どのように調節するか？　全身麻酔になったら，筋弛緩薬は何を選択するか？

症例 32　膵切除術

Roy Soto

60 歳の男性の膵切除術が予定されている。硬膜外カテーテルはどこから挿入するか？　局所麻酔薬やオピオイドは何を注入するか？　注入速度はどうするか？　呼吸抑制を最小限にするためにどのような手段をとるか？　硬膜外麻酔による低血圧にはどう対処するか？

症例 33　脳動脈瘤

Roy Soto

48 歳の女性が中大脳動脈の巨大動脈瘤クリッピング術を予定されている。クリッピングする際の血圧をどうやって管理するか？　換気は過換気にするか，低換気にするか？　どんな脳保護療法を用いるか，どのように低体温療法を行うか？　etomidate やバルビツレート系薬物を使用するか？

症例 34　胸腔鏡下手術

Igor Izrailtyan

27 歳の男性に，気胸再発の治療のための胸腔鏡下手術(VATS)が予定された。二腔気管支チューブの位置は正しいが，肺が膨らんでくる。換気は従量式で最大吸気圧は

22 cmH_2O である。あなたならどうする？

症例 35　喘　息

Frank Stellacio

31 歳の男性で重症の喘息患者(あらゆるものを，彼は服用中だ，ステロイドも然り)に，虫垂切除術の緊急手術が予定されている。患者は喘鳴がひどく，最近症状がひどく悪化していると言っている。自己管理が悪く，治療が不十分である(喘息吸入薬を買うための金は，紙袋に包まれて雰囲気よろしく売り出されたスクリューキャップの「上等な」ワインへと姿を消してしまった)。麻酔導入をどうする？

症例 36　喘息患者の虫垂切除術

Frank Stellacio

まさにデジャブだ，重症喘息患者の虫垂切除術で，挿管後にまったく換気できなくなった。どうする？

症例 37　トリガーポイント注射

Chris Gallagher

トリガーポイント注射は安全であると言われているが，本当か？　この安全と言われている手技に伴う合併症は何か？

症例 38　頭部外傷

Chris Gallagher

重症の外傷性脳損傷に対して，過換気，ステロイド，抗痙攣薬に関しては現在どのように勧告されているか？

症例 39　頚椎損傷疑い

Chris Gallagher

交通外傷後で頚部痛を訴える患者の挿管をしないとならないが，頚部 X 線写真は撮られていない。どのように挿管するか？　用手的固定は効果が認められているか？　頚部を安定化させる手技は喉頭部の視野確保をより困難にするか？

症例 40　結ばれてしまった肺動脈カテーテル

Chris Gallagher

胸部 X 線写真で肺動脈カテーテルが結び目を作っているのが判明した。どうやってこのカテーテルを抜去するか？

症例 41　気道発火

Chris Gallagher

気管切開術中に，気管チューブが突然炎を上げた。どのような手順で対処するか？

症例 42　マッチョな男性のステロイド

Chris Gallagher

筋肉隆々の男性が膝関節鏡手術の術前診察に訪れた。ステロイドを使っているかと問うと，使用していると認めた。このことで麻酔計画を変えるか？　麻黄やニンニク，セントジョンズワートなどのサプリメントを使用していたらどうするか？

症例 43　左脚ブロック

Chris Gallagher

67 歳の末梢血管障害の男性患者の大腿-膝窩動脈バイパス術が予定された。心筋虚血が気になるが，左脚ブロックがある。この患者の心筋虚血をどのようにして見つけるか？

症例 44　一酸化炭素

Chris Gallagher

月曜日朝の 1 例目，腹部大動脈瘤（AAA）の患者の動脈血液ガス分析でびっくり仰天させるような結果が出ている。一酸化炭素ヘモグロビン値が高いのだ。何が原因なのか，どうすべきか，そして今後こうした事態を防ぐにはどうしたらいいか？

症例 45　妊娠高血圧腎症の患者の気道

Chris Gallagher

ほかの方法がすべて失敗し，重症の妊娠高血圧腎症の患者に全身麻酔を行わなければならなくなった。この患者の気道確保で特に注意すべき点は何か？　頭蓋内出血のリスクについてはどう考えるか？

症例 46　モノアミン酸化酵素(MAO)阻害薬

Chris Gallagher

モノアミン酸化酵素(MAO)阻害薬が投与されているうつ病患者が，精巣捻転のため緊急手術となった。モノアミン酸化酵素に関する安全な麻酔法について説明せよ。MAO 阻害薬を服用している患者における懸念は何か？

症例 47　気管切開と分離肺換気

Chris Gallagher

気管切開されている 70 歳の女性に，左上葉切除のための分離肺換気を行わなければならない。気管切開されている患者に，どのようにして分離肺換気を行うか？

症例 48　親の立ち会い

Chris Gallagher

4 歳の男児の麻酔導入に母親が立ち会いを希望している。患児はミダゾラムを服用しており，母親は「子どもがおかしくなった」と取り乱している。何と母親に説明するか？　母親を手術室にまた入れるべきか，それとも外に出ていてもらうべきか？

症例 49　頭部外傷患者における低体温

Chris Gallagher

正常体温の頭部外傷患者がいる。患者のアウトカムを向上させるため，軽度低体温にしてはどうかと同僚が提案してきた。これはよい考えといえるだろうか？　その場合，どのような方法で低体温にするのか？　また，目標とする核心温(麻酔)を確実に達成するためにされていることを確認するにはどうすればよいか？　低体温にすることによるリスクは？

症例 50　胸腔鏡下手術中の二酸化炭素の送気

Chris Gallagher

胸腔鏡下手術(VATS)中の視野をよくする目的で，外科医が二酸化炭素の送気を行っていた。送気圧は 10 cmH_2O に過ぎないが，患者の血圧が 80 mmg 台まで低下した。何が起こっているのか？　そして，どのように対処すべきか？

症例 51　工事中の産科病棟

Ellen Steinberg

産科病棟には分娩室が 3 つあり，病院では工事が行われている。前置胎盤に対する帝王切開が予定されているのだが，3 部屋のうち 2 部屋で吸引が効かないという「怪奇現象」が生じている。あなたなら，この手術を予定通り開始するか否か？　その理由は？

症例 52　呼気機能と前縦隔腫瘤

Chris Gallagher

前縦隔腫瘤の存在が指摘されている 52 歳の患者が，症状らしきものは一切認めず，フローボリューム曲線も正常である。麻酔導入にあたって，何か特別な注意が必要だろうか？　同じ患者でも，症状があった場合にはどうか？　患者が 6 歳の小児であった場合は何か違いがあるか？　年齢による生理機能の違いについてはどうか？

症例 53　アプロチニン

Chris Gallagher

64 歳の男性が 3 回目の冠動脈バイパス術（CABG）を再々受けることになり，出血に対する懸念が非常に大きい。患者には腎機能不全の合併症もあり，クレアチニン値は 2.6 mg/dL である。外科医はアプロチニン[訳注3]を使用しないかと提案してきたが，腎機能や，すでに吻合されているグラフトについての懸念はないだろうか？

症例 54　A 型ボツリヌス毒素

Chris Gallagher

脳性麻痺のある 7 歳児が，痙攣の軽減と鎮痛管理を目的にハムストリングスへの A 型ボツリヌス毒素注入術を受けることになった。どのような麻酔管理を行うか？　A 型ボツリヌス毒素注入術で注意すべき点は？

症例 55　経頚静脈的肝内門脈静脈シャント術（TIPS）

Chris Gallagher

経頚静脈的肝内門脈静脈シャント術（TIPS）の麻酔管理上の注意点は？　あなたなら，

訳注 3：アプロチニンは最近市場から撤収されたため，この問題は過去の事例と考えていただきたい。

いざというときに備え，前もって新鮮凍結血漿(FFP)を投与しておくだろうか？

症例 56　帝王切開後の経腟分娩

Chris Gallagher

帝王切開の既往があるにもかかわらず，どうしても経腟分娩を希望して譲らない女性がいる。あなたなら，彼女に対してどのように助言し，どのような麻酔計画を立てるか？　また，硬膜外カテーテルが留置されていて，よく効いている場合，いかにして産科的合併症を検出するか？

症例 57　マルチルーメンカテーテル挿入時のトラブル

Chris Gallagher

呼吸不全でラリンジアルマスク(LMA)を挿入されている軟骨形成不全性小人症の患者に対し，人工透析のためのマルチルーメンカテーテルを挿入しようとしたところ，誤って鎖骨下動脈を穿刺してしまい，出血量が多く，大量の輸液負荷が必要となった。PACU を通りがかったときにこのような状況に出くわしてしまった場合，どのような管理を行うか？

症例 58　高齢者の譫妄

Chris Gallagher

あなたが勤務する手術部では多くの高齢者が手術を受け，術後譫妄もまた多い。術後譫妄とはいかなるものか？　この術後合併症を最小限に抑えるプロトコールを述べよ。

症例 59　神経ブロックと咳嗽

Chris Gallagher

痩せ型の 25 歳のアスリートに鎖骨下神経ブロックを施行中，患者は突然咳をし始め，頻呼吸となり，呼吸苦を訴えた。あなたの診断と管理計画は？

症例 60　頭　痛

Chris Gallagher

分娩後の 22 歳の女性が自宅から電話をかけてきて，視力障害と頭痛を訴えている。患者は 2 日前に硬膜外麻酔を受けているのだが，それに対するあなたの返答は？　鑑別診断は何か？　さらによくないことが起きている可能性はあるか？　あるとしたら，あなたはそれをどのようにして診断できるか？

症例61 脳脊髄液(CSF)ドレナージ

Chris Gallagher

あなたは脳動脈瘤クリッピング術の麻酔管理を行っている。麻酔計画には術中脳脊髄液(CSF)ドレナージも含まれているが，CSF ドレナージの利点は？ リスクは何か？ ふと足元に目をやると，三方活栓の向きを間違えており，すでに 100 mL の CSF をドレナージしていた。さあどうする？

症例62 褐色細胞腫

Chris Gallagher

生活にゆとりのない，褐色細胞腫の患者に対して腫瘍切除術が予定された。医療保険に加入することもできないため，術前の治療をまったく受けていない。現在の血圧は 170/90 mmHg である。あなたなら，この症例の麻酔を引き受けるか？ その理由は？ 現段階での麻酔を断るならば，患者の術前状態を最良にするためにどうするか？

症例63 頚部硬膜外ブロック

Chris Gallagher

ペインクリニック外来で，腹臥位で頚部硬膜外ブロックを受ける，病的肥満で要求の多い 50 歳の患者に鎮静をしていった。計画は，鎮静下の，腹臥位での頚部硬膜外ブロックであった。どのような方法で鎮静をするか？

症例64 膝手術後の鎮痛

Chris Gallagher

膝前十字靱帯再建術を受け，局所麻酔薬持続注入による末梢神経ブロックで鎮痛管理が行われている患者が帰宅しようとしている。どんな助言をすればよいか？ この鎮痛法のリスクは？

症例65 麻酔器の点検

Chris Gallagher

麻酔器の陰圧リークテストとは，麻酔器のどの部分のリークをチェックしているのか？ このリークテストをはしょって問題が生じた場合，患者にはどのようなリスクがあるか？

症例 66　ペースメーカ

Chris Gallagher

左上胸部にペースメーカが埋め込まれている高齢の紳士が手術室に入室してきた。あなたは同僚に「いざというときのために，マグネットを用意しておいたほうがいい」と言われたが，同僚は何が言いたいのだろうか？　同僚のアドバイスは的を射ているだろうか？　この状況でのマグネットの機能は何か？

症例 67　同意書

Chris Gallagher

手術同意書とは別に麻酔同意書は必要か？　その理由は？　十分な説明を受けた患者が麻酔同意書をその場で発行してくれと言ってきたら，あなたならどうする？　その理由は？

症例 68　腹壁破裂

Chris Gallagher

腹壁破裂の修復術中，外科医が「脱出臓器をこれ以上還納しないほうがよい状況になったら教えてほしい」と言ってきた。どうしたらわかるだろうか？　この術式が呼吸に及ぼす影響は？

症例 69　先天性幽門狭窄症

Chris Gallagher

生後 4 週の新生児が先天性幽門狭窄症の筋切開術を受ける。この患児の痛みの管理はどのようにするか？　麻薬あるいはアセトアミノフェンを使用するか？　それぞれの薬物のリスクは？　局所麻酔薬を使用するとすれば，どの局所麻酔薬をどれだけ投与するか？

症例 70　コカイン中毒

Chris Gallagher

30 歳のコカイン中毒患者が，至近距離から 38 口径銃で撃たれ肝破裂となり，ICU での鎮静が必要になった。プロポフォールの長期投与はよい選択といえるか？　デクスメデトミジンと比較し，違いを述べよ。フェンタニルとミダゾラムについては同様か，さらによいか？　それを選んだ理由とともに答えよ。

症例 71 てんかん

Chris Gallagher

てんかんの病歴が長く，4 種類の抗痙攣薬を服用しているにもかかわらず現在も発作のある 10 歳児が，虫垂切除術を受けることになった。麻酔法を選択するにあたり，特別に考慮すべきことはあるだろうか？ 抗痙攣薬が麻薬の代謝に及ぼす影響はどのようなものか？ また，筋弛緩薬がこの児に及ぼす影響は？

症例 72 脳機能マッピング

Chris Gallagher

経頭蓋的脳機能マッピング中も患者の意識があり，指示に応じることができるようにしてほしいと脳神経外科医から依頼された。この患者は閉所恐怖症であるが，「先生，頑張ってはみるけど，騒いじゃうかもしれません」と言っている。この症例における鎮静・鎮痛計画を立てよ。

症例 73 拡張機能障害

Chris Gallagher

75 歳の男性が，ヘルニア根治術を受けることになった。やる気に燃える循環器内科医が「何らかの心機能異常があるはずだ」と考えて，経胸壁心エコー図検査を行ったところ，中等度の拡張機能障害と診断した。この診断の意味するところは？ この診断が麻酔法に及ぼす影響は？ あなたなら，拡張機能障害が治療されるまで手術を延期するか？ 拡張機能障害の治療法は？

症例 74 睡眠時無呼吸症候群

Chris Gallagher

睡眠時無呼吸症候群の患者の日帰り手術における，術後合併症と注意点について述べよ。帰宅させてもよいか，一泊入院が必要かはどのように判断する？

症例 75 腎不全

Roy Soto

44 歳の腎不全患者に対し，動静脈（AV）グラフト造設術が予定された。患者には冠動脈疾患もあり，2 週前にステントを留置されている。あなたなら，このグラフト造設術を今，始めるか？ それとも，あと 4 週間待機させる？ 待機させることに伴うリスクは？ そして，AV グラフト造設術を今行わないことに伴うリスクは？

症例 76　神経ガス

Chris Gallagher

テロリストが病院の近くで神経ガス爆弾を使用したという一報が入った。神経ガスの作用メカニズムは？　どのような準備をしておく必要があるか？

症例 77　中心静脈ラインの清潔

Chris Gallagher

中心静脈ラインを留置するのに，ひどく手こずってしまった。なんとかガイドワイヤを留置できたと思ったら，ガイドワイヤの先がピンとはねて滅菌ガウンを着用していない前腕に当たってしまった。こんなとき，あなたならどう対処する？　もう一度やり直すリスクとこのまま続行するリスクでは，どちらのほうが高いか？　次の穿刺でこのようなことが起こらないようにするには，どうすればよいか？

症例 78　腹部大動脈瘤手術中の腎保護

Chris Gallagher

腹部大動脈瘤（AAA）手術の大動脈遮断中に，「腎保護量」のドパミン持続投与を開始し，「大量」のマンニトールを投与するよう外科医からリクエストされた。この管理計画に同意できるか？　腎臓を保護するためのあなたの戦略は？

症例 79　重症筋無力症

Roy Soto

重症筋無力症の既往のある 59 歳の男性が，全身麻酔下に直達喉頭鏡を用いて声帯ポリープのレーザー手術を受けることになった。重症筋無力症は現在，ピリドスチグミン 750 mg/ 日でコントロールされている。あなたは，この症例にスキサメトニウムを使用するか？　その理由は？　使用するなら，どれだけ投与するか？　同僚がスキサメトニウムを持続静注してはどうかと提案してきた。この提案に対し，どのように答えるか？　神経筋機能が抜管できるまでに回復したか判断する基準は？

症例 80　尿毒症と血小板機能

Roy Soto

腎疾患の末期状態にあり，人工透析を受けている 44 歳の女性が，無痛分娩のため硬膜外麻酔を希望している。尿毒症は麻酔法の選択に影響を与えるか？　その理由は？　尿毒症が凝固能に及ぼす影響は？　血小板機能を評価するための検査にはどのようなものがあるか？

症例 81　下顎骨折

Roy Soto

19 歳の男性が両側の下顎骨折修復術を受けることになった。患者は痩せていて，下顎骨折以外は健康状態に問題はないが，痛みのため 2 cm までしか開口できない。気道管理はどのように行うか？　患者が肥満であった場合は，管理を変更するだろうか？　その理由は？　手術終了後，ワイヤで顎間固定が行われるが，あなたの抜管計画は？　PACU で呼吸抑制を認めた場合，再挿管のためにどのような準備を行うか？

症例 82　妊娠中の看護師

Roy Soto

手術室に勤務する看護師が，最近になって妊娠していることがわかった。看護師から，手術室での勤務は避けたほうがよいかと質問された。あなたなら，どう答える？　妊娠第 3 三半期であれば，答えは違ってくるだろうか？　その理由は？　PACU に勤務することのリスクについても質問された。あなたの答えは？

症例 83　妊娠している患者での全身麻酔

Roy Soto

妊娠 20 週の患者が，腹腔鏡下胆囊摘出術を受けることになった。麻酔薬が胎児に及ぼす影響について患者から質問されたが，あなたならどう答える？　術中，胎児心拍数と子宮収縮のモニタリングを行うか？　患者が妊娠 37 週であれば，あなたの判断は変わるか？　その理由は？

症例 84　気道に問題のある小児

Peggy Seidman

生後 8 か月の新生児に囊胞性リンパ管腫が見つかり，CT スキャン上，気管と右上葉気管支が圧排され，右肺上葉が虚脱している。外科医は，切除術の前に MRI/MRA を施行し，栄養血管の有無を確認したいと言っている。MRI 撮影中，鎮静の必要はあるか？　そもそも，生後 8 か月の乳児に対する鎮静は現実的と言えるだろうか？　全身麻酔を行う場合，ラリンジアルマスク（LMA）による気道管理は適切と言えるか？

症例 85　硬膜外麻酔と複合性局所痛み症候群(CRPS)

Joy Schabel

33 歳の妊婦が，無痛分娩のための硬膜外麻酔を希望している。既往歴として，左上肢の複合性局所痛み症候群(CRPS)がある。患者は慢性痛の専門医を受診し，痛みのコントロールのため C_7/C_8 から脊髄刺激装置を埋め込まれた。CRPS の病態と，脊髄を刺激することで CRPS による痛みが軽減する機序について述べよ。あなたなら，この患者に無痛分娩のための硬膜外カテーテルを留置するだろうか？　その理由は？　脊髄刺激装置が L_1/L_2 から埋め込まれていた場合はどうか？

症例 86　動脈管開存症の早産児

Robert Katz

生後 3 日(受胎後 29 週)の早産児が，動脈管開存症切断術のため手術室に連れてこられたが，申し送りエリアでぐったりとしている。鑑別診断は？

症例 87　心膜開窓術

Chris Gallagher

65 歳の患者が心膜開窓術を受けるため，座位で息を切らしながら入室してきた。触診では脈拍が不整であるにもかかわらず，心電図上は心房細動を認めない。なぜ，このような触診と心電図との違いが生じるのか？

症例 88　経食道心エコー法プローブの挿入

Chris Gallagher

循環器内科医が経食道心エコー法(TEE)プローブの挿入に難渋している。どのように介助してあげるのがよいか，覚醒している患者と挿管されている患者とに分けて述べよ。胸部銃創の患者では，何か特別な注意点はあるか？

症例 89　熱　傷

Chris Gallagher

腹部大動脈瘤(AAA)手術が順調に終了し，めでたしめでたしのはずだったが，覆布をはがすととんでもない光景が目に入ってきた。どうやら，ポピドンヨードの溜まりの部分がことごとく熱傷を起こしているようなのだ。原因として何が考えられ，再発を防ぐためにはどうすればよいか？

症例90　角膜擦過傷

Chris Gallagher

ICUの看護師から，患者の何人かが目の痛みを訴え，角膜擦過傷と診断されたという話を伝えられた。診療録や熱型表に目を通したが，問題となるような点はなさそうである。手術室ではきちんと両眼を保護されている患者が，ICUで角膜擦過傷となる機序について説明せよ。

症例91　肥満の妊娠患者

Rishi Adsumelli

これまで帝王切開で2回出産し，今回も帝王切開が予定されている32歳の女性が，手術予定日の前日23時に陣痛が始まり来院した。問題は，体重が約220 kgあることと，1時間前に立ち寄った店でチミチャンガ[訳注：米国で生まれた，トルティーヤを用いたメキシコ風料理で，野菜もふんだんに使われている]を食べていることだ(彼女なりに体重を気にしていたようだ)。産科医は「聞いてくれよ。胎児モニタリングがまったくできないんだよ。何てこった！」と嘆いている。今すぐに帝王切開が必要なのは明白である。さあ，どんな準備をすればよいか？　産科医と麻酔科医にとっての注意点とは？　胎児心拍がまったく聞こえないとなると，一体何が起こっているのか？　子宮破裂のリスクは？　そして，どのような麻酔法を選択するか？　硬膜外麻酔や脊髄くも膜下麻酔ではどんな合併症が考えられるか？　また，持続脊髄くも膜下麻酔がどういうものかについても述べよ。

症例92　膵頭十二指腸切除術後の糖尿病患者

Rishi Adsumelli

45歳の男性が腹痛を主訴に入院してきた。糖尿病があり，膵臓癌に対して化学療法，放射線治療，膵頭十二指腸切除術を受けている。腫瘍内科の主治医が，この患者の鎮痛管理方針についてコンサルトしてきた。あなたなら，この患者の痛みをどのように評価するか？　痛みの原因として考えられるものは？

身体所見として，両手足の知覚低下を認めた。可能性の高い診断名は？　腹部CTスキャンの結果，肝臓と後腹膜腔に腫瘍の再発を認めた。あなたなら，どのように治療するか？　そして，癌患者の痛みの治療における迷信とは？

第13章

系統的問題の解答

症例 1　お騒がせクラックコカイン中毒

術中の問題

1. 米国麻酔科学会(ASA)が勧告する標準的なモニタリングに加えて，どのようなモニタリングを行うか？

麻酔導入後に動脈ラインを留置する。観血的動脈圧測定は導入時には必要ないし，患者もそれほど協力的ではない。余計なことをすると，患者と麻酔科医の双方が惨めな思いをする。これは通常の気管支鏡手術ではなく，気管内異物がギザギザのガラス片なので，動脈ラインは麻酔導入後に間違いなく必要になる。ややこしい手術には，動脈ラインがあったほうがよい。

この症例では，末梢静脈に良好なルート確保ができており，大量輸液の必要もなかったため，中心静脈ラインは不要であった。手術が難航し，開胸が必要となった場合は，中心静脈ラインを留置する。外科医が胸腔内で手術操作を行う場合は，麻酔科医も胸腔内へのルートを確保すべきである。これはやりすぎかもしれないが，胸腔内手術でトラブルがいったん発生すると，中心静脈ライン確保どころではなくなる。

2. 気管支ファイバースコープ検査と硬性気管支鏡検査では，全身麻酔の導入に違いがあるか？　もしそうなら，目的はどう違うか？

麻酔導入法は異なる。気管支ファイバースコープ検査の場合，麻酔はほぼいつも通りに行う。つまり，導入後に気管挿管を行って気道を確保し，気管チューブを通してファイバースコープを挿入する。気管支ファイバースコープ検査は，刺激はそれほど強くない。

硬性気管支鏡では話がまったく違う。気道確保は外科医任せで，換気もままならない(カフがないためリークが起こる)うえに，「喉頭展開による刺激と気管への直接刺激」が持続的に加わる。挿管がいつでも可能なように，筋弛緩も十分効かしておく必要がある。硬性気管支鏡検査はまったく厄介な手技である。

3. 気管挿管は気管内異物に悪影響を及ぼし得るか？　気管内異物がピーナツの場合は

どうか？

悪影響を及ぼすことがある。気管チューブが異物を気管のさらに下方へ押し込んで，取り出すのが難しくなることがある。一方で，異物が気管内にある場合は完全閉塞をきたし得るが，それをさらに押し込むと，少なくとも片肺の換気は可能になるかもしれない。気管内異物は常に予断を許さない。事前に外科医と作戦を練って，どこに何があるのかをしっかり把握しておく。異物がピーナツの場合，気管チューブが当たると割れて，さらに小さい破片になることもある(ああ，ますます厄介だ！)。気管挿管による換気と硬性気管支鏡の挿入を交互に行うなど，いくつかの手段を上手に組み合わせて，一歩ずつ進めていくことが役立つこともある。臨機応変な対応と創意工夫がカギである。

4. 麻酔を導入してマスク換気を試みるが，立派なひげが邪魔になってうまく換気できない。どうすればよいか？

現場では，患者を覚醒させて，電気カミソリでひげをそってしまえ！　しかし口頭試験では，試験官に次のように答えよう。顔面に大きな手術用のドレープを貼り付け，口の部分に穴を開けると，マスクフィットがよくなる。ちょっと見には患者を窒息させるようだが，とてもうまく換気できることがわかる。代わりに，そのまますぐに挿管することもできる。立派なひげの場合は，スキサメトニウムで直ちに挿管するのもよい方法だ。(顔にドレープを貼り付けておらず)口ひげが邪魔になって喉頭が見にくい場合，テープを貼って口ひげを押さえつけると，気管挿管の視野がよくなる。

5. 内径 8.0 mm の気管チューブを挿管しようとしたが，ままあるように太いチューブが挿管できず，内径 7.0 mm の気管チューブを留置した。外科医は「7.0 mm では細すぎて手術できない！」と言うが，どうすればよいか？

より細い気管チューブを挿管して，換気が十分できることを確認する。SpO_2 を上げて，バイタルサインに異常がないことを確認し，麻酔薬を投与する。外科医に急かされても動揺しない。気管内異物をさらに押し込まないよう注意しながら，チューブエクスチェンジャを使って気管チューブを入れ替える。オズの魔法使いの西の邪悪な魔女よろしく，「こういうのは，そっとそっとやらなくちゃ」。チューブを入れ替えるときは，思いっきりたっぷりと太いチューブにゼリーを塗って，進めたり引いたりしながらチューブを挿入する。太いチューブが挿管できない場合は，その旨を外科医に告げて，より細いファイバースコープを用いることを提案する。キレた外科医に末代まで呪われるだろうが，ほかにどうしようもない。

6. 気管支ファイバースコープでは異物を取り除くことができなかった。硬性気管支鏡検査を行うには，どのような麻酔を行うべきか？

挿管できることが確かめられたので，次は十分な麻酔をきちんとかけられるようにする(BIS モニターを見ながら，プロポフォールのボーラス投与の準備を整えておく)。100％酸素を投与し，患者を頭高位として機能的残気量(FRC)をより大きくし，筋弛緩が十分されていることを確かめて，（硬性気管支鏡にはつきものの）思い通りに換気できない場合に備える。口腔内をきれいに吸引して，外科医に気道確保を委ねる。「急いで」の一言も忘れずに！

7. 硬性気管支鏡がなかなか入らず，SpO_2 が 80％台半ばまで低下した。外科医はいまだ硬性気管支鏡の挿入を試みている。麻酔科医としてはどうすればよいか？

外科医にどいてもらって，再び気管挿管を行い，SpO_2 を回復させる。サイズのより小さい硬性気管支鏡が必要だろう。患者が死にかけているときに，外科医の迷走を許してはいけない。

8. 外科医は硬性気管支鏡を挿入して，ガラス管を把持鉗子でつかもうとする。しかし，つかむたびにガラス管は割れてしまう。外科医を助ける手立ては何かあるか？

患者を頭低位とし，足の裏をたたく。これはジョークではない。ガラス管が少し滑り出てくることがあり，外科医がやりやすくなる。こんな症例を経験したことはなくても，いろいろ考えてみよう。硬性気管支鏡を通してファイバースコープを挿入し，ガラス管の中を通して内側から捕まえることもできる。私たちが最終的に使ったのはこの方法だ。

9. 悪戦苦闘の最中に動脈血液ガス分析を行ったところ，pH 7.23，PO_2 65 mmHg，PCO_2 69 mmHg であった。この結果をどう考えるか？　また，どのようにすれば患者の状態を改善できるか？

これは明らかに低換気である。手術を一時中断する，再挿管を行い良好な気道を確保する，換気を回復して血液ガス検査値を安全域に戻すなど，換気を改善するためにあらゆる努力をする。

10. あれこれと試みた挙句，外科医が「手術を中止して患者を覚醒させようか？」と言い出した。ほかの手立てはないか？

こうした場合は，麻酔科医として正しく助言すべきである。患者の肺に頼った呼吸では手術が不可能であるのは事実だが，気管内に長いガラス管を残しておくわけにはいかない。呼吸を肩代わりすべく，心肺補助装置の使用を考慮する。人工心肺で血液酸素化を行い，開胸手術で気管を切開して異物を取り出す。過激に聞こえても，これは正しい治療法の 1 つである。万策尽き果てた以上，苦しい道に進まざるを得ない。

術後の問題

1. 麻酔回復室（PACU）に向かう途中で，ストレッチャーの車輪に巻き込まれた Foley カテーテルがパチンと切れた。カテーテルの先端部分がどこにも見当たらない。どうすればよいか？

Foley カテーテルの一部が膀胱内に残っている可能性があり，今度は膀胱内異物と尿道損傷が疑われる。泌尿器科医に緊急でコンサルトする。次第を漏らさず記録し，患者に説明する。突拍子もない話に聞こえるが，主として重症のカテーテル検査患者や高度外傷患者が緊急治療のために運び込まれる際に，実際に起こる。混乱状態のなかでベッドから物がたくさん落ち，大事に至ってしまう。

2. ガラス管は取り出せたが，患者は激しく咳き込んでいる。激しい咳き込みの鑑別診断として，ほかに何が考えられるか？　患者の苦痛を和らげるためにできることはあるか？

胸部の異常が考えられるので，まずは基本の身体所見(呼吸音減弱があれば気胸が疑われ，気胸は咳の原因となり得る)と，気胸や異物の見逃しを確認するための胸部X線撮影(手術中に歯を折って，それが気管内に迷入したことも考えられる)から始める。輸液過剰も咳の原因となる。こうした原因がすべて除外された場合，ガラス管や気管支鏡による気管の擦過刺激と診断する。(絶えず呼吸抑制を監視しながら，)麻薬やリドカインで対症療法を行ってもよい。

3. PACUの看護師が，120 bpmの洞性頻脈が続いていると報告してきたが，どう判断すべきか？　44歳の男性にとって，これは問題となるか？

頻脈は常に要注意である。44歳の男性は誰でも，虚血のリスクがある(どのみち，この患者は健康増進のイメージキャラクターではない)。よくある頻脈の原因(痛み，低酸素血症，高二酸化炭素症など)を鑑別し，12誘導心電図をとる(頻脈は虚血の原因となるし，虚血は頻脈を引き起こす)。治療すべき原因が見当たらない場合(例えば，この症例は出血が少なく貧血は考え難いが，安易な鑑別診断による見落としがあってはならない)，心拍数を80 bpmに下げるよう(エスモロール持続静注やメトプロロールなど)β遮断薬を慎重に投与する。診療録に詳しく当たって，平常の心拍数を調べる(普段から頻脈のこともある)。もっとも，この患者はおそらく受診歴がない。

実際の経緯

開胸手術の麻酔中にCT室の同僚が入ってきて，胸部X線写真をかざしながら言った。「見てくれ，信じられないぜ！」

手術室の誰もが思った。一体全体，どうやったらこんな大きなガラスを気管まで吸い込めるんだ？　おまけに，どうして2日も病院に来なかったんだ？

まったく驚くべき症例だった。この患者は，気管挿管も決して易しくなかった(本書は架空の症例ではなく，実際の経験について書いていることを忘れずに)。マスク換気は大変だった。細い気管チューブで挿管せざるを得ず，それを太いチューブと交換しなければならなかった。そして硬性気管支鏡を使う羽目になったときは，皆がうめき声を上げた。あの忌々しい硬性気管支鏡を挿入するのに，外科医が苦労することはわかっていた(気管支鏡といっても，結局のところこいつは究極の喉頭鏡じゃないか？)。案の定，大きいサイズの硬性気管支鏡は挿入できず，外科医は小さいのを使うしかなかった。ここでは，あなたにもおなじみの硬性気管支鏡を介した換気で苦労した(つまり，カフで気管をシールできず，大量のリークが生じ，質問に書いた通り血液ガスが悪化した)。

ガラスパイプの把持を何度か試みたが，ガラスが砕けるだけで(バリバリとガラスが割れる音を聴くたびに，胸が悪くなった)，私たちはひどく落ち込んだ。外科医が「手術を中止して患者を覚醒させようか？」と言い出した。「絶対ダメだ！　こんな物が肺に入ったままでは，患者は生きていけない」と私は言った。誰も彼もが手術室に集まってきて，思いついたことをあれこれ言い始めた。

- 大腿動静脈から体外循環を行い，気管切開して異物を取り出す。
- ファイバースコープをガラス管の中に通して，引っ張り出す。
- 患者を頭低位とし，足の裏を激しくたたいて，ガラス管を気管の上方へ揺り動かす(足の裏をたたいたり患者を揺さぶったりとあらゆることを試したが，ガラス管は微動だにしなかった)。

「ガラス管の中にファイバースコープを通す」方法がよいと思われたが，ガラス管は長いため，口腔咽頭を引き出す際の折れ曲がりで砕け散って，後咽頭がガラス片だらけになることが危惧された。その時，答えが突然ひらめいた(以下の続きをしばらく隠して，読み進む前にじっくり考えてみよう。)

気管切開を行い，ガラス管までの距離を短くして，下咽頭通過時の折れ曲がり問題を回避した。気管切開により，換気が改善した(ST変化もようやく元に戻った)。そこで，ファイバースコープをガラス管の中へ通した。ファイバーをJ字に曲げてガラス管を引っ掛け，気管切開口から引き出した。その場の誰もが歓声を上げた。

入院中，患者の咳は続き，気管切開口から小さなガラスの破片が時たま飛び出した。ガラス片の喀出も最終的に治まり，気管切開口も閉鎖して，患者はさらなるスリルへ向けて再び路上へと戻った。

症例2　頭が痛くなるような頭蓋内圧(ICP)亢進症例

術前の問題

1. 神経学的診察をどのように行うか？

緊急手術のため，術前の神経学的状態を迅速に評価することを目的として行う。Glasgow昏睡尺度(GCS)による評価を行い，開眼，発声，運動機能の3要素から判断する。嘔吐，乳頭浮腫，錯乱，行動異常，Cushingの三徴(徐脈，脈圧増加を伴う収縮期血圧上昇，呼吸パターン変化)など，頭蓋内圧(ICP)上昇の臨床症状を見逃さない。

2. その結果は，麻酔にどう関係するか？

神経学的診察の結果は，脳神経への傷害や脳脊髄液の還流異常を評価するうえで役立つことがある。ICP上昇は，麻酔導入時の嘔吐や誤嚥のリスクを高める。

3. ICP上昇はどのように評価するか？

術前評価では，(嘔吐，錯乱，頭痛，Cushingの三徴など)病歴と身体所見から得られる臨床症状について検討する。画像検査で脳の圧迫所見が認められれば，診断確定に役立つだろう。

4. MRI検査は必要か？ ほかの画像検査はどうか？

画像診断は，外科医が手術計画を正しく立てるために必要である。この時点では，それ以外の画像検査は必要ない。

5. 血液検査で役立つ項目は？

電解質(カリウム，ナトリウムなど)，血中尿素窒素，クレアチニンの術前血中濃度，血算，血液型判定，赤血球濃厚液(PRBC) 2単位の交差適合試験をオーダーする。

6. このような患者では，前投薬はどうするか？

すでに傾眠傾向で錯乱状態の小児に対して，術前の鎮静は必要ない。

7. この患者の循環血液量をどう考えるか？

この患者では，術前の血管内脱水が考えられる。錯乱，粘膜乾燥，低血圧，尿量減少などの所見はこれを裏づける。術前の輸液療法に関して導入前に確認しておき，(太い静脈ライン2本で)十分な輸液ルートを確保する。

8. 輸液剤は何を使うか？

この患者には，晶質液であれば何でもよい。

9. ブドウ糖を含む輸液を使用してよいか？ その理由は？

ブドウ糖を含む輸液は，血液脳関門が障害されている場合は脳浮腫を引き起こすリスクがあり，使用すべきではない。

10. どのようなモニターを使用するか？ 中心静脈圧(CVP)のモニタリングが必要な場合には，ライン留置をどのように行うか？

心電図，血圧，心拍数，カプノグラム，体温など，米国麻酔科学会(ASA)の推奨する標準的モニタリングを行う。観血的動脈圧測定，前胸部Doppler，中心静脈ライン留置は必須である。中心静脈ラインは導入後すぐに留置し，術中胸部X線写真で位置を確認する。

11. 前胸部Dopplerモニターを使用するか？

前胸部Dopplerモニターは空気塞栓の診断に有用であり，用いるべきである。

12. 血液製剤は何を準備しておくべきか？

PRBC 2単位を手術室内に用意する。

術中の問題

1. 全身麻酔の導入，維持および覚醒はどのように行うか？

まず術前に補液を行い，循環血液量不足を補う。次いで患者を手術室へ移送し，モニタリングと酸素化を開始する。プロポフォール，ロクロニウム，リドカイン，フェンタニルのボーラス注入による迅速導入変法で麻酔を導入する。セボフルラン，プロポフォール，フェンタニルの組み合わせに加えて，ロクロニウムの間欠的投与で筋弛緩を得て麻酔を維持する。

2. この患者の麻酔管理で目指すべきことは何か？　成人症例との違いは？

脳傷害と虚血の増悪予防，ICP の上昇回避，血行動態の安定を目標に，麻酔管理を行う。

3. 麻酔導入時に注意すべきリスクは何か？

麻酔導入(中)には，嘔吐，誤嚥，血行動態の大幅な変動，低酸素症，ICP 上昇などのリスクがある。

4. 麻酔中に ICP を下げる方法を述べよ。

頭蓋内圧のコントロール法にはいくつかある。

- 過換気による脳血管収縮，あるいは人為的低血圧で脳血流量を低下させる。過換気はこれまで広く用いられてきたが，脳虚血が懸念されるため，現在では動脈血二酸化炭素分圧を正常域に保つことが勧められている。
- 脳脊髄液(CSF)ドレナージなどにより，CSF 減量を図る。
- 頭部挙上による静脈還流促進，あるいは利尿薬の使用により，脳容積を減少させる。
- 軽度低体温，全身麻酔，バルビツレート系薬物など追加により脳の代謝を抑制する。

5. 頭蓋内の手術操作中に突然，血圧が低下して頻脈となった。どのような病態を鑑別すべきか？　静脈内空気塞栓(VAE)の場合，どのようなリスクが考えられるか？

出血，不整脈や心筋虚血，肺塞栓，静脈空気塞栓などを鑑別する。術中 VAE の重症度は，無症状のものから重篤な傷害や死を招くものまでさまざまである。VAE の症状は，空気の流入速度と流入量，および患者の状態などの要因で決まる。

人間の静脈内にどれだけ空気が入れば致死的になるかは不明だが，100 ～ 300 mL の空気が事故により静脈内に注入された症例は死亡している。多量の空気塞栓により死に至るのは，静脈内に流入した空気が右室流出路に溜まり，血流を障害して循環虚脱を引き起こすためである。VAE による即死を免れた症例では，急激に上昇した右房圧により卵円孔開存を介した右-左シャントが生じて，奇異性塞栓が起こることがある。気泡による肺毛細管閉塞，すなわち血流障害の増悪，気泡の再吸収，死腔の増大なども起こり得る。血管内皮からの生理活性物質分泌，補体活性化，サイトカイン放出により，気管支収縮が引き起こされることがある。空気塞栓症の死亡率や合併症の程度は，空気の流入量と流入速度に直接比例する。50 mL(1 mL/kg)以上の空気流入で低血圧や不整脈が起こり，300 mL の空気が急速に流入すると死に至り得る。気管支収縮の結果，気道内圧上昇と喘鳴が生じる。空気塞栓ではほかにも，低酸素血症，高二酸化炭素症，(機能的死腔の増大による)呼気終末二酸化炭素の低下などが認められる。空気の持続的流入につれて，血圧低下，不整脈，循環虚脱が引き起こされる。

6. VAE はどのように診断するか？ 最も感度が高い診断法は？

患者を注意深く監視し，静脈空気塞栓に対する警戒を怠らないことが最も重要である。経食道心エコー法(TEE)は，VAE に対するモニタリング法として最も感度が高く，静脈内にボーラス注入した 0.02 mL/kg の空気を検出できる。超音波 Doppler 法はかなり感度の高いモニタリング法であり，0.25 mL の空気が検出可能である。

肺動脈カテーテルは次に感度の高いモニタリング法である。肺循環系に入った空気は，機械的な循環障害と低酸素性肺血管収縮反射を引き起こし，結果として肺動脈圧が上昇する。呼気終末窒素の質量分析測定は，肺動脈カテーテルと同程度に感度が高い。呼気終末二酸化炭素測定は，ほとんどすべての手術で用いられる標準的な術中モニタリング法であるが，空気塞栓に特異的なものではない。前胸部や食道聴診器は，最も感度が低い。「水車様の心雑音」は大量の空気塞栓を意味する。「水車様の心雑音」が聴取される場合は，循環虚脱が目の前に迫っている。

7. VAE にどう対処するか？

当面の課題は，これ以上の空気流入を防止すること，静脈内に流入した空気の量を減らすこと，空気が再吸収されるまでの間，循環を維持することである。VAE が疑われたら，すぐに外科医に告げる。外科医は術野を生理食塩液で満たし，血管開口部を閉鎖し，骨露出部に骨蝋(こつろう)をこすりつける。吸入酸素濃度を 100％に上げる。亜酸化窒素を使用している場合は，空気塞栓が起きたら直ちに投与を中止する。右房内に留置した CV カテーテルから空気を吸引できることがある。カテーテル先端の至適位置は，上大静脈(SVC)と右房の接合部である。大量の空気が静脈内へ流入した場合は，用手的に頸静脈を圧迫することもある。こうすることにより，外科医が止血するまでの間，空気がさらに流入することが防止される。術野の状況が許す場合は，患者を左側臥位とすると，空気が右房内に止まり，右室に入るのを防止できる。輸液およびアドレナリンなどの強心薬を使用して，血圧を維持する。可能な場合は，術野を心臓より低くすると，術野の静脈圧が上昇して空気の流入が減少する。

8. この患者は抜管するか？

手術終了時に，患者の血行動態が安定しておりカフ脱気をし，陽圧換気時にエアリークが認められた場合，1 回換気量が十分大きい，覚醒しており指示に従う，筋弛緩薬が完全に拮抗されている，といった抜管基準を満たせば，手術室での抜管が可能である。咳嗽やバッキングを最小限としてスムーズに覚醒させる。

症例３　病的肥満症例の CT ガイド下手術

術前の問題

1. 何も知らない同僚に押しつけて一生恨まれるようなことをせずに，この難局から身をかわすにはどうすればよいか？

そんなことは諦めて，どうぞ，次の問題へお進みください。

2. 外科医の薄ら笑いと「1 年前の手術は大変だったね」という脅し文句の意味するところは？

もちろん外科医は，低肺機能や低心機能など，病的肥満症例の難しさを問題にしている。気道，換気，血行動態のトラブルが予想される。挿管困難の可能性があり，挿管できなかった場合のマスク換気も難しそうだ。SpO_2 が急激に低下しやすい一方で，自動体内カーディオバータ除細動器(AICO)が示すように，心機能が低く不整脈が起こりやすい)症例では，SpO_2 低下は避けたい。なんて難しい麻酔だ！

体重 150 kg の男性は，換気そのものが大変である。しかも CT スキャナの中では，〔機能的残気量(FRC)を少しでも増加させるための〕ヘッドアップ(頭部高位)もかなわない。さらに腹臥位では，腹腔内組織が横隔膜を圧迫して換気が困難になる。血行動態管理も油断ならない。輸液量が少なすぎれば血圧が下がり，多すぎれば肺にあふれる。

3. 呼吸機能障害の重症度はどのように診断するか？

費用がかかる呼吸機能検査をやってもよいが，「仰臥位でも苦しくないか？　どれくらいの身体活動が可能か？」など，病歴の聴取が最も有用である。診察では，呼吸促迫，呼吸補助筋の使用，〔内因性呼気終末陽圧(auto-PEEP)の証左である〕あえぎ呼吸など，室内気における呼吸不全徴候を調べる。呼吸不全のある患者は一目で診断できる。そもそもこうした患者は，かなり重症化して初めて，冷凍凝固術を受けにやってくる。患者は皆，なけなしの肺胞を切除するために，手術室に現れるのである。

4. 冷凍凝固は行うが，電気メスは使わない予定である。AICD をどのように管理すればよいか？　いわゆる「普通の症例」と違いはあるか？

あってはならないことだが，出血した場合に備えて，いつでも開胸できるように準備しておく。AICD に対しても，通常管理を行う。プログラム技師により AICD の除細動機能をオフにし，除細動ができるよう通電パッドを患者の体に貼る。手術が終われば AICD の電源を入れる。こうすることは，「傘があれば雨は降らない」という格言にピタリと適う。

5. このような症例における全身麻酔のリスクを，患者に対してどのように説明するか？

思いやりをもって誠実に対応する。手術中は呼吸や心臓の状態に最大限の注意を払い，できるかぎりのことをするが，現実的には合併症のリスクが高いことを患者に伝える。どんな合併症が起きても可能なかぎり早く治療すること，専門医にコンサルトして助けを求めることを説明する。術後に人工呼吸が必要となり得ることが，最大の問題である。私の場合，気道確保をするなら意識下挿管を選ぶので，それについても説明する。

6. 外科医とIVR放射線科医は，腫瘍に到達するにはこの方法しかないと意見が一致している。胸部X線写真，心電図，ヘマトクリット値測定はすでに行われているが，ほかに必要な検査はあるか？

血小板数，プロトロンビン時間(PT)，部分トロンボプラスチン時間(PTT)を調べ，凝固障害がないことを確認する。(ありとあらゆる検査を行うのと違って)これは無駄な検査ではない。開胸手術になると多くの問題が起こり得るため，易出血性がないことを必ず確認しておく。

7. 調律は完全にペースメーカ調律である。これは患者評価や麻酔計画にどう影響するか？ マグネットの出番はあるか？

完全にペースメーカ調律ということは，AICDのペースメーカ機能を絶対にオフにしてはいけないということである！ AICDの調整中に，プログラム技師に「何らかの自己脈がペースメーカ調律に隠れていないか？」聞いてみる。何らかの自己脈が出ることがわかれば安心できる(ペースメーカに関しては，ASAリフレッシャーコースにあるMarc Roznerのペースメーカに関するレクチャーを参照するとよい。彼はムチャクチャ頭がよくて，話をしているとこっちの頭が痛くなるほどだ。しかも，とんでもなくおかしい奴で，万事につけて傲岸不遜だ。次のASAで彼を引き止めて話をすれば，私の言っていることがわかるだろう)。口頭試験の際は他人の言葉を引用することはめったにないのだが，あえてここでは言っておく，「Roznerは，AICDの上にマグネットを置くと何が起こるかわからないので，置いてはいけないと言っている」。ペースメーカについてRoznerに尋ねてみたらなんて，あり得ない。それは悟りについて，仏陀に聞くようなもんだ。

術中の問題

1. 身体所見の結果，舌が大きく，首が太く，仰臥位はほんのわずかな時間でもとれないことがわかった。手術室以外での麻酔であることを考えて，気道確保をどのように行うか？

手術室以外で麻酔を行う際に最も大切なことは，手術室と同様の準備を整えることである。気道確保が難しそうなため(気管支ファイバースコープや表面麻酔に必要な器具など)，必要な機材をすべて取り寄せ，意識下挿管を行う。「いつもと違う場所」で麻酔をするのだから，手抜きは許されない。随分と時間を食うやり方ではあるが，私は意識下挿管を行う。挿管に失敗した場合にマスク換気を試みても，急激に SpO_2

が低下し得るためである。

2. 意識下挿管のために表面麻酔と鎮静を始めたら，外科医が「1 年前の手術のときは，そんなことはしなかった」と言った。これを聞いて，計画を変更するか？　外科医にどう説明するか？

こういうときは，私は外科医に「前回の麻酔科医は腕がよかったんでしょう」と言うだろう。挿管困難と判断される患者に対しては，その麻酔歴にかかわらず意識下挿管を行う。前回が挿管困難であっても，その判断や記録がない場合がある。気道確保が前回よりさらに困難な場合もある(例えば，体重の増加，関節炎の増悪，腫瘍の浸潤)。正しいことを行えという戒めに従って，正道を行こう。

3. 鎮静はどのように行うか？　術前の動脈血液ガス分析の結果が PaO_2，$PaCO_2$ とも 60 mmHg 程度の場合はどうか？

この患者に酸素を投与すれば，低酸素血症性呼吸ドライブが抑制され得る。また，呼吸抑制も起こりやすいため，鎮静薬の投与は薄氷を踏むようなものである。はじめに十分な説明をすることが，鎮静を行ううえで最も重要である。患者が協力してくれるほど，安全に行える。デクスメデトミジンに少量のミダゾラムを併用して行い，麻薬は併用しない。表面麻酔は丁寧に行い，表面麻酔が不十分な場合は鎮静を深くして無理やり挿管しようとせずに，表面麻酔をさらに追加する。時間がかかることは，きちんと時間をかけて行う。

4. 米国麻酔科学会(ASA)の推奨する標準的なモニタリング以外に，何か追加するか？

動脈ラインを確保する。(すでに機能が低下した肺に穴を開けるのだから)術後の呼吸不全に備えるべきである。非観血的測定法では，太い腕に巻いたカフで，血圧をずっと測り続けることになりかねない。駆出率(EF)が 30％のうえに腹臥位手術なので，1 心拍ごとに血圧をモニタリングする必要がある。

5. うまく挿管できたので，患者を腹臥位にした。吸気圧が上昇し，1 回換気量が 200 mL しか入らなくなった。どうすればよいか？

この患者のデカイ図体が問題である。手術のためには腹臥位にする必要があり，まったくのお手上げだ。(右片肺挿管など)改善できる要因がないかチェックする。(肺が悪いうえに太っているため)呼吸音では片肺挿管の鑑別が難しいことが多く，気管支ファイバースコープで確認する。少なくとも想定の範囲内には落ち着くように，人工呼吸器をあれこれと調整する。1 回換気量を小さくして換気回数を増やすなど，どんなことでも行う。それでもダメな場合は，(もっと上等な)集中治療室(ICU)の人工呼吸器を取り寄せて試してみる。この患者にとって手術が唯一の治療法なので，換気が最善とはいかなくとも，SpO_2 が 88 ％より高ければどのみちこれが術前のベースラインなので，それ以上に維持できれば我慢する。

6. 人工呼吸をあれこれと調節してみたが，呼気終末二酸化炭素分圧は依然として 75 mmHg のままである。呼吸器の設定を調整し直すか？ その場合はどのように変えるか？ それとも，手術を中止するか？ 高二酸化炭素症のもたらすリスクは？

高二酸化炭素症は好ましくない。しかし，繰り返しになるが，この患者の癌の治療のためには，この手術は唯一の方法である。したがって，(期外収縮など)標的臓器に対する有害な作用が認められず，また本当にそれ以上できない場合には，放射線科医に問題点を説明して二酸化炭素分圧が高いままで妥協するとともに，さっさと手術を済ますよう促す。ICU の専門家に頼んで呼吸条件を一緒に再検討し，ほかによい方法があるか尋ねるのもよい。短期間の高二酸化炭素症で，「これを逃したら回復するチャンスはない」状態は，私ならリスクを容認する。

7. 患者が CT スキャナに完全に入ったとき，SpO_2 が 89％に低下した。どうすればよいか？

(気管チューブの位置を直す，吸引を行う，気管支痙攣が疑われる場合には β 刺激薬を投与する，PEEP をかけるなど)治療のためにできることはすべて行う。さもなければ，この患者を腹臥位にした場合は，おそらくこのあたりが限界であるから，それでよしとする。この手術以外の選択肢は，手術を中止するか開胸手術を行うかなので，そうした場合のリスクを考えるのもよい。通常の開胸手術などで，すみやかな手術操作のために 80％台の SpO_2 でしばらくはよしとする場合があるが，私はここも同じと考える。

8. 麻酔維持はどうするか？ 筋弛緩薬は必要か？ 何を使うか？

100％酸素を投与し，セボフルラン，ベクロニウム，あるいはその他の筋弛緩薬を使用する。この手術では，筋弛緩は必ずしも必要ないが，肝心な時に患者が動こうものなら，冷凍凝固プローブがずれて近くの血管や心臓を傷つけかねない！ 網膜手術中に患者が動くと大変なことになるが，それと同様に，この症例でも筋弛緩を効かせておいて，体動で厄介な事態を招くことがないようにする。

9. 手術終了時に抜管可能かどうか，どのようにして判断するか？ 低酸素血症性呼吸ドライブに関して特に注意することはあるか？ 術前の二酸化炭素レベルに関連して特に考慮することはあるか？

患者を CT スキャナから出し，真っすぐに座らせることのできるベッドに移して仰臥位とするなど，患者を抜管に適した環境におく。それから，通常の抜管基準に従ってチェックする。すなわち，筋弛緩から完全に回復しているか，吸気時の陰圧は十分か，SpO_2 はよいか，分泌物に自力で対処できるか，指示に応じることができるかなど，通常の抜管基準に従ってチェックする。次いで，以下に挙げるように，この症例の特殊性を考慮する。術前の二酸化炭素分圧が高いので，(元に戻ったという意味では)手術終了時の二酸化炭素分圧が高値でも容認できる。低酸素血症性呼吸ドライブの問題は非常に難しい。その理由は，(手術終了時には，気道閉塞や麻薬による呼吸抑制，筋弛緩の遷延などに備えて）最大限の酸素投与を行いたい反面で，高濃度酸素投与による呼吸ドライブの過小評価を避ける必要もあるからである。患者を挿管のままPACUかICUに移し，1時間ほど注意深く観察するとよい。持続気道陽圧（CPAP）モードで徐々に吸入酸素濃度を下げながら，呼吸状態の変化を見極める。吸入酸素濃度が30％になった状態で抜管するというのが一番よい。

10. 抜管後すぐに，患者は40回/minの浅呼吸となり，息切れを訴え，ベッドから足を垂らして座りたいと言い張った。この状態の診断と治療法は？　足を垂らして座らせるか？

ベッドから足を垂らして座らせてあげよう！　この息切れは，おそらく体液量過剰が原因である。心肺機能の低下により，この患者は体液量過剰に陥りやすいと考えられる。両足に体液を貯留させると（あたかも一瞬で効くフロセミドのように），心臓の充満圧が低下する。患者は以前の経験から，これが奏功することを知っていたのだろう。その後，導尿と胸部X線撮影を行い，血管内の余分な水分を排泄させて呼吸が楽になるよう，フロセミドを投与する。

実際の経緯

私はこの患者の麻酔から逃れるために，火災報知機を鳴らして院内から全員を退避させること以外は何でもやった。これはまさに「ついてない」こと請け合いの麻酔症例であり，実際に大変だった。

神様は酔っ払いと愚か者の味方というから，その日私は酔っ払っていたに違いない。というのも患者が，ちゃんとした静脈ラインを確保されてきたから。神様に感謝して，もう一杯飲もう。

Mallampati分類にクラス5の追加が必要だと思えるほど舌が大きく，気道確保は難しそうだった。「前回は意識下挿管を行わずに済んだ」という甘言を無視して，今回は迷いなく意識下挿管を選んだ。私に言わせれば，難しいものは難しい。ひょっとしたら前回は，私よりずっと上手な麻酔科医が楽々と挿管したのかもしれないが，私はそんな無鉄砲なことはしなかった。手術室の外で麻酔を行うケースでもあり，もし挿管ができず低酸素に陥ると，助けが来るまでに患者が死ぬ理由はいくらでもあった。

術前の血液ガス分析ではPO_2とPCO_2ともギリギリの値であり，鎮静はごく軽度とした。幸い患者は辛抱強く，局所麻酔が奏効した。慌てるとうまく挿管できず出血することがわかっていたため，じっくりと取り組んだ。

腹臥位をとるのは英雄的行為だった。体重150 kgの巨体を長細いCTテーブルに乗せるのも至難の業であった。患者を戦艦の錨のような頑丈な鎖で縛り付けたかったが，CT室ではそうもいかず，テープや抑制帯をありったけかき集めて山ほど使った。

手術中の$PaCO_2$は高値が持続し，人工呼吸では機器の性能が試された。可能なかぎりの人工呼吸モードをすべて試し，細かな調節を繰り返し行って，$PaCO_2$を術前より少し高いレベルまで抑えることができた。手術室の換気装置を使ってやろうかと思ったが，その頃には手術が終了した。

絶対に気管チューブが抜けないようにして，術後は挿管のまま回復室へ収容した。CPAPモードで30分観察し，抜管のタイミングをうかがった。患者を直立座位として，FRCの増加と呼吸仕事量の軽減を図った。トラブルは未然に避ける，これこそ賢い医者である私たちのやり方ではないのかい？

急がず円滑に抜管を行った。(私に言わせれば十分長くもったが)ほんの7ナノ秒(nsec)ほどで呼吸が促迫し始め，患者は喘いで喋れなくなった。SpO_2は80%台後半まで低下した。マズイ！

「回復室で再挿管」になることだけは避けたいと，導尿とフロセミド投与，それに呼吸療法を行った。胸部X線写真で肺水腫が認められた。患者をICUに移したところ，一晩かけて病状が改善した。ICUに移動する直前，患者がベッドから足を垂らして座りたいと言い張った。恐れ入ったことに，足を垂らした途端に患者はよくなった。真っすぐに座るとそれぞれの足に水が1Lずつ移動し，肺うっ血が取れたに違いない。

翌日，話は佳境に入る。ICUへ行くと，名札はあれども姿が見当たらない。私には「病棟へ移されたか，はたまた天国に召されたか？」と思われた。

その時，患者の声が聞こえた。声のする方へ向かって角を曲がると，ベッドに座っている姿が目に入った。カロリーも塩気もたっぷりのポテトチップスが入った大きな袋に手を突っ込みながら，「やあ，先生！」と大声を上げた。

事務員が言うには，「今朝部屋を代えたんですけど，名札をいまだ入れ換えていなくて」。

患者はバリバリと食べながら，「先生もどう？」と袋を差し出してくれた。足をブラブラさせて座っていたが，おそらくシルク・ドゥ・ソレイユの曲芸師なみの手際で，塩分を振り分けていたのだろう。「昨日は苦労したと聞いたけど，あまり面倒をかけてなければいいんだが」と満面の笑みを浮かべて言ってくれた。「先生には，できないことはないんだろう？」

「ありがとう，せっかくだから少しいただこうか」。

症例4 胃が痛くなるような合併症てんこ盛り症例

術中の問題

1. 侵襲的なモニタリングを行いたいが，患者の協力が得られない。このような症例では，どのモニタリングをどのように行えばよいか？

知的障害患者に動脈ラインを留置できるか？ 留置は可能であるが，かなり苦労する。頻脈とトロポニン値上昇を認め，血行動態が不安定な症例では，動脈ライン留置で長いこと悪戦苦闘を続ける必要はない。「麻酔導入は大きな山場だ」ということを肝に銘じて，すぐさま血圧計のカフを装着する。麻酔薬投与で患者が目をしばつかせ始めたらすぐに動脈を穿刺できるよう，また脈が触れなくなったら報告してもらえるよう，外科医に大腿動脈を触知させておく。(etomidateのような)血行動態を安定させやすい麻酔薬を少量投与して麻酔を導入するが，交感神経系緊張が非常に高まっている症例では，すべての麻酔薬は血行動態を破綻させ得ることを銘記しておく。

2. 敗血症の血行動態について述べよ。また，これは合併する心筋梗塞に対してどのような影響を及ぼすか？

敗血症は進行中の心筋梗塞の予後に対してすべてにおいて悪影響を及ぼす。頻脈により拡張期が短縮して心仕事量が増加すると同時に，血管拡張により臓器灌流圧も低下する。悪いことばかりである！

3. 出血が問題となり得るが，ε-アミノカプロン酸を使用すべきか？　それはどのように作用するか？

ε-アミノカプロン酸はプラスミノゲンとプラスミンに結合する。プラスミノゲンに結合してプラスミンへの変換を阻害し，プラスミンに結合してフィブリノゲンやフィブリンの分解を抑制する。こうした作用により，線溶が抑制される。フィブリノゲンやフィブリンの分解産物が減少すると，これらによる血小板の活性化も抑制され，「医原性出血」や凝固障害が起こり難くなる。ε-アミノカプロン酸の使用により出血量や輸血使用量が減少するというエビデンスが得られており，有害作用もあまりないため，私なら使用するだろう。

4. これはフルストマックの腹腔内膿瘍症例である。全身麻酔導入はどの方法で行うか？　麻酔薬と筋弛緩薬は何を使うか？　筋弛緩薬投与で起こり得る合併症にはどのようなものがあるか？

スキサメトニウムを用いると，誤嚥のリスクに加えて(腹腔内膿瘍のため)高カリウム血症をきたし得る。(先に述べたように血行動態から考えて)etomidate とロクロニウムを用いた迅速導入変法を選ぶだろう。作用時間が長い筋弛緩薬には，挿管ができない場合に 5 分で患者を覚醒させ，別の方法に移行することができないというリスクがある。

5. 患者は出っ歯であり，顔を背けたままで気道の評価ができない。どうすべきか？

気道確保が難しいうえに，意識下挿管も我慢してくれそうにない，しかも時間もほとんどない。まさに試験に出そうな問題じゃないか！

首の辺りをしっかり見る，以前に挿管された記録がないか調べる，麻酔科医の助けを求める，気管支ファイバースコープやスタイレット(あるいは光ワンドや内視鏡付きスタイレットなど，得意なものは何でも)を用意するなどの準備を整え，麻酔を始める。十分な鎮静や局所麻酔ができないので，麻酔を導入して全力でやるしかない。外科医に頼んで緊急気管切開キットを用意してもらう。

6. 酸素化を行おうとしたが，患者が暴れて喚くためマスクをあてがうことができない。このような患者には，どうすればよいか？　輪状軟骨圧迫を試みたが，患者はさらに暴れるだけである。誤嚥の予防はどうすればよいか？　経口あるいは静脈内投与で，誤嚥予防に使える薬物は経口するか，静脈内投与するか？

患者をさらに怒らせるようなことをせず，マスクは近くに置いて顔に触れないようにしておこう。顔にマスクを当てる代わりに，呼吸回路の先端をストローのようにくわえさせるなど，閉所恐怖症と同様の工夫を試みるのもよい。

輪状軟骨圧迫なんてばかげたことは，絶対やってはいけない！　輪状軟骨圧迫では食道を閉塞できないし，誤嚥予防のエビデンスもない。マスク換気も気管挿管も難しくなる。どのぐらいの強さで圧迫すればよいか，誰も知らない(研修医の時に，圧力計を使って教えられたことなんてないはずだ)。また，圧迫すれば食道は横にずれるだけだから，これは圧迫力の問題ではない。

誤嚥予防に有効であることが証明されている薬物はないので，制酸薬や蠕動促進薬，その他の薬物に関する長々とした説明は省略する。エビデンスのない薬物は使用しない。

7. 麻酔導入後，自分なりによい視界を得たので喉頭展開下に挿管したが，呼気中の二酸化炭素が検出されない。どうすればよいか？　気管チューブが正しく留置されていることを確認する方法は？　正しく挿管されていても二酸化炭素が検出されない原因は？

正しく挿管されているか，気管チューブの曇り，呼吸音聴取，腹部聴診でゴボゴボ音がない，バッグを揉んだ硬さなど，ほかの方法で確認する。本当に切迫した場合は，気管チューブに気管支ファイバースコープを挿入し，気管輪が見えることを確認する。

正しく挿管されているのに二酸化炭素が検出されない場合は，測定できていない(すなわち，機械の故障)，体内で産生された二酸化炭素が(気管チューブの閉塞により)呼出されない，二酸化炭素が肺まで届かない(重症肺塞栓や完全な循環虚脱)，あるいはすでに二酸化炭素が産生されなくなって時間が経つ(ツタンカーメン王のミイラに正しく挿管したところで，数千年にわたって二酸化炭素産生がないのだから，検出されるわけがない)などが考えられる。

8. 麻酔導入後，心拍数は 160 bpm に跳ね上がり，血圧は 70/50 mmHg となった。これは重要臓器にどう影響するか，またどう治療すべきか？　心筋保護のためにβ遮断薬を用いるべきか？　生理的反応としての頻脈に対してβ遮断薬を用いるか？

このバイタルサインは，敗血症と(それにつきものの)循環血液量減少によると考えられる。病態はより重篤になるが，(ロクロニウムなどに対する)アレルギー反応でも同様の血行動態を呈する。その結果，冠血流は低下し，心臓の仕事量は増加する。血圧低下により，(腎臓や腸など)他の臓器血流も不足しがちとなる。患者がショックに陥ると，これらの臓器血流を犠牲にして，(脳や心臓など)重要臓器の血流が維持される。

この頻脈は生命維持のための生理的反応であり，β遮断薬の使用はおそらく致命的になる。輸液と昇圧薬の投与が必要である。

9. 麻酔導入後，ひとまず病態は落ち着き，心拍数は 130 bpm となった。循環虚脱をきたすことなくどのように心拍数を下げることができるか？　どのモニタリングに基づいて判断するか？　中心静脈圧が 3 mmHg，あるいは 15 mmHg の場合，それぞれどのように対処するか？　肺動脈圧が 20/5 mmHg，あるいは 45/33 mmHg の場合はどうか？

頻脈を治療する最善の方法は，(アシドーシス，浅麻酔，循環血液量減少，貧血など) まず治療可能なものから始めることである。患者の病態が落ち着いたところで β 遮断薬投与を慎重に開始し，心拍数を少し減少させるようにする。中心静脈圧が 3 mmHg の場合は，循環血液量が不足している。中心静脈圧が 15 mmHg の場合は，循環血液量はおそらく十分であり，昇圧薬を投与すべきである。同様に，肺動脈圧が低い場合は循環血液量不足が考えられる。肺動脈圧が高い場合は，循環血液量は十分と考えられ，輸液負荷はこれ以上は行わず，強心薬を使用する。

経食道心エコー法は，こうした数値から判断して診断を考える方法に比べて，断然優れたモニタリング法である。数値を基に当て推量を行わずとも，何が起こっているのかが一目でわかるのだから！

10. 血行動態は引き続き不安定で，収縮期血圧は 70 mmHg 台が持続している。昇圧の方法は？　何を指標としてノルアドレナリンを投与するか？　ヘマトクリット値は 31％であるが，心電図上は虚血が続いている。輸血すべきか否か，またその理由は？　輸血に伴うリスクは？

ノルアドレナリンを使用すべきであり，効果がない場合はバソプレシンを静脈内投与する。薬物投与は，開始量として適切な投与量から始める，続いて投与量を増やして効果を確認するという，常に同じ手順を守って行う。効果が認められない場合，薬物がいまだ体内に達していない，薬物が接続されていない，ポンプが作動していないなど，単純な原因を見落とさないようにする。

ヘマトクリット値は 31％であり，これは目標とされてきたマジックナンバー 30％よりも高い。「ヘマトクリット値は 30％以上を維持すべし」と言われているが，実際これには根拠がある。心疾患症例では，ヘマトクリット値は 24～34％が最もよい。(事務的なミスなどによる) 異型輸血や輸血に関連する急性肺障害のリスクに見合う効果がないので，輸血は行わない。

心電図異常を改善するためにヘマトクリット値を適正化した後は，心筋灌流圧上昇や仕事量軽減など，心筋の酸素需給バランスをほかの面から改善する。

術後の問題

1. 手術所見はただのイレウスであった。手術は 35 分で終了したが，抜管するか？　抜管の基準は？　心筋虚血がある場合に，同じ基準で抜管してよいか？

抜管しない。(吸気陰圧，十分な酸素化，気道防御反射などの) 抜管基準よりはまず，患者が呼吸負荷を含めた諸条件に耐えられるほど安定しているかを，常に優先させる。急性心筋梗塞，強心薬の使用，(敗血症と血圧低下をきたした症例では確かに) 急性呼吸促迫症候群 (ARDS) のリスクなどがある患者では，抜管と低酸素血症は絶対に避けるべきである。

2. 胸部X線写真では両肺野が真っ白であり，気管チューブ内には赤色泡沫状の分泌物が認められた。この所見をどう考えるか？　CT検査をするか，それとも気道内分泌物の検査を行うか？　そうした検査の目的は？　ICUのスタッフは，気管内吸引をより有効に行えるよう，太いチューブへ入れ替えたらどうかと言っている。チューブを交換すべきか，またその方法は？

CT検査の必要はない。現病歴から考えて，これはARDSである。呼気終末陽圧(PEEP)を適切に設定して，血圧を適正に保ち(PEEPを上げすぎない！)，十分な酸素化を保つよう(PEEPを下げすぎない！)，保存療法を行う。誤嚥などほかの病因が関与していないか，気道内分泌物を検査して確認するのもよいが，あまり役に立たない。十分な酸素化が得られない場合を除いて，気管チューブを入れ替える必要はない。患者の状態は安定しておらず，チューブ交換の失敗は致命的になる。(濃厚な分泌物が気管チューブを閉塞しないかぎり)分泌物は吸引し続けなければならないという代物ではない。気管吸引を行うたびに，気道内分泌物がさらに増えることになる。

3. 気管チューブの周囲からエアリークを認めるようになった。呼吸はできているが，SpO_2は低く，PEEPをかける必要がある。気道内は浮腫を起こしている。このエアリークをどう考えるか？　その原因は何が考えられるか？　気管チューブをどうやって入れ替えるか？　チューブエクスチェンジャを使用するか，それとも気管支ファイバースコープを使うか？　緊急気管切開用のキットを準備してあるか？

何とかしなければならない。応援を依頼し，(気管支ファイバースコープやチューブエクスチェンジャなど)必要器材を集める。何らかの処置を行う際は，まず患者に100％酸素を投与する。(患者が噛んだり暴れたりしないよう薬物を適切に投与して)筋弛緩状態とし，喉頭展開を行ってカフが声門上にはみ出していないか確認する。カフがはみ出している場合は，口腔内吸引を行い，カフを脱気してチューブを進める。カフが破損している場合は，喉頭展開下にチューブエクスチェンジャを用いて気管チューブを入れ替える。緊急事態に備えて，気管切開用キットを準備しておく。

4. 腎臓内科医は，低血圧による腎障害を心配している。クレアチニンクリアランスとは，どういう検査か？　この結果は役立つか？　役立つとしたら，どのように有効か？　腎機能障害を軽減する方法は何か？　ドパミンを使用するか？　アドレナリン投与による心拍出量増加は効果があるか？　輸液は制限したほうがよいか，それとも投与したほうがよいか？　インスリン投与は有効か？

クレアチニンクリアランス値で腎機能障害の程度がより正確に評価できる。正確に評価できても腎機能は変えられないし，腎臓を復活させる妙薬もない。しかし，腎臓の状態とその対処法に関して，的確なイメージを得ることができる。例えば，クレアチニンクリアランス値が(正常値の10％と)非常に低い場合は，すぐに透析を始めたほうがよい。

ドパミンは投与するか？ ドパミンは無効であることが判明しており，投与しない。

心拍出量を増加させるのは有効であろうか？　血行動態が不安定な場合は，アドレナリン，その他の強心薬を静脈内投与する。残念ながら，心拍出量をある値以上まで増加させることだけでは，腎臓を蘇らせることはできない。

もちろん，中心静脈圧や(血圧，酸塩基平衡，尿量など)通常の指標，さらにTEEの所見に基づいて輸液を投与する。腎臓が干からびるようなことはすべきでない。

インスリンは投与する。高血糖は腎傷害を増悪させることが知られているため，重篤な低血圧に陥る前に血糖をコントロールしておくのが理想である。しかし過去には戻れないので，今からしっかり血糖値を監視し，コントロールをつける。

5. 静脈ラインを入れ替えようとして，肺動脈カテーテルのイントロデューサを鎖骨下動脈に挿入してしまった。抜去して圧迫止血を行うか，それとも留置しておくか？ 肺動脈カテーテルを抜去したが，30分後の胸部X線写真で片側への液体の貯留を認めた。患者はショック状態となったが，どのように対処するか？

鎖骨下動脈は圧迫止血が難しく，シースを抜去すれば大量出血も起こり得る。シースを留置したままで外科医に連絡し，患者を手術室に運ぶ。直ちに開胸できるよう外科医が準備できてから，シースを抜去する。開胸していても，鎖骨下動脈損傷の修復は難しい。

シース抜去後にショックをきたしたら，下半身(大腿静脈)から大量輸液を行い，できるだけ早く開胸する。外科医は頭部へ向いて必死で手術しており，上半身の血管は問答無用で遮断されて輸液ルートが絶たれ得るため，輸液ルート路確保は鼠径部で行う。

実際の経緯

どこかへ身の隠して避けたいという祈りも空しく，私がこの症例を担当することになった。患者はいつものように，内科系ICUではお決まりの静脈ライン確保，つまり左第2指の24ゲージライン(これは本当だ！)と，腕を伸ばさなければ滴下しない左肘窩の22ゲージラインを留置されて，手術室へ来た。ドブタミンが繋がっていたが，血管内へきちんと投与されていたかは疑わしい。重度の精神発達遅滞患者であったが，私たちは例の如く，「じっとして，腕を動かさないで！」と無意味に叫び続けた。

典型的な敗血症患者であり，紅潮と顔面の発汗を認め，心臓は激しい勢いでバクバクと脈打ち，脈はほとんど触知できなかった。腹部は「フルストマックに間違いない」と思わせるほど膨満していた。気道の評価は難しかったが，出っ歯であることは確実にわかった。緊急性からみて直ちに手術を行うべきであり，グズグズしていると患者が死ぬと考えられた。

頻脈は重大な問題であり，冠不全や急性心筋梗塞の患者にとって最悪であることはわかっていたが，いつもの頻脈治療法はいずれもすぐには行えなかった。

- β遮断薬を使用すべきか？　頻脈は敗血症に対する代償反応であり，β遮断薬投与は致命的となる可能性があった。
- 鎮痛手段を講じるべきか？　これほど強い腹部膨満は外科的に治療するしかなかっ

た。痛みが治まるまで麻薬を全身投与する，あるいは麻薬や局所麻酔薬による区域鎮痛法を行うなどの余裕はなかった。

- 輸液や輸血を行うか？ 静脈ラインはないといってもよく，新たなライン確保には全身麻酔が必要で，こちらもまた手詰まりであった。

仲間を集めて，お気に入りの七面鳥を全員にごちそうすると約束し，手術室に戻った。治療方針は気道確保(それ以上のことは後回し)，静脈ライン留置，検体検査実施，治療可能な病態をすべて是正し，できるかぎり早く生理学的に徐脈化を図ることであった。

スキサメトニウムを使用するかどうかが，途中で議論になった。この腹腔内膿瘍は，致命的な高カリウム血症をきたし得るか？ 高カリウム血症が起こり得ることは，実際に報告されている。心筋梗塞とフルストマックの悪夢のような症例で，気道確保にスキサメトニウムが使えないなんて！ ゴクリと唾を飲み込んで，スキサメトニウムを投与した。

致命的な高カリウム血症は起こらなかった。スキサメトニウムは使わないというのもあり得るが，この本の症例は実際に起きた通りに書かれている。

気道確保はいまいちで，挿管用ブジーのお陰で窮地を脱することができた。あとは「悪いところを見つけて治す」を繰り返した。ヘマトクリット値は25%であり，輸血して32%まで上げた。中心静脈圧は(予想通り)低かった。大量輸液を必要とし，そのほとんどが輸血であった。

腎保護には十分な輸液が一番とされており，有効とのエビデンスがないもの(低用量ドパミンは8トラックのカセットテープと同じく姿を消した)や患者に害を及ぼすもの(フロセミドは循環血液量減少を増悪させる)は避けた。血糖コントロールは行ったが，これは有用であるとのエビデンスがあるほぼ唯一の治療法である。侵襲が加わる前に血糖値をコントロールしておくのが理想だが，私たちがみた時はすでに侵襲の真っ只中であった。

ICU入室後は，ひどい肺水腫に対して気管内吸引により分泌物除去を試みることは，もはや必要なくなった。気管内吸引は気道内分泌物を増加させ，問題がさらに大きくなる！

実を言うと，鎖骨下動脈穿刺はこの症例ではなく，別の症例だった。術後の問題を充実させるために，この症例に付け加えた。外科医の待機下で抜去してみたが，結局は開胸手術による修復が必要になった。ついてなかった！

症例5 壊れたハートを癒す！

術前の問題

1. 大動脈内バルーンパンピング(IABP)の作用機序は？ 適切な作動タイミングは？ バルーンを膨張させるタイミングが早すぎる場合，どんな問題が起きるか？ 遅すぎる場合はどうか？ 作動を停止した場合はどうか？ バルーンが破裂したらどうなるか？

IABPはあなたの味方である。強心薬で心臓をたたくようなことをせずにポンプ機能を改善する方法は，これしかない。もちろん問題もあり，主に下肢に合併症が起こる(合併症も引き起こすが，それらは主に下肢に起きる)。(「白鯨」のエイハブ船長や「宝島」のジョン・シルバーは，片足でうまくやっていたよ。もっとも私の知るかぎりでは，2人ともIABPのお世話にはなっていないけど)

IABPのバルーンを大腿動脈から挿入して鎖骨下動脈の分岐部直下まで進め，拡張期に膨張させ，収縮期に収縮させる。動脈圧波形上の重複切痕に合わせて膨張させるのがベストタイミングである。IABPには利点が2つある。

- 拡張期に膨張させることで拡張期冠血流が増加し，冠灌流が改善する(冠動脈は拡張期に血液が流れることを思い出してほしい)。
- 収縮期に収縮させることで吸引様の効果が生じ，前方への駆出を助ける。

作動のタイミングが悪ければどうなるか？　バルーン膨張のタイミングが遅すぎると，拡張期灌流促進効果はすべて失われる。バルーン膨張のタイミングが早すぎると，抵抗が非常に大きくなり心臓からの駆出が困難となる。

作動を停止すると，血管内に留置された大きなバルーン上に血栓形成が起こり得る。バルーンはヘリウムガスで膨張させる(ヘリウムを使うと，バルーンの膨張と収縮を素早く行える)。バルーンが破裂した場合，ヘリウムガスによる動脈塞栓症が起こる。幸い，ヘリウムはすみやかに血流中に吸収されるため，患者が死に至ることはあまりない。しかし，役に立たないIABPとなるので，バルーンを交換する必要がある。

2. 既往歴のない72歳の男性の心室中隔欠損(VSD)は，どのように生じたと考えられるか？　長い経過のVSDによる影響はどのようなものか？　Eisenmenger症候群はどんな病態か？

この男性のVSDが先天性の場合は，とっくの昔に合併症を発症していただろう。高圧(左室)系から低圧(右室)系への持続的な血流は右心系への負荷となり，Eisenmenger症候群(右室圧と左室圧が等しくなる病態)を引き起こす。この病態は死亡率が高く，心臓移植以外の外科的治療法はない。この症例のVSDは心筋梗塞によって引き起こされたものである。心室中隔の梗塞部位に壊死が生じ，穿孔してVSDという結果になった。

3. 手術室で輸液ラインを準備する際に特に注意すべきことは？　どのようにして気泡混入を防ぐか？　奇異性塞栓とは？　動脈側がより高圧の場合に，奇異塞栓はどのようにして起こり得るか？

気泡に注意すべし！　すべての輸液ラインを入念にチェックし，ほんの少しの空気も血管内へ入れてはならない。動脈側の血圧はより高いため，右心系から左心系(つまり，低圧系から高圧系)への気泡混入は起こりにくいと考えられるが，起こらないという保証はどこにもない。気泡が右心系から左心系へ混入したら(奇異塞栓症)，気泡は動脈系内に飛び散って，脳梗塞，腎臓や消化管の梗塞，四肢の終末動脈領域の梗塞を引き起こし得る。不注意な気泡の代償は，このように高くつく。

4. 手術室に入る前にさらにやっておくべき検査は何か？　輸血の準備は血液型検査と不規則抗体スクリーニングで十分か？　血液製剤を術前にオーダーしておくか？　血液製剤は何をオーダーするか？　その理由は？

腎機能がよいことを確認しておきたい。血中クレアチニン濃度とカリウム濃度を調べておく。術前のヘマトクリット値は重要である。ヘマトクリット値が低い場合は，人工心肺の血液充塡が必要となり得るためである。術後と比較する目的で術前心電図検査を行い，(開胸手術を行うのだから)胸部X線写真を撮影する。時間に余裕がある場合は，交差適合試験をした血液製剤を準備するほうが，タイプアンドスクリーン(T&S)よりも望ましい。しかし，間に合わない場合は，T&Sに基づいて輸血してよい。血小板製剤は術前にオーダーする。その理由は，IABPにより血小板が破壊されることと，冠動脈バイパス術(CABG)と難しいVSD修復でポンプ時間が確実に長くなるためである。

5. IABPが装着され，心血管作動薬が持続静注されている患者を手術室へ移動させる際のリスクは？　ドブタミンが末梢ラインから持続注入されているが，何か懸念はあるか？　ドブタミン投与を中止するか否か，その理由は？　点滴漏れがある場合は，どうすればよいか？　点滴が漏れた部位に対して何か特別な治療はあるか？

投薬ラインやIABPなど，患者の生命を維持しているものの事故抜去が最大の問題である。IABPが抜去された場合，IABPの効果が失われることに加えて，重大な問題が発生する。つまり，大腿動脈の大きな穴から血液が流れ出し，あなたの靴は血まみれになる。末梢ラインから心血管作動薬を持続投与するのはよくない。血管外に漏れると皮膚の壊死を引き起こす可能性があるからである(患部に対して保温，保湿，上肢を挙上し，皮膚や筋肉が壊死した場合は専門医にコンサルトする)。ドブタミン投与ルートはできるだけ早く中心静脈ラインへ変更する。

一般論として，ICUや一般病棟，カテーテル検査室で留置された点滴などはすべて，点滴漏れのないことが確実にわかる場合を除いて，血管外漏出があり使い物にならないと考えるべきである。術前に留置されたラインは信用せず，抜去して入れ替える。

術中の問題

1. 20ゲージの末梢静脈ラインが3本留置されており，そこから心血管作動薬が投与されているラインもある。麻酔を導入する際，これらの末梢ラインをどう扱うか？　末梢静脈ライン確保を追加するか？　中心静脈ラインを留置するか？　どちらがよいか？　中心静脈穿刺に際して，患者がうめいたり痛がったりしたらどうするか？

術前から留置されている末梢静脈ラインは役に立たない。これはとても難しい手術なので，肺動脈カテーテル用のイントロデューサを留置する。軽い鎮静と十分な局所麻酔を行うと，あまり痛がらせることなく中心静脈ラインを留置できるはずだ。しかし，患者の協力が本当に得られない場合は，確実な末梢静脈ラインを留置し，麻酔導入と気道確保後に中心静脈穿刺を行う。

2. 麻酔導入に用いる薬物は？　etomidate，ケタミンはよい選択肢だろうか？　大量麻薬のみで導入すべきか？　プロポフォールを使用すべきか？　筋弛緩薬は何を使うか？　3時間前に食事をしていた場合はどうするか？　患者が3日間寝たきりであった場合，スキサメトニウムのリスクは何か？

患者の血行動態が不安定なので，etomidateはよい選択肢である。etomidateを上手に投与すると，麻酔導入時の血行動態が安定しやすい。ケタミンでは心拍数が増加しすぎることがある。大量麻薬による導入も血行動態が安定するが，（プロポフォールやチオペンタールなど）ほかの薬物も，投与量を減らせばうまくいく。etomidateは魔法の薬や切り札というわけではないが，私ならetomidateを使うだろう。

患者の絶飲食時間が不十分な場合は，スキサメトニウムを用いた迅速導入を行う。迅速導入の際は輪状軟骨圧迫を行わない。輪状軟骨圧迫では，食道を（単に側方へ押しやるだけで）塞げない。輪状軟骨圧迫を行うと挿管がより困難になり，（挿管に失敗した場合に）換気も難しくなる。輪状軟骨圧迫に関してはさらに，この方法は1961年Dr. Sellickが発表した速報論文に基づいていることも付け加えておく。彼はこの研究で26症例について検討しているが，（これが研究と呼べる代物だとしても）正確な実施方法についての記載は非常に曖昧である（吸入麻酔薬で緩徐導入されたフルストマック症例もある）。どのくらいの圧で押せばよいか，誰も教えてくれないし（あなたは教えてもらったことがある？），有効であるというエビデンスは何も得られていない。輪状軟骨圧迫にはおさらばしよう！

動けない状態が続いている患者の場合，スキサメトニウムの使用には高カリウム血症のリスクがある。その場合は，ロクロニウムを用いた迅速導入変法を行うだろう。

3. 外科医は出血を心配している。ε-アミノカプロン酸を投与すべきか？　それはどんな薬物で，どのように作用するか？

ε-アミノカプロン酸は線溶を抑制する。有効性を示すエビデンスがいくつかあるので使用するとよい（私なら使用するだろう）。

4. 患者の心機能は悪く，外科医は肺動脈カテーテルが必要だろうというが，賛成するか？　使用する場合は，どのように留置するか？　カテーテル挿入中に，圧波形が突然動脈圧に変わった。一体何が起こったのか？　どうすればよいか？　抜去すべきか，それとも留置しておくべきか？　混合静脈血のガス分析を行って評価するか？　どんな結果が予想されるか？

左-右シャントがある患者には，肺動脈カテーテルを挿入してはいけない。右心系から挿入した肺動脈カテーテルが，左心系に迷入する可能性がある。挿入中にカテーテルがシャントから左心系に迷入すると，圧波形が動脈圧に変わる。そのときは，カテーテルを引いてきて抜去する。混合静脈血のガス分析を行っても，得られるものは静脈血の混合していない動脈血液のガス分析結果であろう。

5. 人工心肺離脱の準備をどのように進めるか？ ヘマトクリット値は22%であるが，輸血するか？ それとも人工心肺を離脱してから輸血するか？ 血中カリウム濃度は3.4 mEq/Lである。カリウム製剤を投与するか，待つか？ 血中カリウム濃度が6.8 mEq/Lの場合は，治療すべきか，様子をみるか？ 大動脈遮断解除から12分たっただけだが，外科医は離脱できると言う。離脱すべきか否か，またその理由は？
 人工心肺離脱のABCに従う。

Airway(気道)：人工呼吸器のスイッチを入れて，肺の呼吸運動再開を確認する。
Bureaucracy(お決まりの仕事)：血中カリウム濃度，ヘマトクリット値，体温，酸塩基平衡，大動脈遮断解除からの時間が20分以上など，心機能に影響する要因がすべて整っていることを確認する。
Circulatory(循環)：調律，心拍数，収縮能に注意する。

アドレナリンを大量に投与する前に，えーっとまず，ほかの塩梅をすべてきちんと整える。そうすれば，アドレナリンなんて必要なくなることがある。

ヘマトクリット値が22%なら，直ちに輸血する。血液不足はわずかだが，人工心肺離脱を始める前に24%以上にしておきたい(ヘマトクリット値が24%以下だとよくないというエビデンスがある)。出だしが肝心であり，人工心肺離脱に挑む前にすべての塩梅を整えておく。

血中カリウム濃度が3.4 mEq/Lの場合は，離脱前にカリウムを20 mEq投与する。人工心肺中にマンニトールが大量投与されるので，血中カリウム濃度が低下して期外収縮が起こりやすくなる。離脱開始までに血中カリウム濃度を4 mEq/L以上に上げておく。

血中カリウム濃度が6.8 mEq/Lで心拍は正常洞調律，良好な利尿が得られていれば，血中濃度はすぐに低下するので，そのまま様子をみる。ペーシングが必要な場合は，グルコース-インスリン療法を施行するが，血清カリウム値を6 mEq/L以下に下げるためだけにグルコース-インスリン療法を施行すべきではない。やりすぎてカリウム値が非常に低くなることがあり，不整脈に悩まされることになるだろう。

大動脈遮断解除後12分で外科医が離脱を言い出したら，タバコに火をつけて，「とりあえずタバコを(ときどき吹かしながら，8分ほどかけてゆっくりと)吸い終わってからでいいかい？」と外科医に言おう。この目的は，心臓を20分間灌流しながら休ませて，大動脈遮断中に産生された有害物質を洗い流すことである。これは人工心肺離脱に向けて塩梅を整えるプロセスの一部である。

6. 人工心肺を離脱した時，心臓の後面からかなりの出血が認められ，外科医から血液製剤投与を依頼された。心臓後面には切開が加えられている。どの輸血製剤を投与するか，またその理由は？ 外科医に対してほかに提案することがあるか？

血液製剤なんて，とんでもない。心臓後面の切開創からの出血には，縫合による止血が必要であって，血液製剤なんぞ必要ではない。血液製剤は，こうした場合に外科医が口にする決まり文句である。出血すればするほど，外科医はより頻繁に「心臓を持ち上げて，心臓後面をチェックし」，血圧がそのたびに下がる。そうこうしている間も，「出血が続くので，血液製剤をもっと入れよう」と言い続ける。ここは麻酔科医が責任をもって，「ヘパリン化しましょう。もう一度カニュレーションを行って人工心肺に乗せ，心臓を止めて後面の出血点を修復しましょう。以上です」と言うべきところである。

7. 外科医が心臓を持ち上げるたびに，IABP は正常に作動しなくなるが，診断は何か？ どうすれば，IABP をきちんと作動させられるか？ 心電図トリガーにするか，それとも動脈圧トリガーにするか？ 心拍数は下げたほうがよいか，それとも上げたほうがよいか？

手術中にためらう外科医ほどいただけないものはない。IABP はトリガーなしでも作動させられる自動モード（心電図や動脈圧とのリンクが不要で，人工心肺中で時たま作動させたい場合にのみ役に立つ）にできるが，普通は心電図トリガーか動脈圧トリガーで作動させる。外科医が心臓を持ち上げると，（心臓の変位により電気的ベクトルが変化して）心電図波形が小さくなり，心電図トリガーができなくなる。血圧が非常に下がると，動脈圧トリガーもできなくなるかもしれない。離被架を飛び越えて外科医の胸ぐらをつかみ，問 6 で書いた答えを外科医に読ませてやろう。

8. 手術操作によって，ペーシングができなくなった。ペースメーカはどのように働くか？ ペースメーカの作動モードの設定は？ ペーシングできない場合の対応は？ この症例で特にペースメーカが重要になる理由は？ 心臓の興奮伝導系について説明せよ。

抑制モードに設定されたペースメーカは，心臓の電気的興奮を感知すると刺激を行わない。必要な場合のみ刺激を行うので，ペースメーカを抑制モードに設定するとよい。ペーシングがうまくできない場合には，ペースメーカ電極が瘢痕組織内に留置されているかもしれない。この場合は，刺激電流を増すか，外科医により条件のよい部位へ入れ替えてもらう必要がある。外科医が心臓を脱転すると，心臓が変位するにつれて電位のベクトルが大きく変化し，ペースメーカが心臓の電気的興奮を感知できなくなる。心臓に触れることも刺激となるし，心臓を脱転した際に電極が開胸器などに接触してショートすることもある。まったく，なんてこったい！

心臓の刺激伝導系は洞房結節から始まって房室結節へと下行し，それから中隔を突き抜けて下行し心尖部に至る（まさにこの中隔に穿孔が発生し，そこを修復した結果，刺激伝導系を傷害した可能性がある）。刺激伝道系は心尖部を廻って再び上行し，刺激は複雑に伝播する。本症例では，手術による悪影響が刺激伝導系のど真ん中に及ぶことがはっきりしており，ペーシングは極めて重要である。

9. いつ人工心肺を再開して心臓の止血を行うよう外科医に助言するか？　こうした手術方法に関する助言を，麻酔科医から言い出すべきか否か，その理由は？　人工心肺再開のリスクは？　全身性炎症反応症候群は起きるか？　こうした症例における大量輸血によるリスクは？

今すぐ，直ちに人工心肺を再開する。患者のために必要なら，麻酔科医は手術方法に関して助言すべきである。だから私たちは，麻酔だけでなく手術の知識も蓄えておくべきであり，優秀な麻酔科医はそれができている。引っ込み思案はいただけない。

人工心肺再開はとても厄介であり，より高度の全身性炎症反応症候群と凝固障害を悪化させる。かなりの時間にわたって出血に悩まされるかもしれないが，外科的出血により患者を死に至らせるよりはマシである。

10. 閉胸した後に外科医から，経食道心エコー法による評価を依頼された。どのような所見に注意するか？　VSD の完全閉鎖が得られていないことは，どのように診断できるか？　ここで肺動脈カテーテルを挿入すべきか？　VSD の残存は肺動脈カテーテルで診断できるか？　局所壁運動異常が認められる場合，それは何を意味するか？　どう対処するか？　ニトログリセリンを使用するか，あるいは再開胸に踏み切るべきか？

心室中隔の穿孔部位が閉鎖されていることを確認する。カラー Doppler 法を用いて，VSD があった部分に短絡血流があるかどうかを調べる。今から肺動脈カテーテルを挿入しても，役に立つ情報は得られない。新たな局所壁運動異常を認めた場合，それは(グラフトの折れ曲がり，血栓，解離などによる)虚血を示唆する。内科的治療でグラフト再開通を試みるより，再開胸して調べる。新しいグラフトには，いろいろなトラブルが起こりやすい。トラブルを放置して心筋梗塞を招くことがないよう，直ちに再開胸してグラフトの問題を解決する。

実際の経緯

続きを読む前に，この症例に関する質問について，まず自分で考えてみよう。私がこの症例で味わった，スリルとゾッとする思いをわかっていただくのはうれしいけれど，アガサ・クリスティの殺人ミステリーみたいにこの本を読み進めないように。自分をテストするためにこの本を読んでいるのだから，質問に戻ってすべての問題に挑戦しよう。専門医試験を受けるのは私ではなくあなたなのだから，自分で勉強しよう。

この不幸な男性は，IABP をバンバン作動させながら，「一体何が起こったんだ？」という顔つきでやって来た。彼はその時まで，およそ不摂生とは縁がない生活を送ってきており，72 歳の男性にしては引き締まっていた体つきをしていた(外見的には 55 歳と思えた)。ほんの数時間前まで文句のない生活を送っていたが，今や心臓に突然穴が開いて，危機一髪の状態で手術室に来た。

哀れみ泣き叫ぶことは，残念ながら私たちの仕事ではない。心室中隔が壊死して穿孔を起こすほど重篤な心筋梗塞は，決して失敗は許されないことがわかっていたので，手術室へ全速力で駆けつけた。普段からきちんとやるべきだと反省しながら，静脈ラインに気泡がないことを確かめ，絡まったラインを整理した。末梢ラインにつながったドブタミンをどうにかしたかったが，幸い鼠径部に留置された静脈カテーテルがあったので，そちらにつなぎ替えた。

患者の血行動態が安定していたため，それまでの治療を変更せずに続行した。肺動脈カテーテルは，心室中隔穿孔部への迷入を避けたいと考え，留置しなかった。あなたが習慣を守る人間であり，常に肺動脈カテーテルを挿入するのであれば，いつも通りやれば，VSDのある症例でも容易にできるだろう。だからこそいったん立ち止まって，やろうとしていることを考えてみる必要がある。

心機能が悪かったため，etomidateとスキサメトニウムで麻酔を導入した。厳密な意味でのフルストマックではなかったが，痛みが強くIABPも装着されているため，胃の中が十分に空になっているかどうか疑わしかった。予想通り心室中隔穿孔は大きく，心室中隔をかなり大きく，また後壁を一部切除した。刺激伝導系は寸断され，ペースメーカ使用が依存的となった。

この症例の難所は，心臓後面を修復する際の脱転操作時であった。(それまでの健全な生活が幸いしたのだろう)人工心肺からの離脱はそれほど大変ではなかったが，心臓後面からの出血が止まらなかった。「心臓を持ち上げて後面を見る」操作が重なるたびにペーシングができなくなり，IABPが止まってすべてが悪化した。「こんなことを延々と続けるつもりかい。もう一度ヘパリン化してカニュレーションを行い，人工心肺下に心臓後面を修復して，さっさと片づけてしまおう！」幸いなことに，私がそう言いかけた時，外科医も同じ結論に至った。人工心肺を再開し，この忌々しい出血を止めてから再び離脱するほうが，心臓を持ち上げて後面を見る危険を延々と繰り返すよりマシである。

心臓後面を修復したところ，(驚くほどピタッと)出血が止まり，血液製剤投与はもはや必要なくなった。血小板をどれだけ投与しても，大動脈からの出血は止められない。私たちも，そして患者も，へこたれずに頑張った！

症例6　意識下鎮静

術前の問題

1. この患者の病歴に関してさらに必要な情報は何か？　椎間板ヘルニアと背部痛以外に今まで健康であったなら，生化学検査は何か必要か。ヒト絨毛性ゴナドトロピン(hCG)の測定は必要か？　患者が妊娠している可能性はない，と言ったらどうだろうか？

この症例が本当に緊急なのか知りたいだろう。この患者，急性の神経原性の患者にしてはかなり動き回れるようだ。あなたが対応しなければならないとしたら(この症例が本当に緊急であれば，時間は限られているが)，すべての患者に必要な，麻酔関連の病歴を素早くチェックしよう。

- 患者自身と家族の麻酔関連の病歴
- 特に心肺の問題点を早急に検査する

生化学検査で必要であるのは，尿中のhCGだけである。たとえ患者が「私はマリア様と同じなのよ」と強く拒否したとしても，妊娠かどうかを尿中hCGでまだ知る必要がある。

2. 馬尾症候群とは何か？　どんな病歴を引き出すのか？　身体所見は何か？　本症例は緊急例か？　緊急例かどうかあなたの責任で決めるのか？

馬尾症候群とは，馬尾神経根への広範な傷害と対麻痺である。原因として可能性があるのは，針による直接的外傷，虚血，神経毒性薬物，細菌や血腫(あなたが唯一治療できるであろうもの)である。感覚異常や知覚鈍麻などの病歴に焦点を絞ろう。「これは馬尾症候群かもね」という奴に対して，あなたが「彼女のでっちあげさ」と返したとする。しかし，それで本当に患者に異常が見つかったら，きっとあなたは自分がバカみたいに思えるだろうし，近い将来，文なしになってしまうかもしれない。だから，どんな疑念があろうとも，緊急症例ではないという理由でMRIを断るのは賢明ではないだろう。

3. 現在，午後3時30分，最終飲食は午前6時。この患者はフルストマックか？　患者が午前8時に救急室に来院して，hydromorphoneを処方され，モルヒネを静注されていたとしたら，患者評価は変わるか？　制酸薬，メトクロプラミド，抗コリン作動薬の投与を考慮するか？

激痛が始まったあとでは，胃内が空だとは考えられない。消化管が正常に機能するには，副交感神経系の刺激がまず必要である。患者が痛がっているときは，交感神経系優位である。胃を空にするのを遅らせる麻薬が投与してある。どの抗誤嚥薬物についても誤嚥のリスクを減少させるという結果はないので，私は推奨されている薬物は何も投与しない。

4. 患者は「MRIを撮るときにはいつも意識下鎮静を受けている」と言う。意識下鎮静とは何か？　意識下鎮静のリスクは何か？　MRI撮影中のリスクは？　閉所恐怖症の患者にとってMRIはどうだろうか？　この症例をキャンセルして，患者をオープンMRIに移送することにするか？

意識下鎮静とは患者が指示に反応できることを意味している。「空気呼吸下の全身麻酔」を意味するものではないし，患者の注意をそらすために足を切断したり，(これから殺されるかのように大騒ぎをする患者の)呼吸数を2回/minに上げなければならないということではない。意識下鎮静のリスクは鎮静をしすぎて，呼吸抑制を引き起こすことである。MRIは閉所恐怖症を引き起こす。MRIは音が大きく，患者ははるか彼方で近づくのが難しく，患者が動けばよいスキャンができない。こうしたリスクよりは挿管して全身麻酔とする，「非意識下鎮静」をするのがベストだろう。時間がキモならば，患者をオープンMRIに回す時間はない。

5. 患者がベッドから飛び降り，MRIの方に歩いていき，苦もなくフラットパネルに横になっている。何か変わり得るか？　この患者はあなたの臨床的評価では馬尾症候群ではないとすると，この患者を断れるか？　フルストマックが改善されるまで延期するか？

これはもっともっとバカげている。問2の答えとして説明したが，ここは私たちの判断すべきことではない。常識的には，術前評価を行う医師に早急に問い合わせるのがベストだ。これから数時間も待っているのは無駄である。緊急症例であると彼らが言うのだから，MRIを実施しなければならない。

術中の問題

1. MRIにおける麻酔導入での特に考慮する点を述べよ。患者は宝石を身に着けていてもよいか？　それにはどんなリスクが伴うか？　喉頭鏡，モニター，麻酔器を使うことはどうか？

Primum non nocere（何よりもまず患者に害を与えない）とはヒポクラテスの誓いの言葉だ。MRIのスキャナ内では最初に金属製の物が認知される。MRIのスキャナ内での常識は，まず，金属を外すことである。指輪はすべて外し，ピアスも取ろう。MRI用の準備をすべきである。麻酔器，モニター，喉頭鏡はすべて非金属のものを準備しよう。MRIには金属製のカートは近づけてはならない！　自分の腕時計，財布，忍者刀，名誉勲章などMRIという野獣に潜む脅威の怪物磁石を刺激するようなものは，すべて外そう。

2. 麻酔薬と鎮静薬はどう選択するか？　どんな方法を用いるか？　プロポフォールの点滴，ミダゾラムとフェンタニル，デクスメデトミジンは使えるか？　それぞれの長所，短所は何か？

この患者のむちゃぶり，病的肥満，閉所恐怖症を考慮すれば，全身麻酔以外のことを考えたりしないだろう。気道を確保し，完全に麻酔をし，短時間でMRI検査を終わらせよう。気道が失われることに比べるとたいしたリスクでないことにとらわれていると，気道を失い，SpO_2が低下したり，MRI内で気道を失ったり，動き回り，検査を長引かせるなどのリスクを伴う。

3. プロポフォールを使用して鎮静したが，患者はくねくねと動き，背中が痛いと訴え，じっとしていられない。MRIの技師は，「よい検査ができない」と言っている。どのように鎮静を深めるか？　鎮静薬を増量することの一般的なリスクとMRIに特異なリスクは何か？

前の答えを見てみよう。中途半端な鎮静で，「とにかくより深い鎮静が必要」という状況になった場合，それは必ずトラブルのもととなる。私なら，この検査を中断し，患者をMRIのでっかいドーナツから引き出して，全身麻酔を導入し，検査を再開する。

4. 患者の気道が閉塞した。カプノグラムの波形が認められない。どうするか？　MRI

から患者を引き出すと，気道が閉塞している。強く揺り動かすと，気道を開通させることができる。再鎮静して患者を MRI に戻すか？

患者を強く揺り動かすことが必要だったことから，この状態はもはや意識下鎮静ではない。全身麻酔に非常に近い危険な状態となっている。この患者を再び鎮静してはならない。直ちに全身麻酔を行おう。

5. どの時点で全身麻酔へ移行するか？　鎮静と比較して全身麻酔のリスクは何か？　どちらの方法がより安全か？　(麻酔導入は)MRI の検査台かストレッチャー上，どちらで行うか？　困難気道だとしたら，気管挿管するのに最も安全な場所はどこか？　気管支ファイバースコープを用いた挿管と MRI にリスクがあるとすれば，どうするか？

さて，全身麻酔だが，以下のようなリスクがある。挿管ができずに気道が落ちる，歯牙の損傷をはじめとする気道損傷，誤嚥，血行動態変動，麻酔薬の有害作用，咽頭痛である。全身麻酔がモニター下麻酔管理 monitored anesthesia care(MAC)よりも安全だという研究は何もないが，closed claims study によれば気道の問題としては MAC はかなりよく見受けられる。これらの研究に共通の特徴はないので，完全な結論を引き出すことはできないが，MAC がうまくいかないことがよくあるということは覚えておく価値はある。患者の気道が心配であれば，ストレッチャーに移そう。酸素化維持のために頭部を上げることができる。さらに，導入中に嘔吐した場合には頭低位にすることができるし，困難気道の際には気管支ファイバースコープを患者のそばに丸めて置いておける(気管支ファイバースコープの金属部分は MRI に近づけてはいけないが)。

6. 麻酔導入して，ラリンジアルマスク(LMA)を挿入。MRI のスキャナ内に患者がいるが，カプノグラムがおかしい。部分的な閉塞が疑われ，SpO_2 が 99%から 83% に低下している。鑑別診断は何か？　MRI から患者を引き出すと，LMA に緑色の液体が認められる。次の対応はどうするか？

カプノグラムの閉塞パターンと SpO_2 低下は呼吸器系の閉塞から招来される。そのため，患者を MRI から直ちに引き出す。緑の液体は誤嚥の治療が必要だ。頭低位にし，左側臥位にしよう。吸引して，気道を確保し，呼吸補助を開始する。

7. LMA を抜去すると，咽頭後壁に嘔吐が認められる。MRI の検査台はトレンデレンブルグ位にできない。どうするか？　壁吸引の場合は，嘔吐中に気管挿管を行うか？　この時点での誤嚥に対する治療はどうするか？

患者をストレッチャーに移動するのは難しすぎるから，頭を横に向ける。吸引がなければ，自分の指に小さな布きれかガーゼを巻いて患者の口腔内に入れて，できるだけ吐物をすくい取ろう。その「水溜まり」(吐物)から思いきり気管を引き上げて，気管挿管を行おう(言うは易しだが，やるべきことはやらなければならない)。挿管したらすぐに気管チューブの吸引をしたいので，必死に叫んで助けを呼ぼう。最初に述べたように，治療は補助的である。換気を行い，呼気終末陽圧(PEEP)を用い，誤嚥を治療する時期である。

8. 気管挿管し，SpO_2 は88％になった。途中であるMRI検査を継続するか？　馬尾症候群の診断がまだついていないとして，どうするか？　PEEPを用いるか？　どのくらいのPEEPを用いるのか？　PEEPの欠点と限界は何か？

虫垂切除が緊急であるように，このMRI検査は緊急と位置づけられる。だからこの患者の命を維持するのが不可能でないなら，MRI検査を進めよう。ほかの症例でするのと同じように，この SpO_2 低下を治療しよう。100％酸素を投与し，両側肺音を聞き，吸引し，気管支痙攣を治療し，気管支鏡を使用してできるかぎりたくさん吸引しよう。吸引しなければならないものが多量にある場合，思いきって硬性気管支鏡を使おう。PEEPは肺胞を開くのはよいが，静脈還流を阻害して血圧を下げることもあるので，害もある。病状が急性呼吸促迫症候群(ARDS)へと進行していれば，酸素飽和度低下をきたす過小なPEEPと，低血圧を招来する過大なPEEPとの間のまさに綱渡り的状態となる。

9. 誤嚥に対処している間，血圧の測定に注意を払い忘れていたが，今は血圧アラームが鳴り響いている。セボフルラン濃度は3％で脈拍が触れない。どうするか？　循環虚脱状態での高濃度吸入麻酔薬の影響を述べよ。

セボフルランの投与を完全に中止し，輸液を増やし，フェニレフリンやエフェドリンのような昇圧薬を投与する。心血管系虚脱下での高濃度の吸入麻酔薬の意外な点は，強力な薬物を「持ち去る」だけの心拍出量がないために，吸入麻酔薬の肺胞濃度がどんどん上がってしまい，さらに吸入麻酔薬の心血管系抑制が増強することである。セボフルラン濃度が高まると抑制が強まる，つまり吸入麻酔薬が上昇すれば，さらに強い循環抑制が生じ，負のスパイラルに陥るのである。だから，直ちに吸入麻酔薬を止めなければならない。

10. 検査終了後に抜管するか？　50％酸素濃度で SpO_2 が95％であれば，抜管するか？　同僚が抜管して，必要であればマスクによる持続陽圧呼吸(CPAP)をすればいいと勧めている。この考えは正しいだろうか？　マスクCPAPはどのように行うか？　マスクCPAPがいいのはどんな状況下か？

気管チューブが必要ないときだけ，抜管しよう。少々，単純に聞こえるだろうが(単純，私の大好きな言葉だ)真実である。(神経学的，呼吸，心臓も安定)抜管の基準をすべての領域で満たしていれば〔抜管の基準をすべて満たしていれば(神経，呼吸，心臓の安定)〕，抜管する。胸部X線写真が問題なく，気管チューブなしで投与した酸素濃度(フェイスマスクで投与可能な50％で高いPEEPは不要な状態)で SpO_2 レベルが至適であれば，問題ない。マスクCPAPは「挿管下CPAP」のように作用する。すなわち，肺胞を開き，酸素化を補助する。CPAPを行うには患者が神経学的に正常で，マスクを受け入れられ(この患者は閉所恐怖症だから，恐らく無理だろうが)，分泌物を出せることが必要である。こんな状況では，マスクCPAPは100％酸素投与でも飽和度を維持できない患者には有用である。マスクCPAPは睡眠時無呼吸の患者には特に有用である。

実際の経緯

がっかりさせたくないが，実際には，最初に述べたような誤嚥の恐怖はなかった。しかし，このような厄介事が起こり得るので，誤嚥を防ぐのに最善を尽くしたのである。

私は最初から全身麻酔を用いた。患者は意識下鎮静を希望した。病的に肥満し，MRIには何とか収まるという状態で，患者はその中で座らせることもできず，麻薬を終日使用していたので，フルストマックの状態だった。そのため，私はいちかばちかの賭けはせずに，非意識下鎮静を行った。

過鎮静されて私たちがパニックから回復させようと駆けつける事態にもならなかった。このやり方で，誰しもの，特に患者自身の時間が短縮された。すべてがうまくいった。この本での設定では，あなたは事態が悪いほうへいくと思っていただろう。

症例7　鼓膜チューブ留置：これより簡単なものはあるか?

術前の問題

1. 21トリソミーの小児では通常どの程度のことが予想されるか？　心臓，気道，消化管の問題点は何か？　親と離れることでどのような問題が起きるか？　ライン確保の方法は異なるか？

「多器官」にわたる問題を考慮し，それが「手ごわい」問題だと考えよう。21トリソミー患者の40％に先天性心疾患があり，そのほとんどが心内膜床欠損症である。気道に関してはいくつかの難題がある。すなわち，舌が厚い，首が短い，環軸偏位の可能性がある。21トリソミー患者では通常よりも十二指腸閉鎖の頻度が高く，逆流の頻度が高い。月齢20か月では，患児と親を離すことはさしたる問題にならないが，月齢がそれ以上の小児では非常に悩ましい問題である。21トリソミーの児は非常に人なつこい(だから，絆が深まれば問題なくついてきてくれる)。だが，かなり頑固にもなり得る(患児があなたについて行きたくないといったら，ついて行きたくないのだ！)。どちらに転ぶか，予測は難しい。21トリソミー患者は血管床の中膜化があり，皮下脂肪も厚く，皮膚は張りがないので，静脈ラインの確保が難しい。

2. 21トリソミー患者の心臓での問題点を詳しく述べよ。心内膜欠損症とは何か？心室中隔欠損(VSD)あるいは心房中隔欠損(ASD)修復との関連は何か？　心内パッチや直接縫合をすべきか？　この患者で亜急性細菌性心内膜炎(SBE)の予防は必要か？

心内膜床欠損は心臓の中央にあるので，ちょうど何にでも「届くし，接する」のである。この心臓の心臓(中心)が一緒にならずに心臓のさまざまな部分に分離したとすると，不完全な壁(すなわち，ASD，VSD)，不完全な弁形成(三尖弁不全や僧帽弁不全)，伝導系欠損(刺激伝導系が心臓の中央を走行する)という結果となるのである。多様な欠損が修復されていれば，汚染の可能性のある手技に対してSBE予防を行う必要がある。もし欠損が修復されていなければ，静脈ライン内の気泡について注意しなければならない。欠損孔の一次閉鎖がされたということは，欠損孔が周囲の組織で修正されていたことを意味する。欠損部にパッチをあてて修復した場合には，欠損孔が大きかったことを意味し，伝導系が傷害されている可能性が示唆される。この症例は汚染症例ではないので，SBE予防は必要ない。

3. この患児を鎮静することは妥当か？　鎮静が妥当であるなら，どの鎮静薬を使用すべきか？　患児がより若年の場合はどうか？　患児がより年長の場合はどうか？　患児が21トリソミーでなければどうだろうか？　麻酔導入時に(どの時点まで)両親を立ち会わせることが適切か？　両親が待機エリアで不適切な行動をした場合はどうだろうか？

20か月では鎮静は不要である。20か月よりも若年でも鎮静は不要である。鎮静薬に対する反応が予測できない(不穏となるかもしれない)し，過剰な組織のために気道が閉塞しやすいので，私は年齢のいった21トリソミー患者に対する鎮静は躊躇するだろう。21トリソミーのない年長児には術前鎮静薬としてミダゾラムを経口投与する。しかし，鎮静の問題よりもっと大切なのは，術前訪問をしっかり行い，親との信頼関係を築くことである。母親が幸せなら，子どもも幸せなのである。

導入の手術室に親を入れる麻酔科医もいるが，私はそうはしない。子どもが興奮したときに母親と子どもの面倒をみるのはまっぴらである。親が待機エリアで不適切に振る舞ったとしたら，そのときは言うまでもなく，彼らは手術室に入れないようにする。しかし，多くの人はこれには反対し，両親を手術室に入れるという意見をもっているかもしれない。

4. 生化学検査は必要か？　必要なら，どんな検査をオーダーすべきか？　胸部X線，頚椎X線，腹部X線，MRIは必要か？　この患児は心臓の修復手術を受けている。術前心電図は必要か？

生化学的検査は何も必要ではないし，胸部X線，頚椎X線，腹部X線撮影もMRIも不要である。いまや惑星でなくなってしまった冥王星の地図など，とんでもない材料なんて，いらない。気がふれたようにありとあらゆる頚部の検査を行うこともできるが，方針は変わらない。頚部の伸展は注意し，生後20か月の小児へは意識下挿管を行わない。(私としては見てみたいが！)

心内膜床欠損の根治手術で興奮伝導系が傷つく可能性もあるので，術前に心電図検査をするのはよい考えである。術中前後のトラブルに備えて心電図をとるのもよい。

5. 患者の絶飲食(NPO)管理について述べよ。21トリソミー患者では絶飲食管理で何か差異があるか？　患児に逆流の疑いがある場合，絶飲食管理で何か違いがあるか？　清澄液と普通の食物について述べよ。患児の BMI が 35 以上の場合，絶飲食管理を変えるか？

この年齢では術前 2 時間前まで清澄液を摂取してよい。21 トリソミー患者は逆流が多いので，2 時間よりも長めに考えてもいいだろう。逆流の疑いがあるなら，私なら清澄液は術前 4 時間前までとするだろう。あなたが食べてこの本によだれを垂らすフライドオニオンとチーズステーキの乗った Philly サンドイッチのような固形物よりも，清澄液は早く胃袋を通過していく。絶飲食時間を延長するだろうし，試験でもそのように答えるだろう。患児が病的肥満であれば，絶飲食時間を延長するだろう。胃袋が空になる速度は，BMI の高い患者と低い患者では同じである。しかし，BMI の高い患者では逆流しやすいので，様相は複雑である。

術中の問題

1. 静注による導入か，マスクによる導入か，どうするか？　その理由は？　どの薬物を使用するか？　その理由は？　静脈ラインの確保が難しければどうするか？　それでもこの症例では静脈ラインが必要か？　同僚は不要だと言っている。

マスク導入を行おう。この症例は短時間症例で静脈ラインを確保する前に終了してしまうかもしれない！　作用発現が迅速で，匂いもいいので，セボフルランで導入しよう。私はわざわざ静脈ラインをとろうと試しもしないだろうが。

2. セボフルラン，亜酸化窒素，酸素でマスク導入，セボフルラン呼気終末濃度 3%で喉頭痙攣が起きた。どうするか？　セボフルラン濃度を上げるべきか，下げるべきか？　亜酸化窒素の濃度を調節すべきか？　患者を覚醒させるか，あるいは筋弛緩薬を何か投与すべきか？

亜酸化窒素投与を中止し，セボフルラン濃度を上げて，助けを呼ぼう。麻酔を「浅くする」よりも麻酔をより「深くしてコントロール」するほうがいいだろう。従来の方法で喉頭痙攣が治らない場合でないのでなければ，何も筋注しないだろう。

3. 喉頭痙攣は，セボフルラン濃度を上げたり，亜酸化窒素の投与を中止したり，20 cmH_2O の気道陽圧をかけたりした初期治療で改善しなかった。喉頭痙攣をどのように治療するか？　患者の心拍数は 80 bpm，SpO_2 は 35%となった。

ロクロニウムを筋注する。スキサメトニウムは高カリウム血症を起こしたり，徐脈を悪化させる可能性があるので私は投与しない。

4. 喉頭痙攣は改善し，患者は安定した。外科医は手術を進めたがっている。この症例をこの後どう管理するか？　マスクで維持するか，LMA を挿入するか，気管チューブを挿管するか？　静脈ラインは？　気道合併症のためにこの症例をキャンセルすべきか？

この患児が難しい患者であり，さらなるトラブルを引き起こすかもしれないことはわかったから，フルコース仕立てでいこう。静脈ラインを確保して，気管挿管しよう。私ならこの症例を中止したりはしない。なぜなら，この患児には耳のドレナージが必要であり，それなら今済ませてしまったほうがよいからだ。さあ，ここまできたので，治療を行おう。

5. あなたは気管挿管を選択。喉頭鏡のブレードサイズと気管チューブのサイズはどうするか？　Wis-Hipple 型喉頭鏡の＃1.5 を挿入すると，余分な咽頭組織が見える。どのように対処するか？　違う大きさのブレードを使用してみても同じ視野である。さあ，どうする？

Miller 型直ブレード #1 を使おう。Wis-Hipple 型喉頭鏡が難しければ，Miller #1 などに替えてみよう。私ならはじめから Miller #1 を用いるが。

直型ブレードではうまくいかなかったら，曲型ブレードを使うだろう。時に，曲型ブレードの縁が邪魔な組織を視界からどけるために多少役立つということもある。

6. 気管挿管に筋弛緩薬は必要か？　外科医によっては手術に 15 分はかかる。スキサメトニウムを使用できるか？　その理由は？　ロクロニウムのほうがより適切だろうか？　投与量はどうするか？

筋弛緩薬は投与しない。深麻酔だけで挿管できる。未確診の筋ジストロフィーの症例(乳児では診断ができない)では致死的な高カリウム血症を引き起こす可能性があるので，小児でのスキサメトニウムの使用は勧められない。気管挿管に必要ないから，ロクロニウムも使用しないだろう。もしロクロニウムを投与すれば，あとでリバースしなければいけない。単純に！　単純に！　筋弛緩薬を投与しようなどとはじめからしてはならない。

7. セボフルラン濃度 4%で心拍数が 120 bpm から 4 bpm に減少(そう，4 bpm である)。静脈ラインを確保していない。治療計画は？　心肺蘇生(CPR)，アトロピンの筋注やアドレナリンの筋注を行うか？　静脈ラインを確保するか？　気管チューブを介して，アドレナリンや重炭酸塩を投与するか？　ルートとして骨髄内ルートの留置を考慮するか？

胸部圧迫を直ちに開始し，アトロピンを筋注し，反応しなければアドレナリンを筋注する。静脈ラインを確保し，挿管し，気管チューブを介してアドレナリンを投与しよう。気管チューブから重炭酸塩を使用してはならない。静脈ラインがとれなければ，骨髄内ルートを確保しよう。

8. 数度試みたが，静脈ラインは確保できなかった。中心静脈ラインを確保しようとする前に何回，末梢静脈ライン確保を試みるか？　骨髄内ルートの選択について述べよ。患児が 10 歳だったら，どうするか？　中心静脈ラインであれば，どのルートが最良か？

3 回試みて駄目なら，中心静脈ラインを確保する。骨髄内ルートは有用だが，よく行うことではないので普通は躊躇する。患児の年齢が上がれば上がるほど，骨髄内にルートをとるのはさらに難しくなっていく。腓骨は小児が大きくなれば硬くなるので，10歳児なら腓骨内にルートを確保できるだろう。が，腓骨は小児が大きくなれば硬くなるので，私なら中心静脈ライン確保にを選択するだろう。大腿静脈を選ぶだろう。10歳児なら内頚静脈もしくは鎖骨下静脈にラインを確保できるだろうが，気胸のリスクを避けて私は大腿静脈を選択する。

9. 外科医が鼓膜を視野に入れることができない。この症例は時間が長くなる。マスク麻酔の時間は30分になった。変更するか？　LMAあるいは気管チューブを挿入するか？

この患児は逆流のリスクが高く，この症例はまだ時間がかかりそうだ。事を簡素化するために，手術をちょっと中断し，気管チューブで気道を確保して後に外科医に再開させる。誤嚥のリスクが小児ではあるので，私はLMAは使用しない。

10. 静脈ラインを確保せずにマスク換気で手術を終えた。術後覚醒時の譫妄にはどう対処するか？　鎮痛管理はどうするか？　鼓膜チューブ留置には何か投与が必要か？　アセトアミノフェンの挿肛，ketorolacの筋注，フェンタニルの経鼻投与，モルヒネの筋注，ペチジンの筋注あるいはケタミンの筋注を行うか？

譫妄が低酸素血症や高二酸化炭素症によるものでないことを確認しよう。そのうえで，患者を安心させ，親に近くにいてもらい，患児をおとなしくさせるのを手伝ってもらおう。この症例ではたくさんの鎮痛薬は不要だから，アセトアミノフェン，ketorolacの筋注(筋注は気管チューブよりも苦痛だろうが)やフェンタニルの点鼻は行わない。麻薬に敏感な小児への投与は避けたい。気道が閉塞しがちである。これははほかの薬についても当てはまる。鎮静薬の必要はない。呼吸抑制をきたすから，投与してはならない！

実際の経緯

その日は春の息吹が感じられる特にいい日だった。救急センターから新鮮な香りが漂ってくるほどだった。誰かがRenuzitの芳香剤をすべての放水栓に置いたのだった。皆いい気分だったが，そのことは知らなかった。

そして事は起きた。患児には心疾患の既往はなく，0.5 mg/kgのミダゾラムの経口投与で鎮静した。親は手術室内に入ることは許されていなかった(2人ともRenuzitの芳香剤でじんましんが出ていた)。おとなしい患児はマスクでセボフルラン，亜酸化窒素，酸素で導入された。そこまではよかった。呼気セボフルラン濃度3.5%で心拍数が120 bpmから地下2階以下の4 bpmに低下した(本当に4 bpm！)。

集められたチームからはとんでもない叫びがわき起こり，大変な騒ぎのなか，さらなる助けが必要とされた。心肺蘇生(CPR)が直ちに開始され，セボフルランと亜酸化窒素は投与中止し，アトロピン0.2 mg/kgを筋注したが，心拍数は変化なく，アトロピン0.4 mg/kg筋注で心拍数が40 bpmまで増加した。生後20か月の小児が十分な心拍出量を維持するだけの心拍ではないため，CPR は継続した。

静脈ライン確保の試みはとてつもなく迅速で，私たちも必死に取り組んだが，その甲斐なくうまくいかなかった。アドレナリン 100 μg を筋注した。心拍数が 100 bpm まで増加し，静脈ラインが確保できた。患児を覚醒させて，手術を中止した。皆は退室すると，一気に疲れが出たようだった。こんなハプニングに遭遇したことは今までなかったが，万一の備えをしておくべきだった。

症例8　果てしなく続く痛み

術中の問題

1. 侵襲的モニターは使うか？　使用するにしろ使用しないにしろ，その理由は？　動脈ラインを挿入するとしたら，導入前あるいは導入後か？　中心静脈(CV)ラインを挿入するとしたら，導入前か導入後か？　その理由は？

導入後に動脈ラインを挿入する。この患者の冠動脈や弁や頚動脈に心配するような重度の動脈病変はないので，導入中に血圧を心拍ごとに測定する必要はない。しかし，大腿骨幹の修復中に出血やドリリング中に問題があるリスクをはらんでおり，心拍ごとの血圧測定と血液ガス分析のために動脈ラインは必要である。CV ラインはよい考えである。急速輸液ができるラインが必要だし，このような病期の癌患者では，いい末梢静脈が残っていることはまれである。

2. 左橈骨動脈に動脈ライン挿入を試みるが，血腫ができた。「ずっと針を刺されっぱなしで，化学療法による吐き気に苦しみ続ける人生なのよ」と患者はこぼしている。動脈ライン確保を続けるか？　別の部位からアプローチするか？　するとしたら，どこにするか？　大腿動脈にアプローチするとしたら，最初に麻酔を導入する，あるいは局所麻酔をよくしてから行うか？　大腿動脈ラインのリスクは何か？

導入中に密に血圧測定をする必要があるのかを再評価して，必要でないと認識した。私ならこの患者を苦しめたりはしないだろう。橈骨動脈でないなら，私は大腿動脈を選ぶ。大腿動脈ラインには以下のようなリスクがある。

- 他の部位と同様に感染のリスク
- 深く刺しすぎると，腸管を穿刺してしまう。とんでもない！
- 術翌日に患者を座らせる際には大腿動脈ルートを管理するのは少々厄介である。

3. 導入しようとするまさにその時，麻酔志望の医学生が「フルストマック」を考慮しないのかと質問する。迅速導入を行うか？　迅速導入を通常の導入や迅速導入変法と比較した場合，リスクは何か？

この患者はフルストマックと考える。効果的に胃内を空にするには，消化管と自律神経系の複雑な相互作用が必要である。この女性は「担癌」であり，癌治療を受けていることから，完全に均衡が壊れている。私なら迅速導入変法を行うだろう。

迅速導入では本当に 1 回も換気せず，スキサメトニウムで完全な筋弛緩が生じるまで待ってから喉頭鏡ブレードを挿入したとすると，患者の酸素飽和度を落とすリスクがある。迅速導入を実行する際の最大の問題点は，喉頭鏡を挿入するときのあなたの頭の状況だ。酸素飽和度モニターがすでに低下しているなら，パニックになって喉頭鏡ブレードを挿入するだろう。そういうときのほうが，見たいものが見られることが多いだろう。

迅速導入変法では胃内に空気を送り込むリスクがさらにあるから，誤嚥のリスクもより多い。だが，個人的にはこの方法のほうが好きだ。酸素飽和度が低下している状況で喉頭鏡ブレードを挿入するのは怖いだろう。優しく，輪状軟骨を圧迫して用手換気を数回行い，十分に酸素化をしてから喉頭鏡ブレードを挿入するほうがよいだろう（著者は決して輪状軟骨圧迫の信者ではないが，共著者のなかには信者もいることを覚えておいてくれ）。

通常の導入には誤嚥のリスクが伴う。声高に推奨されている輪状軟骨圧迫手技が効果的だとは証明されていないから，さまざまなリスクについて定量的に述べるのは難しい。

4. プロポフォールとロクロニウムで導入した。気管挿管直前に血圧が 60/40 mmHg であることに気づいた。すぐに気管挿管するか？ 昇圧薬を投与するか？ 「輸液全開」したとして，20 ゲージの末梢静脈ラインから 1 分の間にどのくらいの輸液が入るのか？ 気管挿管後も，血圧はまだ 60/40 mmHg であった。治療計画は？ 患者を頭低位にする効果はどうか？

私は直ちに挿管するだろう。喉頭鏡による「重金属中毒」が血圧を上げるのに十分な交感神経系刺激をするだろう，というのが私のもくろみである。質問のなかでは 20 ゲージとしているが，輸液ラインを全開にしても患者に迅速に大量の輸液はできない。1 分間に最高で 20 mL だろう。血圧にまだ問題があるなら，さらに輸液するまでの時間稼ぎに 100 μg のフェニレフリンのような昇圧薬を投与しよう。患者を頭低位にすれば，静脈還流が増え血圧が上昇する。

代わりに，助手に下肢を挙上させることもできる。頭低位は ICP を上昇させる可能性があるが，下肢を挙上すれば，ICP を上昇させずに血圧を上げられる。脳灌流上を上昇させるのは，下肢挙上のほうがよい。

5. 執刀したところ，体動があった。筋弛緩モニターでは四連（TOF）刺激でもテタヌス刺激でも反応がなかった。筋弛緩モニターはどのように作動するものか？ 筋収縮がないのに，なぜ患者は動いたのか？ 筋弛緩薬を追加するか？ 最初の血圧低下を筋弛緩薬によるアレルギー反応として説明できるか？

筋弛緩モニターは皮膚の下にある神経に皮膚を介して直流電流が伝わることで作動し，筋収縮を引き起こす。（直流電流は強い筋収縮を起こすが，交流電流では起きないことを覚えておこう）。筋弛緩が起きていないことは明らかなので，筋弛緩モニターは機能しておらず，おそらくは電池切れのためだろう。チェックしていなかったということは，あなたの脳が電池切れということだ。この衰弱した患者では手術の最終段階で完全な筋の伸展が必要となるので，私なら筋弛緩薬をすぐに追加し，新しい筋弛緩モニターを手に入れて，引き続き注意深くモニターする。筋弛緩薬は手術室におけるアレルギー反応の一般的原因のため，この患者の初期の低血圧は筋弛緩薬に対するアレルギー反応と説明できるかもしれない。

6. 患者の栄養状態は不良だが，麻酔薬に関して予期される問題は何か？　低アルブミン血症はどんな意味をもつのか？　分布容積に何か影響があるか？　分布容積とは何か？

　分布容積とは薬物が分布する見かけ上の容量である。ある薬物では分布容積が体全体よりも大きいので，見かけ上として表現されるのである。一般に，脂溶性薬物は大きな分布容積をもつ。脂溶性薬物はすべての組織に，より広く分布し，すべての脂肪組織とタンパク質に吸収される。水溶性薬物は，分布容積は一般的に小さい。水溶性薬物は組織にくまなく分布することはないが，血中に「とどまる」傾向がある。この患者は低栄養状態にあり，脂肪組織や薬物と相互作用するタンパク質は多くないし，使用されている薬物の分布容積は小さいだろう。臨床的にみれば，投与するあらゆる薬物について，強い効果が出現するということである。麻薬，筋弛緩薬，鎮静薬と麻酔導入薬は分布する余地がない。このため，投与するすべての薬物に関しては「量を減らし，投与間隔を延長する」。アルブミン濃度が低いことは創傷治癒が遅れることを意味している。アルブミン濃度が極度に低いと予後は不良である。

7. 外科医が大腿骨骨幹のドリルをしていたら，カプノグラムの波形が突然，消えた。どう説明するか？　モニターの誤作動か？　サンプリングチューブの屈曲，病態生理学的な理由，塞栓として説明可能か？

　二酸化炭素の値が低下しているのは，モニターへ運ばれる二酸化炭素が少なくなっていることを示している。屈曲や外れがなければ，肺に運ばれる二酸化炭素量が少なくなっていることを意味している。循環系にある何かが肺への血流を遮断している。塞栓(「肺循環にある栓」)の可能性について考える。外科医が骨髄と腫瘍塊を通して穴を開けているのだから，腫瘍と骨髄を素地としたものが循環系に入り，肺循環内に腫瘍栓と脂肪塞栓が生じると考える。

8. カプノメータのサンプリングチューブ内に黄色の液体が流れ込み，ディフェンスコンテナ内へ戻り，麻酔器の中心部までくねくねと這い上がってきている。麻酔器にどのような影響があるか？　これはどのように起きたのか？　脂肪塞栓，通常の塞栓，うっ血性心不全の可能性について説明せよ。診断はどのように行うか？

　べたべたした物が精密な機器の中心部に入れば，機器が壊れる可能性があるので，あふれ出る前に防ごう。脂肪と腫瘍の塞栓は肺に大障害を引き起こした。右室流出路が閉塞して右心不全が生じ，塞栓に応じて肺そのものが傷害されている。その結果，肺胞内に水分が入り，肺水腫が生じた。Starling 力はまったく機能せず，肺循環から水分が肺胞に入っていく。塞栓の成因が脂肪，腫瘍，羊水，血塊であるかにかかわらず，血行動態と呼吸が同じように傷害され，右室が空にならず，左室が十分に充満できずに肺が窮迫する。この現象の起こるタイミングは心不全とは異なる。経食道心エコー法(TEE)では心不全との違いがすぐにわかる。心不全は血液があふれすぎて，左室がうまく機能しない。右室は拡張し，左心系は空っぽになっていることで塞栓が立証されるだろう。

9. 血圧が70/45 mmHgに低下し，酸素飽和度の波形が下がり，ST-T低下が起きた。これらの血行動態の変化をどう説明するか？　この状況にどう対処するか？　血行動態補助とモニタリングについてのあなたの見解を説明せよ。

ほとんど不可能に近い状況であるが，まさに心停止直前である。右室から肺までの流出路を塞ぐ小滴や塊ですべてが決まる。ましてや転移癌患者においては言うまでもない。小滴や塊を奇跡的に引きずり出すことを除いては，あなたはできるかぎりの補助をすること以外，なすすべはないのである(外科医のほとんどは転移癌患者ではこのような大胆な手術は行わないだろうが)。100%酸素を投与し，酸素化を維持するために多少のPEEPを試してみよう(ただし，低血圧を伴うときには難しい)。血行動態補助は，アドレナリン，ミルリノン，ノルアドレナリンのような陽性変力薬により得られる。手術室ではTEEで補助しよう。

10. 気管チューブには，まだ黄色の液体が流れ込んできている。吸引するか？　どうするかをStarling力の観点から説明せよ。液体が乾いて閉塞したらどうするか？　内径7 mmの気管チューブが挿入されている。チューブを交換するか？　状況不安定が継続する場合，この症例をキャンセルするか？　外科医に何を伝えればよいか？

肺水腫の水分を肺に引き込むことになるので，気管チューブは吸引してはならない。しかし，気管チューブが閉塞するほどにひどければ，吸引しなければならない。私なら，『エルム街の悪夢』の途中では，気管チューブの交換はしないが。毛細透過性を背景に，Starling力は静水圧と間質圧の組み合わせで水分を「正しい場所」に「保持」する。右心不全により静水圧が(間質圧より)高くなれば水分が肺に入りやすい。低栄養や血中アルブミン値が低いことにより，静水圧が(間質圧より)低くなれば，水分が肺に入りやすい。塞栓に応じて毛細管透過性が亢進することもあり，その場合も同様に水分が肺に入りやすくなる。すべてがあなたに不利に働くのだ！　私なら外科医にできるだけ素早く行うように伝えるだろう(大腿骨を開放したままにしておくことは外科医にはできないだろうから)。それも，高く悲痛な声で。

術後の問題

1. ICU移送するためベッドへ移動中，患者を右側臥位から仰臥位にした。この体位変化で，どんな生理学的な変化が生じるか？　血行動態がさらに増悪するか？　酸素化は悪化するか，改善するか？　予測できるか？

仰臥位にすれば，酸素化は改善するかもしれない。この塞栓の状況(一体どこへ消えたのかは神のみぞ知る)では何事でも起こり得る。一般的には側臥位よりも仰臥位のほうが $\dot{V}/\dot{Q}$ マッチはよい。また，仰臥位にはすべてのものにアクセスできるという違った利点もある。体位移動で塞栓が移動し，すべてがめちゃくちゃになり得るので，努めて用心する。

2. ICU に到着すると，患者は心停止。脂肪塞栓の患者にどのように二次救命処置(ACLS)を進めていくか述べよ。どの時点で，開胸して肺動脈から手術により塞栓を除去するか？

ACLS プロトコールは 100 回/分での迅速かつ強い胸部圧迫を強調している。本例ではこの胸部圧迫が特に有効であろう，なぜなら胸部圧迫で塞栓が「粉砕」され事態が好転する可能性があるからだ。プロトコールに従って 3 分ごとにアドレナリン 1 mg を投与し，カウンターショックが有効な調律であれば直ちにカウンターショックを行い，調律コントロールに薬物補助が必要であれば，アミオダロンを使用する。開胸して塞栓を取り出すことは勧めない。塞栓は 1 つではない可能性があり，本例全体の状況は非常に悪い。

3. 患者は蘇生され，経食道心エコー法(TEE)が要請された。塞栓が正しい診断とすると，TEE ではどのように見えるか？　診断がうっ血性心不全なら，どう見えるか？　この患者の管理に役立つ TEE の他の所見は何か？

通常のうっ血性心不全症例での TEE は，左室不全もしくは両心室不全の像を呈する。駆出率(EF)は低い，すなわち拡張終期容積と収縮終期容積，両者の差がほとんどない。TEE では右室の「栓」に一致した特有の像を呈する。右心系は拡張し左心系は空になっている。治療の手引きとして，測定士実際に何が起きているのか「予測する」よりも，むしろ TEE は正確に循環血液量の状態を示してくれる。

4. ICU で，血液ガスでは 100％酸素濃度で PaO_2 は 55 mmHg であった。どのようにして酸素化を改善するか？　PEEP をかけたら，酸素化はさらに悪化した。この事象を説明せよ。TEE を使うことで，この治療抵抗性低酸素血症を説明できるか？　West の zone 1，2，3 と何か関係があるか？

酸素化不良に対する標準的な治療は 100％酸素の投与，PEEP，気管チューブの保守である(例えば，チューブの位置が正しいか，閉塞していないか，屈曲していないかを確認する)。PEEP に対する奇異反応は，以前には診断されていなかった卵円孔開存を示唆かもしれない。PEEP を上げればシャントを増やし，血液が左心系へ押し出される。代わりに，高い PEEP は血流は豊富だが，換気が乏しい West の zone 3 へ血流を増やす可能性がある。この West の代物を引き合いに出すのはかなり空論的だし，私たちにとっては慰めの神話でしかないかもしれない。私は卵円孔開存であろうと考えて，TEE でチェックするだろう。

5. 患者の夫が ICU に来て，事態の転換に驚嘆している。「家内は蘇生をしないことになっている！」と叫んでいる。「家内はチューブやガラクタに囲まれて終わりたいとは望んでいなかった。逝かせてやってくれ！」。あなたはこの新たな事態にどう対応したらいいのか？　彼女に蘇生は必要ないのか？　今，彼女を逝かせることは倫理的にはどうか？

それでは人でなしだ。一般には，手術室ではどの患者も蘇生する。手術室で蘇生が必要になるのは通常は医原性の原因であると主張できる。私たちは患者を殺して，「そうなる運命だったんだ」とは言えないのである。しかし，この状況と家族の状態からすると，再評価し，全員賛同したら，治療を中止するという次のステップに進むこともできる。この全体の状況には議論があるし，変更は可能である。

実際の経緯

この症例は本当に恐ろしいものだった！　終始，悲惨な状況で，まさに惨めそのものであった。患者はあらゆるところに痛みがあり，動くこともできず，動かすのは至難の業であった。そのうえ，いかにも「これはいつ終わるの？」と言いたげな目をしてくるので，彼女をまともに見られないほどだった。整形外科医は状況を十分に理解しており，最後の日々に大腿骨が折れることで苦しみを倍加させまいと，「予防的ピンニング」を行っていた。

カプノグラムの波形が消え，呼気ガスライン内に水分を認めたとき，私は何が起きたかを理解し，通常の行うべきことをした。すぐさま外科医に話し，応援を頼み，肺動脈カテーテルを挿入し，アドレナリンとドブタミンの点滴を開始した。これは TEE はすべてに優る最上のものという時代のことだ。

一番辛かったのは，蘇生の際の私たち麻酔科医の無力感である。尽きることのない苦しみの人生で，しかも寿命が週もしくは月単位であるというのに，わずかな間だけ彼女を蘇らせるのか？　しかし，「毒を喰らわば皿まで」で治療し，彼女を「救った」（この言葉が適切かどうかわからないが）。正直言えば，ほかの方法がよかったのだが。

症例9　あのポンッという音は？

術中の問題

1. 気道熱傷や皮下気腫の可能性を含めて，気管切開をおくことのリスクを述べよ。気管挿管した後に気管切開を行うべきか，意識下で気管切開を行うべきか述べよ。まず最初に気管切開を行うのはどんな状況か？

気管切開は間違った部位に挿入されてしまう可能性があり，そのような場合は「皮下気腫切開」といわれる。気管切開で特に注意すべきことは，酸素を含んだチューブ（すなわち気管）に外科的焼灼（電気メス）が近づくことである。常に火災のリスクがある。この症例では，患者の気道に問題はないので通常の方法で気管挿管を行い，その後に麻酔科で気管切開を行う。喉頭蓋に肉芽があるなど仮に患者の気道に問題があり，通常の導入や意識下挿管で気道を失うリスクがある場合は，気管切開を先行させるべきである。

2. 導入する前に，目のかすみについて考えよ。頭蓋内圧(ICP)亢進の証拠か？ ほかの徴候が認められない状況で，これは何を意味しているか？ ICP が上昇しているとという仮定の下で処置することに，何かリスクはあるか？ ICP 亢進患者の麻酔導入はどうするか？

目のかすみはおそらく動脈瘤が視床交差を圧迫していることが原因であろう。ICP 亢進の他の徴候(例えば，頭痛，嘔吐)を探してみる。そして，脳外科医が ICP 亢進を疑っているかを質問してみる。(眼底鏡検査では陥凹対乳頭比の増加や乳頭浮腫がみられる。私なら絶対自分の眼底検査は信用しないだろうが)。動眼神経もしくは外転神経麻痺を認めるかもしれない(ここでも同じく，自分よりも神経学的検査には長けている脳外科医を信頼して)。今ここで問題なのは巨大動脈瘤であるからと言って，ICP 亢進と決め込むにはリスクがある。血圧を大きく変動させながら迅速導入を行えば，動脈瘤が破裂し，手術の開始前に，この症例は一巻の終わり。この症例では，気管挿管に対する交感神経系反射を抑制して，動脈瘤を介して大きな剪断力が生じないようにする必要がある。リドカインと麻薬を投与し，導入前に換気をする際，正常二酸化炭素状態を維持しておこう。通常の ICP 亢進症例では「脳はパンパン，フルストマック」と考えて，気管挿管に対する交感神経系反応を鈍らせ，誤嚥から気道を守り，正常二酸化炭素状態を維持することを念頭において迅速導入変法を行い，すべて台なしにしてしまわないようにしよう。

3. 本症例のように長時間で複雑な場合，どの侵襲的モニターを用いるか？ 空気塞栓を懸念するなら，中心静脈(CV)ライン挿入の必要性はあるか？ CV ラインの留置による合併症は何か？ CV ラインとして，内頸静脈，外頸静脈，鎖骨下静脈，大腿静脈に何を留置するのが最適か？

動脈瘤が破裂すれば，大量出血が起きる。動脈ラインを挿入し，太い中心静脈ラインを確保する。大腿静脈に肺動脈カテーテル用イントロデューサを留置するだろう。動脈ラインは心拍ごとの血圧測定に使われる。一方，肺動脈カテーテル用イントロデューサは輸液投与に用いる。大腿静脈は頸静脈や鎖骨下静脈のように頭部からの静脈還流を妨げることはないし，頭蓋内手術の術中に大腿ルートを確保し，管理することが可能である。患者が固定ピンで固定され，頭部がはるかかなたにある場合には，頸静脈や鎖骨下静脈ルートをチェックするのは難しい。

患者の体位が坐位でなければ，マルチルーメンの CV ラインを上大静脈もしくは右房接合部に留置する必要はないだろう。患者の体位が座位であれば，空気塞栓を検知したり治療するために，前胸部 Doppler 法に加え，CV ラインも必要だろう。

4. 外科医がとても複雑な切除を顔面部ルートから行う。眼球周辺の切除に伴うリスクは何か？ 眼球を牽引して心拍数が 35 bpm に低下した。この機序は何か？ 治療はどうするか？ 手術の肝要な時期で最もバッキングを避けなければならないときに，どのように筋弛緩を得，またそれを維持していけばよいか？

眼球心臓反射は眼球周囲切除中に危険である。心拍数が 35 bpm に低下したのであれば，外眼輪筋の牽引から脳に情報が送られ，心拍が落ちるよう迷走神経が心臓に情報伝達する。外科医に中断するよう伝えて，牽引を解除しても徐脈が改善しないときにはアトロピンによる治療を行う。この患者は完璧に動かないようにしておかなければならないので，自分で見られる部位(一方の上肢であろう)に筋弛緩モニターを着けよう。そして，作動を確かめ，新しい電池にして(必要であれば，テタヌス刺激をして友人で作動を確かめよう)，術中は終始，十分に注意しよう。単収縮が1回出るか，ほとんどない状態に患者を維持しよう。

5. 刺激を続けていくと，脳の張り出しが問題になる。外科医をどのようにして助けるのか？　マンニトールを使用するか？　マンニトールの機序は何か，副作用には何があるか？　フロセミドは使用すべきか？　過換気にするのか？　過換気をすることの問題点は何か？

頭部からの静脈還流が至適であるかを確認しよう。静脈還流が障害されるくらいに頭部の前屈がきつくならないように，固定ピンを調整しなければならない。マンニトールやラシックスは脳内水分を短期的に減少させるのに役立つ。しかし，両者とも本来は問題点がある。マンニトールが完全に効果的であるためには，血液脳関門(BBB)が正常でなければならないが，手術がこのバリアを壊す。フロセミドは体液喪失を増すが，この結果，血圧低下を招き，さらに多量の輸液が必要となり，イタチごっことなってしまう。強力な吸入麻酔薬は脳血流を増加させるので，吸入麻酔薬は0.5 MAC(最小肺胞濃度)未満に維持する。過換気は脳虚血を引き起こすので，今では勧められない。とてつもなく危険な状況では，脳を「負荷」から守るため，短時間であれば過換気も窮余の一策であるが，長時間にわたる過換気は解答にはならない。遅かれ早かれ過換気を止めなければならず，反挑性頭蓋内圧亢進が再び生じるかもしれない。低酸素血症で脳血流がなくなり，患者が死んでしまうまで低酸素血症は脳血流増加を引き起こすので，低酸素血症では脳血流が増加し続けるか，ついには脳血流量がなくなり，患者は死んでしまう。そのため，患者の酸素化は良好にしなければいけない(これは言うまでもない！)。脳脊髄液ドレナージが留置されているなら，頭蓋内圧約12 cmH_2Oを目標にドレーンを開放して，15 mL程度を除去する。

6. 外科医は「怪物のような巨大動脈瘤」に近づいていて，「できるかぎりの低血圧にしてほしい」と依頼している。どのようにするか？　強力な吸入麻酔薬を使うのか？　その場合の問題点は何か？　麻薬，血管拡張薬，ニカルジピン，チオペンタールを投与するか？　それぞれの長所，短所は何か？

この類いの症例では，ここがまさに「ヤマ」である。血圧を下げるために強力な吸入麻酔薬を使うべきか？　高濃度の吸入麻酔薬は頭蓋内圧亢進を引き起こす可能性がある。麻薬はある程度までは血圧を下げることができるが，血管拡張薬点滴のように，投与量をどんどんと増やすことはできない。血圧はおそらくあまり下がらず，安定した状態となるだろう。ニトロプルシドやニトログリセリンのような血管拡張薬は脳血流を増加させ得る。ニカルジピンは血圧は下げるが，脳血流は増やさないので，選択肢としてはよい。チオペンタールは脳代謝率を下げるにはよいが，覚醒時にはとんでもない代償を払うことになる。高用量のチオペンタールは迅速な覚醒を妨げるからである。私なら，十分な量の麻薬に加え，吸入麻酔薬を 0.5 MAC で投与し，収縮期血圧が 70 mmHg になるまでニカルジピンの点滴を行う。

7. 血圧は 70/50 mmHg で期外収縮や ST-T 変化もない。「血圧をもっと下げてくれ。さもないとこの患者は死ぬことになる」と外科医が言っている。どのくらいまで血圧を下げられるか？　予想される問題点は何か？　この時点で血圧をさらに下げてるほかに方法はあるか？

この症例でさらにどのくらい血圧を下げられるのかは明確ではない。外科医が本当にもっと下がる必要があると言うなら，人工心肺を勧めて循環停止下でやることを提案する。さらにニカルジピンやその他すべての薬物の投与量を増やし，血圧をもっと下げることもできるだろうが，いったん平均血圧が 50 mmHg 未満になれば，もはや安全とはいえない範囲である。

8. かすかな「ポップ」が聞こえた。血圧が 280/150 mmHg に上がり，心拍数が 30 bpm 台に減少している。これをどう説明するのか？　シリンジを付け間違えたのか，間違った強心薬を点滴したか？　病態生理学的な機序は何か？　どう対応するのか？　「まったくコントロール不能な高血圧」を管理する最適な方法は何か？

血圧が上がったときには，インフュージョンポンプとシリンジが正しくセットされているか確かめよう。間違ってノルアドレナリン 1 アンプルを投与したり，フェニレフリンドリップを全開で投与したりした場合にこんなことが起きる。成層圏外まで上昇した血圧を下げるために，プロポフォールもしくはチオペンタール，どちらでも最初に手にしたほうを投与する。これは極度の Cushing の三徴反応である可能性が非常に高く，ICP の上昇を引き起こす術野の出血が起き，その後に起きた適応性高血圧(すなわち，生体が頭灌流圧を維持しようとすること)と反応性徐脈(すなわち，極度の低血圧に対する反応)による。すでに開頭されているので，ひどい頭蓋内出血による ICP 上昇に違いない。

9. 「何てことだ！」外科医が言っている。術野を見ると，脳がバスケットボールのように膨れあがり，頭蓋から飛び出ている。脳溝は平坦になり，灰白質は真っ赤で，出血しているようだ。原因は何か？　この時点での選択肢は何か？　平坦脳波とするか，祈るような気持ちで必死に過換気にするのか？

腫脹は脳中心部の出血による。大差はないとしても，この時点ではやりたいことは何でも試してみよう。脳波を平坦化するのに大量のチオペンタールを投与し，過換気を行ってみてもよい(窮余の一策の時期である)。また，換気をしていないとか，脳脊髄ドレーンを障害するような単純なミスをしていないか，ざっと再チェックするのもよい。

10. 臓器提供のコンサルタントが呼ばれている。患者をICUに移送する準備として，血行動態と頭蓋内圧をどのように管理するのか？ 脳死患者で予想される血行動態変化は何か？

このことは予想しなかったことであるが，プロならしっかり対応できるはずだ。この時点では，間もなく提供される臓器がなるべくよい状態になるようにする。血液ガス分析を出し，血行動態を安定させ，気管チューブを吸引するのであれば，無菌的操作を注意深く行う(肺移植も行われるかもしれない)。尿量を維持する。ここで最もやってはならないことは，「ああもう，どうにでもなれ」と言い，注意不足により患者を悪化させることである。例えば，この症例は申し分のない心臓である。輸液量を絞り，低血圧状態に陥れ，血圧を維持するためにドパミンで心臓にムチ打つのか？ 心臓にとっても，他のどの臓器にとってもいいことではない。脳死患者には正常な適応性のある血行動態システムがないため，血圧を注意深くモニタリングし，血圧が上昇したり下降したときには迅速に対応することが大切である。

術後の問題

1. ICUでは，1500 mL/hrの尿が出始めている。これは何が原因か？ 尿崩症か？ 機序は何か？ マンニトールの点滴についてはどうだろうか？ マンニトールの利尿の機序は何か ？ 尿崩症の場合の治療は何か？

頭蓋内の傷害は尿崩症を起こすことがある。生体は過剰な自由水を排泄する。または，これはマンニトールによる多尿である可能性もある。マンニトール自体は腎臓での浸透圧利尿を起こすのだが，尿崩症は中枢性の原因である〔すなわち，脳の抗利尿ホルモン(ADH)放出が不十分〕。患者の傷害から考えて，中枢性の尿崩症のように見える。治療は等張晶質液投与，水溶性ADH(薬剤部からの入手は難しいだろうが)の投与，バソプレシンの投与である。十分な輸液を行っていることを確認するために，循環血液量を注意深くモニターする。重度の高ナトリウム血症になり得るので，ナトリウムのモニタリングも必要である。

2. カフの周りでエアリークが起きていて，うまく換気ができない。気管チューブはどのように交換するのか？ 挿管用スタイレットは準備してあるか？ 気管支ファイバースコープ，チューブエクスチェンジャ，直達喉頭鏡はどうか？ 患者がかなりむくんでいたらどうするか？

行動する前に，この気道についてすべてのことをさまざまな角度からじっくりとみよう。初回の気管挿管は容易だったか？ 挿管に手こずって気道の浮腫はあるのか？ 気管切開は行ったのか？ すでに気切されているのであれば，事はさらに容易である)。これらをざっと観察してから，口腔内を吸引し，チューブエクスチェンジャをバックアップし，直視下に気管チューブを交換する。チューブエクスチェンジャを盲信してはならない。理由は私たちの多くが証言できるが，すべてのことがうまくできても，食道挿管となってしまうこともあるからである。

3. 計画の１つに，心臓の摘出がある。手術室に戻ることを考えたその時，患者の血行動態は不安定になってしまった。心臓を危機にさらさず，臓器レシピエントに移植できるよう患者を安定させるにはどうするか？

心臓保護の主要な点は，常識に従い，急場をしのぐ強心薬の類を開始することに先立って，治療できることを治療することである。強心薬はすべて，多かれ少なかれ心臓にダメージを与える。すべてのことを治療したあとにだけ，これらの薬物を使用しよう。血液ガスに問題はあるか？　酸素化を改善しよう。ヘマトクリット値は低くないか？　輸血をしよう(むろん，ドナーに輸血はできる)。血行動態の不安定な患者であれば誰にでも行うことをこのドナーにも行おう。自分が治療できることを治療しよう。できることすべて治療したあとに，必要であれば強心薬の補助を開始しよう。

4. 臓器摘出中の麻酔管理はどうするか？　筋弛緩薬，麻薬，強力な吸入麻酔薬は使用するか？　患者が脳死の場合，何か行う必要があるのか，ないのか？　その理由は何か？

脳死患者は何も感じないのだが，侵外刺激に対する反射性反応は維持されているので，強力な吸入麻酔薬で麻酔し，筋弛緩薬を投与する。複雑に考えずに，自分が日頃行っていることをするのである。ほかの患者誰にでも行うように，自分の知っている方法で麻酔をするのである。

5. 外科医が大動脈を遮断し，心臓を摘出しようとしているところで，ヘパリンを投与してほしいと指示された。あなたはそれが濃度１万単位 /mL のヘパリンと思い，3 mL を投与した。外科医が大動脈を遮断したときに，濃度 1,000 単位 /mL のヘパリンを投与したことに気づいた。かなりの過少投与である。どうするか？

「ストップ！」と声のかぎりに叫びなさい！　ヘパリン化が不適切であれば，移植を待つ間に心臓やほかのすべての臓器に血栓が形成される。自分の過ちを認め，正しいことを行う。ヘパリンを追加投与し，臓器ができるかぎりよい門出を迎えられるようにしよう。たくさんのレシピエントがあなたを頼りにしているのだ！

実際の経緯

私はあらためて自分が大失敗のなかにいることに気づいた。動脈瘤が露出したあとに，血圧がとてつもなく上昇したときのことはとても言葉で表すことができない。「麻酔に関する問題は，いつも私の責任」という環境できたせいか，私は自分が誤ってフェニレフリンかアドレナリンのシリンジを手渡してしまったのかと思った。その後，私は麻酔が非常に浅くなり，血圧がとてつもなく上昇してしまったと思った。

私は順序を逆に考えてみた。突出した動脈瘤をクリッピングしようとして，動脈瘤が破裂して頭蓋内に出血し，脳が頭蓋から突出するという，とんでもない光景になった。哀れな患者の循環系は Cushing の三徴へシフトした。数時間の骨の折れる剥離のあとで，すべての事態は約 10 秒でどうにもならなくなった。翌日，私たちは患者の臓器を取り出すことになったのである。

ここで注意。これは熟読する小説とは違う。必ず解答を見る**前に**自分で答えるようにしよう。忘れないでほしい。あなたの答えは解答とは異なるかもしれないが，よりよいものかもしれない。この本は教科書ではない，ワークブックなのだ。

症例 10　大惨事

術中の問題

1. 同僚は，導入前に肺動脈カテーテルを挿入することを勧めている。これは必要か否か？　その理由は？　心臓手術の麻酔導入前にコントロールとしての前値は必要か？

それは必要ない。術前のコントロールとしての測定値が術中管理に役立つ，ということは一切ない。昔は皆必要だと信じていたが，EBM はそれを支持していない。それについては，肺動脈カテーテルも予後を改善することは証明されておらず，「麻酔導入を開始する前の」コントロールが不要であることに至っては言うまでもない。

2. 患者のモニタリングのために，経食道心エコー法(TEE)と CV ラインは同様に役立つだろうか？　TEE と肺動脈カテーテルイントロデューサ，TEE と何本かの太い末梢静脈ライン，TEE なしの中心静脈ラインではどうだろうか？　ヒト免疫不全ウイルス(HIV)陽性の患者に TEE を使用する際，何か特別な配慮は必要か？

TEE と肺動脈カテーテルイントロデューサは最善の策である。それは十分な輸液量の投与経路，信頼できるラインとなり，頼みになるだろう(患者の両腕に確保されている末梢ラインでは，外科医が寄りかかり，ラインが抜けて組織に漏れたり，ラインが閉塞される)。また，そこから症例に必要な情報のすべてが得られる。キーポイントとなる情報を少しばかり集めたいだけなので，ここでは不完全な TEE の知識でさえもあなたの助けとなるだろう。

- 心臓の血液は充満しているか，不足しているか？
- 心室の機能はよいかどうか？
- 弁置換後，弁周囲からリークがないか？

肺動脈カテーテルイントロデューサを留置しておけば，後で肺動脈カテーテルの効用を信じているか，それなしで管理することはできないという誰かが，新たに穿刺することなしに肺動脈カテーテルを挿入できる。

補足として，覚えておこう。これは口頭試験である。ここに書かれたことに必ずしも賛同する必要はない。自分で正当化できさえすれば，「肺動脈カテーテルを使用したい」と言うことができる。強心薬と昇圧薬を調整するために，心拍出量，肺動脈圧，全身の体血管抵抗の値が必要になる。楔入圧なしでは，何が本当に起こっているかわからないので，私には肺動脈カテーテルが必要である。口頭試験では，**正解**は 1 つとは限らない。麻酔のコンサルタントが**筋の通った**答えとして主張できる解答であればよいのである。

3. 麻酔導入薬に何を使うべきか？　あなたは心臓手術用の手術室にいるからという理由で，「etomidate を使用しなければならない」のか？　チオペンタール，ケタミン，プロポフォールを使うべきだろうか？　それぞれの長所と短所を説明せよ。予後調査の研究で違いを示すものはあるか？

魔法をかけるのは，魔法の杖ではなくそれを振り回す魔法使いである。どの麻酔導入薬もほかより優れているという証拠はない。etomidate には，血行動態の安定を維持するという利点があるが，単独でそれを使用する場合，挿管後の頻脈反応を抑えないという欠点もある。ケタミンはあなたを落ち着かせるが，頻脈をきたす。それもこの若い患者にとってはおそらく大きな問題とはならないだろう。しかし，何年もの間コカインを注射していたため，心筋は傷害を受けており，頻脈にはあまり耐えられない，ということもあり得る。それでもリスクを負う必要はあるのか？　プロポフォールとチオペンタールは，誤って大量投与すれば，血圧を低下させる。しかし，私たちはそんな誤りはしない！　世界初の心臓移植患者はチオペンタールで麻酔導入された。慎重な麻酔科医なら誰でもそうするように，彼らは低用量を使用していた。あなたは使いたいものを使えばよいのだ。

私なら，挿管による頻脈反応を鈍らせるためにフェンタニルと etomidate を使用する。急速注入は心拍数の高度の減少をきたすので，急速投与しない。なぜなら，弁の逆流症があり，極端な徐脈は逆流を悪化させるからである。

4. 喉頭展開をした時に，心拍数は 30 bpm 台に低下した。機序は何か，また治療は必要か？　大動脈弁逆流症では何をすべきか？　気管挿管すべきか，あるいは挿管する前に治療すべきだろうか？

麻薬に加えて，咽頭に喉頭鏡を挿入した刺激による迷走神経反射が，この徐脈を起こしたのかもしれない。これは逆流性病変をもつ場合，悪い方向へ向かっている。順方向性の前拍出を増やすためには，心拍数は多いほうがよいので，徐脈は逆流性病変では好ましくない。拡張期が長いほど，逆流が発生するための時間があり，望ましくない。

声帯がよく見えたら，そのまま気管挿管する。挿管が交感神経系を刺激し，心拍数を増やすからである。徐脈が持続する場合，私はエフェドリンを使用する。重篤になればアトロピンを投与し，アトロピンが確実に循環して心臓に達するように，心肺蘇生(CPR)を行う。

5. 胸骨切開の際に，外科医は「ああ，何てことだ！」と言った。これにはどんな意味があるか？　胸骨切開時のリスクは何か？　何が誤っていたのだろうか？　再手術の場合，何か違いはあるか？

外科医の「ああ，何てことだ」というセリフを聞くのは，飛行機の機長が「緊急着陸の姿勢をとってください」と言っているのを聞くようなものである。よくない徴候だ。

胸骨切開の間に，のこぎりが肺を傷つけること(困ったことだが，これはステープルで治療できる），また，もっと厄介だが「胸骨に支えられた心臓」を傷つけることがある。特に再手術では，心臓は密接に胸骨の後面に癒着しており，それだけに「のこぎりで切られてしまいそうだ」。出血量は甚大となり，切り裂かれた心臓の切り口を指で圧迫している間，外科医は大腿動静脈バイパスを行わなければならない。あなたにできることは，できるだけ早く輸血用血液を準備して，血圧が最良となるようにサポートすることだけである。

6. 左動脈ラインは減衰して，血圧が 20 mmHg 台，30 mmHg 台と記録されている。減衰した動脈ラインの鑑別診断は何か？　動脈カテーテルを引き抜いてみると，動脈圧波形は，ディスプレーの上方に鮮やかに描き出された。この時点での対処法は何か？

悪いニュースは悪いニュースだ。トランスデューサの問題であると決めつけてはならない。ラインの気泡や外科医が患者の上肢にもたれかかっているなど，悪気はなかったというような説明がくるかもしれないが，おそらく血圧低下は大量出血によるものである可能性のほうが高い。おそらくあなたはのこぎりが左にいきすぎて，左上肢に栄養を流している鎖骨下動脈をスパっと切ってしまうところを想像しただろう。しかし，口頭試験の問題でさえもそのような状況になるとは想像しがたい。

助けを呼ぼう。急速輸液輸血ポンプが必要である。手術室に輸液する人を集めよう。輸血を開始せよ。大腿動静脈バイパスを置くためにほかの外科医を集めよう。そして祈ろう。

7. 大動脈および左鎖骨動脈は，胸骨切開のこぎりで完全に開放されている。どのようにこの大惨事を処理するか？　麻酔の深さ，蘇生，筋弛緩，迅速な輸血，急速な輸血とそのリスクについて述べよ。急速輸液輸血ポンプをいつ準備するか？　人工心肺装置を使って輸血するか？

彼らは左鎖骨下動脈を**切り開いた**（この本で扱う症例は**実際に起きたもの**ばかりだ。私たちが思いついたおかしな症例なんてもんじゃないのだ）！　今，あなたは完全に蘇生に集中している。

- 強力な吸入麻酔薬はすべてオフにする（心機能低下には耐えられない）。
- 100 マイル以内にいる人すべてに助けを求める。
- 筋弛緩薬を使用する（患者の体動を許す余裕はない）。
- 術中記憶の可能性があるので，それを防ぐことを考慮して治療する。
- 大量輸血により，副作用である低体温，低カルシウム血症，凝固と血小板の希釈効果などについて念頭に置くこと。
- バイタルサインが安定したなら，術中記憶を減らすためにミダゾラムなどを使用する。

8. 大腿動静脈バイパスを開始した。このアプローチと従来のバイパスの違いは何か？　大腿動静脈バイパスの問題は何か？　利点は何か？　人工心肺技師が十分な流量が得られないと言う場合，どうするか？　血液ガス分析では，不十分な流量はどのように反映されているだろうか？

大腿動静脈バイパスではときどき十分な流量が得られないという問題が生じる。脱血のための太い「血管」を確保できない(大腿静脈は右心房ほどは大きくないのだ)。送血するために完全に生理学的な血管にアクセスはできない(大動脈に送血すると，血液は「通常」の流れに沿ってすべての動脈に流れる)。しかし大腿動脈に送血すると，逆行性の流れが生じるというおかしなことになる。十分に灌流するのは困難な可能性がある。さらに，例えば脊髄への血流は十分かどうか，などの懸念が浮かび上がる。人工心肺技士は，混合静脈血酸素飽和度が低値であることから，灌流量が不十分であることに気づくかもしれない。動脈血液ガス分析が代謝性アシドーシスを示す一方，別の指標は，血管床で灌流が不十分であることを示すかもしれない。一番の解決法は，ラインが整列され，ねじれておらず，正常に機能していることを確認することである。時間の経過とともに，外科医が胸部の出血のコントロールができれば，少なくとも脱血のために胸部からの静脈ドレーンに移すことができる。

9. 人工心肺中の血液ガス測定では，pH 7.03 であった。これをどのように管理するか？　重炭酸塩を使用するか，あるいは十分な灌流が出せるようにできるか？　重炭酸塩を使用することの問題点は何か？　THAM(tris hydroxymetyl amino-methane)を使用してはどうか？　血液ガス分析でヘマトクリット値は 17%だった。輸血するか？　人工心肺からの離脱後に輸血するか？

まず，例えばヘマトクリット値 17%の治療をするというように，組織への酸素供給を増やすためにできることをしよう。ヘマトクリット値が 20%台半ばになるまで輸血しよう。アシドーシスのデータをよくするためには，重炭酸塩や THAM を投与するよりも，アシドーシスの治療のために灌流を改善するほうが良策である。人工心肺装置が溶血を招くため，人工心肺中に輸血を避けるのは立派な目標だ。しかし，ヘマトクリット値が 24%以下のとき，EBM は輸血を支持している。このケースでは，私たちには輸血すべきさらなる理由がある。のこぎり傷(『テキサスチェーンソー大虐殺』のサウンドトラックのイントロが聞こえてくるようだ)からの大量出血やアシドーシスを認めており，今すぐに酸素運搬量を改善する必要がある。

10. 人工心肺から離脱しようとしている時，TEE で人工弁周囲のリークを見つけた。どのような臨床的意味があるか？　TEE で，中央部からの少量の逆流を示している場合はどうするか？　生体弁は人工弁と比較して，どのように見えるのだろうか？

弁周囲リークは，弁の植込み位置が悪い，または不完全に縫われていることを示す。この場合は人工心肺に戻り，修復しなくてはならない。中央部からの少量の逆流は正常所見である。人工弁は，弁を閉じるために少し逆流が必要である。(私たちのもつ正常な弁は，この逆流を必要としない。インテリジェントデザインといえるだろう)。生体弁では，金属ステントからのわずかなシャドウが見える。それは，付着部からの細いポールのように見える。完全な機械弁は，その大きな金属の弁から大きなシャドウができる。また，クリック音もするだろう！

術後の問題

1. 患者の神経学的状態について懸念が示されている。術直後に神経学的状態をどのように評価するか？　あなたは，筋弛緩薬，麻薬，鎮静薬を使うか？　すぐに CT 室へ向かうか？　BIS 値は参考になるか？　脳波検査は役立つか？　それぞれの検査のタイミングはどうか？

   よい評価をするには，まず次のことを除外する必要がある。

- 遅延覚醒の薬理学的原因(鎮静薬，筋弛緩薬，麻薬など)
- 遅延覚醒の代謝による原因(低体温，低血糖，電解質異常など)

そうだ，患者が死んでいないことを確認する必要がある。そうしないと，なぜ男は覚醒しないのだろう，と本気で慌ててしまう。薬物，代謝，死亡を除外した後，何が起こっているのか知るために，放射線学的検査をする価値はある。それを経過的に知るためには，BIS 値が有益であろう。

- BIS 値が 70 なら患者は生存しているだろう。
- BIS 値が 5 なら問題である。

神経学的評価と脳波測定が，覚醒の評価に適している。私なら翌日，患者の血行動態が安定したらすぐにこれらの検査を行うだろう。患者が本当に脳死であれば，治療，積極的な対応，家族とのコミュニケーションのために早い段階で知っておいたほうがよい。

2. 患者の乳酸値が徐々に上昇している。原因となり得るものは何か？　腸や下肢に何か起きているのだろうか？　大動脈内バルーンパンピング(IABP)を行っているとしたらどうか？　アミラーゼ値が上昇している場合はどうか？　これは膵炎を示しているか？　治療法はどうするか？　腹部コンパートメント症候群とは何か？　どのように治療するか？

   乳酸値が上昇しているときは，何かが，どこかで，死にかけている。このような大打撃を受けた後は，大量出血と灌流の低下で，ほぼすべての臓器が原因となり得る(例えば，腸，肝臓，膵臓「アミラーゼ上昇」)。IABP は下肢の虚血の可能性も引き起こし，低灌流により下肢の組織は死に至る。バルーンは，腸内や腎臓への血流をも妨げることがある。

   腹部コンパートメント症候群はちょうどほかのコンパートメント症候群(下肢など)と同じようなものである。腹部の内圧上昇が腹部膨満をきたし，それは腸への血液循環を遮断してしまうほどのきつさである。診断的開腹も治療の 1 つで，腹部を開いて圧力を開放し，圧力上昇を引き起こした根本的な原因(多くの場合，腸壊死)を確認する。

3. 胸腔ドレーンからの出血が確認された。出血量の許容範囲はどれぐらいか？　いつ再開胸を必要とするか？　外科医がもっと新鮮凍結血漿(FFP)を投与してくれと言う。同意するか？　その理由は？　どのようにタンポナーデを診断するか？

胸腔ドレーンから出血があり，不安になるほどの量だったら，血液をトロンボエラストグラム(TEG)検査のために送る。TEG の結果が正常であれば，外科医を呼んで，再開胸する必要があることを告げる。のんびりと凝固因子を投与するのは，時間の無駄である。そんなことをしていては，この戦いには終わりはない。重要なのは常識である。凝固検査が内科的な出血の原因がないことを示すのなら，それは手術による出血に違いない。

逆は必ずしも真ではない。凝固検査で出血の内科的原因が示されたとしても，外科的出血が起きている可能性は依然として残る。プロトロンビン時間(PT)の延長は，緩んでいる血管の縫合の可能性を除外するわけではない。200 ml/hr 以上の出血で減速の徴候がない場合，私は再開胸するだろう。

タンポナーデは臨床診断である。TEE において心嚢液貯留と収縮期の心房虚脱，拡張期の心室虚脱，いずれかまたは両方があれば，診断の強力なサポートとなる。臨床所見は，低血圧，頻脈，強心薬の必要量増加，そして心充満圧の均等化である。

4. ２日後，血圧 70/60 mm Hg，心拍数 130 bpm，心拍出量 8 L/min であった。診断は何か？　敗血症以外の診断はあるか？　治療法は何か？　外科医は，あなたがしていることを見てぞっとするだろう。血管作動薬の使用について理論的根拠を説明せよ。

高心拍出量と低血圧，頻脈は，ほかに原因が明らかでなければ敗血症と考える。これらは重篤な血管拡張状態の古典的なパラメータである。理論的には，これはアレルギー反応による広範囲な血管拡張かもしれないが，これまでの経過から，私は敗血症と診断する。敗血症の原因を治療しながら，とりあえず，保存療法を行う。治療の中心は体血管抵抗を上昇させるためのノルアドレナリンと輸液管理である。換気補助も必要とする。

なぜか？　不十分な体血管抵抗の治療は，体血管抵抗を上昇させることであり，ノルアドレナリンはまさにそれである。患者がノルアドレナリンに反応しない場合は，バソプレシンを試してもよい。ノルアドレナリンに反応しなくても，バゾプレシンに反応することがあるからである。

5. １週間後行った神経学的精密検査では，脳活動が認められなかった。脳死の診断基準は何か？　脳血流検査が必要か？　臨床検査だけで十分か？　CT スキャンや脳波検査が必要なのだろうか？　二酸化炭素を投与して，それが呼吸を促すか試みるか？

脳死は，脳への血流が存在しないことを意味する。それは決定的な検査である。ほかのものすべて(脳波，カロリックテスト，二酸化炭素負荷など，思い描けるものは何でも)は，この単純な事実に対してはほんの補助的なものにすぎない。

実際の経緯

この症例では，手術室で死が忍び寄っていた。この症例はルーチンのように見えたので，大動脈がこれほど胸骨の後ろに迫っていたとは誰も思っていなかった。胸部X線写真とCTスキャンも警戒のサインは出していなかった。しかし，のこぎりは大動脈を切り裂き，鎖骨下動脈をも引き裂いた。失血はすごい勢いだった，と言っても事の悲惨さを語るには物足りないぐらいだ。

私たちは輸血を開始し，外科医は術野に手を入れ，「堤防に流れ込む水を指で止めたオランダの少年」のごとく，止血しようとした。次の外科医は，大腿動静脈バイパスを行った。私たちはできるだけ早く人工心肺を開始した。その後，私たちは大動脈弓を置き換えるために循環停止した。これは悲惨だ。

大動脈弓を交換したように弁を置換し，大動脈弓も置き換えた。私たちはアドレナリンの投与で人工心肺から離脱し，ICUに無事到着した。手術室およびICUで，大量輸血された。私たちにとって幸か不幸か，彼が出血のために手術室に戻ってくることはなかった。その後，まったく脳の活動は検出されず，患者はついに亡くなってしまった。

症例 11　肺動脈をくっつければうまくいく

術中の問題

1. この患者のモニタリングはどうするか，その理由は？

彼女のトリプルルーメンラインをトランスデューサに接続して中心静脈圧(CVP)をモニタリングする。動脈圧の測定と血液ガス(喘息，糖尿病などの患者の場合のために)動脈ラインを挿入する。

2. 動脈ラインの確保は麻酔導入の前か後か？　その理由は？

動脈ラインは麻酔導入の後，必要になる。あなたが本当の愚か者で，麻酔導入時に過剰投与したという場合でないかぎり，動脈圧測定を必要とする可能性はほとんどない。(バカなことを言うときは，試験官の顔は直接は見ないようにしよう)。

3. どのように麻酔導入するか？　麻酔導入薬は何を使うか？　その理由は？

ケタミンを使用する。これによって頻脈になる可能性もあるが，麻薬をいくらか前投与しておくことで，心拍数はコントロールできる。主な関心事は，気管支痙攣を誘発しないことであり，ケタミンの交感神経系刺激作用がここで役に立つだろう。彼女はベッドの中で動けずにいたので，私ならスキサメトニウムを避け，ベクロニウムを使用して迅速導入変法を行うだろう。

4. 麻酔導入時，患者のSaO_2が88%へと下がった。どのように対応するか？

経口エアウェイを挿入し，顔を横に向けて(それがマスク換気に役立つ，冗談でなく！)，腹部の重量を軽減するために体位を逆トレンデレンブルグ位とし，気管挿管する。完全に筋弛緩していなくても，咳が少しくらい出ていても，あなたはこれを乗り越えることができる。彼女は歯がまったくないので，挿管は容易なはずだ。

5. 血圧は 90/40 mmHg である。酸素飽和度は 77%であり，飽和度が徐々に低下している。あなたはとっさに何を考え，どう行動するか？

低酸素血症への対応の演習だ。

- 悪い知らせを信じよう。モニター上の誤りだとは考えない。
- 100%酸素を投与する(酸素濃度計を見て，100%酸素が実際に流れていることを確認する)。
- バッグを押して用手人工呼吸とし，呼吸音を聞いて，気管チューブが正しい位置にあることを確認する。
- 気管内吸引をする。
- それが気管支痙攣のように聴こえる場合は，気管支拡張薬を使用する。
- 低血圧ならば，強力な吸入薬すべてをオフにし，輸液を与え，頭低位にする。

ここで一言。これは典型的な質問である。「いったん手術室に身を置いたら，手術室ですべきことをしなさい」。

6. 人工呼吸の設定をどうするか？　呼気終末陽圧(PEEP)を使うか？　使用する場合，どのくらいの PEEP を使用するか？

私は酸素供給を改善するためにできることすべてをやり尽くした後，5 cmH_2O の PEEP で開始し，これが血圧低下をきたしていないことを確認し，何とかさらに PEEP を上げようとするだろう。PEEP が 10 cmH_2O 以上必要と判断した場合，手術室の誰かに助けを求め，ICU の人工呼吸器を持ってきてもらうだろう。

7. 外科医は開腹し，腹腔全体に胆汁漏出を認めた。しばらくして，穿孔部位を探すために十二指腸の上部を引っ張ると，心拍数は 89 bpm から 40 bpm に減少した。あなたはまずどう対応するか？

その腹膜の牽引をゆるめよ！　外科医の牽引が迷走神経反応を引き起こしている。彼が手を休めても徐脈が持続する場合，それが症候性(低血圧を伴う)であったかどうかみて，次にアトロピンを投与する。

8. 手術開始から 1 時間後，最高気道内圧が 31 cmH_2O から 44 cmH_2O に上昇した。鑑別診断は何か？　どのように対処するか？

何かがこの患者にガスが入っていきにくくしている。順序よくみていこう。回路と気管チューブ(たとえば，屈曲，詰まり)から開始し，次に患者の外側から内側に向かってみていこう。筋骨格(この症例にはないが，脊柱側彎症など)，気胸(中心静脈穿刺を行っているので，起こり得る。気胸の疑いがある場合には，胸部の聴診をしよう。気胸であれば，減圧し，胸腔ドレーンを挿入する)，気道自体(気管支痙攣の増悪の可能性が高い)の順にみていく。

9. この患者の抜管を手術室で行うか？ その理由は？

抜管しない。彼女は炎症を起こしたブタの腸を無理やり腸腔内に詰め込んでいるので，腹壁破裂修復の状態に非常によく似ている(神はこのように考えるのを禁ずるだろう)。胆汁漏出により，敗血症を引き起こすことは確かなので，事前に計画を立て，術後の「嵐」のために気道を確保しておこう。ARDSや敗血症の患者は，挿管しているほうが管理しやすい！

術後の問題

1. 抜管しないことにした。この患者はどのようなタイプの換気モードを設定するか？ その理由は？

無数の選択肢があるが，プレッシャーサポートが，従量式よりも優れているという証拠を見つけるのは難しい。逆I：E比による人工呼吸や，患者をあらゆる方向に回転させる呼吸管理というエキゾチックなものまで，すべての方法についても同様に優者ははっきりしていない。

基本に忠実に行おう。12回/minで6 mL/kgと設定し，動脈血液ガス分析をし，そこから調整しよう。安全に行うには，100％酸素および5 cmH_2O のPEEPで開始し，その後調整する。最後を飾る光栄として，ICUの専門医に来てもらおう。彼らは，あらゆる人工呼吸モードでの最新の肺傷害の予防法を知っているはずだ。また，これで後に最悪の事態が訪れても，あなた1人の責任ではなくなる。注目すべきは，1回換気量は，かつて勧められていた10 mL/kgよりも少ないほうが肺の損傷を少なくするようだ，ということである。

2. 外科ICUのレジデントが，ヘパリン持続投与を再開する必要があると言っている。あなたはどう答えるか？

手術が完了したばかりである。ヘパリンを再開すると再出血するだろう。私なら，少なくとも12時間待って，出血の徴候がないことを確認してからヘパリンを再開し，凝固試験をフォローアップするだろう。

3. ICUを離れようとしたとき，看護師があなたに向かって「酸素飽和度が95％です」と叫んだ。看護師へどう答えるか？

換気の設定を確認しよう。“Best PEEP”を滴定し，40％酸素に下げたのであれば，この95％は問題ない。そうなったのだとしたら，低酸素血症の演習に戻る。これには，苦境に加えて肺塞栓を起こしていないかみるためのCT検査も含まれるかもしれない。

4. 先ほどの状況に対処した後，手術室へ行き，別の症例の準備に入る。同じ集中治療室の看護師があなたを呼び出し，「患者の SpO_2 が85％になりました」と報告してきた。「何てことだ！」と叫ぶ以外に，何と応答するか？

それは問題だ。あなたがどんな“Best PEEP”をしているかなんて関係ない。ベッドサイドに駆けつけて，動脈血液ガス分析を行い，100%酸素を投与し，Ambu® バッグで用手換気し，気管支鏡検査を行い，そこに異物がないか確認する。筋弛緩薬を投与しよう，ファイティングを起こして，貴重な酸素を消費するような事態は避けたい。

5. 低分子ヘパリン(LMWH)と未分画ヘパリンの違いは何か？

血漿半減期と生物学的利用能の低分子ヘパリンは，一般的な未分画ヘパリンと比較して高い。脊髄幹にかかわる手技を行うようなときに，この事象が起きる。

実際の経緯

この症例の説明は盛りだくさんなので，注意深く読んでほしい！ コーディネータに呼ばれ，この緊急症例に対応しなければならないと言われたとき，私はちょうど手術室の受付に向かっているところだった。私は早急に中心静脈ラインと動脈ライン用のトランスデューサなど部屋の準備をするように，レジデントに頼んだ。

患者が到着する。彼女は頻呼吸気味に見えた。私はわずかな質問をし，ヘパリン注入がオフにされているのを確認した。すぐ彼女の診療録にざっと目を通した。この特殊な状況で最も気になったことは，「鞍状塞栓」による生理学的死腔や抗凝固療法などだった。

患者が手術室へ来た。私は心電図のセンサーを装着し，血圧計のカフを巻き(同時に測定開始)，パルスオキシメータを装着した。麻酔導入前の血圧は 170/100 mmHg，心拍数は 88 bpm だった。脱窒素のために 100%酸素を吸入させ，プロポフォール 1.5 mg/kg，ロクロニウム 1.2 mg/kg(迅速導入)投与した。レシデントが気管挿管し，口角の右側に固定すると，呼気終末二酸化炭素濃度が見えた。やれやれ，これで安心だ！ おっと！ SaO_2 が 88%に低下し始めた。今，彼女の血圧は 90/40 mmHg である。レジデントは気道が最初に問題になると判断し，PEEP を追加し，1 回換気量を増加させた。また，彼は肺を聴診，左右とも清明に聴取された。チューブは屈曲していない。酸素を 100%にした。SaO_2 は 82%，78%と低下し続けている。私はレジデントにエフェドリン 10 mg 投与するように言った。SaO_2 は 99%に上昇し，血圧は 150/98 mmHg になった。血圧カフによる測定値は非常に信頼できた。彼女は肥満であったにもかかわらず，カフのサイズは適切だった。私たちは，手術の半ばに術後も気管挿管を継続すると決めるまで，動脈ラインを確保しなかった。

ここで何が起こったと思うか？ その答えは，死腔の増加だ。患者は氷山(すなわち血栓)を回避し，肺を灌流するために高い圧を必要としていた。比較的高く，十分な血圧がなければ，血栓はバイパスされない。この症例では，蘇生法が気道，呼吸，循環(ABC)の順番ではなくて，循環，呼吸，気道(CBA)だった。まれに，心臓が最優先される。〔二次救命処置(ACLS)ガイドラインの心室細動のための心肺蘇生(CPR)プロトコルを思い出そう。最初に除細動器を持ってくること！〕

手術中の突然の徐脈は迷走神経反応の結果だった。最高気道内圧の上昇は，喘息による tight chest(胸腔内圧の上昇)の結果だった。前者は，外科医に命じて改善され，後者は気管挿管チューブからサルブタモール吸入で改善された。

彼女は腹膜炎から敗血症になる可能性が非常に高いので，私は抜管しないことに決めた。このような場合，適切な抗生物質を投与し，全身状態を改善させ，それから抜管を考慮する。ウィーニングは集中治療医の仕事なのだから，何も悩むことはない。専門医試験官はあなたに人工呼吸のモードやウィーニングの手法について知っていてほしいのだ。

どの換気モードがより優れているかを示す研究はない。それは強制補助換気(AC)でも同期的間欠的強制換気(SIMV)でも関係ない。私は，吸入酸素濃度10%でSIMVとして人工呼吸を開始した(吸入酸素濃度は下げる必要がある)。

ヘパリンを再開するタイミングは，外科チームも含めて深く議論しなければならない臨床的判断に関する問題である。臨床的に出血の徴候がない場合，ほとんどの外科医は12～24時間以内にヘパリン点滴を再開することを気にしないだろう。一部の外科医は再開を遅らせるかもしれない。肺塞栓症も致死的であることを覚えておこう。腹腔内に出血も致命的である可能性がある。正しい臨床的判断をお願いしたいところだ。

ICUでSpO_2が低下するのを見たとき，あなたはまずどのような対応をするか？ 手術室では教訓を学んだはずだ。**とっととその血圧を回復させよう！ ABCを思い出そう！**

LMWHは，深部静脈血栓症(DVT)の治療と予防のため抗凝固薬として，比較的最近リストに追加されたものである。予防薬として，LMWHは，未分画ヘパリンまたはワルファリンと同じぐらい有効である。また，活性化部分トロンボプラスチン時間(APTT)やプロトロンビン時間国際標準比(PT-INR)のモニタリングをする必要がない。LMWHは，除細動や整形外科手術など，他の条件で使用される。LMWHは，診断されたDVT患者には一般的な選択肢である。出血の危険因子がない場合，LMWHであれば，訪問看護師や家族の助けの有無にかかわらず注射をすることができる。

症例12 妊婦の外傷

術前の問題

1. 妊婦の外傷患者を評価するための最初のステップは何か？

外傷を受けた妊婦に対する蘇生のABCは，ほかの患者の蘇生と同じように行うべきである。最初に必ず母親の状態を評価し，彼女を安定させてから，胎児を評価すべきである。

2. 患者は診察中，どのような体位をとるべきか？

妊娠20週以降の妊婦では，大動・静脈の圧迫(注：仰臥位低血圧症候群)を回避するか最小限に抑えるため，左に傾けて評価すべきである。当初は，母体の血圧は変化しないかもしれないが，子宮胎盤血流が損なわれている可能性があり，胎児ジストレスが，大動・静脈の圧迫または母体血行動態が不安定であることの最初の徴候であるかもしれない。常位胎盤早期剝離は，腹部または骨盤外傷後の大きな懸念となり，事故後2～3時間は連続胎児心拍数の評価をすることが推奨される。

3. この患者に放射線学的検査を行うべきであるとすれば，どんなものがあるか？　その理由は？　妊娠8週の推定在胎週数であった場合，放射線検査の選択に影響するだろうか？　推定在胎週数が17週間の場合ではどうか？

緊急の場面では，特に多発外傷や腹部外傷の場合，放射線学的検査は患者が妊娠していないときと同じように進める。「患者が妊娠していなくても，この放射線検査をしたいか？」と質問すべきである。答えがイエスなら検査は行うべきだ。腹腔内の状態の診断の遅れは，妊婦ではよくみられるが，それは適切な放射線診断と身体所見に対する根拠のない懸念からくることが多い。胎児を危険な放射線レベルに曝すような放射線検査は1つもない。そのほとんどは，億分の1の範囲である。妊娠第1三半期であっても，日常の放射線検査の被曝量で中絶しなければならないという十分なエビデンスはない。妊娠第2三半期，第3三半期と進んでくれば，胎児の器官系は器官形成期(8～56日)を過ぎているので，この懸念もさらに少なくなる。

術中の問題

1. どのように進めるか？

帝王切開は，患者が瀕死の状態で胎児は生存できる場合にのみ外傷センターで行うべきである。そうでもなければ，患者をすぐに手術室へ移送すべきである。そこに新生児特定集中治療室(NICU)のスタッフ，麻酔科医，産科医，外傷外科医といった必要スタッフ全員を集める。胎児ジストレスのみでは外傷センターでの帝王切開の適応はない。この状況で緊急帝王切開を行うと，さらに母親を危険に曝す可能性がある。この患者は外傷センターで帝王切開を行ってはいけない。彼女は多発外傷を受けており，ほとんどが完全には評価されていなかった(すなわち，頚椎X線写真は撮影されておらず，腹腔内の外傷や出血の可能性も高い)。

2. この状況で，麻酔上の懸念点は何か？

妊婦は，血液量の40％まで失って始めて血行動態的に不安定になる。胎児ジストレス(この場合は，おそらく胎盤早期剥離による)は，母親のバイタルサインに基づいてあなたが考えているほど安定していない，という警告徴候である可能性がある。推定在胎週数20週かそれ以上の妊娠患者は，子宮を左方に移動しなければならないということは，強調してもしきれない。

3. 外傷センターでの緊急帝王切開の適応は何か？

帝王切開は，患者が瀕死の状態にあり，胎児が生存する可能性がある場合のみ適応がある。

4. 妊婦のための心肺蘇生(CPR)のプロトコルとは何か？　母体・胎児の罹患率と死亡率の観点で，心停止開始から胎児の分娩に最適な時間はどのくらいか？　CPRは，妊娠中の患者に効果があるか？

CPRは通常，妊娠中の患者，特に妊娠が進んでいる場合は効果がない。妊娠子宮は，十分な静脈還流を妨げ，子宮を左側に移動するような体位(これは必要なこと)ではCPRはあまり有効でない。薬物治療においては，標準的な二次救命処置(ACLS)プロトコルに従うべきである。母親が心停止した場合，母親と赤ちゃんにとって最良の結果を得るためには，発症の5分以内に帝王切開を開始する必要がある。

5. この患者では術中，どのような問題が起こり得るだろうか？

135 kgの体重と頚椎クリアランス(頚椎の精査)を行っていない妊婦外傷患者の迅速気管挿管は悪夢である。彼女は以前，2回の帝王切開を行っているので，腹膜と子宮は癒着しており，切開から娩出まで時間がかかると予想される。胎児の分娩後，おそらく子宮は弛緩した状態となる。オキシトシン，methylergonovine，carboprost(ジノプロスト)を用意しておこう。標準薬剤ボックスにないことがあるからだ。他の部位からの腹腔内出血がすでに起きた可能性がある。麻酔の導入後，あるいは開腹して胎児出産後，患者はひとたび開腹すると，おそらく麻酔導入後，また出産後はほぼ間違いなく，患者の状態が極度に悪化する可能性は十分にあり得る。

適切な血液型判定と交差適合試験はおそらく行われていないので，患者はO型Rh陰性の輸血用血液か，検体を輸血部検査室に送って，一部交差適合試験を行った輸血用血液を使うしかないだろう。羊水が術野から洗い流された後は，自己血回収装置を使用してもよいだろう。おそらく多くの助けが必要になるので，早めに人を集めておこう！

実際の経緯

実際に起きたことは，時にはあなたに電話を切って輸送用トラックで現場に向かわせるほど，切迫していることがある。分娩と出産を担当した麻酔科医(産科麻酔の責任者)が，産科のレジデントが交通事故に遭った妊婦の評価のため，外傷センターへ向かっている，という話を耳にした。それを受けて，産科をローテーションしている上級麻酔レジデントが，状況をチェックするためにERに送り込まれた。産科麻酔の責任者は，産科部門のレジデントが分娩と出産の麻酔の後，交通事故で受傷した妊婦をみに外傷センターへ向かっているという話を聞いた。その産科麻酔科医(責任者)はちょうどカンファレンスへ向かうところだったが，ポケベルを持っていた。レジデントは多発外傷の妊婦をみて胎児心拍が減弱していることを確認した。麻酔指導医が手術室から駆けつけてきた。上級周産期専門医も駆けつけ，胎児を評価し，外傷センターで直ちに帝王切開を行いたいと主張した。NICUの医師が呼ばれ，麻酔器と機材を(外傷センターと同じ階の)手術室から持ってくるように依頼された。指導的麻酔科医はあまり産科麻酔の経験がなく，この方法で進めてよいのか自信がなかったので，産科麻酔責任者を外傷センターへ直ちに来るように呼び出した。

しばらくして，産科麻酔医が人であふれかえった外傷センターへやってきて，産科医がガウンを着て手袋をはめ，メスを手にしているのに気がついた。麻酔チームは患者に気管挿管する準備をしており，NICUスタッフも揃い，外傷医，救急医，病院の管理部門と思わしき人も，全員集合していた。患者は，上級看護管理者の妻だったのである。

やってきた産科麻酔責任者はほかの麻酔科医と目を見合わせ，起きた出来事の概要を聞くと，患者がはっきりと覚醒していることがわかった。今，決断を下さなければならない！　産科麻酔責任者は，これは外傷センターで帝王切開する適応ではない，と強く感じていた。産科医の肩をたたいて，「これは良策とは言えないわね。ここで帝王切開を行ったら，きっと患者は死んでしまうわ」と言った。産科医は同意した。彼女はほかの麻酔科医に手術室が空いていることを確認し，集まっている全員にアナウンスした。「手術室へ行きましょう」。外傷センターのドアをさっと開け，全員手術室へと向かった。迅速導入で全身麻酔が行われた。気管挿管は一発でできた。食物残渣が胃から吸引された。新生児が危険な状態であるため帝王切開が行われた。最終的に，患者は多くの輸血を必要としたが(子宮弛緩，脾損傷など)，子宮を摘出せずに済み，外科ICUに入室したが，1週間以内には退院できた。しかし残念ながら，赤ちゃんは死亡した。

ここでの教訓は何か？　危機的状況にあるとき，難しい決断をすることを恐れてはならない，ということだ。このような決断をするときは自分のもっている知識を総動員し，患者が危険な状態と感じたら後退してはならない。妊婦患者が外傷センターで帝王切開をするのは，母体が心停止した場合に限る。

症例13　驚愕の胸郭

術前の問題

1. 脊髄くも膜下麻酔あるいは硬膜外麻酔のみでこの手術を行うことができるか？

この手術は，血管手術のなかでは比較的新しいものである。施術にはハイレベルな専門知識が必須で，それはStony Brook大学でも比較的新しいものである。このことを考慮すると，私なら全身麻酔にするだろう。区域麻酔を試みる場合は，外科医と患者には，全身麻酔に変更する必要が出てくるかもしれないことを知らせておく。

Gieseckeが述べるように「左室機能低下，うっ血性心不全，または重篤な肺機能障害を有する患者は，手術の間，全身麻酔なしに仰臥位を保つことはできない場合もある。同様に，慢性腰痛患者は手術中ずっと仰臥位でいることはできないかもしれないので，全身麻酔が必要になるだろう」。

区域麻酔の有効性は，いくつかの研究に示されるように，出血量を減少させることである。Wellerらの『エビデンスに基づく実践麻酔科学』(“Evidence-Based Practice of Anesthesiology”)によると，「神経軸麻酔は，ブロックレベルの下方領域で動脈と静脈の血圧が低下し，手術の間，さらに術後も麻酔が維持されるかぎり，出血を減少させる」。100例の恥骨後前立腺摘出術の症例研究から推定すると，出血に対するこれらの有効性は，人工呼吸で消失してしまうと述べている。**全身麻酔そのものを避けること**も有益なのかもしれない。外科医は当然，肺合併症の既往のある患者を手術終了後に抜管できるかについて懸念がある(後述)。だが，領域によっては早期に抜管したほうが回復が早くなることもある，という彼の考えはおそらく正しい。

心臓手術症例のファストトラックに関するCochraneグループからのエビデンスには，6つの研究が含まれている。彼らは次のような結果を報告した。以下のアウトカムの相対リスクおよび95%信頼区間に示すように，早期抜管する方法と従来からの抜管方法とでは，患者間の差はなかった。集中治療における死亡率は0.8(0.42～1.52)，30日死亡率は1.2だった(0.63～2.27)。心筋虚血は0.96(0.71～1.30)，手術の24時間以内の再挿管は5.93(0.72～49.14)だった。しかし，集中治療室の在室時間や入院期間は7.02時間(-7.42～-6.61)，1.08日(-1.35～-0.82)，それぞれ早期抜管の患者で有意に短かった。

人工血管置換後の**グラフト開存率**は，鼠径部以下の血管手術のほうがより**上昇する**可能性が高いということが，いくつかの臨床試験で示されている。それは，鼠径部以下の血管手術と，大動脈手術または鼠径部以下の手術で，胸部硬膜外麻酔と全身麻酔(Christopherson ら)，あるいは胸部硬膜外麻酔併用全身麻酔(Tuman ら)とで，それぞれ比較検討が頻繁に行われ，臨床試験で示されている。

区域麻酔には，いくつかの有害な作用を起こす可能性がある。血管内カテーテルを挿入し，抗凝固薬の大量投与が開始されるというケースはめったにないが，万が一の場合は，多くの人は手術を取りやめるよう勧めるだろう。例えば，動脈からの予期せぬ出血では，末梢血管拡張が低血圧を悪化させる可能性がある。開創手術に転換しなくてはいけなくなると，さらに複雑になるだろう。

ここで重要ポイント。これは，**「本のために書かれた解答」と実際とがどう異なるか**を示した1つの例である。誰もこのような研究や統計が書かれた紙をズボンのポケットに入れてはいない！　きちんと質問の意図を理解して，自分の言葉で説明しよう。完璧に覚えているのでないかぎり，引用はよそう。

2. 外科医が水平シェブロン切開(山形切開)または典型的な正中切開を行う場合，問題になるだろうか？

十分な術後鎮痛に必要なデルマトームは少ないが，シェブロン切開による合併症発生率の上昇は，術後肺合併症と気管挿管時間の延長というリスクを増大させる。この症例では胸部硬膜外麻酔の成功が非常に重要である。ブピバカインとオピオイドの混合は術後肺合併症を軽減することが報告されているが，これはおそらく患者が深呼吸できたためと思われる。このような患者では肺合併症の発生率が上昇することがあるが，これは上腹部切開が強い痛みを伴い，深呼吸や咳ができない事実と関係する。これにより，気道分泌物の貯留，無気肺，肺炎が起こる。

3. あなたはこの患者を抜管することができるだろうか？

多分，抜管できる。テキサス心臓研究所では，腹部大動脈瘤(AAA)ステントグラフトはすべて全身麻酔下で行われている。そこでは，「重大な肺疾患を合併する患者の割合が高いにもかかわらず，ほとんどの患者が手術終了後，カテーテル検査室から移動する前に無事に抜管されている」ことがわかった(Giesecke)。Miller(2001)は，「30分以上の腹腔動脈より高い位置での大動脈遮断がなされた患者，術前の肺機能が悪い患者，手術中に大量の輸血や晶質液を必要とする患者では抜管は基本的には試みない」と述べている。

“Yao & Artusio's Anesthesiology: Problem-Oriented Patient Management” で，AAA 術後の抜管のクライテリアは，以下のようになっている。すなわち，意識があって覚醒しており，15 ml/kg 以上の肺活量，7.30 より高い pH，吸入酸素濃度 50% 未満で $PaO_2 > 60$ mmHg，$PaCO_2 < 50$ mmHg，自発呼吸で−20 cmH_2O より大きい吸気時の陰圧，安定した血行動態，呼吸数 30 回/min 未満であることだ。これらのデータは単純な手術からのものである。術前に気道抵抗が増加している，呼吸予備能の少ないこの患者では，抜管に関していくつかの課題がある。

全身麻酔は，さらに気道のコンプライアンスを低下させ，弾性抵抗仕事量を増加させる。その結果は，少なくとも 2 倍である。すでに開大している $A\text{-}aDO_2$(肺胞-動脈酸素分圧較差)は拡大し，換気不良となり，無気肺と全身麻酔による気道分泌物の貯留により肺予備能は減少する。また，外科的な要因で機能的残気量(FRC)がさらに減少する。この患者にとって，可能性のある第 3 の因子は(大量輸液を受けた場合)，肺間質圧が肺静脈圧，さらには肺動脈圧に近づき，弾性抵抗も増大してしまうことである。結果として，患者は呼吸仕事量を減らそうとして速くて浅い呼吸をする。しかし，最終的にはすでに状態が悪化している患者のさらなる疲労につながる(Miller, 2005)。前出のクライテリアを満たしているならば，抜管を試みるべきである。

最近増加している，ファストトラックによって管理された心臓病患者のデータから推測し，Lichtenthal らは，単純な心臓手術後，心臓病患者の相当数が手術室で抜管され，安全に管理されている，と述べている。これらの研究の共通点は，オピオイド投与量の制限，麻酔維持には吸入麻酔薬を使用し，オピオイド系の鎮痛薬を用い，体温のコントロールと術後の鎮静に細心の注意を払ったということである。これらの研究では早期抜管に起因する明らかな合併症は認められず，術後合併症の増加をもたらすこともなかった。早期抜管の反対者は，手術室での抜管は呼吸と心臓負荷を増大させ，術後の虚血および心筋梗塞の発生率を高める可能性があると主張している。手術室で抜管された患者の心筋梗塞の発生率が統計的に高いという研究はない(Montes)。公平さを保つために言っておくと，私たちの患者は別の種類の手術を受け，術中与えられた余分な水分を人工心肺技士は調節することができない。輸液過剰により喉頭浮腫と呼吸仕事量の増大は，十分に起こり得る。

前述のように，使える情報をすべて引用するようなむちゃなマネはしないこと！

術中の問題

1. モニタリング，麻酔導入，麻酔維持，覚醒，術後鎮痛は具体的にどうするか？

胸部硬膜外麻酔のためのカテーテル挿入を術前に行い，T_2 レベルで 0.25% ブピバカイン 5 mL ずつ注入する。手術室に入室したら，デクスメデトミジン 0.3 μg/kg/hr の持続静注を開始する。血管カニュレーションを行う前に，効果をみながらミダゾラム(2 mg)とフェンタニル(50 μg)を間欠投与する。高血圧は手術全体を通して避けなければならない。なぜなら，術中の血管吻合中の出血や破裂の大きな危険因子になるからである。周術期の β 遮断薬は有効であり，術後 6 か月から 2 年間心筋梗塞の予防として補助的な役割を果たす。同様に α_2 作動薬(クロニジンとデクスメデトミジン)は，心疾患を有する患者が特に血管手術を受けた場合に，周術期心合併症の罹患率や死亡率を予防する補助薬である。本質的に，交感神経系の抑制という利点は，β遮断薬，デクスメデトミジン，胸部硬膜外麻酔に共通している。交感神経系の抑制は麻酔導入前から術後72時間継続することが最も有効とされている。麻酔方法の最終選択は，その手技を円滑に行うことほど重要ではない。

通常のモニタリングに加え，2つの心電図(II，V_5誘導)と動脈圧を測定することにより強化される。この患者には，輸液と血管作動薬注入のために大口径の中心静脈カテーテルを挿入すべきである。TEEは必要に応じて断続的に使用することにより，観察者は虚血性心筋障害の診断をタイムリーに行える。胸部硬膜外鎮痛法(すなわち，ブピバカインに加えオピオイド)は，術中および術後の鎮痛管理法として最良である。

2. 輸液管理はどうするか？

輸液療法は，周術期管理のなかで最も議論の多いトピックの1つである。定時の大手術の際の輸液量と輸液剤のタイプについては議論が続いている。しかし，周術期の過剰な循環血液量は，術後の合併症や死亡率を上昇させるという論文が増えてきている。賢明な周術期の輸液管理が，定時の消化器外科の大手術後の予後を改善することを示唆するエビデンスもある。観察上の利点は晶質液制限のみによるのではなく，膠質液の使用にも起因しているかもしれない。

血圧のコントロールは，この患者にとって重要な目標である。低血圧は冠動脈疾患では有害であり，高血圧は破滅的なことになりかねない。昇圧薬の選択は，フェニレフリン(血圧を正常化し，心拍数を下げる)が第1選択であるように思われるが，これは区域麻酔のテクニックの有益な効果の一部を相殺するかもしれない。心臓局所壁運動異常を引き起こし，心仕事量を増大させる可能性がある。輸液管理は厳密にしなければならない。患者の必要十分量で輸液管理し，過剰投与になってはいけない。麻酔は深すぎないようにして，硬膜外麻酔を行う前に前負荷を増大をするのがよいだろう。

輸液管理は，膠質液(ヒドロキシエチルデンプン最大1Lとアルブミン)を循環の安定と尿量(0.5 mL/kg/hr)を維持するために投与し，晶質液は維持量のみとする。出血量は，同量を膠質液で補うことができる。サードスペースの損失と利尿による損失の補充をするアルゴリズムは不要である。サードスペースへの損失と前負荷の補充を避け尿量の減少をしなくても，術中血行動態を不安定にすることなしに，晶質液投与量を十分に減らすことができる。

3. この患者には周術期のステロイドカバーをすべきであるか？　するとすれば，その理由は？　また，どの種類をどれだけ使用するか？　EBMに基づいて答えよ。

周術期死亡を起こす副腎不全は，4か月間毎日コルチゾン最大100 mgを服用していた20歳の女性が，術後6時間以内に死亡した症例報告がきっかけとなり，問題となった。剖検では，両側副腎出血と重度の両側副腎皮質萎縮が認められた。その後，症例報告が続き，副腎不全症候群は動物モデルで証明された。1日の内因性グルココルチコイドの分泌は，ヒドロコルチゾンの約20～30 mgに相当し，ストレス時の必要量は100 mg/日に達する。以前の研究では，通常の薬理学的投与量や生理学的投与量をはるかに超えており，結果もさまざまである。

この問題は，喘息や慢性閉塞性肺疾患(COPD)患者に対しても議論されている。例えば，以前の研究では，喘息患者の周術期肺合併症の発生率は(コントロールの14%と比較して)24%であることが報告された。現在は1～2%である。研究者らはまた，中等度から重度にコントロールされた患者にとって，経口コルチコステロイドの短期間(3日)の服薬は有効なことがあるため，それを推奨している。喘息やCOPDの患者の可逆的気管支閉塞は，気管支拡張薬で術前および術中に対処するのが望ましい。要は，ステロイドの投与が重要ということだ。

Coursinらは，内科的または外科的ストレスの度合に基づいて，周術期のステロイド投与のためのガイドラインを定めた。このガイドラインによると，この患者は中等度の侵襲手術を受けているので，手術当日にはヒドロコルチゾン50～75 mgを静注し，1～2日間かけて漸減し，通常の用量に戻す。患者は低血圧やショックを発現した場合にのみ，高用量(最大200 mg/日)が必要となり，漸減はバイタルサインおよび血清ナトリウム濃度(Coursinら)に基づいて進める。この推奨事項は，慢性的にステロイドを服用している患者のためのものである。ステロイドの必要性を確実に評価する唯一の方法は，副腎皮質刺激ホルモン(ACTH)刺激試験によるものである。

実際の経緯

すべてがうまくいった。まあ，毎回災難に遭うということもないだろう。それと，口頭試験中に「論文の引用をしなければ」などと思わないこと！

症例14　大事を伴う小事

1. 重症大動脈弁狭窄症患者の麻酔管理の目標は何か？

この患者のための基本的な目標は，酸素需要の微妙なバランスを維持することである。最適な酸素含有量を保ち，灌流圧の維持と最大限の拡張期時間を維持することで，冠血流量を最大とする。大動脈弁狭窄症の患者の真の課題は，供給側〔冠灌流圧＝大動脈拡張期圧－左室拡張末期圧(LVEDP)〕にある。大動脈弁狭窄症の患者は，高い圧力で閉塞した弁に対して血液を押し出す必要があるため，LVEDPが高くなっている。Barashは，「十分に心室を充満させ，正常な心拍数(遅すぎず速すぎず)，正常洞調律で維持する」ことを主張している。胸骨圧迫をしても十分な1回拍出量を得られず，大動脈弁狭窄症では順行性の流量が存在しないため(前負荷が非常に少ないとき)，蘇生困難であることが懸念される。効果的な心房収縮は，大動脈弁狭窄症では1回拍出量の40～50%貢献する。術中不整脈が発生した場合，手術中に洞調律以外の不整脈が発生した場合はカルディオバージョンをできるようにしておく，という米国麻酔科学会(ASA)の推奨はこのためである。理想としては，低い壁張力を維持しつつ心収縮性を抑制しないように，これらすべてを行う麻酔計画を立てるのがベストだ。

2. うっ血性心不全の高齢患者の麻酔管理の目標は何か？

1 回拍出量は固定されており，心拍出量は心拍数依存性となる。患者はおそらく体液過剰になりやすいので，ここで私なら術前のフロセミド使用の必要性について評価する(手術時間の長さにかかわらず，Foley カテーテルを挿入して尿量のモニタリングが必須である)。フロセミドは，大動脈弁狭窄症の場合は，他の介入すべてと同様に十分な前負荷の維持とのバランスを考慮しなければならない。この患者は年齢が懸念される。Stoelting と Dierdorf の“Anesthesia and Co-Existing Disease”には，「高齢者は予備力が少ないので，麻酔に対する耐容性が低い」と述べられている。「内因性β遮断状態」なので，麻酔時の低血圧のリスクが高くなる。揮発性麻酔薬の最小肺胞濃度(MAC)は 30％も減少し，脳の受容体は麻薬への感受性が高くなり，術後認知機能障害リスクは合併症を引き起こす重大な原因となる。

3. 最近心筋梗塞を発症した患者の麻酔管理の目標は何か？

Barash が述べているように，「少ない循環血液量，ゆっくりした心拍数，よい灌流状態」は虚血患者の管理目標である。大動脈弁狭窄症患者には「十分な前負荷，正常範囲の心拍数と正常洞調律」がよいとされるので，すでに管理目標が競合している。バランスとしては，どちらかというと大動脈狭窄症を中心に考えなければならない。私なら，患者の前負荷を十分に維持する。このことにより，心筋酸素需要が増加してしまうが，それでも必要悪だと考える。さらに，心拍数は頻脈にせず(110 bpm 未満)，徐脈にせず(60 bpm 以上)に保つ。まったく，本当に困った共同執筆者たちだ！ 試験に際して，著名な著者を引用する必要はない。

4. モニタリング，麻酔導入と区域麻酔法，気道管理，麻酔の維持，鎮痛管理，輸液管理など，麻酔計画を詳細に述べよ。

大動脈弁狭窄症なので，依存性と冠灌流の微妙なバランス〔大動脈拡張期圧(ADP)－左室拡張末期圧(LVEDP)〕を保ち，コンプライアンスの低い心室に適切な前負荷を維持することで順方向への血流を保つ必要がある。そのため，麻酔導入中の血圧を維持するために，導入前に動脈カテーテルを挿入する必要がある。必要であれば，同期カルディオバージョンするために Zoll パッド® を貼り付ける。私ならこの患者にデクスメデトミジンの早期投与を開始する。デクスメデトミジンと長時間作用性のクロニジンは，術後の心筋梗塞や虚血頻度に関するエビデンス検出力としては不十分だが，術中の心筋虚血の頻度を低下させることが複数の研究で示されている。交感神経系の抑制は，最近起きた心筋梗塞，うっ血性心不全状態の疑い，および高齢者で有効であろうことが示された。治療が不十分にしか行われていないデクスメデトミジンは，高齢者の術後鎮痛をも一部軽減する。デクスメデトミジンの最小用量(1 ボーラスの半量を 0.2 μg/kg/hr ～ 0.5 μg/kg/hr で 10 分間かけて)では低血圧を予防し，1 回拍出量の減少と冠動脈血流の減少，大動脈弁狭窄症患者の虚血を予防する。必要に応じて，健忘を得るために，ミダゾラム 0.5 mg とフェンタニル 1 〜 2 μg/kg，低用量の etomidate を LMA 挿入直前に使用する。

麻酔の維持には，揮発性麻酔薬が完璧とは言えないにしても，この症例ではベストな選択かもしれない。注意すべきは，心筋抑制，軽度頻脈，細動脈拡張である。これらの問題は，50％亜酸化窒素とデスフルランを併用することによって減少することができ，デクスメデトミジンにより揮発性麻酔薬の MAC を減少させることができる。混合して麻酔薬を使用した場合，頻脈は認められないことがよくある。終始，自発呼吸を維持し，必要に応じて換気を補助する。喉頭鏡を使用しなければ，危険な高度の交感神経系活動は回避でき，麻酔薬は，効果を発揮するために滴定できる。血行動態に影響を与える陽圧換気も回避することができる。

補助薬は，次の通りである。

- 前述のように Zoll パッド® を使用せよ。
- 頻脈を避けるためには，エフェドリンよりもフェニレフリンのほうが有効である。
- β 遮断薬は通常，心拍数 50 〜 60 bpm で効果を発揮する。通常 110 bpm を超えると拡張期時間が短縮するので，危険である。中間値がおそらく最善であろう。
- 調律異常に備えて，アミオダロンも準備する。

禁忌の薬物もある。バランスよく行動するには，考慮すべき事柄がいくつかある。大動脈弁狭窄症は最大の関心事である。心筋梗塞を起こしてから間のない患者なので，「小さな」心臓にしたいと思うが，大動脈弁狭窄症患者には，前向きの拍出を得るためには，流れに十分な前負荷が必要である。ニトログリセリン，ニトロプルシド，高用量の揮発性麻酔薬(後負荷と灌流圧の減少をきたすため)，脊髄くも膜下麻酔(前負荷と後負荷の減少をきたすため)は相対的禁忌である。

実際の経緯

ここまでの医療に関するもろもろの最後に，ちょっとした映画のトリビアを紹介したい。情報源は偉大なるウェブサイト，moviebloopers.com である。ホラーの古典，“Night of the Living Dead” の夜の撮影中に，ゾンビが身体を食べるシーンがあった。モノクロ映画だったので，そこまで色の正確さは求められなかった。「身体」は，実際は焼いたハムにチョコレートソースをかけたものだった。「ゾンビのような化粧はいらなかった」と監督は話したそうだ。「ハムのチョコレートソースがけがあまりにもまずくて，皆青白くて死んだみたいな顔になっていたからね」

ちなみに，この手術はうまくいった。

症例 15　ハートブレイク・ホテル

1. 小児の心筋症の発生率はどのくらいか？

　小児の心筋症の発生率は 10 万例当たり 1.13 例と推定されている。ニューイングランドでは10万例当たり1.44例とわずかに高い発生率を示している。タイプ別に分類すると，51％が拡張型心筋症，42％が肥大型心筋症，3％が拘束性と他のタイプであった。残りの4％は不明である[1]。5年間の死亡率は80％にものぼると報告されているが，さまざまである[2]。

2. この患者について配慮すべきことは何か？

この患者で特に問題なのは，うっ血性心不全と不整脈である。私たちは，静脈麻酔薬(ミダゾラム)を用い，自発呼吸を保ちながら，断続的に亜酸化窒素(N_2O)を用いた。これは他の多くの麻酔薬の副作用，あらゆるデータベースから得た麻酔に関連する心臓合併症の情報)，患者と外科医の協力に基づいて決めた。

この患者の麻酔管理の目標は，拡張して収縮力が低下した心筋障害と重症の僧帽弁逆流症という，心機能障害に関する重大事項2つに関連している。特に懸念されるのは，うっ血性心不全を引き起こすさらなる心筋抑制である。循環時間が延長しており，過量投与となる可能性がより高くなることを認識しておかなければならない。心臓を十分に充満させ，心拍数は速く，正常血圧を保つ必要がある。短縮率(SF)は誤解を招く恐れがあり，真の収縮状態を判断することが困難なため，心筋抑制を避けなければならない。

麻酔薬や心機能に関する研究のほとんどは，負荷に依存するパラメータ(EF，SFなど)から得たもので，複雑な心臓奇形を有する患者では誤解を招く可能性がある[3]。

3. この患者のモニタリングはどうするか？

ミダゾラム10 mgを待機室で経口投与し，静脈ライン確保のため，エムラ®クリームをさまざまな場所に塗った。手術室到着時に，除細動パッドを貼り，右橈骨動脈ラインを確保，亜酸化窒素(70％)が静脈カニュレーションのために断続的に投与された。ミダゾラムを断続的に1 mgずつ静脈内ボーラス投与した。

4. すでに心機能の低下した患者に揮発性麻酔薬を使用するか？

私なら，セボフルランをはじめとする吸入麻酔を使用する。これまで最も広く研究されてきたのは，ハロタンとイソフルランという古くからある揮発性麻酔薬である。セボフルランは，これらに比べて心筋抑制がより軽度である。セボフルランは乳児に対し，いかなる濃度でも心拍数を変化させる変時作用はないが，高度な血圧低下や血管抵抗の減少をきたす。心拍数補正による円周方向筋線維の短縮速度(負荷に依存しない)は1.5 MACでは減少するが，1 MACでは減少しない。これらは十分に予備力のある健康な乳児におけるデータであり，重症状態の患者では状況が異なるだろう[4]。

Schecterら[2]は，私たちの患者と似た合併奇形(SF 15％)をもつ患者の循環虚脱の症例を報告した。彼らは，経皮的内視鏡胃瘻造設(PEG)のチューブ留置術のために，ミダゾラム，ケタミン，ベクロニウム，alfentanilなど多数の薬物を使用していた。患者は回復し，手術は延期された。次の麻酔導入では，ミダゾラム，リドカイン，glycopyrrolate，ベクロニウム，etomidateを用いたが特に問題はなかった[2]。彼らは，患者が最初の麻酔に耐えられなかった原因は，ケタミンによる直接の心筋抑制，オピオイドとベンゾジアゼピンの混合による交感神経系遮断，alfentanilによる徐脈による心拍出量減少と推定している。私たちはミダゾラムを単一の麻酔薬として選び，痛みのコントロールを補助するために，亜酸化窒素の断続的投与をした。追加の薬物が絶対必要とされた場合，セボフルランを1 MAC未満で併用しただろう。

静注麻酔薬の安全性は，心拍変動のためのさまざまなソフトウェアを使用して調べられている。心拍変動解析からは，自律神経系と中枢神経系に対する麻酔薬の効果に関して，臨床的に重要な情報が得られる。なぜなら，心拍の周期的な変動は，中枢神経系の機序，圧受容体，化学受容体によって媒介されているからである[5]。例えば，Winら[6]は，意識下鎮静時にミダゾラムを使用すると交感神経系が優位となる一方，プロポフォールを使用すると副交感神経系が優位になると報告した。この心臓予備力のない患者では，ミダゾラムが効果的であり，プロポフォールは避けたほうがよいだろう。この類の難解かつよく遭遇する症例については，薬物の最適な組み合わせに関するさらなる研究が必要だろう。

5. 進行するにつれ，血圧が低下し，心拍数が減少し始めた。患者を救うためにどのような薬を使用するか？

緊急治療薬には，ドブタミン，ミルリノン，アドレナリンが含まれていた。ドブタミンは，血行動態を改善させ，慢性的に上昇した心房性ナトリウム利尿ペプチド(ANP)とサイクリックGMPを30分以内に低下させるだろう[7]。私たちの施設では，ホスホジエステラーゼⅢ阻害薬は慢性的な心筋機能障害があり，β受容体のダウンレギュレーションを起こしている患者に長期間有用とされてきた。

実際の経緯

これは「傘を持参すると，雨は降らない」ということわざの典型的な例だった。すべてを整え，世界の終末に向けて備えは万端だった。それにもかかわらず，症例は絹の上を滑るかのように，いとも簡単に進んだのだ。

受験者はよく，参考文献を示しながら答えたほうがよいか，と尋ねてくる。そのような必要はほとんどない。あなたが無数の論文を記憶する『レインマン』のような能力を持っていないかぎり，質問に答えれば十分である。麻酔科医の多くは，小児の心筋症について詳しくないので，以下に参考文献を載せる。

参考文献

1. Lipschultz SE, Sleeper LA, Towbin JA, et al: The incidence of pediatric cardiomyopathy in two regions of the United States. N Engl J Med 2003; 348: 1647-1655.
2. Schecter WS, Kim C, Martinez M, et al: Anaesthetic induction in a child with end-stage cardiomyopathy. Can J Anaesth 1995; 42: 404-408.
3. Arola A, Touminin J, Ruuskanen O, et al: Idiopathic dilated cardiomyopathy in children: Prognostic indicators and outcome. Pediatrics 1998; 101: 369-376.
4. Morray JP, Geiduschek JM, Ramamoorthy C, et al: Anesthesia-related cardiac arrest in

children: Initial findings of the Pediatric Perioperative Cardiac Arrest (POCA) Registry. Anesthesiology 2000; 93: 6-14.
5. Malliani A, Pagani M, Lombardi F, et al: Cardiovascular neural regulation explored in the frequency domain. Circulation 1991; 84: 482-492.
6. Win NN, Fukayama H, Kohase H, et al: The differential effects of intravenous propofol and midazolam sedation on hemodynamic and heart rate variability. Anesth Analg 2005; 101: 97-102.
7. Harrison TE, Gleich SJ, Flick, RP, et al: Cardiac arrest in pediatric patients undergoing noncardiac surgery. Anesthesiology 2006; 105 :A356.

症例 16　胆囊摘出術の深みにはまる

読者の皆さん！　私にあなたの目を貸してください！　この解答セクションは，この本全体の中で最も奇妙なものとなろう。ここでは，よくあるβ遮断薬に関する重要な問題と，肺動脈カテーテルについての詳細を扱う。周術期のリスクや，β遮断薬を投与すべきはどのような患者かについて注目しながら，このセクションを何度か読んでみよう。要するに，これは実際には新しい米国心臓病学会/米国心臓協会(ACC/AHA)ガイドライン以前の私たちの考え方を示した「タイムカプセル」なのである。これを読めば，今は**もはや推奨されていない**ようなものをいまだに必要としている人がどれだけいるか，明らかになるだろう。あなたはここを読みとばしてしまいたいと思うかもしれないし，逆に今の考え方と対比してみたくなるかもしれない。オリジナルに戻って自ら読んでみたいと思えるセクションがあるとすれば，これがまさにそうだ。ここで挙げたオリジナル論文のアルゴリズムは，繰り返し復習する価値があるものばかりだ。テストでも臨床の場面でも重要な，周術期の心リスクを中心としているからである。本書はガイドブックであり，この重要なトピックを理解するには本書だけでは不十分である。だから，ここに書かれているよりも深く読もう！　ここはしっかり押さえければばならないところだ。

術前の問題

1. 米国心臓病学会/米国心臓協会(ACC/AHA)がこの患者の術前の心機能評価について，推奨していることは何か？

   2002年度版のACC/AHAの周術期の心評価に関するガイドラインによると，中程度の心血管系のリスクをもつ患者が中程度の手術侵襲を受けるということになる(Anesthesia and Analgesiaの2008年3月号に要約された，2007年勧告をチェックしよう)。

中等度の心血管リスクのリスト(ガイドラインから直接引用)は，次の条件によって定義されている。

1. 軽度の狭心症

2. 病歴や異常Q波により示唆される心筋梗塞の既往
3. 心不全(代償性か，心不全の既往)
4. 糖尿病(インスリン依存型ではより深刻である)
5. 腎機能不全

次のいずれかに該当する場合，手術のリスクは中程度である。

1. 腹腔内あるいは胸腔内手術
2. **頸動脈内膜切除術**
3. 頭頸部手術
4. 整形外科手術
5. 前立腺手術

ここで注意。試験中に，このリストを完全に拾い上げるのはえらく大変だろう。控えめな意見では(もっとも，私は控えめな意見などもっていないのだが)，あなたは，「私ならACC/ACAのガイドラインを参考にして，患者のリスクレベルを見極める(ウェブ上のものか，PDAから得られるもので)」と言うこともできる。口答試験で百科事典的になる必要はない。あなたが知っていなければならないのは，どのようにして判断を下すかであり，必要事項を調べるというのは，そのなかの判断の1つである。

患者は非心臓待期手術を受ける予定である。過去5年間に冠(動脈)血行再建術を受けたかどうかは不明である。私なら，以下のようなアルゴリズムに従う。それは，過去5年以内に冠(動脈)血行再建術を受けたか，症状が再発したか，グラフトがいまだに開存しているかを確認するため冠動脈造影をされたかといったアルゴリズムに沿った質問をするだろう。ここでアルゴリズムは，重要な指導的原理のすべてを対象としている。すなわち，患者はこの手術を受けるのに最適な状態であるか否か，ということである。

患者がどれだけ動くことができるかに焦点を絞り，病歴を聴取する。下肢の筋力低下という後遺症をもっているので，この評価は難しい。中等度以上かあるいは優れた運動能力〔4代謝当量(MET)以上〕を有していると言う場合，中等度のリスクであれば手術を受けることが可能であろう。

活動能力が不十分か未知である場合，さらなる非侵襲的検査は理にかなっているかもしれない。妊娠という心臓への負荷を考えると，特に妊娠前のEFがたった30%なので，新たに心臓超音波検査を行い，心機能を評価するのは有用かもしれない。患者が最近負荷試験(2年以内)を受けていない場合，薬理学的負荷試験(心筋血流SPECTなど)の心臓核医学イメージングの利用は適切であるかもしれない(2003年ACC/AHAガイドライン，pp.1410-1411)。核医学テストが妊娠末期に禁忌であるかどうかは不明である。そうであっても，おそらく絶対的禁忌ではない。

2. β遮断薬は，術前に始めるべきか？　その場合は，手術のどれぐらい前から行うべきか？

β遮断薬療法に関する2006年のACC/AHA周術期ガイドラインによると，この患者は，クラスIIb(すなわち，リスクと利益は同程度と考えられる)と判断することができる。また，β遮断薬はこれまで妊娠中に安全に使用されてきたが，徐脈，低血糖，呼吸抑制，子宮内胎児発育遅延といった胎児に対する副作用が起こり得ると患者に伝えるべきである。母親がβ遮断薬を受けている場合，乳児を十分にモニターする必要があり，β遮断薬のリスクと利益のバランスは慎重に検討する必要がある。

あなたが試験の際に引用文献を丸ごと覚えていられるかは疑問だが，ACC/AHA周術期ガイドラインはズボンのポケットに入れておく価値のある，最新かつ最高の情報である。試験でβ遮断薬の問題が出るのは確かだし，実際の臨床でも間違いなく遭遇するだろう！

全体の臨床像を総括し，この患者に当てはめた場合，β遮断薬を与えるための理由はクラスIIbである。β遮断薬の投与は，このガイドラインに定義されている中等度または高リスクの手術を受ける場合に考慮する。それには，周術期評価で臨床的なリスク因子が1つあった患者への血管手術も含まれる。

心不全(MERIT-HF)のうちのメトプロロールCR/XL(徐放製剤)無作為化介入試験では，NYHA II～IVの心不全と左室駆出率(LVEF)40％の患者ではβ遮断薬が適切であり，生存率を改善することが示された。

修正されたGoldman心リスクインデックスではどうか？　Goldmanは，主要心臓合併症を起こす6つの予測因子を挙げている。

1. 高リスク手術(腹腔内，胸腔内，鼠径部上の血管の手術)
2. 虚血性心疾患の既往
3. 心不全の既往
4. 脳血管疾患の既往
5. インスリン依存性糖尿病
6. 術前クレアチニン値＞2.0 mg/dL

彼の前職は生命保険会社の保険数理士であったに違いない。続いて，予測因子の数に応じて心臓死，非致死的心筋梗塞，致命的ではない(しかし，誰もが注意すべき)心停止のリスクを定量化した。

1. 危険因子なしの場合，0.4％
2. 危険因子1つの場合，1.0％
3. 危険因子2つの場合，2.4％
4. 3つ以上の場合，5.4％

その「非致死性心停止」は，麻酔科医である私が心から恐れているものだ。除細動器のパドルが作動するか，ちゃんと電気料金を支払っているかを必ず確認しよう！

ここがまさに，Goldmanとβ遮断薬が結びつくところである。カフェテリアまでも含めた病院全室の空調システムからβ遮断薬を流し込むという，初期の衝動のまま進むのではなく，本当にβ遮断薬を使用すべき患者は誰かについて考えるべき時なのだ。心臓死，非致死的心筋梗塞，心停止，心室細動，肺水腫，完全房室ブロックの発生率は，予測因子の数とβ遮断薬使用の有無によって推定することができる。

1. 危険因子なしの場合：0.4%～1.0%対β遮断薬ありの場合，1%未満
2. 危険因子が1～2つの場合：2.2%～6.6%対β遮断薬ありの場合，0.8%～1.6%
3. 危険因子が3つ以上の場合：9%未満対β遮断薬ありの場合，3%以上

これは重要なことである！　この問題に関するAuerbackとGoldmanの参考文献を探し，自分で読んでみよう。Goldman心リスクインデックスによると，患者は心臓合併症を起こすの3つの独立した予測因子をもっている。β遮断薬を開始すれば，大きな心臓の合併症のリスクを減らすことができるかもしれない。まだ服用されていないなら，β遮断薬は手術から30日以上前に開始し，心拍数50～60 bpmを目標に投与量を調節する。

しかし！　これはPOISE studyによって覆され，β遮断薬使用に暗影を投じた。

Uptodate.com：非心臓手術のための心リスク管理

- 周術期のβ遮断薬療法に関するACC/AHAガイドラインでは，2006年の改訂において，すでに他の適応のためにβ遮断薬などの薬物で治療を受けている患者と，血管手術を受ける高い心リスク患者に対しては，β遮断薬を推奨している。β遮断薬はまた，心リスクの高い患者の一部には適切と考えられている。
- AuerbackとGoldmanによる2006年のレビューでは，周術期のβ遮断薬療法は中等度から高度のリスク患者に限定されるべきであると結論づけている。大きな非心臓手術を受ける患者では，β遮断薬を開始し，麻酔開始前の目標心拍数を60～65 bpmにするように投与量を調整すべきである。
- β遮断薬で治療されていない心不全患者や，気管支攣縮性肺疾患の既往のある患者では，これらの状況を悪化させる可能性と，潜在的な利益とのバランスを考える必要がある。
- 低度から中程度のリスク患者における周術期のβ遮断薬使用に関するデータは十分ではない〔例えば，Revised Cardiac Risk Index(RCRI)が0～1のスコア〕。しかし，β遮断薬の突然の中止のリスクを考えると，すでにβ遮断薬を服用している患者では継続すべきである。
- β遮断薬を使用する場合，β_1選択的遮断薬を用いた周術期の治療が推奨される。可能であれば，外来で経口投与療法を術前30日前までに開始し，心拍数を50～60 bpmに維持すべきである。厳重な心拍数のコントロールが，効果を発揮するための重要な要因となろう。
- 長時間作用性β遮断薬は短時間作用性よりも有効な可能性がある(例えば，アテノロール対メトプロロール)。アテノロール(50～100 mg/日，経口投与)とビソプ

ロロール(5～10 mg/日，経口投与)という選択肢がある。

- 時間がない場合，アテノロールは，手術前に(10 mg を 15 分かけて)静脈内投与してもよい。アテノロールは，その後経口摂取が再開されるまで，手術直後の期間静脈内投与する(5～10 mg，6～12 時間ごと)。患者が経口摂取できるようになったら，β遮断薬は術前と同量の経口投与を再開する。
- 治療期間に関するデータはない。私たちは，β遮断薬は手術後少なくとも 1 か月間継続することを勧めている。このような患者のほとんどは心臓疾患をもっているため，通常は無期限に継続される。
- よし，それでは今から POISE study を読んで，上に書いてあることはすべて忘れよう。

3. 妊娠末期では，さらにどのような心臓負荷が発生するのだろうか？

循環血液量は 1500 mL(35%)増加する。血漿量は 45%増加する。一方，赤血球容量はわずか 20%の増加である。そのため，結果的に相対的な妊娠性貧血を生じる。

1 回拍出量は 30%増加し，心拍出量は妊娠第 3 三半期までに通常の 40%増加する。分娩の開始時には，心拍出量はさらに分娩開始前の値をさらに 30%上回って増加する。分娩直後の心拍出量は，分娩前の最大 60%まで増加することがある。

子宮収縮ごとに心拍出量と循環血液量は 10%～25%増加する。体血管抵抗と肺血管抵抗は減少する。子宮による下大静脈の圧迫は，心臓への静脈還流と前負荷を減少させ，その結果，血圧低下につながるだろう。経腟分娩では 300～500 mL の出血，帝王切開では 800～1000 mL の出血がある。

4. ほかに妊娠中，どのような生理学的変化がこの患者の周術期のリスクを高めるか？

1 回換気量の増加(40%)と分時換気量の増加(50%)が起きる。増大した子宮により機能的残気量(FRC)は妊娠末期には 20%減少する。FRC の減少は，迅速な麻酔導入や覚醒につながり，麻酔薬の必要量も少ない。酸素消費量は 20%増加する。これと FRC 減少により酸素の予備量は減少し，その結果，無呼吸になったときに急速に低酸素症となる可能性がある。

上気道粘膜，声帯，披裂軟骨はしばしば浮腫を起こし，確保困難を起こす。消化器系では，ガストリンの増加による胃液の産生増大，pH の低下，胃運動の低下とともに食道胃接合部の閉塞が不完全になるといった変化が起きる。これらの要因もより，誤嚥のリスクが高まる。凝固系の亢進は，特にこの患者では脳血管障害のリスクも増大させる。

5. この患者にどのような麻酔法を選択肢として提示するか？ あなたならどれを勧めるか？

気管挿管する全身麻酔と，硬膜外麻酔やくも膜下麻酔などの区域麻酔という選択肢がある。全身麻酔，区域麻酔にはそれぞれのリスクと利益がある。血行動態の安定がこの患者における重要な問題である。患者には，区域麻酔をした場合，合併症が起きた際には全身麻酔への移行が避けられないということを知らせておくべきである。

術中の問題

1. 周術期モニタリングとして何を勧めるか？

パルスオキシメータ，血圧，心電図，吸入酸素濃度，カプノグラムといったASAの標準モニターを使う。心不全があるので，私なら血圧をより注意深く測定するために動脈ラインを追加する。

2. 肺動脈カテーテルを挿入するか？　その理由は？

肺動脈カテーテルの適応は，左心不全または最近の心筋梗塞を伴う冠動脈疾患，心臓弁膜症，心不全などである。ほかの適応には，重度の肺疾患，複雑な体液管理（ショック，急性腎不全，全身熱傷，出血性膵炎など），心臓手術，大動脈遮断，高リスク産科疾患（重症妊娠高血圧症候群，胎盤早期剝離など）である（Morganら）。

肺動脈カテーテルでは，リスクと利益のバランスを慎重に考慮しなければならない。2003年のASA Practice Guidelines for Pulmonary Artery Catheterizationは，手術の危険因子，患者のリスク，治療上のリスクに分けて述べている。麻酔科医の適切な能力と訓練は，カテーテル挿入時の合併症と，肺動脈カテーテルからのデータの誤った解釈によるトラブルを減らすことができる。ASAタスクフォースは，患者と手術の危険因子，ならびに治療上の条件（低度対中等度のリスク）のリスクに基づいて，肺動脈カテーテルのための妥当なスコアを割り当てた（ASAタスクフォース）。

ここで，覚えておかなければならないことがある。ASAタスクフォースによってまとめられた26ページにもわたるガイドラインは，妥当なスコアにたどりつくまで回り道をしている。あいまいでつかみどころのない適応のように聞こえるが，1～9のリスクスケール範囲内で，すべてのものにXをつけても，5～7である。強い熱意をもって，どちらかに決めようとする者は誰もいなかった。これぞまさに中途半端な推奨というものだ！

まず，ここでは低リスクの設定（すなわち，有能で経験豊富な人材，つまり自分）を前提としている。ガイドライン（妥当なスケールで操作したタスクフォースによる生ぬるい推奨のガイドライン）によれば，この患者は中等度リスクの手術を受ける中等度リスク患者として分類されるだろう。6か9の中等度のスコアが妥当である。しかし，心エコー図検査の結果（安定したLVEFなど）の場合，負荷心電図（無虚血など），ほかのデータ（胸部X線検査や臨床検査の結果で問題なし）が安心できるものであれば，十分な静脈ラインさえあればよいかもしれない。

3. この場合，脊髄くも膜下麻酔をするか？　その理由は？

単回投与の脊髄くも膜下麻酔は，帝王切開と胆囊摘出術を行うには持続時間が不十分であろう。帝王切開のために必要な第4胸髄レベル（T4）までの感覚遮断は，有意に末梢交感神経遮断を引き起こす。これは顕著な血圧低下をきたし，すでに減少している心拍出量をさらに減少させ，胎児の低酸素血症を起こすかもしれない。硬膜外麻酔では，母親の急激な血圧低下の可能性は低くなり，連続投与が可能である。

4. 全身麻酔を選択した場合，麻酔導入薬に何を使用するか？

血行動態の反応を鈍らせるためのオピオイド(フェンタニルなど)と，血行動態の安定のための etomidate という組み合わせが妥当であろう。メトプロロールやエスモロールは，術中の心拍数コントロールに使用することができる。妊娠末期では誤嚥を起こすリスクがあるので，スキサメトニウムを使用して迅速導入を行う。

5. 全身麻酔を選択した場合，麻酔維持にして何を使用するか？

亜酸化窒素 50%，低濃度の揮発性麻酔薬(例えば，セボフルラン 1%，イソフルラン 0.5%，デスフルラン 2～3%)の併用で，十分な健忘と鎮痛が得られ，高濃度 MAC の揮発性麻酔薬単独による心臓抑制効果を軽減できる。ケタミン(0.5 mg/kg)を使用してもよい。新生児の分娩後，亜酸化窒素と麻薬の併用による麻酔を考慮する。

6. どのような麻酔技術や方法を選ぶか？　長所と短所を説明せよ。

全身麻酔の長所は，迅速で信頼性の高い麻酔で換気と酸素化をコントロールできるところである。短所は，導入時の心臓へのストレス，気道確保困難な可能性，左心不全患者における揮発性麻酔薬の心臓抑制などである。

区域麻酔や硬膜外麻酔の長所は，母親の意識があることと，気道反射が維持されることである。持続硬膜外麻酔では，帝王切開のために徐々に投与量を調整し，胆嚢摘出術に必要な高いレベルまで広げることができる。それは分娩時の心拍出量の増加という悪影響を最小限に抑えることができる。短所は，不完全な麻酔，低血圧，過量投与，カテーテル先端が血管内あるいはくも膜下腔内へ迷入してしまう可能性があることである。

7. 硬膜外麻酔を選択するとして，薬物は何を使用するか？　アドレナリン添加局所麻酔薬を使うか？

この患者は，不整脈の既往がなければ，局所麻酔薬にアドレナリンを混ぜて硬膜外麻酔を行ってもリスクにはない。中時間作用性の薬物のうち，リドカイン(2%，20万倍アドレナリンの有無にかかわらず)，またはメピバカイン(2%)を使用することができる。長時間作用性では，ブピバカインとロピバカインが選択肢となる。ロピバカインはメピバカインのアナログであり，心毒性がより低い。

8. 新生児の Apgar スコアは，1 分後 9 点と 5 分後 9 点であった。5 分後，患者は心停止となった。あなたの鑑別診断は何か？

心停止の原因として，肺塞栓，空気塞栓，羊水塞栓，出血性ショック，アナフィラキシー，急性心筋梗塞，硬膜外麻酔の過剰投与(すなわち，血管内またはくも膜下腔へのカテーテルの迷入) (Layon と Mahla；Stoeltling と Miller)によって引き起こされる可能性がある。静脈内空気塞栓は帝王切開を受けた妊婦の20～50%で発生する。

9. 鑑別診断には，どのような臨床上の徴候と症状，モニタリングの値が役立つか？

呼気促迫と呼気終末二酸化炭素分圧の急激な低下は，羊水や空気による塞栓を示唆している可能性がある。急性心筋梗塞が原因の心停止でも，呼気終末二酸化炭素分圧が低値になるだろう。この診断は，心停止直前の心電図上のST変化によってつけることができる。

10. 患者は挿管され，心肺蘇生が開始された。心臓が洞調律に戻り，患者は意識を取り戻した。胆囊摘出術を続行するか？　その理由は？

心停止から蘇生されたばかりの不安定な患者に，待期手術を継続するのは賢明ではない。患者は挿管されたまま鎮静されるべきで，心臓の集中治療ユニットに移送すべきだろう。

実際の経緯

この症例には気をつけてほしい。彼女は帝王切開と胆囊摘出術の両方が予定されていた。帝王切開は硬膜外麻酔で行い，胆囊摘出術は硬膜外麻酔のレベルを慎重に上げていくことに決まっていた。硬膜外麻酔が効かないときは，全身麻酔に切り替える予定だった。

児のApgarスコア1分9点，5分9点であった。子宮を縫合する前に内膜が露出し，患者は心停止に陥った。心電図は心室頻拍を示し，呼気終末二酸化炭素分圧の値は17 mmHgだった。心肺蘇生が行われ，心電図のリズムは洞調律に戻った。彼女は意識を取り戻すが，混迷状態であった。胆囊摘出術を中止することが決定した。その後の心臓の逸脱酵素の結果は正常だった。暫定的な診断は，子宮が露出したときに起きた「空気塞栓」だった。

American Society of Anesthesiologists Task Force on Pulmonary Artery Catheterization: Practice guidelines for pulmonary artery catheterization: an updated report by the American Society of Anesthesiologists Task Force on Pulmonary Artery Catheterization. Anesthesiology 2003; 99: 988-1014.

Auerbach A, Goldman L：Assessing and reducing the cardiac risk of noncardiac surgery. Circulation 2006; 113: 1361-1376.

Fleisher LA, Beckman JA, Brown KA, et al：ACC/AHA 2006 guideline update on perioperative cardiovascular evaluation for noncardiac surgery: focused update on perioperative beta-blocker therapy: A report of the American College of Cardiology/American Heart Association Task Force on Practice Guidelines (Writing Committee to Update the 2002 Guidelines on Perioperative Cardiovascular Evaluation for Noncardiac Surgery) developed in collaboration with the American Society of Echocardiography, American Society of Nuclear Cardiology, Heart Rhythm Society, Society of Cardiovascular Anesthesiologists, Society for Cardiovascular Angiography and Interventions, and Society for Vascular Medicine and Biology. J Am Coll Cardiol 2006; 47: 2343-2355.

Layon AJ, Mahla ME：Cardiac arrest during pregnancy. J Clin Anesth 2005; 17: 229-234.

Morgan GE, Murray MJ, Mikhail MS：Clinical Anesthesiology, 4th ed. New York, McGraw-Hill Medical, 2006.

なぜ，この本にはあちこちに参考文献が散りばめられているのだろうか？　これはワークブックであり，教科書ではないからだ。あくまでも「口頭試験での答え方」の技術を磨いているのであって，ほとんどの場合，引用文や研究結果を試験中に直接使うようなことはないだろう。

症例 17　ロシアより愛をこめて

術前の問題

1. この患者における敗血症の影響は何か？　測定し得るすべての血行動態パラメータは？　心エコー図検査はどうなっているか？

敗血症は血行動態上の問題を引き起こす。すなわち，血管拡張による血圧低下は適切な組織灌流を妨げる。低血圧，(適切な組織灌流を保つための反射としての)頻脈，発熱，皮膚紅潮(すなわち，皮膚の血管拡張)が見受けられる。あなたが肺動脈カテーテルの信仰者なら，肺動脈カテーテルを挿入し高い心拍出量と低い体血管抵抗を観察することになるだろう。心エコー図検査では，循環血液量が不足しているときのように，空っぽの心臓がたけり狂ったように脈打っているのが見えるだろう。しかし，あなたにはここに挙げた現象すべてを見ることはないかもしれない。患者はβ遮断薬を投与されていたり，元の心機能は低かったり，発熱できない状態かもしれないからである。これら3つがすべて一度に生じたとすると，頻脈を呈さない敗血症患者ということになる。心エコー図検査では，心臓が空っぽであるにもかかわらず，激しく拍動していないかもしれない(激しくなんか拍動できない)し，発熱もみられないであろう。

2. 敗血症だという理由で手術を延期するだろうか？　外科医に対して，ICUで局所麻酔下にドレナージすることを勧めるべきか？　あなたは外科医にどのような処置をすべきかを指示できる立場だろうか？

この手術は直ちに行わなければならない。敗血症治療における第一の目標は，血行動態をコントロールすることではなく(そのうちたくさん介入する羽目になるのだが)，敗血症の根源を絶つことなのだ。根本的な問題は可能なかぎり早く治療しなければならない。患者が目の前で死に逝かんとしているときは，症状が深刻なので手術室まで移動できないと患者に伝え，ICUで何とか麻酔をする。気道を確保し，鎮静薬と筋弛緩薬を投与する。「ICUでの麻酔」は難しいことではない。

外科医は手術室の中でより根治的な仕事ができるし,麻酔に用いる「おもちゃたち」も全部そこに揃っているので，手術室へ向かう。外科医に指示を出すべきか？　もちろん，イエスだ！　患者が完全装備の外科医にその鋭いメスと鈍い判断力で脅かされているときは，私なら手術台に立ちはだかって患者を守る。

3. 術前の血清カリウム濃度は7.5 mEq/Lだが，腎不全の既往はない。どうすべきか？　直ちに手術を行うか，再検結果を待つか？　溶血は臨床検査結果にどのような影響を及ぼすか？

心電図をさっと見て，T波の増高，心室性期外収縮その他の高カリウム血症に特徴的な徴候があるか確認する。それと同時に，動脈ラインか，中心静脈ラインから採った血液サンプルを再検査に出す。血液ガス分析装置を使えば比較的早く血清カリウム濃度を知ることができる。採血困難なルートから無理にとったサンプルでは，赤血球が破壊され，カリウムが血球から漏出する。この症例の説明としてはこれが最も考えやすい。そのほかに何を投与しているかにも目を向ける必要がある。例えば，医原性に輸注されたカリウムは高カリウム血症の原因となるが，これはICUでも実際に起こり得る。

4. ICUでの呼吸促迫とはどんなものか説明せよ。患者を手術室に移す前に気管挿管すべきか？　それには血液ガス分析は必要か？　PaO_2圧が61 mmHgの場合，気管挿管する必要はあるか？　51 mmHgの場合はどうか？　手術室の整った環境のなかで行うか？

呼吸促迫は，裁判官がポルノについて言うのと同じように，一目見ればわかるものだ。足元に立って患者を観察することこそ最高の尺度である。

- 呼吸数をチェックする。重篤な患者はそれほど長い間速い呼吸を続けることはできない。
- 呼吸補助筋を使った呼吸をしているかチェックする。
- 無反応の場合，それに気がつくこと。苦しがっていた患者が苦しさを感じなくなったとき，実は海中に沈む直前であることがある。

検査結果は，酸素飽和度と血液ガスに問題があることを示してくれる。$PaCO_2$が上昇しているときは，残された時間は少ない！　患者が危なそうなときは，私なら血液ガス分析の結果を待たずして直ちに気管挿管を行うであろう。61 mmHgは，私にはかなり恐ろしい数値である。通常の気管チューブで挿管しても，手術室でいつでも分離肺換気用チューブに入れ替えることができるのだから，すぐに気管挿管したほうがよい。

5. 硬膜外麻酔の適応はどうか？　その理由は？　外科医は硬膜外麻酔をすれば患者の息こらえがなくなるのに有用であると言うし，患者の家族はできるだけ苦痛のないようにすることを希望している。どう答えるか？

「その時が来ればね」というのが私の答えである。今は，状態の不安定性と敗血症の病巣がある状況であり，交感神経系を抑制するような処置や，細菌感染ルートとなるような異物を中枢神経系のそばに留置すべき時期ではない。感染巣が除去され，状態が安定すれば，硬膜外カテーテルはいつでも息こらえをなくしたり，快適性を向上させる目的で留置することができる。この時点では快適性より安全性を重視すべきである。

術中の問題

1. どのようなモニタリングを行うか？ 左右どちら側に中心静脈カテーテルを留置するか，説明せよ。左側に中心静脈カテーテルを留置することに伴うリスクを説明せよ。レジデントは鎖骨下静脈にカテーテル留置をしたことがないと言っている。この患者はレジデントのトレーニングに適しているか？

私が通常用いる侵襲的モニターは，橈骨動脈ラインと右側の中心静脈カテーテルである。レジデントが鎖骨下静脈ラインの練習を望んでいたとしても，右の気胸を起こさない(この患者では右肺がない)ことがわかっていても，この症例は教育症例としては不適切である。患者の状態は不安定であり，自分が最も安心してできることをするのがよい。それは，内頚静脈からの挿入である。左側からのアプローチには問題がいくつかある。

- 左肺尖部が心臓に押し上げられ，より高い位置にある。
- 胸管の損傷による乳び胸のリスクがある。
- 左側の穿刺に慣れていない。

しかし，鎖骨下静脈穿刺のトレーニングは何回かはしておいたほうがよい。誰もそれが避けて通れないという状況下で初回穿刺を迎えたくはないはずだ(ほかの手技でそうであるように)。

2. 残った肺を守る最善の方法は何か？ 片肺であるために特に懸念すべきことはあるか？ 肺手術をして間もない患者への気管支ブロッカー使用にはどのようなリスクがあるか？

この領域は危険でいっぱいだ。切除断端にある「完全に失われてしまった」右肺には何の意味があるだろう？ 右側に進んだ通常の気管チューブは断端を突き破る可能性がある。間違って挿入された二腔気管支チューブや気管支ブロッカーも同様のトラブルを起こし得る。この不確実な状況であなたがすべきことは，左側用の分離肺換気用チューブを，間違って右主気管支のほうへ進まないように慎重に挿入することである。

3. 患者は身長 193 cm，体重 120 kg である。体格に関して何か特別な配慮が必要か？ 挿管チューブの深さはどのように決めるか？

平均的な体格の男性であれば，気管チューブは門歯の位置で 22 ～ 24 cm の深さでちょうどいい位置にある。この男性は背が高いので，チューブをより深く挿管すべきである。体重 120 kg というのはいささか太りすぎではあるが，患者の身長から考えればそれほど問題にはならない。むしろ，ほかの患者より理想体重に近いくらいだ！ ここで注意。試験官が理想体重からかけ離れた体格の持ち主である場合は，「理想体重のジョーク」で試験官をムッとさせてはいけない。真に受けてしまうかもしれない！

4. あなたは麻酔回路のリークに気づいた。リークが生じる可能性があるのはどこか？　回路のリークや配管ミスを検知するために，どのようなデバイスが麻酔システムに組み込まれているか？

回路のリークは回路のどの場所でも生じ得るが，好発部位がいくつかある。

- 吸気側もしくは排気側の接続部に引っ掛かって外れてしまった(なんてドジなんだ！)。
- 気管支チューブとの接続部
- ロックが不完全な二酸化炭素カニスター(O リングの部分に二酸化炭素吸収剤の粒がはまり込んでいる)

まれに麻酔器内のマニフォールドにひび割れが生じることがある。麻酔器には低圧アラームが付いており，大きなリークが生じたときにはカプノグラフィのアラームも鳴るだろう。吸気配管の取り違えを検知する唯一の方法は，吸気側に取りつけられた酸素濃度計である。病院で工事が行われた後であれば，特に気をつける必要がある。

回路内の問題を除外した後には，患者の呼吸器系のどこかに穴が開いていないかを確認する必要がある(気管，気管支，肺胞など)。この患者の受けた手術や感染からすると，断端が破れてしまったという恐ろしい可能性も否定できない。

5. 換気をしようとしたら，リークが突然手のつけられないほど多くなり，完全にガスを送り込めなくなってしまった。どうするか？　外科医に手伝ってもらうことはあるか？

問題の原因が麻酔器もしくは麻酔回路にある可能性が少しでもあるなら，Ambu® 式バッグと酸素ボンベを用いてその問題をなくしてしまおう。これは断端の破綻で，開いてしまった穴を越えて酸素を供給する方法を確立しなければならない。外科医には大腿動静脈バイパスおよび人工肺の回路の確立を手伝ってもらうか，開胸して破れてしまった断端を閉じてもらうかをしてもらう。この手の手技では何よりもスピードが優先され，出血を伴う手技になるだろう。

6. この症例では二腔気管支チューブに利点はあるか？　片肺全摘後の症例でそれにはどのような効果があるか？　右用と左用のどちらを使うべきか？

この患者は体が大きいので，通常サイズの挿管チューブでは長さが足りないかもしれない。断端の穴を突き破ってしまうので，右用の二腔気管支チューブは使用してはならない。左用の二腔気管支チューブを用いて右への換気を完全に止め，左肺のみで換気をする。焦ってパニックに陥ると，挿管チューブを深く挿入しすぎて舌区と下葉のみの換気になってしまうことがあるが，とりあえずは少しでも換気することが重要である。挿管チューブはあとでいつでも位置を調節し，上葉の換気ができるようにすることができるからである。

7. 挿管チューブを交換しようとしていたら，かつて気管切開されていたことがわかった(なぜ見逃してしまったのだろう？)。気管切開孔は何かに使えるか？　どのように使えるか？

気管切開孔がまだ閉じられていないのであれば，そこから挿管できる。二腔気管支チューブは太いため，挿管が困難なことがあるが，通常の挿管チューブならそこから簡単に挿管できる。患者の身長を考えると，このショートカット経路は起死回生のルートになる可能性がある。

8. 酸素飽和度が65％まで低下し，多源性の期外収縮が出てきた。リドカインもしくはアミオダロンで治療するか？　それとも，酸素飽和度の低下を治療することだけに集中し，不整脈に対しては何も治療しないか？

この心室性期外収縮は低酸素血症によるもので，アミオダロンを漫然と投与してもあまり効果はないだろう。酸素飽和度を上げることに集中しよう。

9. 手術終了後，抜管して帰すか？　シングルルーメンチューブのままでよいか？　気管支ブロッカーや二腔気管支チューブはどうか？　患者をICUに帰す際に二腔気管支チューブだと何が問題となるか？

私なら何が何でも抜管はしない。どんな挿管チューブでも軍艦の錨で固定して，それに近づくものには，ピットブルテリアの群れに噛みつくように仕向けて守らせるだろう。

どんなチューブでも，挿管できたものはそのままにしておく。例え二腔気管支チューブでもOKだ。スタッフにそれをどのように使うのか説明し，呼吸療法士にそのことを伝えさえすればよい。呼吸療法士のなかにはこのような呼吸管理の経験があり，平然としている者がたいがい1人くらいはいるものである。

患者を二腔気管支チューブを挿管したままでICUに入室させたときには，いくばくかの文句は言われるだろうが，適切な指示をし鎮静を行えば，挿管したままにしておけるだろう。患者の状態が安定し，術後の浮腫が治まり，状況が落ち着いてきたら，シングルルーメンチューブに交換することができるようになる。

10. ICUのスタッフは二腔気管支チューブの管理には不慣れだと言っている。どのような助言をしてあげればよいか？　ほかの選択肢には何があるか？　挿管チューブは翌日もしくは数日のうちに交換しなければならないか？　チューブが気管分岐部に接触している場合，鎮静にはどのような問題があるか？

ハンズオンでのデモは5分で終わるし，人工呼吸器に精通したICUスタッフならすぐにやり方を理解するようになるだろう。シングルルーメンチューブへの交換はもっと状態が落ち着いたときに行うのが最善の策である。二腔気管支チューブを深めに入れておきたいときには，挿管チューブは気管分岐部に位置するので，患者をおとなしくさせておくのにより多くの鎮静薬を必要とするだろう(気管分岐部は体の中で最も神経分布が密な場所の1つである)。二腔気管支チューブを気管分岐部よりも上に位置するように引き抜いて，シングルルーメンチューブのように使用するのも一法である。

この方法は，再手術の際に威力を発揮する。すでに必要なチューブを挿管している。チューブの位置を気管支ファイバースコープガイド下に再調整すれば，ほら！　再手術の準備のできあがり。忘れないでもらいたいのは，再手術が行われたからといって，必ずしもこの後新たに手術は必要ない，とは言えないということである。

実際の経緯

実際その場にいなくて本当にラッキーだった！　この体の大きな患者は死にそうな顔つきで手術室にやってきた。ICU を出る頃から敗血症状態で，片肺状態で何とか息をしていた。麻酔が導入され，すべてがうまくいっているように見えたが，その後わずかなリークがみられるようになった。私は考えつく原因すべてに頭をめぐらし，「もしかしたら小さな瘻孔があるのかもしれない」と考えた。なお，彼は内径 8.5 mm の気管チューブで挿管されていた。突然，大量のリークが生じ，まったく換気ができなくなった。私は右肺の断端が破れてしまったものと理解した(実際そうだった)。外科医はその「破裂」を何とかしようと助けてくれたかもしれないが，その様子はここには書かれていない。

私はパニックになりながらも，内径 8.5 mm の気管チューブを左の主気管支に突っ込もうとした。しかし，この身長 193 cm の大男，チューブがそこまで届かない！　酸素飽和度は嫌気性菌レベルにまで落ち込んだ。私にとって幸運だったのは，左用の二腔気管支チューブを手に取ったことだ(右気管支断端の向こうに届くほどの長いチューブが必要だった)。挿管を決め，患者の酸素飽和度を持ち直すことができた。私はぶっ倒れて，皮膚科医こそが自分の本職だと確信した！

症例 18　永遠の命が欲しくば医者にかかるべからず

術中の問題

1. 患者はクロピドグレルの内服歴があるが，凝固検査は正常である。クロピドグレル療法の意義は？　区域麻酔学会 Society of Regional Anesthesia はクロピドグレル内服と休薬に関してどのように述べているか？　それに関してガイドラインや標準的方法が存在するか？　ガイドラインと標準的方法の違いは何か？

クロピドグレルは血小板抑制薬である。クロピドグレルの効果が消失するまで，待期手術や硬膜外血腫のリスクは避けたい。区域麻酔の達人たちは，血小板抑制薬を服用している患者に対しては最低 7 日間は神経軸麻酔を行うべきではない，と言っている。この意見はガイドラインに沿ったものであって，標準的方法ではない。例えば，バイタルサインの持続的モニタリングは標準的方法の一例である(つまり，必ず行わなければならないということである)。

2. 硬膜外麻酔は問題なく施行された。どの局所麻酔薬を使用するか？ その理由は？ 局所麻酔薬の効力に優劣はつけられるか？ 麻薬またはアドレナリンを添加するか？ その理由は？

私ならレボブピバカインを使う。予後に基づく情報から，ほかより優れていると明確に証明された，完璧な局所麻酔薬というのは存在しない。理論的には，レボブピバカインはブピバカインに比べて血管内に誤注入された場合の心毒性がより少ないと考えられている。私なら麻薬を併用する。麻薬の併用によって術後鎮痛が良好になり，術中の快適さが増すからである。アドレナリンの添加も行う。血管内誤注入に対する完璧な指示薬ではないにしても，血管内に誤注入されたときは，心拍数の増加によってそれを知らせてくれるだろう。

3. 患者は息切れを訴えている。うっ血性心不全による高位ブロックと誤嚥をどのように鑑別するか？ 手術を中止して胸部Ｘ線写真を確認する必要があるか？ 気管挿管が必要か？ その根拠は何か？

高位ブロックを判別するために，私なら，針を用いるのと違って少しの傷も残さない魔法のような便利グッズ，筋弛緩モニターを使って感覚の有無を確認する。病歴〔良好な駆出率(EF)〕と体液バランスを考慮するに，心不全が起きたか判別するのは難しくない(この場合ほとんどあり得ない)。意識レベルと投与したものを考えれば，嘔吐して吐物を誤嚥したか判別するのは容易なはずである。

バイタルサインが不安定になり，特に酸素飽和度が低値になった場合か，臨床的に問題があるときにかぎって(呼吸数の増加や呼吸補助筋を使った呼吸)，挿管する。

4. ２Ｌの輸液を行った。ヘマトクリット値はどうなっていると予想されるか？ 患者に高血圧があったら，ヘマトクリット値の解釈はどのように変わるか？ どのタイミングで輸血すべきか？

最初のヘマトクリット値は29%であった。２Ｌも輸液をすれば，ヘマトクリット値は20%台の中盤に低下すると予想できるが，私ならそのような当てずっぽうには頼らない。直ちに実際のヘマトクリット値を検査するだろう。高血圧であることと患者の年齢を合わせて考える。さらに，患者の年齢，20%台中盤のヘマトクリット値，出血中であるということから輸血を考慮すべきである。高血圧の患者は自己調節能のカーブが右側にシフトしており(正確な数字ははっきり示すことは難しいが)，酸素運搬量の減少は脳灌流について問題となるだろう。輸血するときの「魔法の数字」は，ヘマトクリット値が24%以下または34%以上は予後の悪化を意味する，という心臓に関する文献しかない。私なら輸血を開始してヘマトクリット値を30%前後に保つようにするだろう。

5. ミダゾラム(4 mg)を手術の初期段階で投与した。82歳の男性へこの量のミダゾラムの投与はどのような意味をもつか？ 高齢者と若年者では薬理学的にどのような差異があるのか？ 分布容積はどうか？

4 mgのミダゾラムはかなり多い量である。私ならまず2 mgを投与して，適切な鎮静かどうか(例えば，ろれつが回らなくなっているが容易に覚醒するレベルかどうか)を観察するだろう。総じて，高齢者に対する最もよい薬理学的アプローチは，少なめに投与し，効果発現まで長めに待つことである。薬力学のあらゆる面において，この年齢層では薬の効力が高く，持続時間もより長いと考えられるからである。ミダゾラムは若年者に対しては短時間作用性の薬物として作用するが，高齢者にとっては長時間作用性となり得るのである。

高齢者は除脂肪体重が減少し，総水分量と総脂肪量が増加するために，分布容積は増加する。おいおい，どうして私をそんな目で見るんだ？　高齢者は中心コンパートメント容量が減少し，薬物静注後の初回血漿薬物濃度は分布容積の増加から予測されるよりもずっと高いだろう。分布容積の増加に伴い薬物投与量を増加させろとか，(中心コンパートメント容積の減少やクリアランスの低下，感受性の増加などに伴い)薬物投与量を減少させろとか，いろいろな理屈があるだろうが，高齢者の治療にはより少量から，かつより長い観察期間をもって，という意見に従うべきである。

6. 手術は順調に進行したが，吸引では血性のものが2,500 mL吸引された。この症例では出血をどのように算定するか？　血性の液体が，「それを通して新聞が読めるほど薄い」ときと，濃い赤のとき，その違いをどのように判断するか？　外科医は「これには尿が含まれている」と言っているが，この発言はあなたの判断に影響するか？　友人の外科医によれば，この患者は「ウマのようにおしっこをする」そうだ。ウマがパロミノ種かアラビア種かについては言わなかったが。

その液体が例え高級シャンパンのVeuve Cliquotであろうが関係ない。2,500 mLはかなりの量である。私ならバイタルサインをチェックし，循環血液量減少の徴候(低血圧や頻脈など)を探し出し，採血をしてヘマトクリット値を確認する。さらに同時進行で，検査結果を待つ間どれだけの量の灌流液を使ったか確認し，2,500 mLからその量を差し引き，実際にどれだけの血液が失われたのか，概算を試みる。よりクリアな排液であればいいのだが，排液の色が濃く，明らかに血性の場合，直ちに輸血する。重要なのは，はっきりとわかるまで，常に最悪の事態を念頭において対処することである。

7. 患者が起きている間に赤血球濃厚液2単位を輸血したが，外科医は「これで十分ですよ」と断言した。本当に十分であるか，どのように判断するか？　患者はアテノロールを内服しているが，それは輸血量の決定に影響するか？

まず，外科医の言うことは無視しよう。次に，バイタルサインを再評価し，ヘマトクリット値と動脈血液ガスを再検査しよう。代謝性アシドーシスをはじめとする問題が見つかったら，それは循環が不十分な証拠である。

このように大量に出血した場合，私なら中心静脈カテーテルを留置し，中心静脈圧(CVP)のトレンドをフォローする。肺動脈カテーテルは留置しないだろう。肺動脈カテーテルを挿入することにより予後が改善するというエビデンスはない。さらに，挿入に手間がかかり，合併症(主に留置に際してイライラと気を散らすこと)に苦労するリスクは，その利益を上回るからである。

長時間作用性のβ遮断薬であるアテノロールは実に厄介である。循環血液量減少による反射性頻脈や貧血は，β遮断薬使用時には十分に起こらない。

8. 手術終了時にFoleyカテーテルを留置したが，尿は血性だった。外科医はあなたに「そのうちにキレイになるよ」と断言したが，その言葉をどう解釈するか？ どのようにして腹腔内に相当量の血液が溜まっているか判断するか？ どれぐらいの血液が腹腔内に溜まり得るか？ ほかのどこに相当量の血液が溜まるか？

まず，外科医の言うことは無視しよう。次に，大量の濃い血性排液は危ない。バイタルサインを確認し，より多くの輸血用血液をオーダーし，十分な輸血ラインがあるかを確認する。疑わしいと思うのであれば，輸血しよう。だいたいにおいて，やりすぎぐらいのほうが，やらなすぎて患者を死なせるよりマシである(最悪の事態が起きたとしても，せいぜい患者を人工呼吸器につなぐ程度である)。

血液は腹腔内にどれだけでも隠すことができる。その他の「血のかくれんぼ」での隠れ場所は，太った人では大腿と上腕，ほかは胸腔といったところである。頭蓋内には大量の血液を隠すことはできないし(患者は早々に脳ヘルニアを起こす。うんと簡単に)，下腿や前腕といった狭いコンパートメントを形成している領域も難しい。最悪の場所は何といっても床である！ 誰かが下を向いて「何だこりゃ！」と声を上げてしまうほど，いくらでもドレープの下に隠れて血を流し床を血の海にしてしまうこともできる。

9. 麻酔回復室(PACU)において，患者の状態は当初落ち着いていたが，心電図は正常の心拍数から幅の広いものに変化していった。これをどう評価するか？ 高度の出血があった際に，高カリウム血症のような反応を呈する心電図となるか？

幅の広い心電図は，助けを呼ぶ必要があるということだ。まず動脈血液ガスを評価して，バイタルサインがあること(つまり血圧があること)を確認する。幅の広い心電図が心室頻拍だったなら，ACLSプロトコールに従って治療を進める(つまり，脈が触れるようなら同期カルディオバージョンを，脈を触れなければ非同期で除細動を行う)。動脈血液ガス分析から原因を検索する。気道を確保する。脈がなければ心臓マッサージを開始する。おそらく原因と考えられるのは循環血液量の減少なので，輸血をする。大量の出血は低血圧を引き起こし，幅の広い心電図波形はSTの上昇した心電図の可能性があり，VTを見誤っているのではなく，死に至る心電図を目の前にしているのかもしれない。

10. 手術終了時に硬膜外麻酔に薬物を追加投与するか？ 出血が続いていることが懸念される場合はどうか？ 交感神経系遮断の効果は？ β遮断されている状態での効果は？

硬膜外麻酔の追加投与は行ってはならない。この場合，硬膜外麻酔は痛みをとり，快適性を上げるために行う。私たちの対の使命は**安全性**と快適性である。今は安全性が大きな懸念点である。硬膜外カテーテルからいかなる薬物も投与してはならない。交感神経系遮断は危険であるうえ，硬膜外への麻薬投与も事態をややこしくするだけである。硬膜外麻酔は万事うまく進み，状態が落ち着いたあとにゆっくり使えばいいのである。

術後の問題

1. Foley カテーテルからは鮮血が流出している。あなたは 4 単位の赤血球濃厚液を輸血している。どの時点で侵襲的モニターを考慮するか？　まだ侵襲的モニターは挿入されていない。トリプルルーメンの中心静脈カテーテルまたは肺動脈カテーテルイントロデューサの留置を考慮するか？

侵襲的モニター，すなわち動脈圧ラインと中心静脈ラインを直ちに留置すべきである！　もっとよいのは，もっと前にこれらのラインを留置しておくことである。グルッと辺りを見渡して，タイムマシーンを見つけ出し，ラインを 1 時間前に入れよう！

私なら肺動脈カテーテルのイントロデューサを挿入する。この状況なら極太のルートが必要であり，トリプルルーメンの中心静脈カテーテルでは細すぎる。長細いルートの束であるダブルルーメンカテーテルでは，流速が落ちる。使用するラインの流速特性が発揮できるようにし，急速輸血装置を使用する。

2. 血漿成分治療を開始するか？　濃厚血小板，新鮮凍結血漿（FFP），クリオプレシピテート，あるいはアミノカプロン酸を用いるか？

トロンボエラストグラム（TEG）や血液検査を行い，どの血液製剤が必要なのかを決定する必要がある。とりあえず今噴き出している血のことは置いておこう。「内科的出血」の原因で最もありがちなのは，希釈性血小板減少症である。検査室から結果が戻ってくるのを待つ間に，私なら血小板輸血を開始するだろう。さらに，この患者は大量に出血しており，FFP 輸血が必要と主張してもよいだろう。原理主義者たちは「TEG の結果から，どのような治療をすべきかがはっきりするまで待つべきだ」と言うだろうが，彼らは術野のあちこちからじわじわ出る出血 oozing を見ていない。もうちょっと科学者らしい答え方をしたいなら，「PT もしくは aPTT が正常の 1.5 倍になったら FFP を投与しよう！」と言えばよい。ε-アミノカプロン酸も投与するだろう。効果があるようだから。

3. QRS 幅の広い不整脈が続いている。これは輸血と関係があるか？　輸血用血液にはどれだけのカリウムが含まれているだろうか？　保存期間の長くなった輸血用血液ならどうだろうか？　採取されてから時間の経った輸血のバッグからどの程度のカリウム値が得られるか？　心臓だけは元気なこの患者のために，「新鮮な血液」をオーダーすべきか？

輸血により高カリウム血症が起こる可能性がある。古い血液は新しいものに比べてよりカリウム値が高いので，この症例では血液センターに，より新鮮な輸血用血液をオーダーするのは理にかなっている。しかし，これはおおむね理論上のことで，実際には大量輸血を行っても，めったに輸血による高カリウム血症に遭遇することはない。実際の数字は何かって？　輸血１単位に含まれる平均的なカリウム濃度は７ mEq/L 程度である。

4. Ａ型陽性の濃厚血小板は入手できたが，患者はＡ型陰性だった。この濃厚血小板は使用可能か？　FFP，濃厚血小板，クリオプレシピテートの使用と患者の血液型の間のルールは？

この場合，濃厚血小板は輸血可能である。この話題は，いつも混乱のもとである。ご存じ米国赤十字社 American Red Cross Blood Services が出している輸血のガイドラインによると，濃厚血小板は，血小板回収率がより高いため，可能であれば ABO 型を合わせるべきである。ABO 型を合わせられなければ，ABO 不適合の血小板を使用したほうが(使用しないよりも)臨床的にはよい結果が得られることが多い。大量の ABO 不適合の血漿を輸血した場合(血小板は血漿に浮遊しているため，血小板を輸血するということは血小板＋血漿を輸血することになる)，血液凝集反応テストが陽性になり，場合によっては臨床的に問題となるような赤血球の破壊が生じる。

Rh 型の適合性は，重要ではあるが，常に一致させられるとはかぎらない。将来，挙児希望のある Rh 陰性の女性に Rh 陽性の濃厚血小板を輸血した場合，抗 Rh 抗体に曝露された後の予防法を検討すべきである(本症例では当てはまらない)。

FFP ではどうだろう？　赤十字社によると，血漿成分は ABO 型を合わせなければならないが，交差適合試験と Rh 適合性試験は必要ではない。

私がこの問題に紙面を大きく割いたのは，友人が実際の口頭試験でまさにこの問題を出され，こっぴどくやられたからである。一緒に働く麻酔科医たちにこの問題について聞いて回ったが，この決まりについて知っている者はほとんどいなかった。なぜなら，手術室では基本的に書類上の整合性がとれていれたらすぐに輸血を行うからである。血液型や Rh の型は皆ほとんど見ないし，気にも止めない。赤十字社の規則を見直したり，血液センターに行ったりして，この問題を確実に理解しておこう。このての教材はすべてオンラインで入手可能だ。実際，私も Google で「輸血のガイドライン」と検索してすぐに入手できた。

5. 患者の血圧は輸血開始後から低下し始めた。心筋虚血の徴候が現れ，患者は胸痛を訴えている。循環改善のためにフェニレフリンの持続静注を開始するか？　血圧が上昇したとしても，本当に灌流が改善したといえるのか？　灌流と血圧の違いとは何か？

あなたは今ピンチに直面している。患者は輸血反応を起こしているかもしれないからである。大量輸血の際には，実際にこれらの輸血反応の徴候(血尿，止血困難，低血圧など)は起こっているのである！　最善の策は，虚血症状の改善のためにできることに全力であたることである。

- 気道を確保し，酸素化を十分にする。
- 輸血をし，ヘマトクリット値と動脈血液ガスを頻回にチェックする。
- 血清カルシウム値を確認する(輸血はカルシウム濃度を低下させるが，カルシウムのボーラス投与は血圧を上昇させ，組織灌流を改善させることができる)。

昇圧薬を開始することは諸刃の剣といえよう。確かに血圧は上昇するが，昇圧薬の作用で冠血流が影響を受ける可能性もあるからである。血圧が高ければ高いほどより多くの血液が心臓に流れる，と単純には解釈できないかもしれない。組織灌流とは，組織に対する血液の供給である。血圧は，どれだけの圧で血液が押し出されているかを示すもので，どれだけの血液が流れているかを示すものではない。

私なら，循環血液量を増加させ，血圧を上げるためにできることすべてを終えた後にフェニレフリン投与を始めるだろう。こうして，循環血液量を増加する間に時間稼ぎをし，循環血液量の回復による血圧の正常化が得られた時点で，昇圧薬は可及的すみやかに中止するだろう。

実際の経緯

「局所麻酔下で行われる小手術」に注意しなければならない。この愛すべき82歳の老人は，いい年のとり方をした。彼は素晴らしいユーモアのセンスの持ち主だったが，腹腔内への大量出血を起こしたときは，その忍耐力までもが試される結果になってしまった。一時期，幽霊のように顔面蒼白で怯えた顔になっていたが，そんな彼を一体誰が責めることができただろう？

物事はこんなふうに進んだ。硬膜外麻酔によって，前立腺摘除術はつつがなく終わることができた。術後，大量の血性灌流液が認められたため，輸血を行った。それ自体はよかった。PACUで患者の心電図が突然QRS幅の広いものに変化した。私たちは高カリウム血症のためではなく，心筋虚血によるものと判断した(すなわち，血清カリウム濃度は正常だった)。患者のヘマトクリット値は32%だったが(術中に鉄を食べていたに違いない)，彼は幽霊のように真っ白で，出血し続けていることは安易に想像できた(死ぬほど出血したとしても正常なヘマトクリット値を示すこともある)。

外科医が術後病棟に入ってきて，「単なるoozingだよ。局麻でちょこっと見てみるか」と言った。手術室に帰って，外科医はすべてのステープルを外し出した。局麻でちょこっと見るのではなかったか？　私たちはetomidateだけで全速力で気管挿管し，外科医はとんでもない量のoozingと出血があることを発見した。彼らは隣町中から集めた目いっぱいのアビテン®(コラーゲン使用吸収性局所止血剤)を創部にぶち込んで，しばらく後に出血は治まった。患者はFFP，濃厚血小板に加え，さらに4単位の赤血球輸血を受けた。

奇跡的にも，患者の経過はよかった。この症例のことは，次に外科医が「局麻でちょこっと」と言ったときに思い出すとよい。

症例 19 股関節チェック

術前の問題

1. 多発性脳梗塞による認知症とは？ ほかの認知症の原因と比較せよ。これは麻酔そのものやインフォームドコンセントについてどのような影響を及ぼすか？

多発性脳梗塞による認知症とは，誰もが本当に何が起こっているかがわからないときにつけられる診断名である。私たちは認知症についてあまり知らないし，認知症の症状がみられたときに，その人が認知症になったと言ってしまうこともできる。大切なことは，硬膜下血腫，感染症(私は認知症として発症した脳結核の症例を知っている！)，正常圧水頭症といった認知症の治療できる原因を見逃さないように早く診断することである。

私たちにできることは多い。認知症は，広範な心筋梗塞のように急速な死に結びつくわけではないが，栄養不足，免疫不全，褥瘡(じょくそう)，分泌の制御ができなくなることなどによって緩徐に死に至らしめる。認知症によってもたらされるこれらのすべては，麻酔経過に影響を与える。

患者はインフォームドコンセントを与えることができないため，代わりに介護者から取得しなければならない。緊急時(例えば，親族と連絡がつかず，患者が脳出血を発症しているような場合)には，診察にあたった医師団が同意書に署名することができる。

2. 患者は衰弱しており，動くことができない。心臓の状態に関して，術前により詳細な評価をする必要があるか？ 大腿骨骨折は長くは放置しておけないので，手術を延期することによるリスクは何か？

患者には大腿骨頚部骨折に対する観血的整復術が必要である。手術をしなければ，肺塞栓か肺炎で死に至るだろう。これ以上の術前検査は時間の無駄である。例え治療可能な心筋虚血部位が見つかったとしても，きっと冠血行再建術をしようとしないであろうから，ドブタミン負荷心エコー図検査も時間の無駄である。しかし，治療指針からすると，心機能について何らかの評価するを得ておくのは有用だろう。経胸壁心エコー図検査をオーダーし，技師に「EF と弁狭窄症の所見があったら教えてほしい」と伝えるべきである。いつものように，心拍数と血圧に細心の注意を払いながら麻酔を行うことになるだろう。簡単にできる経胸壁心エコー図検査以上の検査を行うことは，大切な手術を遅らせることになりかねない。

3. 病歴にある関節炎，低ナトリウム血症，低カリウム血症が麻酔に及ぼす影響について説明せよ。術前にこれらの電解質異常を補正すべきか？ その理由は？

気道はいの一番に重視しなくてはならない。関節炎は彼女の顎や首から披裂軟骨までといった気道であらゆる「関節」に影響を及ぼし得る。きちんと気道の評価をして，挿管困難が予想されるなら，秘密兵器をそばに置いておくべきである。関節炎は全身性炎症であり，全身の臓器が影響を受ける可能性がある。関節炎によって，心嚢貯留液(経胸壁心エコー図検査をオーダーしておいてよかった！)と心調律の障害(心電図を精査して，体外式ペースメーカが手の届くところにあり，問題が起きたときにはすぐに使える状態になっているかを確認すべきである)も生じ得る。このほかにどの臓器で問題が生じる可能性があるか？　列挙してみよう！　腎臓，肺をはじめとしてどの臓器でもその可能性がある。実際，あなたは全領域に関節炎の影響が及ぶ可能性があることを認識し，胸水や腎不全のような重大な障害がないことを確認する。

急速な血清ナトリウム濃度の低下は問題を起こし得る〔経尿道的前立腺摘出術(TURP)など〕。この症例のような慢性的な経過(衰弱した患者や慢性疾患)では，何とかして患者の検査結果を正常値に収めようと躍起になってしまうものである。低ナトリウム血症の急激な補正は適切な対応とは言えず(中心性橋脱髄疾患やうっ血性心不全の原因になる)，「びしょびしょになるまで」自由水を輸液したり，血清ナトリウム値を正常化したりしようとするのは，ただ事態をややこしくするだけである(かと言って患者をカラカラにしてしまうと，導入時の低血圧の原因になってしまう)。低ナトリウム血症に気づいたあとは，注意深く生理食塩液を使用し，周術期の血清ナトリウム値の経過を追うべきである。おそらく血清ナトリウム濃度を維持しようとすることになるだろう。

急速な低カリウム血症を生じた場合(例えば，心臓手術の人工心肺離脱後にマンニトールが急性の低カリウム血症を引き起こした場合)，不整脈を予防するためにカリウムの補充を積極的に行う。このような慢性の経過では，カリウムの総欠乏量はおそらく膨大な量(数百 mEq/L)に及ぶことを知るべきであり，心停止クリニックを始めようとでも思わないかぎり，それほど大量のカリウムを注ぎ込もうとは思わないだろう。カリウム濃度を術中フォローし続けるべきであり，おそらく少しは補充するだろうが，何が何でも補正しようと躍起にはならないだろう。主にカリウム濃度がこれ以上低くならないようにすることに集中する。

4. 心電図は頻脈を示していた。頻脈の理由は何か？　頻脈による問題とは何か？　メトプロロールを内服しているにもかかわらず，頻脈であるのはなぜだろうか？　より多くのβ遮断薬が必要か？　このアプローチのリスクは？

頻脈は原因検索のきっかけとすべきである。治療すべき問題(低酸素血症，循環血液量減少，貧血，痛みなど)に対する適応反応なのであろうか？　そうであれば，これらの原因をまず治療する。調律異常(心室心拍数が多い心房細動など)がもとからあるのか？　患者の通常の心拍数はどのくらいだろうか？　診療録から以前のバイタルサインがわかる。頻脈の２つのリスクは，拡張期時間を短縮し，冠灌流を減らすことによって，心筋に負担を強いることにある。結果として，心臓に血液供給を上回る心負荷をかけていることになる。

β遮断薬を使用していながら頻脈になる患者がいるだろうか？　この患者にはβ遮断薬が足りていない！　彼女はβ遮断薬の内服を忘れてしまったのかもしれない。認知症患者は薬物の取り違えをよくするし，介護施設がミスを犯すこともある。

より多くのβ遮断薬を投与すれば，頻脈をコントロールするのに役立つだろう。しかしその際の問題は，β遮断薬の薬理学に集約されるように，大量のβ遮断薬高度の徐拍を引き起こすことがあり，大変危険である。気管支痙攣を引き起こすこともある。「本格的に麻酔がかかった」後には，患者の対応能力が奪われてしまうので，循環内容量評価を間違えてしまうと危険である。身体の防御機構の1つである頻脈，すなわち患者が生存し続けるために必要であるかもしれない機序を奪うことになるのである！

β遮断薬についての考え方は，近年大きく転換している。一時期はβ遮断薬が世界を席捲するかのごとく，私たちは誰に対してもβ遮断薬を与えるような状況だった。術前診察で農薬散布機に乗る勢いで，手術室の1マイル以内にいる者すべてにβ遮断薬をばらまきかねなかった。しかし，アウトカムの詳細な検討から，β遮断薬に対する推奨の範囲は狭まった。高リスクである血管外科症例では必要かもしれないが，β遮断薬がその他の患者に本当に利点があるのかははっきりしていない。POISE studyから，β遮断薬の使用が心筋梗塞の発生率減少と引き換えに，より多くの脳卒中と死亡率の上昇を引き起こすことが明らかになった。結局，掘り出し物はないのである。

5. 胸部X線写真では無気肺が認められ，放射線科医は確約しなかったが，肺炎の可能性があった。無気肺や肺炎は周術期にどのような影響を及ぼすだろうか？　手術を行うべきか？　手術を遅らせると，肺塞栓のリスクはどうなるか？

放射線科医の奴！　いいさ，こうなったらとことん考えて抜いてやろう。彼女のように，自ら動けず，かつ他人が動かすこともできないという，衰弱しきった患者の場合(大腿骨骨折していると痛いのだ！)，深呼吸できず，無気肺を生じやすい。これは私たちには嫌な知らせだ。なぜなら，無気肺とは，ガス交換に寄与しない潰れた肺を意味し，それは肺内シャントの増加と低酸素血症を引き起こすからである。患者に呼吸訓練をさせて，無気肺を解消してから手術に臨ませたいところだが，認知症の彼女には難しいだろう。

肺炎だとしたら，それは股関節に植え込んだ人工物に感染を起こすだけでなく，肺感染症から急性呼吸促迫症候群(ARDS)へと進行し，死に至らしめる可能性がある。肺感染症の精査を行うとともに，感受性のある抗菌薬の投与を開始すべきである。高齢で状態の悪い患者の場合，発熱しなかったり，白血球数増加が起きないこともある。これらの患者では，肺炎の診断は本に書いてあるように簡単にできるわけではない。外科医とよく話し合い，最低でも肺炎の治療が行われていることを確認する。しかし，肺炎の治療を行っている間，永遠に骨折したままで放っておくのも，肺塞栓のリスクがあるのでよい選択肢とはならない。治療を開始し，手術を行うべきである。

術中の問題

1. 侵襲的モニターを用いるか？　同僚たちは，覚醒下に動脈ラインを確保するよりも「指で脈を触りながらetomidateを使って導入したら？」と勧めるが，これは侵襲的モニターと同様の有用性があるか？　そもそも本当に観血的動脈圧測定が必要だというエビデンスは？

最初に動脈ラインを，麻酔導入後に中心静脈ラインを挿入しよう。今までに動脈ラインが「麻酔薬過量による導入時突然死症候群」を予防できるとしたエビデンスはないので，動脈ラインの留置が，「私たちが考えるベスト」の1つにすぎないと考えなければならない。患者が動脈ラインの留置にまったく協力的でないとしたら，脈を触れながら(それで脈拍数140 bpmと120 bpmを区別することはできないが，脈があるかないかは判別できる)，注意深く麻酔を導入することもできる。かなり大量のetomidateを使用しないかぎり，患者を循環虚脱に陥らせないように導入することは可能なはずである。

2. 彼女の手首は丸まっていて，橈骨動脈へのアクセスが困難だった。さあ，どこに挿入するか？　上腕動脈からカニュレーションする？　その際のリスクは何か？　腋窩動脈の場合どうするか，またそのリスクは何か？　大腿動脈はどうか？　大腿動脈にアクセスしようとして深く穿刺しすぎてしまい，針から腸液が引けてきたらどうするか？

「上腕動脈は終動脈であり，決して動脈ラインの穿刺場所としては使ってはならない」という教えに怖気づく者もいるだろうが，実際には上腕動脈を穿刺部位にしても大丈夫である。上腕動脈を動脈ラインに使用したからといって，腕が左右から抜け落ちてしまうといったエビデンスはまったくなく，いつでも使用可能である。私ならより簡単で(より太い血管である)，信頼性が高いことから，大腿動脈を穿刺する。深く穿刺しすぎて腸に到達してしまったら(恐ろしい話だが，起こり得ることである)，血管穿刺を中止して，外科医に腸を誤って穿刺してしまった可能性があることを伝え，試験開腹と穿刺部の修復を依頼しなければならない。

3. 十分な気道の検討ができなかったが，彼女は「恐ろしいリウマチ患者」に見えた。彼女は意識下挿管に関してまったく協力的ではなかった。実行は到底不可能だった。どのように気道を確保するか？　緩徐導入を行い，麻酔下の鎮静化のファイバー挿管を行うべきか，いくつかの鎮静薬を巧みに使って覚醒下のファイバー挿管を行うべきか？

デクスメデトミジンはどんな患者でも，例えこの症例のように精神的に問題があったとしても，患者をボーっとさせるには本当によいクスリである。私なら彼女に通常の初期投与量の半分を徐脈と低血圧に注意しながら投与し，いずれかがみられたら投与量を減らすだろう。この状況に耐えられるようであれば，額を手術台にテープで固定し(皮膚の損傷を防ぐために額にガーゼを当てる)，助手に彼女が顔を横に振らないように顎を持ち上げさせながら，覚醒下挿管を試みるだろう。この方法であれば，私が気管支ファイバースコープを口腔内に入れたときに気道が真っすぐになるようになっており，少し気管支ファイバースコープを前に進めるだけで，ほらできた！　患者の協力が得られないようであれば，緩徐導入して自発呼吸を保つように調節して，上記と同じ方法でファイバー挿管をする。

4. 何とか挿管できたが，呼吸音の聴取に苦労している。どうやって右気管支内挿管でないことを確認するか？　気管チューブのマークを確認すべきか，気管支ファイバースコープで確認すべきか？　ここまでする必要はないか？

常識的には門歯から 20 〜 22 cm の位置で挿管チューブを固定すれば，深すぎるということはない。しかし，気管支ファイバースコープでちょっと見るくらいであれば，それほど大変ではないので，私なら気管支ファイバースコープで気管分岐部の位置を確認する。

5. 右の鎖骨下静脈からトリプルルーメンの中心静脈ラインを留置した。最も遠位のポートからは血液の逆流が得られなかったが，近位の２つからは得られている。このラインから輸液をするか？　どうしたら解決できるか？　何が問題となり得るか？　そのなかでも「本当にまずい」こととは？

第３のポート(最も遠位のポート)が逆方向に曲がっていて吸引ができなくなっているのかもしれない。さらに不吉なことを言えば，再遠位のポートが血管壁を突き破って胸膜腔にあるのかもしれない。吸引ができない，というのは疑わしいラインの特徴である。最もよい方法は，ラインを留置し直して，古いラインを抜き，胸部Ｘ線写真でカテーテルの位置を確認し，後に起こるかもしれない具合の悪いことに対するアンテナを張っておくことだ。確信のもてない変なラインを使って手術を開始したくはないはずだ。

6. 整形外科医はぎょっとして，「骨盤がティッシュみたいにもろいから，手術なんてしたらバラバラになっちゃうよ」と不愉快そうに言ってきた。この事態は麻酔管理にどのように影響するか？　何か特別なリスクはあるか？　さらに輸液ルートが必要になるか？　術中に輸液ルートが必要になったらどうするか？

骨が手術手技によってバラバラになると，脂肪塞栓子が循環に入りやすくなる。これは声を大にして注意しなければならないような悪い知らせである。術後に ICU ベッドが確保できるかを確認し，急速輸血用の太い点滴ラインを確保していなければ，外科医に大腿静脈をカットダウンして，急速輸血用のラインを確保してもらうべきである。側臥位で頚部もしくは鎖骨下領域から中心静脈カテーテルを留置するのは非常に困難だろう。

7. 心室期外収縮がみられ始めた。どうやって「深刻な」不整脈と「害のない」それを見分ける？　心室性不整脈はどのような機序で発生するか？　どのようにしてリエントリー性の不整脈と見分けるか？　どのような診断方法を使うか？　血清カリウム濃度は 2.8 mEq/L だったが，これが原因なのか，またなぜそう考えるのか？　治療法は何か？

新しく出現した期外収縮は心配の種である。原因を見つけよう！　動脈血液ガス，電解質検査を行い，その際忘れずに血糖値を確認する。異常値があったら補正する。

期外収縮は刺激伝導系に異常によって生じる。通常，心室は「上から」活性化されている。つまり，心房から出た刺激が「小刻みなステップ」を踏みながら心房と心室の間の絶縁帯を通過し，心室に伝導系を介して広がる。

動脈血液ガス分析のためにサンプルを送って，「心臓がハッピーになるように養う」ためにどんなことも補正するようにし(例えば，十分な血圧と酸素運搬を確実にする十分なヘマトクリット値による適切な灌流を確保する)，心電図をよく観察する。QRS 幅の狭い心電図なら，信号は絶縁帯より上から生じている。QRS 幅の広い心電図なら，信号は心房と心室を隔てる絶縁帯の下から生じている。何かの理由で，上位からの電気信号が得られなくなった不幸な心室の細胞は，自身で電気信号を生み出すことになる。化学的または血流異常を補正し，その心室細胞をハッピーな状況にしてあげれば，心筋は独自に電気信号を生み出しにくくなるだろう。

最初のカリウム濃度が 2.8 mEq/L であり，それ以降変化していなかったら，低カリウム血症が期外収縮の原因とは考えにくい。しかし，ほかのすべてが完全に正常である場合は，私ならカリウム補充を「まあ，これでよくなるかもしれない」程度の処置として行うだろう。心調律が危険なものに見える場合〔すなわち，1 分間に 5 回以上の単源性心室性期外収縮(PVC)，ショートラン，多源性 PVC がみられた場合〕は，こちらでやれることはすべてやった後の治療として，アミオダロン投与を考慮する。循環虚脱を引き起こす可能性のある，真に危険な心調律を予防するためである。

8. 「何てこった！　深部静脈血栓症や肺塞栓を予防するためにやろうと思っていた区域麻酔を忘れてしまった！」とあなたは独りごと。さて，手術はまもなく終わりにさしかかっている。術後痛緩和と血栓症のリスクを軽減するために，区域麻酔(硬膜外麻酔のカテ入れ)を行うか？　今となってこのような処置は役立つか？　区域麻酔が肺塞栓を減らす理論的背景は？

股関節手術のための区域麻酔は，利益が示された麻酔の珍しいケースの 1 つである。つまり，深部静脈血栓症と肺塞栓症を減少させるということである。交感神経系遮断は下肢の血流を増加させ，血流の停滞と血栓形成を減少させる。手術後に区域麻酔を行うことは鎮痛に役立つが，私なら患者が完全に覚醒し協力的になるまで(認知症の患者では明らかに困難なことではあるだろうが)待ってから区域麻酔を行うだろう。区域麻酔が肺塞栓症を減少させるということを知っているが，手術後に区域麻酔が行われた場合にもそうであるのかはわからない。

9. 手術は終了し，患者は側臥位の状態で麻酔から覚醒し，意識は清明となった。側臥位のままで気管チューブを抜管できるか？　側臥位での抜管の利点と欠点は何か，またその理由は？　仰臥位での抜管よりも安全か？　手術終了時に腹臥位のまま抜管するだろうか？　その場合，どうやって補助換気するか？

筋弛緩からの回復，気道保護，換気メカニクスなどを考慮して抜管基準を満たすならば，側臥位，場合によっては腹臥位でも抜管が可能である。患者が嘔吐したとしても，すでに完璧な体位を取っていることになる！ 患者が側臥位もしくは腹臥位であってもマスク換気は可能だが，腹臥位だとかなり困難である。患者が腹臥位だったら，自分自身が少しでも楽になるように介助者に患者を，少なくとも側臥位にしてもらうだろう。

10. 患者を仰臥位にし，気管チューブを止めているテープを剝がそうとしたところ，患者の顔色が急に悪くなり，血圧も急降下，呼気終末二酸化炭素濃度が半減し，心電図上心室頻拍となった。なぜこのようなことが起きたのか？ ACLS プロトコールをはじめとする治療の手順は？

このような「完全に正常な状態」からの「即死」は，患者を側臥位から仰臥位に動かしたときに静脈血栓が飛んで生じた肺塞栓症のように見える。気管チューブを挿管したままにしておき，100％酸素での換気を開始する。助けを呼び，除細動を行い，直ちに胸骨圧迫を開始する(この一連の行動は，肺塞栓子を砕き，命を救うことができるかもしれないが，事態は絶望的であり，この考えは楽観的なものにすぎない)。助けが来たら，循環虚脱を助長するようなことをやっていないか(気化器がオンになっていないか，点滴が外れていないかなど)を確認する。動脈血液ガス分析を行い，代謝性の原因がないか確認するここで大切なのは，助けを呼ぶこと，効果的な胸骨圧迫，注意深く観察を続けることである。

実際の経緯

その時，ヨギ・ベラ(往年の野球選手，監督)の言葉がふと頭をよぎった。「本当に終わるまで，まだ終わっていないんだ！」この症例では，骨盤が手術に伴って砕けていったので(外科医の話では，ずっと車椅子に座っていたおかげで荷重がかからなくなり，それが原因で骨が「溶けてしまった」とのことだった)，最大限の努力を続けなくてはいけなかった。手術は果てしなく長くかかり，とめどない出血に見舞われた。しかし頑張り抜き，最終的には万事うまくいったように見えた。

仰臥位に戻すと，彼女は幽霊のように青ざめていたので，その時肺塞栓が飛んだと確信した。それは呼気終末二酸化炭素濃度の典型的な低下と循環虚脱，まさしくそのものだった。これは経食道心エコー法が普及する前の出来事だったので，私たちは肺動脈カテーテルを使い，多くのスタッフの助けと最大限に強心薬を使って治療に全力を尽くした。しかし，そうした努力もむなしく，患者は亡くなってしまった。

症例 20 どうにも手に負えない患者

術中の問題

1. 通常の気道の評価ができないときに，どう気道を評価するか？ どうしたら患者を怖がらせずに情報を得ることができるか？

まず簡単なことから始めよう。口をすぼめさせると，歯がないように見えるか？無歯顎だとしたら，きっと挿管は難しくないだろう。Barney を聴くのがお気に入りなら，かけてあげよう。そうすれば口を開けたりちょっと観察したりする程度には協力してくれるだろう。外側からは顔を横からぐるっと見渡して，下顎が後退している感じをつかむことができる。例え気道の評価が完璧にはできなくても，有用な情報はいくつか得られるはずである。

2. どのように静脈ラインを確保するか？　筋注のオプションは？　Barney の CD をかけるか，それともカラオケにするか？　緩徐導入をするか，その場合どのように体重 127 kg の非協力的な患者の緩徐導入を行うのか？　また，どのような薬物を使用する？　その理由は？

針によって患者が興奮してしまうので，すんなりと静脈ラインを確保できないだろう。経口もしくは経直腸的な鎮静と緩徐導入はすべて理論上の選択肢だが，現実には役立たないだろう。ここはケタミンの筋注が有用で，複数の方法で行う必要があるかもしれない。高濃度の筋注用ケタミンを用いて，ケタミン筋注後に手助けしてくれる人をたくさん呼んでおく。おとなしくしておくために，Barney の音楽をかけておく。体重 127 kg ある非協力的な患者の鎮静には，理論的には，速効型で刺激のない薬物を使用するだろう。そして，セボフルランはそれにふさわしい薬物である。

3. 緩徐導入することができたが，いまだ末梢静脈を見つけられないでいる。どうやってルートを確保するか？　静脈ライン確保に使える秘密兵器は？

末梢ラインを確保できないなら，中心静脈を確保しよう。十分なケタミンを用いれば，内頚静脈穿刺を行うのに十分に彼をじっとさせていられるだろう。肥満患者では穿刺が困難なので，超音波ガイド下での穿刺を行ったほうがよい。患者が頭を動かすようであれば，大腿静脈を使おう。

末梢の血管を確保するために，腕を温めたり，下に下げたり，ニトログリセリンクリームを使ったりするとよいだろう。腕に不気味な緑の明かりを当てて，暗い線として静脈を見せるとても高価な装置もあるが，約 25,000 ドルもするので簡単には利用できそうにない。静脈穿刺のための究極的な方法は，血圧計カフを使うことである。カフを収縮期血圧以上の圧で膨らませる。そこで 1 分待って，収縮期血圧と拡張期血圧の間まで圧を下げ，血液を閉じ込める。そして，穿刺をする。ケタミンを筋注された，非協力的な病的肥満の患者では，このようにして末梢ラインを確保するのは難しい。私なら中心静脈を確保するだろう。

4. 患者の自発呼吸を保ったまま，気管支ファイバースコープを用いた気管挿管をしなければならない。外科医は経鼻挿管を希望したが，それが困難であることも承知している。どうすべきか？　経口挿管，経鼻挿管，それとも途中で切り替えるか？

これから無理なお願いをしなければならないかもしれないので，先に口腔外科医にいいものを用意しておこう。とにかくできるだけ早く気道を確保する。経口挿管が適しているなら，経口挿管によって気道を確保すべきである。そうすれば気道を確保したうえで，状況をコントロールすることが可能になる。例えば，揮発性麻酔薬の作用で患者が動くことなく，しかも静脈を拡張させることができ，よりよい静脈ラインを確保することができる。

コントロールされた状況では，気管支ファイバースコープによって鼻内を観察でき，見込みがあれば，バックアップとして経口挿管のチューブにチューブエクスチェンジャを入れておき，経鼻挿管に入れ替えることが可能である。あるいは，経口挿管チューブをそのままにしておいて，口腔外科医の術操作に従って動かすことも可能である。完璧な挿管をするために，今使えている挿管チューブを犠牲にしないことが重要である。

5. 鼻から挿管チューブを挿入しようとしたところ，麻酔が浅くなって，緑色の液体が後咽頭に見えた。どのようにしてこの局面を切り抜けるか？　患者を横に向けるべきか，それとも頑張ってそのままチューブを進めるか？　その後吸引をしてステロイドや抗生物質を使用すべきか？　どのような場合に抗生物質の使用を考慮するか？

あなたは気道を確保し，直ちに挿管しようとした。カフを膨らませ，それ以上の誤嚥を防ぐ。すぐに気道確保できない場合には，患者が導入で嘔吐したときの通常の処置を施す。すなわち，頭を下げて横に向け，吸引し，できるだけ早く気道を確保する，ということだ。

ステロイドや抗生物質は使用しない。抗生物質を使用するのは，細菌汚染された物質の誤嚥を目撃したときだけである。

6. 気管挿管を終えて気管内を吸引したところ，少量の緑色の液体を吸引した。そのまま手術を継続してもらう？　それとも中止するか？　それぞれの判断のリスクは？　中止する場合，患者を挿管したままにしておくか？　その理由は？

原理主義者は，待期手術での誤嚥であることから，手術を延期すべきと言うだろう。彼は待期手術患者ではあるが，今や理想的な状況とはいえない。しかし，現実主義者は，まず誤嚥がどの程度重篤なのかを評価するだろう。酸素飽和度は保たれているか？もしそうなら，私なら手術を続行させる。この患者に麻酔をする者は，誰もがちょうど今あなたが直面しているような手ごわい状況に陥ることになるだろうし，遅かれ早かれ，この患者は歯科治療が必要になる。理論的には，あなたがこの手術を中止した場合，同様の惨劇が再び起こり，患者は歯科治療を一切受けられなくなる。歯根膿瘍，細菌性心膜炎，Ludwig アンギーナ(口腔底の蜂窩織炎)を起こすリスクがあり，この症例は純粋な待期手術とは異なる。私なら，酸素飽和度が保たれていれば手術を続行させる。

7. 処置を継続させることにしたが，酸素飽和度は98％から91％に低下した。歯科医は処置にはもう1時間かかると言っている。この低い酸素飽和度をどのように管理するか？　やっぱり中止にするか？　PEEPをかける場合，それに伴う問題点は何か？　最もよい換気法は？　「ICU用の人工呼吸器」を持ってくるか？

まず，ルーチンワークから始めよう。挿管チューブが正しい位置に挿管されているか，折れ曲がりや分泌物による閉塞が起こっていないかを確認する。吸引をし，100％酸素で換気し，気管支ファイバースコープで観察する。「チューブの最適化」がすべて終わった後でPEEPをかけ，患者を逆トレンデレンブルグ位にする。これらの処置は機能的残気量(FRC)を増加させるため，酸素化の改善に効果があるだろう。PEEPは静脈還流を障害し，血圧が低下する可能性が常にあり，肺の圧外傷のリスクを増大させる。(麻酔器ではなく)人工呼吸器を使用することができ，その際には従量式換気よりも圧補助式換気を使うべきである。圧補助式換気のほうが従量式換気より絶対に優れているかって？　いや，違う。私なら，手術室の麻酔器(人工呼吸器)でうまく人工呼吸ができない場合にかぎり，ICUから人工呼吸器を持ってくるだろう。事態が徐々に悪化するような場合，ギアチェンジをしてICUの人工呼吸器を持ってこなければならないような事態では，患者を殺してしまいかねない領域に踏み込んでしまっているので，外科医に手術を切り上げてもらうよう要請するだろう。

8. 患者は派手にバッキングし(セボフルランが空になっていることに気がつかなかった)，手術台の上に座るようにして跳ね上がり，彼の上に置いてあった手術道具と外科医を跳ね飛ばした。どのようにしてこの場を収めるか，また患者がいまだ挿管されたままであると判断するか？　事故抜管していたとしたら，次にどうする？

静脈麻酔薬の投与は，患者を麻酔するのに最も即効性のある方法である。導入量のプロポフォールは患者を再び麻酔するのに使用可能である。一度そこで呼気終末二酸化炭素濃度と呼吸音を確認して，挿管チューブが抜けていないことを確認する。抜管されていたら，できるかぎりのマスク換気を行う。患者の頭を高く保ち，横隔膜に重みがかからないようにして，換気が容易になるようにする。人手と気管支ファイバースコープが必要だ。

直接咽頭鏡を用いて挿管しなければならない場合は，常にエンドポイントをはっきりさせておく必要がある。患者の生命がそれにかかっているなら，チューブを入れるために歯を損傷することを躊躇してはならない。歯が全部揃ったままにして，気道確保ができないで死んでしまうようなことになってはならない。歯科医はそこにいるのだから，最終的に彼を責めればよい！

9. 事態を収拾するために，プロポフォール150 mgを投与した。30秒後，BIS値は5まで低下した。これは何を意味するか？　また，何を懸念すべきか？　そもそもBISとは何か？　なぜプロポフォールにはBIS値を低下させる作用があるのか？　どのくらいで「正常の状態に戻る」？　30分経過後もBIS値が低いまま(10台)だったら何をするか？

プロポフォールのボーラス投与によって，およそ30秒後にBIS値が下がるので，BIS値が5になったとしても心配しなくてよい。BISは，特許のアルゴリズムがハードウエアに組み込まれていて，脳波を処理して鎮静度合いを測定する機器である。このアルゴリズムによると，100は完全覚醒，通常50は麻酔がかかった状態を，50

未満はより深い麻酔状態を意味する。プロポフォール投与による脳波抑制(と低いBIS値)は，数分で解消されるはずである。30分後にBIS値がまだ低ければ，麻酔が深すぎるということかもしれない。また，脳波を抑制させ得るほかの要因(例えば，脳障害や脳死)でも，そのような低いBIS値を示すかもしれない。神経学的変化と同様に，低血糖といった代謝異常，低酸素血症(これより前に気づいていたことを願う！)，薬物的な原因(深すぎる麻酔など)，頭蓋内病変といった，脳を痛めたり，低いBIS値の原因となっていることを探さなければならない。

10. この症例の処置が終わったあと抜管するか？　歯科医は「患者に暴れ出してしまうだろうから，今のうちに抜管しちゃったほうがいいよ」と言っているが，その意見には賛成か？

基本に立ち返って，抜管基準に適合するかをみてみよう。

- 自分で気道を保護できる。
- 筋弛緩薬から完全に回復している。
- 血行動態的が安定している。
- 呼吸のサポートのために気管挿管を必要としない。

この患者の場合，誤嚥を起こしているかもしれないので，最後が最も重要である。高い吸入酸素濃度とPEEPが必要なら(どちらもマスクでも可能だが，この患者は治療に協力してくれないだろう)，気管挿管が必要である。酸素飽和度を93%より高く保つことができそうならば(これは適当に取り上げたが，どこか落としどころを見つける必要がある)，私は抜管するだろう。しかし，酸素飽和度を保つのに50%酸素と10 cmH_2O のPEEPが必要なら，抜管はしない。すべては，この患者はおそらく深呼吸の練習や呼吸療法に協力せず，マスクを付けていてくれないであろうという予想によって悪く見積もられる。

誤嚥が重症であれば，挿管が必要である。誤嚥がわずかで，2時間経っても悪化する徴候がなければ，誤嚥性肺炎は悪化しそうもなく，抜管は可能だろう。

術後の問題

1. ご多分に漏れず，患者は野生児の如くPACUで大暴れしている。どのように鎮静するか？　どうしたらこれが彼の「素の」状態で，頭蓋内に何か病変があるわけではないと判断することができるか？

スタッフと患者に危険が迫っているような緊急の状況では，皆の安全のためにプロポフォールのボーラス投与を行う。それに引き続いて人工呼吸が必要なら，デクスメデトミジンの持続静注を開始する。デクスメデトミジンは，鎮静効果はあるが呼吸抑制がなく，交感神経系遮断作用のために高血圧と頻脈を抑えてくれるからである。

2. 患者の母親は，患者に人工呼吸器がつけられているのを見て取り乱している。どうやってこの母親に誤嚥のエピソードとそれに対する治療計画を説明するか？　あなたが何か間違ったことをしたのではないか，と疑われたら何と答えるか？

個室に母親を招き入れ，以下のCONESアプローチを使ってこの出来事を説明する。

前後関係(**C**ontext)：自分が誰か，なぜ手術室での出来事を話さなければならないかを母親に伝える。
始めの言葉(**O**pening shot)：「呼吸補助のための管を入れる前に，肺に胃内容が入ったので，人工呼吸する必要があります」。
物語(**N**arrative)：この出来事の一連の流れを順番に，客観的な視点から話す。
感情(**E**motions)：この時点で，母親に感情のすべてを吐き出させる。
戦略(**S**trategy)：誤嚥による問題が解決するまで，患者を人工呼吸管理下におく計画を説明する。それから連絡先を伝え，今後の事態の進展について必ず報告する旨を話す。

母親に責められたら，次のように説明するだろう。「何かがうまくいったとしても自分のおかげとはかぎらないので，自分の手柄にはしません。同じように，何かがうまくいかなくても自分のせいとはかぎらないので，すべての責任をとるということはしません。私は常に最善を尽くしていますし，次に同じようなことが起きてもきっと同じことをするでしょう」。

3. 結局，彼を一晩挿管下に管理することになった。その場合，動脈ラインは必要か？　今回の挿管下での管理が，単に気道保護のためだけであるとしたら？　血液ガス分析以外で一晩呼吸状態をモニターできる方法は何か？

人工呼吸管理を行うのであれば，動脈ラインが必要である。患者の経過を，酸素飽和度と身体診察だけでフォローすることも可能だろうが，それは怠惰な医療というものである。患者を人工呼吸器につなげたら，すべきことをしよう。呼吸療法士やICUスタッフが必要とすること，血液ガスを取るルートを提供しよう。

4. 朝になって，患者の血液ガス分析上，吸入酸素濃度が50%，PEEPが5 cmH_2Oの状態でPO_2が65 mmHgと，酸素化の悪化が認められた。抜管できるか？　ほかにどんな要素が抜管の決定に影響する？　今回の誤嚥はその決定にどのように影響するか？

状況があまりにも境界線上ギリギリにあるので，私なら抜管しないだろう。この患者に50%酸素のフェイスマスクを付けさせておくための苦労が予測されるので，私ならことを慎重に進め，挿管したままにしておくだろう。誤嚥性肺炎が悪化するかもしれないので，胸部X線写真を確認し，肺炎の徴候(例えば，発熱，白血球数の増加や左方シフト)を検索する。抜管するかどうかの判断は通常の抜管基準に準拠すべきだが，何より大切なのは，彼が抜管のあと，どのくらい協力してくれるかについての特別な考慮を加えたうえで，(ありきたりに聞こえるかもしれないが)患者のすべてを受け入れるということだ。

5. ICU ナースは Barney の CD を流しておけば鎮静に必要なプロポフォールは半減できる，と言っている。どうしたらいいだろう？　Barney の CD を病院の館内放送を使って流す？　ICU スタッフの気に触れないようにヘッドホンを渡しておくか？　それともあなたが Barney の着ぐるみを着て生で歌うか？　それらの利点と欠点は？

　もう 1 回 Barney をかけよう。好きな音楽を流せば助けになるということなら，そうすべきである。チューブを突っ込んでバッグ換気をする臨床薬理学者であるからといって，臨床の状況を改善することができる代替方式に目をつぶっていてはいけない。それじゃあ，Barney の音楽を始めようか！

実際の経緯

誰が見てもこの症例はよさそうに見えない。歯科リハビリの症例は，麻酔科医にとってババ抜きのババのようなものである。このような症例を行ってきた口腔外科医と話をしたことがあるが，彼女はこういった手術が本当に好きなのだそうだ。まったく理解不能である。

この男性は彼らにとっても手ごわかった。彼には最大投与量のケタミン筋注(150 mg)が必要だった。挿管時に誤嚥したが，次の時にも同じように誤嚥すると考えられたので，手術を中止せずに先に進んだ。

手術は終わったが，術後 ICU での経過は順調ではなく，結局 4 日間の人工呼吸を必要とした。彼は協力的ではなく，深呼吸はまったくしてもらうことができなかった。意識が戻ってきたときには毎回鎮静を追加しなければならず，その繰り返しだった。母親は怒り狂っていたが，私たちにではなく，この状況そのものにイライラしているようだった。しかし，一体誰が彼女を非難することができただろう？

終わりよければすべてよし。本書に出てくる症例の多くとは異なり，彼は徒歩で退院した。

症例 21　どこまで行けるか？

術前の問題

1. 患者の血圧を術前に治療するか否か？　その理由は？

　血圧範囲を測定するために，両腕で何回か術前の血圧測定を行う。その血圧が術前の通常値より高い場合に限って高血圧を治療する。

2. 術中の目標血圧コントロールの範囲はどの程度になると考えられるか？　術中の血圧コントロールの目標は，どの血圧をベースライン(基準)として用いるか？　この手術の場合，血圧は高めか低め，どちらがより好ましい？　その理由は？

　術中の目標は，血圧を術前血圧の高め～正常範囲で維持することである。この手術では，頚動脈遮断中には側副血行(すなわち，Willis 動脈輪と椎骨動脈で形成される循環)を通じた脳血流が保たれるように，低いよりも高めの血圧を維持することを勧める。脳の自己調節能は，頚動脈硬化の患者で機能していない可能性が高い。脳灌流圧は，頚動脈のレベルで狭窄があるため低くなり，脳血管はすでに最大限に拡張しているため，それ以上の自己調節能を発揮できなくなっている。そのため，脳の灌流は血圧依存性であり，体血圧の低下に対応できなくなっている。

3. 患者は術前に輸血を受けるべきか否か，その理由は？　手術に際して輸血を準備すべきか？　その際，交差適合試験まで済ませておくか，それともタイプアンドスクリーンでよいか？　何単位使うか？　ヘマトクリット値をどの程度に保つべきだと考える？　またその理由は？

血液の酸素運搬能を最適化するために，理想的には少なくともヘマトクリット値は30％あるとよいだろう。冠動脈疾患をはじめとする合併症をもっている可能性が高いので，酸素運搬能は脳と心虚血を防止するために重要になる。大きな体液シフトと出血はこの手術では起こりそうにないが，ヘマトクリット値30％を確保するために手術前に輸血するのはよいだろう。手術に際してはタイプアンドスクリーンと交差適合試験が必要で，1単位の輸血用血液はすぐに使用できるようにしておかなければならない。この手術では術中輸血の必要性は低いので，タイプアンドスクリーンで通常は十分なはずだ。しかし，ベースにある貧血と抗凝固療法中であることを考えると，交差適合試験をしておくのがよいだろう。

4. 術前に心臓の評価は必要か否か，その理由は？　心臓に関して具体的にどんな情報が欲しいか？　その情報は麻酔管理上どのように影響するか？

新しいガイドラインの主旨は，次のようにまとめられる。救急治療室（ER）で（例えば，心筋梗塞がまさに目の前で起きており，心筋梗塞がうっ血性心不全を引き起こすといったような）状況でなければ，そのまま手術を進める。精密検査をスキップして，標準的な麻酔で手術を続行すべきである。

術中の問題

1. 外科医は区域麻酔での手術を希望している。どう対応するか？　低分子ヘパリン（LMWH）の投与が麻酔法の選択にどのように影響するか？　低分子ヘパリンと未分画ヘパリンの効果は？

頚動脈内膜切除術（CEA）のための区域麻酔には，長所と短所がある。長所は，断端圧や体性感覚誘発電位（SSEP），脳波の測定よりも優れた神経機能の持続的なモニタリングや，揮発性麻酔薬と静脈麻酔薬による導入で生じる血圧低下を避けられる点である。短所は，気道を保護することができないこと，脳保護が導入できないこと，患者に協力してもらう必要があることである。区域麻酔は，浅頚神経叢および深頚神経叢のブロックで行うことができる。低分子ヘパリンが4時間以上前に投与されているのであれば，ブロックは低分子ヘパリンの影響を受けないだろう。

ヘパリンの作用機序は，アンチトロンビンⅢと結合し，トロンビンの抑制とフィブリン形成の阻害の双方を生じるようなアンチトロンビンⅢの構造変化を引き起こすことによる。数分以内で最大効果を発揮する。

2. 患者が術中に意識があることを拒否したため，今回は全身麻酔下で手術を行うことにしたとしよう。どのように麻酔を導入するか？ プロポフォールではなくetomidateを用いて導入する理由は何か？ プロポフォールは使えるか？ 術中は筋弛緩を効かせたままにするか？ オピオイドも使用するか？ その場合，投与量はどれぐらいか，その理由は？

脳保護のためには，全身麻酔はチオペンタールを用いた導入が最もよい。etomidateには血圧低下作用がないので，プロポフォールより優れているが，プロポフォールを使用しても構わない。私なら，術野の不動化を保つために術中は筋弛緩を効かせておくだろう。オピオイドは麻酔導入で心臓を心拍数の増加と血圧の上昇から保護するにはよい選択だが，神経機能の評価のために患者は術後すぐに覚醒する必要があるので，導入後の投与はむしろ望ましくないかもしれない。

3. 術中のモニタリングはどうするか？ いつ動脈ラインを留置する？ その理由は？ 全身麻酔下と区域麻酔，それぞれで行う場合の違いはあるか？ 脳波のモニタリングはするか？ 断端圧とは何か？ 時に外科医がシャントチューブを使う理由は？

全身麻酔の導入時は血行動態が不安定になるので，動脈ラインは導入前に留置する。動脈ラインに加えて，パルスオキシメトリ，心電図II誘導および胸部誘導の体温プローブ，酸素センサー，カプノグラフィを使用する。中心静脈圧(CVP)の測定は必要ないだろう。脳機能のモニタリング以外には，区域麻酔あるいは全身麻酔のどちらを選択しても違いはないはずである。区域麻酔を選択した場合，患者は手術チームのメンバーと会話ができ，脳灌流に問題がないかを確認できるため，脳波，SSEP，断端圧の測定は不要である。脳波のモニタリングは脳血流を監視するための全身麻酔の際の選択肢である。断端圧は，頸動脈を遮断した際の頸動脈頭側の圧のことで，Willis動脈輪を介した対側の頸動脈と椎骨動脈からの側副血行の指標となる。これまでの研究から，断端圧と脳灌流の間にあまり相関関係がないことが示されているが，断端圧が50 mmHg以上あれば十分な脳血流があると考えられる。十分な側副血行がないことを示す徴候がある場合(すなわち断端圧が50 mmHg未満の場合)には，内シャントが留置される。

4. 術中，血圧は高めで，平均血圧が100 mmHgを超えていた。血圧をどのように管理するか？

脳灌流は血圧を高め〜正常範囲で維持することに依存するので，血圧を下げることには慎重になるだろう。もちろん，過度の高血圧は治療する必要がある。ニトログリセリンは冠循環に有益である。ニトロプルシドという選択肢もある。ニカルジピンは心臓に効果的だが，β遮断薬の使用は避けたほうがよい。

5. あなたの処置によって患者の血圧は70/40 mmHgに低下した。この状況にどのように対処するか？　患者が徐脈であることは治療計画に影響するか否か，その理由は？

低血圧は，容量負荷とフェニレフリンで治療すべきである。徐脈を伴うなら，α作動薬を使用する可能性は低いだろう。徐脈は，外科医の頸動脈圧受容器の操作によるものである可能性があり，外科医に1%のリドカインでの浸潤麻酔を依頼することで避けることができる。しかし，局所麻酔薬の浸潤そのものが徐脈を引き起こすということも知られているので注意が必要である。徐脈はアトロピンで治療すべきである。

6. 低血圧のエピソードがあったときに，心電図上でST部分が低下しT波が陰転化した。どのように対処するか？　血圧を上昇させたときに心電図変化が元に戻った場合，手術がまだ始められていなければ，手術を中止して患者を覚醒させるか？　その理由は？

患者の心電図が変化したときには，私なら100%酸素で換気をし，輸液を行うことで血圧を上げようとするだろう。心電図変化が元に戻ったら，心臓の精密検査が行われるまで手術は延期しなければならない。この手術は緊急手術ではなく，頸動脈遮断中，脳血流を維持するのに高血圧が必要となるが，それは心臓に最大級のストレスを与えることになるからである。

実際の経緯

手術の途中で宇宙人が病院の屋上に着地して，麻酔チームを誘拐し，頭を徹底調査した。そして，見習う価値のあるものが何もないということが明らかになると，麻酔科医たちをすぐに手術室へと解放した。すべてのことは十分に記録された。

症例22　ロード・ウォリアー

術前の問題

1. 頸椎の状態を評価するためにどのような基準を用いるか？　頸椎X線写真からはどのような情報を期待するか？　頸椎側面写真はどの程度有用か？

頸椎カラーを装着した状態で患者が手術室に入室することがよくある。この時点で患者の頸椎損傷の可能性が除外されているかは誰もわからない。頸椎の問題を明らかにするには，頸椎全範囲を含む画像写真(単純X線写真またはCT画像)が必要である。それに加え，頸部の病変の可能性をクリアするためには，そもそも患者の意識もクリアでなければならない。患者が酩酊状態ではなく，大量の薬物を摂取しているわけでもなく，あるいは注意力を散漫にさせる身体のほかの部位の外傷に苦しんでいるのでもない場合，画像に問題がないとして，患者の頸椎を触診してみると，靭帯性または骨性の圧痛が誘発されることがある。したがって，1枚の頸部写真だけでは頸椎損傷を除外することはできない。アルコールやそのほかの薬物の影響で患者の意識レベルが低下しているなら，注意深く初期対応を進め，頸部を用手的に自然位に固定させて頚部の動きを最小限にしたうえで，気管挿管を行うべきである。

2. 心筋挫傷をどのように診断するか？　身体所見にはどのようなものがあるか？　心電図と心エコー図検査の所見は？　クレアチンキナーゼ(CK)とトロポニンの値を調べるのは有用か？

心筋挫傷は診断が難しく，受傷後何時間もの間，無症状で経過することがある。しかし，胸壁外傷の患者を診察する場合は，その可能性を強く疑う必要がある(運転席のハンドルが壊れていたら警告の赤旗だ！)。心筋挫傷患者の心電図は，正常所見を示すかのように見える場合があり，心エコー図も診断の道具としてはあまり役立たない。CK の値は筋肉の損傷があればすべての外傷患者で上昇する可能性がある。例えば横隔膜や舌の損傷(これらは減速外傷時に合併しやすい)では，CK の MB アイソザイムが上昇するので，ますます心筋挫傷との区別がつきにくくなる。トロポニン上昇は心筋損傷時に特異的であり，心筋挫傷の重症度に相関してトロポニン値が上昇することを示した研究も存在する。しかし低血圧が原因の心筋虚血でも，心筋からのトロポニン逸脱が起こる。したがって，胸部外傷の患者を診察する際は，心筋挫傷の存在を強く疑わなければならない。胸部外傷，非特異的心電図変化，心室性期外収縮（PVC）の３つを併せて考えると，この患者は心筋挫傷を合併しており，今後さらに不整脈や低血圧が悪化することが懸念される。

3. 血液製剤は，タイプアンドスクリーン(T＆S)で準備するか，それとも交差適合試験 まで実施したものを用意するか？　両者の違いは何か？　同型適合血の輸血が適切と言えるだろうか？　外傷時緊急輸血用血液 trauma blood とは何か？　交差適合試験済みの血液製剤に切り替える前に注意することは何か？

この患者が交通外傷の結果として明らかに循環血液量減少と貧血をきたしていることを考慮すれば，交差適合試験を行うことは理にかなっているだろう。T＆S は，患者の血液中に他者の血液に対する代表的な抗体が存在するかチェックするための検査であり，交差適合試験は，患者の血液と特定の供血者の血液との適合性を検査するためのものである。交差適合試験済みの輸血用血液を投与することが最も安全であるが，T＆S の輸血用血液であっても，輸血反応が生じるリスクは実際には非常に低いので，安全性はかなり高いと考えられている。trauma blood とは，交差適合試験あるいは血液型と不規則抗体スクリーニング検査が終了することさえ待てないほどの緊急患者に対して投与される輸血用血液であり，通常は未交差の O 型 Rh 陰性(あるいは Rh 陽性)の輸血用血液である。赤血球濃厚液で４～８単位以上の大量の trauma blood を輸血した場合，trauma blood 中の抗体が，その後に輸血された交差適合試験済みの血液と反応するリスクがある。

術中の問題

1. 動脈ラインの適応はあるか？　その理由は？　循環血液量の状態をどのように評価するか？　中心静脈圧は測定すべきか？　肺動脈圧の測定はどうか？

大腿骨開放骨折は大量出血をきたすことがあるが，この患者は血行動態的には安定しているようなので，手術中に大量の体液シフトが生じる可能性は低いと思われる。心疾患の既往がなければ，動脈ラインやその他の侵襲的モニタリングの適応はないであろう。しかし，心筋挫傷の合併が疑われるので，動脈ラインを挿入して，心臓1拍ごとの血圧変動をモニタリングし，心室機能障害に由来する突然の血圧低下を早期発見できるように態勢を整えることもできる。循環血液量の状態は，尿量，血圧，心拍数，動脈圧波形の呼吸性変動を用いて総合的に評価する。中心静脈ラインは有用かもしれないが，心筋障害が疑われPVCが散発している患者には，挿入を控えたい。ガイドワイヤやカテーテルの挿入中に重篤な不整脈を誘発することが懸念されるからである。肺動脈カテーテルも心室機能障害の早期発見に役立つだろうが，同様の懸念から，この患者には挿入しない。

2. 気道管理の方針は？　麻酔管理に際し，頚椎の状態を検討すべきか？　意識下挿管を行う場合，気道の局所麻酔はどのように行うか？　導入薬と筋弛緩薬の選択は？　全身麻酔の維持には何を用いるか？　BISモニターは使用するか？

誤嚥のリスクが完全に排除できないなら，用手的に頚部を正中中間位に固定した状態で，迅速導入を選択する。これは気道管理上のその他の問題がないということを前提にした選択である。挿管困難が疑われるならば，意識下の気管支ファイバー挿管を選択する。気道の表面麻酔として，口咽頭にはベンゾカインのスプレー，下咽頭にはリドカインのネブライザー，声門には経気管的なコカインまたはリドカインの投与を行う[訳注1]。気道確保困難が予想され，頚椎損傷の可能性があるうえに意識下気管支ファイバー挿管に対して協力が得られないならば，自分の運の悪さを嘆くしかあるまい。その場合は確実な気道確保，頚部の不動化，迅速導入という，相反する3つの要求の間で何とかしてバランスを保つように頑張るしかないだろう。

用手的に頚部を正中中間位に固定した状態で迅速導入を行うとすれば，(循環抑制を避けるために)ケタミンまたはetomidateで導入し，筋弛緩薬はスキサメトニウムを使用する[訳注2]。全身麻酔の維持には，やはり循環抑制を避けるために，麻薬と低濃度の揮発性吸入麻酔薬を使用する。外傷患者は術中覚醒の高リスク群なので，BISモ

訳注1：日本では実質的にはリドカインのみが使用される。ただし2%ゼリー，2～4%溶液(経気管投与以外に，気管支ファイバースコープを進めながら操作チャンネルからリドカインを投与する“spray as you go”法でも使用する)，8%スプレーなど，さまざまな製剤を目的別に使い分けることが可能である。

訳注2：原著では迅速導入の際の筋弛緩薬としてスキサメトニウムを推奨しているが，これはスガマデクスが使用できない米国の状況の反映であろう。スキサメトニウムのさまざまな副作用を考慮すれば，現在日本ではRSIの際の筋弛緩薬はロクロニウムが第1選択であり，万が一気道確保が困難で筋弛緩薬のすみやかな拮抗が必要になった場合はスガマデクスを投与する，という方法が望ましいと考える。なんでもかんでも高価な(！)スガマデクスで拮抗という最近の流行(？)には訳者は種々の理由で懐疑的であるが，上述のような状況では，やはりスガマデクスは欠かせない。

ニターは是非使用したい。

3. 気管挿管の 10 分後，最高気道内圧が 45 cmH_2O に上昇した。どのように対応すればよいか？ 鑑別診断は何か？ 緊張性気胸の診断と治療はどのように行うか？

気管挿管後に最高気道内圧が上昇したとき，まず考えるのは，気管支挿管，呼吸回路の屈曲，気管支痙攣，緊張性気胸である。直ちに 100％酸素にして，用手換気を行って呼吸器系のコンプライアンスを掌で感じとる。同時に呼吸回路をチェックして，回路の屈曲による閉塞がないことを確認する。次に肺野を聴診して，喘鳴の有無，あるいは呼吸音の左右差を調べる。緊張性気胸と気管支挿管では，いずれも聴診では呼吸音が片側だけで聴取される。しかし，気管の偏位のようなほかの徴候があれば，また胸部外傷であることを考慮し，疑念をもって見れば，気胸による肺の虚脱の可能性をより強く考える。緊張性気胸の治療にあたっては，まず外科医にその可能性を伝え，次に 14 ゲージの血管内留置カテーテルを第 2 肋間鎖骨中線上で穿刺して，胸腔内圧の減圧を試みる。この初期治療で緊急の問題が解決されたなら，次に外科医に対して，胸腔ドレナージチューブを挿入してから予定の手術操作を続行するように依頼する。

4. 手術開始から 2 時間後，患者の血圧は 80/40 mmHg，心拍数は 120 bpm となった。どのように対応すればよいか？ 推定出血量は 1 ～ 2 L である。赤血球濃厚液を 3 単位輸血したあとも出血は止まらない。外科医は新鮮凍結血漿（FFP）の輸血を要求した。これを受けて麻酔科医としてはどのように対応すべきか？ トロンボエラストグラム（TEG）を用いるべきか？ TEG からは，どのような情報が得られるか？ 血液凝固能を評価するために，ほかにどのような検査が考えられるか？

低血圧と頻脈が存在すれば，循環血液量減少が疑われる。この患者の場合，周術期の出血が原因である可能性が最も高い。推定出血量が 1 ～ 2 L でまだ出血が続いているとすれば，使用できる血液製剤が持続的に供給されるようにするだろう。「にじみ出るような出血 oozing」だと外科医が評価すれば，外科医の要求に応じて FFP を経験的に投与することを考慮する。大量輸血（3 単位くらいの輸血では「大量」とは言えないが）の際には凝固障害が生じることがあるが，低体温（外傷患者は低体温になりやすい）や播種性血管内凝固（DIC）でもそれは同様である。TEG のモニタリングはルーチンでは行わないが，TEG は非特異的な oozing の原因を鑑別するのに役立つ。TEG は血小板の機能異常，線溶亢進，DIC の存在を検出できる。TEG より簡易なほかの検査としては，血小板数測定やプロトロンビン時間（外因系の凝固カスケード機能を評価する），部分トロンボプラスチン時間あるいは活性凝固時間（ともに内因系の凝固機能を評価する）がある。

5. 縫合中，心拍数が 105 bpm から 150 bpm に上昇し，頻脈性不整脈が発生した。QRS 幅は正常のように見える。どのように対応するか？ 原因は何か？ 血圧が 70/40 mmHg まで低下した場合，どのように対応するか？ 血圧が 120/80

mmHg の場合は，どのような薬物の投与を検討するか？　ある医学生がアデノシンの投与を提案したとする。これに対する対応は？

頻脈と低血圧があれば，原因としては，まず循環血液量の減少を考える。しかし 150 bpm の心拍数で QRS 幅が正常な調律であれば，上室性頻拍(SVT)の可能性のほうが高い。血圧の低下は同期カルディオバージョンを必要とする不安定な SVT であることを示唆する。逆に血圧が正常であれば，薬物療法による洞調律化も選択肢になる。アデノシンというのはよい選択であり，洞調律化に成功する可能性は非常に高い。学生の頭をポンとたたいて，「素晴らしい！　今日の殊勲賞だ」と褒めてあげよう。

実際の経緯

1 つ前の症例と同じ，これも作り話さ。でも多分お見通しだろうね。

症例 23　白血病の在宅治療

術中の問題

1. 患児に活気がないのはなぜか？　鑑別診断は何か？　全身麻酔導入の前に診断をつける必要があるか？

原因として考えられるのは，発熱，脱水，白血病の急性増悪，ホメオパシー療法で用いる薬草の影響，出血，脳転移などである。鑑別診断は，好中球減少に伴う感染症，白血病による骨髄抑制に伴う免疫抑制，敗血症性または心原性ショック，白血病の脳浸潤による頭蓋内圧亢進が挙げられる。

緊急事態では，まず行動せよ。問診するのは後からだ。あれこれ考えている暇はない。一方，待期的(時間的余裕がある)状況では，手術や麻酔に向けて患者を最適の状態にしておきたい。つまり，可能であれば麻酔の導入前に，活気がない原因を治療するということである。

2. 血小板数とそれが意味するところについて，考えを述べよ。ヘマトクリット値は何を示しているか，説明せよ。直ちに手術室で輸血を行う必要はあるか？

血行動態的に安定しており，現に出血している証拠がなければ，血小板が 5 万もあれば，侵襲の少ない処置を行うには十分である。しかし，血小板の機能が障害されていたり，出血の徴候が認められたりする場合は，血小板数を 8 万～ 10 万の間に維持したい。活動性に出血しているのであれば，直ちに輸血を行うだろう。出血の徴候がない場合は，血行動態の安定した小児において，ヘマトクリット値 21% という値は許容できる。化学療法または白血病による骨髄抑制が，原因として考えられる。この患者では，放射線照射済みの白血球除去赤血球濃厚液を直ちに輸血したい。

3. 静脈ラインが必要だが, この手術の目的はまさにその静脈ラインを確保することだ。このジレンマにどう対処するか？　末梢静脈ラインが確保できない場合，どう対応すればよいか？　末梢静脈ラインの確保を助ける技術はあるか？　例えば，超音波装置は役に立つか？

1，2回試みても末梢静脈ラインを確保できなければ，あるいは患児の血行動態が不安定であれば，ためらわずに骨髄ラインの確保を行うだろう。すぐに利用できる環境であれば，超音波診断装置は非常に有望な機器である。ただし，超音波法の有用性は術者の技量にも左右される。熟練した術者であっても，超音波ガイド下で末梢静脈ラインを確保するのは，骨髄ルートの確保よりも時間がかかるだろう。結論としては，「超音波装置に振り回されるな。それより患者のバイタルサインに集中せよ」ということになる。

4. 中心静脈ラインを留置することが必要になった。小児で中心静脈ラインを確保する場合の方法を述べよ。小児では中心静脈ラインをどのように確保するか？　成人の場合と違いはあるか？　小児に中心静脈ラインを確保する場合に生じる特別な問題には，どのようなものがあるか？　同様に，小児の頸静脈，鎖骨下静脈，大腿静脈にカテーテルを留置する場合に生じる問題を述べよ。

小児は成人よりも，挿入されたラインを自分で引っ張りやすい。小児のライン留置ではいくつかのことを念頭におく必要がある。中心静脈ラインは小児の手の届かない部位に留置しなければならない。大腿静脈ラインは長期的な視点から見ると，最も好ましくない。小児は動き回るので抜けやすいし，血栓症のリスクも最も高いからである。そのため，鎖骨下静脈または頸静脈にラインを留置するほうが望ましい。Broviacカテーテル[訳注3]が好んで用いられる。これは美容的観点からも，通常のカテーテルよりは受け入れやすい。身体活動の制限がより少なく，位置がずれる可能性もより低い。管理上の手間もあまりかからない。

5. 麻酔導入はどのように行うか？　白血病を患う小児はフルストマックと考えるべきか？　吸入麻酔薬による導入で徐々に意識を消失させている最中に，第2期(興奮期)の途中で患児は嘔吐した。どうすればよいか？

静脈ラインが確保されていれば，静注薬を投与する。患者の既往歴に応じて，適切な導入薬を選択する。頭蓋内圧が亢進している場合には，チオペンタールを用いる。血行動態が不安定な場合は，etomidateを用いる。そのほかの場合にはプロポフォールを選択する。静脈ラインが確保されていない場合には，吸入麻酔薬を用いて導入せざるを得ない。この患児は間違いなくフルストマックとして扱う。全身状態が不良の場合は，腸管運動の低下を意味する。しかも，この患児は(例えホメオパシー的なものであっても)化学療法中なので，通常よりも悪心，嘔吐を生じやすい。

訳注3：年単位の長期留置を目的とした中心静脈カテーテル。皮下トンネルを通して挿入するが，カテーテルの途中に皮下に埋め込んで線維性に癒着させるためのダクロンカフがあり，これによりカテーテルの事故抜去が防止される点が特徴である。抗癌薬投与が長期に必要な患者でよい適応となる。

全身麻酔の第２期(興奮期)に患児が嘔吐した場合，まず口腔内を吸引し，直ちに(気管支痙攣を起こさないように祈りながら)気管挿管して，気管支鏡検査を行う。

6. 外科医は中心静脈ラインを留置し，カテーテル内のフラッシュを試みた。しかし，看護師はフラッシュした直後に高濃度ヘパリンが誤って投与されたことに気づいた。患児にはヘパリン１万単位が投与されたのだ。血小板数が少なく，ヘマトクリット値も低いことを考慮すると，この患児にどのようなことが起きると予測できるか？　ヘパリンの中和を行うべきか？　「作用が消えるのを待つ」のは選択肢の１つとなり得るか？

２つの展開が考えられる。幸運にも何も起こらないか，大量に出血するかのどちらかだ。いちかばちかで運に任せるようなことはせずに，とりあえずプロタミン(ヘパリン 100 単位に対して 1 mg)でヘパリンを中和しようとするだろう。以前プロタミンを投与されたことがある患者は，約 1％の確率でアナフィラキシーを発症するリスクがある。ヘパリンの半減期は 30 〜 60 分なので，効果が切れるのをじっと待つのも 1 つの選択肢ではある。そう，スリルが好きで，患者に心疾患の既往がなく，しっかりした医療過誤保険で保証されているのならば，何もせず待ってみるのもいいかもしれない。

7. 抜管を準備している途中，口腔内の真っ赤な血に気がついた。それでも抜管すべきか？　患児はバッキングしており，外科医は「何やってんだ，早く抜け！」と言っている。

出血がどれくらい激しいか，出血源がどこかによって，対応は決まる。出血量が少量で出血源が同定できるならば(例えば，医学部生が乱暴な気管挿管をした場合など)，そのまま抜管するだろう。しかし，おびただしい出血が生じている場合は，まず気道を血液の誤嚥から防御したうえで，止血を試みなければならない。必要があれば，いらいらしている外科医に助けを求めなければならない。

術後の問題

1. その夜，患児に気管挿管するため，ICU から緊急呼び出しを受けた。この緊急事態に，スキサメトニウムを用いるべきか否か？　その理由は？

患児に元気なく，血行動態も不安定ならば，薬物は一切使用せずに気管挿管を試みるだろう。筋ジストロフィーの明らかな既往がある場合，悪性高熱症の家族歴がある場合，あるいは熱傷，麻痺，長期臥床など，成人にも共通の禁忌事項がある場合を除けば，緊急事態において小児患者へのスキサメトニウムの使用が明らかな禁忌となることはない[訳注 4]。

訳注 4：訳注 2 でも述べた通り。確かに「緊急事態で小児患者へのスキサメトニウムの投与が明らかに禁忌」となる状況はないが，しかしロクロニウムに優先してスキサメトニウムを使用する正当な理由もない。スガマデクスが使用できる日本では，ロクロニウムが第 1 選択であると考える(日本の小児専門病院のなかには，もはやスキサメトニウムを使用していない施設もある)。

2. ICUに到着すると，患児は血だらけになっている。ICUスタッフが何度か挿管を試みたものの，だめだったようだ。これによってどのような問題が生じると考えられるか，またそれにどのように対処するか？ 患児の口腔内をのぞき込むが，血液しか見えない状態だ。どのような対処法が考えられるか？

まず口腔内吸引をして，視野が改善するか確認する。ここで声帯が見えれば，そのまま挿管する。吸引しても声帯が見えない場合は，可能な選択肢として，盲目的挿管，ブジーガイド下の挿管，挿管用LMAを介した盲目的挿管，逆向性挿管，外科的気道確保が挙げられる。どれを選択するかは，主に用手的換気が可能か否かにかかっている。口咽頭内で活動性の出血がある場合は，気管支ファイバーガイド下の挿管はかなり困難である。

3. 外科的気道確保に関する選択肢には何があるか？ 患者が小児の場合の選択肢は，成人である場合と異なるか？ LMAを挿入しておき，後で気管切開を行うことは可能か？

外科的気道確保は最後の手段であろう。小児では成人よりも外科的気道確保後の気管狭窄を起こすリスクが高い。この患児に気管挿管する目的は，適切な換気を行うことと，気道を誤嚥から守ることである。活動性の出血がある小児の場合，LMAによる気道確保は最善の選択とはならないだろう。

4. 気管挿管したが，患児の顔は血に覆われている。どのように気管チューブを固定するか？ テープか，それとも紐を使うべきか？ 縫いつけるべきか？ どのように縫うか？ 事故抜管してしまった場合，どのようなリスクがあるか？ また，そのような事態を防止するための手立ては何か？

患児の顔をふいて，口の周りを乾かし，安息香チンキを塗ってから，粘着性の強いテープで固定を試みる。この方法でも固定できないならば，気管チューブを顔面に縫いつけることを検討するが，その前に患児を十分に鎮静することを忘れてはならない。

5. この4歳児の鎮静はどのようにするか？ プロポフォールまたはetomidateを持続点滴した場合に生じる長期的な問題は何か？ 患児にストレス量のステロイドを点滴する必要はあるか？ 血小板輸血の必要はあるか？

特に数日間に及ぶ気管挿管が見込まれる場合は，ベンゾジアゼピン系薬物が第1選択の鎮静薬である。長期的な副作用はない。

プロポフォールは3日以上投与すべきではない。プロポフォールは中性脂肪の血中濃度を高めて，膵炎を誘発する可能性がある。ベンゾジアゼピンよりも血圧を低下させやすいので，血行動態が不安定な患児の場合，プロポフォールは選ぶべきではない[訳注5]。

etomidateはICUでの鎮静目的ではもはや使用されなくなった。24時間以上投与

訳注5：小児において，集中治療，人工呼吸中のプロポフォールによる鎮静は禁忌である。

した場合に副腎機能の抑制が起こるというエビデンスがあるからである。全身麻酔導入時の単回使用でも副腎機能不全を引き起こすという報告もある。

患者が過去1年以内に副腎皮質ステロイド薬(プレドニゾン換算で1日10 mg以上の投与量)を2週間以上投与されていた場合は，ストレス量のステロイドを点滴で投与することは必須である。そうでなければ，ステロイドカバーの必要性を判断するために，ACTH刺激試験を行うのがよい。

出血が止まっていれば，輸血はせずにモニタリングを続けるだろう。自然出血のリスクが高まるため，血小板数が2万未満になれば輸血する。この症例のように実際に出血している場合には，迷わず輸血をする。

実際の経緯

起こり得る悪いことはすべて起こった。幸いなことに，それに対する対処もすべてなるようになった。よいも悪いもあらゆる偶然が重なった結果，この患者は奇跡的に助かったのだった。私たちがうまくやったからか，それとも単なる偶然のなせる業だったのか，判断は読者のあなたたちにお任せしよう。

症例24　飲み込みがたい事態

術前の問題

1. 気道異物に典型的な病歴はどのようなものか？

患児は咳，吸気時喘鳴，チアノーゼなどの急性呼吸器症状を呈して受診する場合がある。一部の患児は，新規に発症した気管支喘息として精密検査を受けるかもしれない。繰り返す肺炎の精密検査目的で受診する患児もいるだろう。

2. 異物誤嚥のリスクがあるのはどのような人か？　大部分の窒息がたどる自然経過はどのようなものか？

気道内異物誤嚥の危険性が高い患者の年齢分布には2つの山がある。すなわち，1～3歳までの幼児と70歳代の高齢者(認知症が原因)である。誤嚥した異物はその後気道内で位置を変えるか，気道内のより遠位部に移動することがある。異物を取り除こうと何度も試みたがうまくいかなかった場合や，異物が細かくばらばらになった場合は，特にそうなりやすい。

3. ER受診時にそれらしき症状がない，または胸部X線写真に異常が認められない場合には，気道異物の可能性を除外できるか？

除外できない。診断上最も重要な手掛かりは患者の病歴であり，病歴から気道異物の存在を強く疑うことがカギとなる。

4. 誤嚥される異物として，最も頻度が高いものは何か？

小児の場合，誤嚥に至る主要因は，子どもなら誰もがもっている周囲の世界に対する好奇心と，よちよち歩きの幼児の精神発達段階，すなわち「口唇期」にある。家庭内で見つけた手に取りやすい小さな物体や食べ物は誤嚥のリスクを高める。年が近い幼い兄姉が幼児に食べ物を与えたという病歴は，問診上重要な手掛かりとなる。ガム，ヒマワリの種(子)，硬いキャンディのような，口の中に長い時間とどまりやすい物も，誤嚥のリスクを高める。

5. 肺組織にとって最も危険な異物とはどういう種類のものか？ そのうち，最も死亡率の高い異物は何か？

植物性の物質は数時間から数日をかけて膨張することがある。油脂分の多いナッツ類(代表はピーナツ)のような有機物の異物は，気道の炎症と浮腫を起こす。小さな電池を誤嚥した場合は，中の酸が肺内に漏れ出してくることがある。

6. 患者の容態が急速に悪化している場合，手術室に入る前にどのような介入をすべきか？

最も重要な介入は，気道異物が変な場所へ移動するリスクを減らすために，可能なかぎり患児を静かに落ち着かせることである。酸素投与，副腎皮質ステロイド薬や抗菌薬の投与，気管支拡張薬のような支持的治療法も適応となるかもしれない。SpO_2の持続モニタリングと臨床的な状態監視は絶対に欠かせない！

7. この患者ではいつ治療を開始すべきか？ 治療を待つこと，逆に治療を急ぐことに伴うリスクはあるか？

これは気道緊急症例であり，可能なかぎり早急に治療をすべきである。まれなことだが，手術室がすぐには使用できなかったり，外科医がその場にすぐ来られない場合は，ICUでのモニタリングを継続すべきである。緊急事態時と同様に，急ぐことに伴う誤嚥のリスクと待つことに伴う気道病変の悪化とのバランスを考慮して，絶飲食(NPO)の状態を取り扱うべきである。この患者で，治療を遅らせる理由はない。

8. 現在の症状の治療法を述べよ。

最善の治療法は，できるだけ早く手術室で異物を除去することに尽きる。

術中の問題

1. この患児に前投薬はすべきか？ 説明せよ。

患者を静かに落ち着いた状態に保つことが重要である。必要に応じて，少量のミダゾラムを投与することができる。低換気のリスクを高めるので，このような患者では麻薬は避けるべきであろう。

2. 全身麻酔の導入はどのような手法で行うか？ 迅速導入と吸入麻酔薬による導入について述べよ。

気道の処置は，十分な機器が揃った手術室で，小児麻酔科医が同席の下で実施すべきである。経験豊富な麻酔科医なら，ほとんどの場合，静脈導入よりも吸入導入を，気管挿管よりも換気可能な硬性気管支鏡を選ぶだろう。自発呼吸管理でも，陽圧換気でも，良好な麻酔管理が可能であったと報告されている。マスクを用いて円滑に静かに吸入導入し，硬性気管支鏡を通して自発呼吸で管理する方法が好ましい。

3. 全身麻酔導入中に気道が完全に閉塞した場合，どのように対応すべきか？

直ちに挿管を行い，陽圧換気を開始する。こうすることにより，気管チューブまたは硬性気管支鏡を挿入して，気道異物を一側の主気管支内に押し込み，反対側の肺で換気できる。

4. 急性の気道異物患者と慢性の気道異物患者では，麻酔管理法と管理上のリスクはどのように違ってくるか？

どちらの場合でも，手術室における麻酔管理方針は基本的に同じである。ただし，慢性的な気道異物の場合は，術後に人工呼吸が必要になるリスクがより高くなる。

5. 気道異物を除去するための各選択肢（硬性気管支鏡検査，気管支切開など）について説明せよ。

簡単なものからより侵襲的な方法へと選択肢を列挙すると，硬性気管支鏡，（軟性）気管支ファイバー，気管切開をしてから気管支鏡，気管支切開，肺葉切除，肺全摘がある。

6. 異物を除去後，気管挿管するか？

多くの場合，異物除去後はマスク換気と自発呼吸管理に移行するほうが好まれる。全身麻酔からの覚醒時に，気道の刺激がより少なくて済むからである。

7. 異物除去後に予想される術後合併症は何か？　これに備えてどのような準備を行うか？

最も多い合併症は，気管支鏡操作による組織の外傷の結果として生じる，声帯の浮腫や喘鳴である。気管支痙攣や気道分泌物の貯留もよく見られる。吸引器具，気管支拡張薬，ラセミ体アドレナリンなどがすぐ利用できるようにしておくことが大切である。適応があれば，深麻酔下抜管も検討すべきである。

実際の経緯

この児はERに多大の緊張をもたらした。私たち麻酔科医に診察の要請があったときには，患児はそれまでに受けたあらゆる処置の結果，泣き叫んでは喘鳴と咳がますますひどくなるという悪循環を繰り返しており，すでに疲れ果てていた。

緊急処置を要する事態だったので，直ちに手術室へ移送した。泣き叫ぶのを避けるために，麻酔待機エリアでミダゾラム 1 mg を投与して軽く鎮静したあと，すぐに手術室内に運んだ。全身麻酔の導入は，マスクを用いてセボフルランと酸素の吸入で行った。

処置の間は自発呼吸を維持し，陽圧換気を可能なかぎり避けた。

数分後，レゴ®のピースが見つかり，硬性気管支鏡を用いて注意深く右肺からこれを取り除いた。その後，100％酸素でマスク換気を継続して，問題なく覚醒させた。患児は問題なくPACUに移された。命にかかわったレゴブロックは病理検査部に提出され，その後患児の兄の手元へと返された。

サンディエゴのすぐ北側，レゴランドに行けば，多くのレゴブロックを目の当たりにできる。

症例25　ドーナッツを完食する間もなく

術前の問題

1. 小児，乳児，元早産児に，入院させずに日帰り手術を実施する場合の基準は何か？［訳注：在胎期間と出生後年齢を合算した］受胎後年齢の観点で評価すると，この患児の年齢は？

頭蓋内手術，胸腔内手術，大きな開腹手術は日帰り手術と同じ状況で行うべきではない。麻酔や手術に伴う合併症のリスクはわずかだが存在する。患児を入院させても両親が簡単な世話をすることができるし，鎮痛薬や制吐薬などの簡単な薬物を術後に投与することも可能である。患児の活動に関しては大きな制限はない。その他の制限の内容は個々の患児のもつ合併症によって決まる。

早産児は呼吸中枢の未熟性ゆえに，無呼吸をきたすリスクが高い。日帰り手術を行う場合は，受胎後50～55週まで待つことが推奨されている。この患児は受胎後約48週である。

2. 新生児集中治療室（NICU）での経過は重要か？　気道管理の方法および気管挿管の継続期間についてはどうか？

患児のNICUでの経過によっては，麻酔管理に影響を及ぼす合併症の存在が示唆される。NICUでの気管挿管期間によっては，気管軟化症，あるいは気管支肺異形成のような重篤な肺疾患がすでに存在する可能性も考えられる。胃食道逆流症（GERD），心疾患，神経学的合併症などの，早産に関連した病歴を確認しておくことは重要である。

3. 気道および呼吸に関する問題，在宅での酸素吸入，現在の家庭内でのモニタリング，患児への投薬には，それぞれどのような重要性があるか？

気道や呼吸の問題が存在すること，および自宅でも無呼吸のモニタリングが必要であるという事実は，未熟性による無呼吸の問題が継続していることを意味する。自宅で酸素吸入が必要であり，サルブタモールやプレドニゾンの投薬も必要であるということは，未熟性あるいはNICUにおける合併症の結果，より重症で完治していない肺疾患が存在していることを意味する。この患児には麻酔管理の一環として，ストレス量の副腎皮質ステロイドを投与すべきである。

4. このような病歴をもつ小児の体重およびバイタルサインの基準値を述べよ。術前に確認しておきたい臨床検査結果があるとすれば，どのような項目か？

体重 約5 kgは，この年齢の乳児の50パーセンタイルである。血圧と心拍数の50パーセンタイル値はそれぞれ約90/50 mmHg，120 bpmである。貧血と無呼吸発作には関連性があるので，この患児でヘマトクリット値を測定することは有用である。しかし，この患児の場合，術後に無呼吸モニタリングが必須であり，予定の術式で有意な出血をきたす可能性も低いので，ヘマトクリット値を測定しても，その結果で麻酔管理法が変更になることはおそらくないだろう。

5. この患児の術前の絶飲食のガイドラインはどのようなものか？　日帰り手術は賢明な選択か？　外科医は，簡単な症例の手術を先に終えた後，本件手術を最後に行いたいと言っている。これは適切な判断か？

生後6か月以下の乳児では，固形物(母乳，牛乳，人工乳など)の摂取は手術の4時間以上前から制限する。清澄水は手術の2時間前まで摂取可能である。

6. 日帰り手術はあり得ないということと，入院のうえ，1日の最初の症例として中央手術室での手術を予約することを母親に伝えるのには，どれくらいの時間がかかるか？

術後に呼吸モニタリングが必要となるだろうから，日帰り手術の対象にはよい適応ではない。患児の年齢，未熟性，合併疾患を考慮すれば，手術開始時間の遅れを最小限にして，絶飲食を強いる時間を最短にするためにも，午前中の早い時間にこの患児の手術を実施するのが賢明であろう。

術中の問題

1. 母親を手術室に入れてもよいか？　患児にミダゾラムを投与する必要はあるか？　酸素1/8 Lとは，何を意味するか？

この年齢の乳児が母親との分離不安を感じる可能性は低い。また，母親がいないことで，麻酔科医は全身麻酔の安全な導入に専念できる。この年齢の乳児は通常，不安の軽減のために前投薬を必要とすることはない。

酸素1/8 Lという表示は，低流量酸素吸入システムの設定である。このような低流量は，より高流量の酸素投与でみられるような気道の乾燥をきたすことなく，呼吸数が大きく変動しても，吸入器酸素濃度を予測可能な範囲で維持することができる。

2. 区域麻酔単独で行うべきか？　静脈ラインはどこに，どの段階で確保するか？　脊髄くも膜下麻酔あるいは仙骨麻酔は可能か？　後者の場合，カテーテルは挿入するか否か？　どの局所麻酔薬を使用するか？　アドレナリン，クロニジンまたは麻薬を追加するか？　最後にこんな処置を行ったのはそもそもいつだったか？　「シュガーニップル(砂糖水に浸した乳首型のおしゃぶり)」とは一体何か？

静脈ラインは手術室で確保できる。神経軸ブロック後の小児の血圧が比較的安定していることを考えれば，ブロック後，痛みを感じなくなった四肢に静脈ラインを確保するという方法もよく行われる。NICU入院歴のある乳児に静脈ラインを確保しようとしても，通常は四肢を動かされて難しいのだが，先にブロックを行えば，妨げとなる四肢の動きもないし，ブロック効果によって血管も拡張するので静脈ライン確保が容易になる。別の方法として神経ブロックを行う前に静脈ラインを確保することも可能であるが，この処置には苦戦するかもしれないと覚悟しなければならない。脊髄くも膜下麻酔あるいは仙骨麻酔は単独で行えば，早産児の術後無呼吸の頻度を低下させることが報告されている[1-3]。予想される手術時間を考えれば，単回投与法で十分であり，カテーテルを挿入して反復投与をする必要はない。脊髄くも膜下麻酔の場合，ブピバカインあるいはテトラカインで十分な持続時間の麻酔効果が得られる。1%リドカインと0.5%ブピバカインを併用した仙骨麻酔では約60分の外科手術に耐えられる麻酔が得られる。

アドレナリンを添加すると，単回投与の仙骨麻酔の鎮痛効果持続時間が延長する。クロニジンはブロックの鎮痛効果を増強し持続時間を延長するが，投与量が1 μg/kg以上では鎮静効果が遷延するリスクがある。無呼吸や呼吸不全になりやすいこの患児にとっては危険である。神経幹内に投与された麻薬は確かにブロックの鎮痛効果を増強するが，このような投与法には欠点もある。モルヒネは遅発性の呼吸抑制を生じるリスクがある。フェンタニルの作用持続時間はより短いので，局所麻酔薬単独の方法に添加したところで，鎮痛効果はそれほど増強はしない。いずれの麻薬でも，麻薬でよくみられるその他の副作用(悪心，嘔吐，痒み，尿閉)が生じることがある。

ショ糖は新生児や乳児の軽い痛みに対する鎮痛薬として，長年使用されてきた。乳首を吸うという行為自体にも，腹を空かせた乳児をなだめる効果がある。「砂糖水に浸した乳首型のおしゃぶり」(歴史的にはウィスキー漬けのおしゃぶり)とは，4×4インチ(約10×10 cm)のガーゼを標準的な哺乳瓶に詰め込んで，そのガーゼを糖液に浸したものでできている。ガーゼを十分に湿らせ，乳児が吸いついたときに液が垂れてくるようにしなければならない。

糖の代わりにウィスキーを用いる場合は，その日の症例を始める前にちょっと一口吸いつくのもよい。興奮した神経をきっと鎮めてくれるだろう。

3. マスク導入は可能か？ 麻酔導入薬は何を使うか？ これくらいの年齢の患児にマスク導入を行う場合のリスクは何か？ この年齢層の乳児や肺病変を併せもつ乳児にセボフルランを使用する利点は何か？

セボフルランの吸入により素早い麻酔導入が可能であり，血行動態も比較的安定しているという特徴がある。血液溶解度が低いため，麻酔効果の発現が速いこと，気道刺激性の少ない臭いは，セボフルランの長所である。この年齢層の小児にマスク導入を行う場合のリスクとしては，上気道閉塞が挙げられる。上手にマスク保持を行うことで，あるいは麻酔深度が十分に深い場合には経口エアウェイを挿入することで，上気道閉塞は改善する。麻酔深度が浅いうちに刺激を加えると，喉頭痙攣のリスクも高くなる。手術のために気管挿管した場合は，患児の肺疾患の重症度が高いと，術後に長期人工呼吸が必要になるかもしれない。

4. 静脈導入は可能か？　その場合，どのルートから導入するか？　いつ，どこで導入を行うか？　この乳児の場合，そもそも静脈ラインを確保できるだろうか？　この乳児がこの手術を受ける場合，1 時間当たりどれくらいの輸液量が必要か？　また，どの輸液製剤を使用するか？

手術室内で静脈ラインを確保することは可能である。この患児は以前に NICU で治療を受けていたので，静脈ラインの確保は難しいことが予想されるが，それでも少なくとも 24 ゲージのカテーテルで静脈ラインを確保することは可能なはずであり，この症例ではそれで十分である。別の方法として，まず全身麻酔導入のために骨髄ルートを確保して，患児が意識消失した後で，静脈ラインを確保するという方法もある。輸液管理は体液欠乏量の補充と維持輸液必要量の投与からなる。この患児の維持輸液必要量は 4 mL/kg/hr，計 28 mL/hr である。この程度の小侵襲かつ短時間の手術であれば，不感蒸泄量は最小限である。維持輸液の一部は，生理食塩液または乳酸リンゲル液に 5%ブドウ糖を含有したものを投与する。ブドウ糖含有液のみで維持輸液をまかなう場合，全開で急速輸液が必要になった場合は，高血糖を生じるリスクがある。

5. ラリンジアルマスク(LMA)，気管チューブ，マスクのどれを用いて気道を確保するか？　外科医は，手術の所要時間を長くても 35 分とみている。

患児は明らかな肺病変を合併しているようだし，未熟性を考慮すると，胃食道逆流症を合併している可能性もある。全身麻酔を選択する場合は，術後に人工呼吸を継続する必要もあるというリスクを容認したうえで，気管チューブで気道を確保することが最も賢明な方法であろう。

6. 術後の鎮痛管理のために，麻薬あるいは仙骨ブロックを使うか？　1 回投与法による仙骨ブロックには，何を使用するか？　腸骨鼠径ブロックとは何か？　ほかの鎮痛法と比較するとどうか？　術後の痛みに有効な薬物にはこのほかにどのようなものがあるか？

この患児は，術後に無呼吸や呼吸不全をきたしやすいので，麻薬の投与は避けることが可能であるし，避けたほうがよい。仙骨ブロックで適切な術後鎮痛を得ることができるだろう。20 万倍あるいは 40 万倍希釈のアドレナリンを含有したブピバカイン(0.125 〜 0.25%)を用いれば，全身麻酔薬の投与量を減らし，術後鎮痛の持続時間を延長することができる。ブピバカインの投与量は 1 mL/kg とする。

腸骨鼠径神経は鼠径部の知覚を支配している。この神経のブロックは，鼠径ヘルニア根治術中の鎮痛目的で以前から実施されている。腸骨鼠径ブロックを行うと，全身麻酔単独の場合よりも良好な鎮痛が得られるが，このブロックが仙骨ブロックよりも鎮痛効果が優れているとか，単独で全身麻酔を補うということは証明されていない[4]。この患児は両側の手術を行うので，仙骨ブロックのほうがより単純であるし，信頼性もより高い。術後鎮痛のためには，アセトアミノフェンの経直腸または経口投与，あるいはケトロラクトロメタミン 0.5 mg/kg の投与，または両方の投与も可能である。

7. 神経ブロック中および手術中に気道を確実に維持するため，気管挿管することに決めた。どのサイズの気管チューブから試すべきか？　リークテストとは何か，またどのようにして行うか？　チューブはカフありとカフなし，どちらを使用するか？　患児が NICU で３週間にわたって挿管されていたという病歴は懸念材料か？

この年齢の乳児では，内径 3.5 mm の気管チューブが第１選択である[訳注6]。しかし，長期気管挿管の既往があり，気道の解剖学的異常が存在する可能性もあることを考慮して，予定サイズの１サイズ上下のチューブも手元に用意しておくべきである。リークテストは，気管チューブの太さが適切か確認するために実施する。これは気道に陽圧を加えて気体の漏れる音が聴取できるか調べるものである。リークテストは，約 15～25 cmH_2O の加圧で行う。この患児ではカフなし気管チューブのほうが望ましい。

NICU で３週間の気管挿管下人工呼吸を実施していたという病歴からは，気管支肺異形成を合併している可能性が考えられる。さらに気管挿管が３週間にも及んだことから，声門下狭窄をきたしているかもしれない。

8. この乳児での術後抜管基準はどのようなものか？　深麻酔下に抜管することは推奨されるか？　深麻酔下抜管のリスクおよび利益は何か？

手術中，自発呼吸がなかったのならば，まず十分な自発呼吸を再開させる。筋弛緩薬を投与した場合は，この年齢の乳児では四連刺激（TOF）は信頼性が低いので，拮抗が適切に行われたことをほかの方法で確認すべきである。股関節を屈曲して両下肢を手術台から持ち上げることができれば，筋弛緩薬の拮抗は十分である。気管支肺異形成を合併していた可能性が高く，さらに術前の投薬内容から，現在も気道過敏性疾患を有している可能性があることを考えれば，この患児を深麻酔下で抜管することは適切であると認められる。深麻酔下抜管の合併症は，抜管後に気道が確保できなくなることや，喉頭痙攣がある。全身麻酔導入時にマスク換気が可能だったなら，抜管後も気道の開通性を維持できるだろうという見通しを立てやすい。十分な麻酔深度のもとで抜管すれば，喉頭痙攣の可能性は低いと考えられる。深麻酔下抜管の利点は，患者の気道過敏性疾患を悪化させることなく，より円滑に麻酔から覚醒させることができるという点である。

9. この赤ちゃんにカフェラテを！　早産児が全身麻酔を受ける場合に術中にカフェイ

訳注6：この症例の乳児（受胎後 48 週）で内径 3.5 mm の気管チューブというのは，日本人にはやや太すぎるかもしれない。国立成育医療研究センターをはじめとする日本の小児専門病院の多くでは，この年齢（生後１～６か月）の乳児に対しては，内径 3.0 mm の気管チューブを第１選択にしていると思われる。詳細は『小児麻酔マニュアル（改訂第６版）』（宮下勝之・山下正夫訳，克誠堂出版，2012 年）の p.82 参照。

ンを投与することに関しては，どのようなデータがあるか？　カフェインには一体どのような効果があるのか？　適切な投与量はどれくらいか？　また，適切なカフェインの種類は？　コーヒー1杯，またはエスプレッソ1杯に含まれるカフェインの量はどれくらいか？

カフェインは，全身麻酔を受けた早期産乳児の術後の無呼吸発作や徐脈発作の回数を減少させる[5]。カフェインは，テオフィリンやアミノフィリンと同様に，キサンチンオキシダーゼ薬である。カフェインは中枢神経系および呼吸の刺激薬として作用する。副作用を増加させることなく治療域の血中濃度を達成するためには，10 mg/kgの投与量が推奨されている[6]。カフェインは通常，クエン酸カフェインの形で投与される。米国の平均的なコーヒー1杯には75 mgのカフェインが含まれているが，もちろんそれはコーヒー豆の使用量やカップの大きさによって大きく異なる。あの小さなエスプレッソ1杯には，平均で100 mgのカフェインが含まれている。

術後の問題

1. PACUではどのようなモニターを，どのくらいの期間使用すべきか？　この乳児の場合，翌朝までモニタリングする必要があるか？　その場合，どのモニターを使用すべきか？　患児を小児集中治療室（PICU）に移送すべきか？

パルスオキシメータを装着し，自宅で使用している無呼吸・徐脈監視装置も用いて，適切に呼吸をしているかモニタリングすべきである。モニタリングは入院期間中は継続すべきである。どのような麻酔方法であろうと，術後に無呼吸と徐脈をきたすリスクが高い。手術の翌朝まで，無呼吸モニターとパルスオキシメータによる持続的監視を継続すべきである。一般病棟でも適切なモニタリングが可能であれば，PICUへの入室は必須ではない。

2. 乳児はPACUで泣き叫んでおり，看護師はフェンタニルを投与したがっている。あなたはどうしたいか？　泣き叫ぶのは常に痛みが原因だと言えるだろうか？　乳児を落ち着かせるうえで，授乳と砂糖の利点は何か？　この場合，その場に親がいることの利点は何か？

手術のために区域麻酔を実施していたとすれば，麻薬を追加投与する必要はないはずであり，病歴を考えれば，麻薬投与というのはむしろよくない選択肢だろう。患児が興奮しているのは，空腹のためか，あるいはかまってもらえないからかもしれない。周囲のスタッフが相手をしてやるだけで落ち着くかもしれない。砂糖は乳児に対して鎮痛効果があるので，この状況では有用である。術後早期から親を立ち会わせれば，その乳児を落ち着かせるすべを知っている者がその児の世話をして，ほかの看護スタッフはほかの患者のケアに専念できるという利点がある。

3. 乳児は母乳で育てられており，哺乳瓶に入った砂糖水を受けつけない。母親はPACUで授乳したいという。さあどうする？

患児にほかに問題がないようなら，希望通り母親のプライバシーを尊重しながら，患児には欲しがるものを与えてやればよい。

実際の経緯

手術は中央手術室で行われた。マスク導入し，伏在静脈に24ゲージのラインを確保して，内径3.0 mmの気管チューブを挿管し，12 cmH_2Oの加圧でリークが確認できた。術中輸液は5%ブドウ糖含有乳酸リンゲル液を，輸液ポンプを用いて10 mL/hrで投与し，薬物投与により15～20 mL/hrの薬液が投与された。単回法の仙骨ブロックのために，5 μg/mL(20万倍希釈[訳注：原文の40万倍希釈は誤記])のアドレナリン添加0.125%ブピバカインを7 mL投与した。50分の手術中，2%セボフルラン，酸素＋空気で自発呼吸下に麻酔を維持した。抜管予定時間の15分前に，グルコン酸カフェインを70 mg投与し，2%セボフルラン吸入下の深麻酔状態で抜管した。100%酸素を投与しながら手術室内で覚醒を待ち，その後はPACUに移動した。母親がPACUに到着するとすぐに，患児は薬物投与の必要もなく静かになり，清澄水を最初に飲ませてみることもなく，母乳を飲ませた。その夜はステップダウン病棟でパルスオキシメータを装着して気道と呼吸のモニタリングを継続しながら過ごしたが，何事もなかった。

参考文献

1. Somri M, Gaitini L, Vaida S, et al: Postoperative outcome in high-risk infants undergoing herniorrhaphy: Comparison between spinal and general anesthesia. Anesthesia 1998; 53: 762-766.
2. Coté CJ, Zaslavsky A, Downes JJ, et al: Postoperative apnea in former preterm infants after inguinal herniorrhaphy. Anesthesiology 1995; 82: 809-822.
3. Bouchut JC, Dubois R, Foussat C, et al: Evaluation of caudal anesthesia performed in conscious ex-premature infants for inguinal herniotomies. Paediatr Anaesth 2001; 11: 55-58.
4. Splinter WM, Bass J, Komocar L: Regional anesthesia for hernia repair in children: Local versus caudal anesthesia. Can J Anaesth 1995; 42: 197-200.
5. Welborn LG, Hannallah RS, Fink R, et al: High-dose caffeine suppresses postoperative apnea in former preterm infants. Anesthesiology 1989; 71: 347-349.
6. Aranda JV, Gorman W, Bergsteinsson H, Gunn T: Efficacy of caffeine in treatment of apnea in the low-birth-weight infant. J Pediatr 1977; 90: 467-472.

小児麻酔に関しては少々錆びついた読者もいるかもしれないので，ここにいくつか文献を差し挟んでおいた。ここで注意。これらの文献は多少古いものなので，疑問がある場合は自分で最新の文献をMedlineで検索すること！

症例26 HELLP！ 誰か助けて！

術前の問題

1. HELLP症候群とは何か？

HELLP症候群は妊娠高血圧腎症の一亜型[訳注7]であり，溶血性hemolytic貧血，肝酵素上昇elevated liver enzymes，血小板減少low plateletを特徴とする。発生頻度は全妊婦の1,000人に1人であり，重症妊娠高血圧腎症の妊婦の約10～20%に発症する。HELLP は重症疾患の徴候であり，急速分娩の適応である。

2. 胎児心拍数は正常か？

正常な胎児心拍数は 120 ～ 160 bpm の範囲であり［訳注：最新のガイドライン（海外，国内とも）によれば胎児心拍数基線の正常範囲は，110 ～ 160 bpm である］，110 bpm は軽度の徐脈定義上は胎児徐脈）である。しかし，より懸念されるのは，胎児心拍数の基線細変動が乏しいことと，遅発一過性徐脈が頻発していることである。

3. 遅発一過性徐脈とは何か？　また，その意義は何か？

遅発一過性徐脈とは，慣習的には，胎児一過性徐脈の最低値の時相が子宮収縮のピークの時相よりも遅れているものを指す。これは血流低下による子宮胎盤機能不全が存在する場合に生じる。

4. 胎児の状態を決定する最も重要な要因は何か？

胎児の健康状態を評価する最もよい単独の指標は，心拍数の基線細変動［訳注：基準値は 6 ～ 25 bpm］の存在である。

5. 最終経口摂取から 8 時間経過するまで手術を待ったほうがよいか？　それはなぜか？

この症例に関しては，手術を遅らせてはならない。胎児はすでに遅発一過性徐脈や基線細変動の減少などの，胎児機能不全の徴候を示しているので，急いで分娩に持ち込むべきである。

6. 帝王切開に進む前に，病歴および身体所見からさらに入手すべき情報はあるか？

どの分娩にも共通するが，麻酔を開始する前にきちんと病歴を聴取して身体所見をとるべきである。この緊急症例の診察では特に焦点を絞り，具体的には内科的既往歴，手術歴（麻酔に関連した問題を含む），常用薬，アレルギー，違法薬物の使用，出血傾向（アザができやすい，血が止まりにくいなど）の既往，仰臥位をとることが可能かの確認，身長，体重，**気道**，心臓，肺に関する情報を得るべきである。

7. この症例における麻酔計画を，その理由とともに説明せよ。

この患者では脊髄くも膜下麻酔を行うことを計画するだろう。薬物は高比重ブピバ

訳注 7：従来日本で妊娠中毒症と呼ばれていた病態は現在，妊娠高血圧症候群 pregnancy-induced hypertension（PIH）と称する。それに伴い，子癇前症 preeclampsia という従来の用語は，英語は同じでも，妊娠高血圧腎症に変更になった。PIH は妊娠高血圧腎症 preeclampsia，妊娠高血圧 gestational hypertension，加重型妊娠高血圧腎症 superimposed preeclampsia，子癇 eclampsia，の 4 病型に分類される。なお，HELLP 症候群は PIH に合併しやすいが，10 ～ 20％の症例は PIH の症状がない妊婦に発症するので，ここの表現は厳密には正しくない。

カイン 12 mg，フェンタニル 10 μg，術後鎮痛用に硫酸モルヒネを 0.2 mg 加えたものを投与する。HELLP 症候群のため血小板数が減少しているが，気道の浮腫とフルストマックというリスクを考慮すれば，脊髄くも膜下麻酔のほうが安全だと考える。脊髄くも膜下麻酔が失敗した場合に備えて，困難気道管理のために必要な器具はすべて手元に用意しておく。

8. 脊髄くも膜下麻酔を行うことにした場合の麻酔前輸液負荷の方針について説明せよ。

妊娠高血圧腎症は体液やナトリウムが体内に過剰な状態ではあるが，体液やタンパク質が血管外スペースに移行するため，循環血液量が減少しがちである。輸液のボーラス投与を慎重に行う必要がある。この目的のためには晶質液よりも膠質液のほうが好ましいかもしれない。尿量を維持するために，反応をみながら慎重に輸液量を決定する。

9. 術前に上記の高血圧を治療するか？ その場合，どのようにして治療するか？

区域麻酔は交感神経系遮断作用のため，血圧を下げる効果が期待できる。脊髄くも膜下麻酔を行う前に，降圧薬で血圧を下げることはしない。

10. この患者に対して，術中モニターは何を使用すべきか？ その理由は？

米国麻酔科学会（ASA）の標準モニターを使用する。

術中の問題

1. 脊髄くも膜下麻酔を実施した。抜針後，針の刺入部位から勢いよく出血したことが確認された。どのように対応するか？

脊髄くも膜下腔へ麻酔薬投与後に，針を抜去したときに，この勢いよい出血が起きた。この場合，最も可能性の高い出血源は皮下の血管であり，硬膜外腔の出血が皮膚まで流出してきた可能性は低い。すぐにガーゼを当てて圧迫するのがよいだろう。硬膜外腔からの出血であれば，それ以上長時間皮膚を圧迫したところで止血効果は期待できない。さらに，圧迫止血のために患者を仰臥位にするのが遅れると[訳注8]，麻酔効果がサドルブロックになってしまい，ただでさえリスクを冒して行った脊髄くも膜下麻酔がさらに効果不十分になり，この厄介な状況で全身麻酔を施すという悪夢に一歩近づくことになりかねない。

2. 脊髄くも膜下腔に局所麻酔薬を注入した 3 分後，患者の血圧が 70/40 mmHg に低下した。何をすべきか？

訳注 8：欧米では座位で脊髄くも膜下穿刺や硬膜外穿刺を行うことが多い。特に肥満患者の場合は座位のほうが穿刺が容易である（この症例では体重不明だが，病例 27 や 28 の患者では，間違いなく坐位で穿刺であろう）。

まずエフェドリンのボーラス静注で低血圧の治療を始め，注意深く輸液負荷も行う。これで効果がなければ，さらにフェニレフリンをボーラス静注する。[訳注9]

3. エフェドリンやフェニレフリンのボーラス静注を繰り返し，急速輸液も行ったが，血圧の改善はみられない。どのように対応すべきか？

子宮の左方転位はすでに実施済みであるとする。しかし，可能であれば，重力の法則には少しでも抵抗を試みるだろう。つまり手術台をさらに左下に傾けて，子宮の左方転位をいっそう強めようとするだろう。この時点ですでに開腹されているなら，下大静脈への圧迫をさらに解除して母体の心臓前負荷を増加させるために，子宮を直接左側に圧排するように産科医に依頼する。実際はまだ皮膚消毒もしていないということがほとんどだ。その場合は，肥大した妊娠子宮による下大静脈への圧迫を解除するために，自分であるいは産科医に依頼して，用手的に胎児を持ち上げてみる。

4. 産科医が子宮を縫合していると，患者が突然，胸痛を訴え始めた。呼吸数は24回/minで，さっきまで99%を示していたパルスオキシメトリの測定値は95%を示している。心電図のII誘導，V_5誘導において2 mmのST低下が認められた。鑑別診断および最も可能性の高い診断を述べよ。どのように対応すべきか？

この状況で生じた胸痛の原因としてはさまざまなものが考えられる。最も可能性が高い原因は静脈内空気塞栓症である。鑑別診断としては，静脈血栓塞栓症，羊水塞栓症，肺水腫，心筋虚血または心筋梗塞，大動脈解離，子宮脱転に伴う関連痛などが挙げられる。原因が何であれ，患者管理の基本は常にABC(気道，換気，循環)を確実にすることである。最初の対応は，100%酸素の投与と気道の維持である。

5. 50分経過後，産科医はまだ手術を終えておらず，患者は切開部位の痛みを訴えている。どのように対応するか？

この時点では児はすでに娩出されており，NICUスタッフの手で適切にケアされているはずである。母親が痛みを感じているなら，反応をみながら少量の鎮痛薬を投与して，不快感を減らすようにする。フェンタニルのような作用発現の速い麻薬を投与するのがよい。ケタミンも鎮痛補助薬として使用でき，これには呼吸抑制をきたさないという長所がある。40%亜酸化窒素の吸入でも鎮痛効果が得られる。それに加えて，

訳注9：帝王切開時の低血圧に対する昇圧薬の選択は，以前(＝訳者が研修医の頃)はエフェドリンが第1選択であり，フェニレフリンは子宮血管を収縮させて子宮胎盤血流を低下させるので禁忌であるとされていた。しかし過去10年近くの多くの臨床研究の結果，フェニレフリンは有効性，安全性(胎児臍帯動脈血pHによる評価)の点でエフェドリンに劣らないことが証明されている。現実には訳者は母体心拍数で両者を使い分けている。脊髄くも膜下麻酔投与直後に生じやすい，頻脈を伴う低血圧は，麻酔効果以上に下大静脈圧迫症候群の要素が大きい。この時にエフェドリンで頻脈にしても心臓は「空打ち」状態になり，心拍出量増加や血圧の上昇効果は低いことが予想される。逆に高位脊髄くも膜下麻酔で母体徐脈を伴う場合は，エフェドリンのほうが好ましいかもしれない。

私なら鎮痛管理方針としては，誤嚥のリスクを最小限にするために，患者を覚醒状態にしておくだろう。

術後の問題

1. 患者がPACUに入ってから1時間経過したが，いまだに尿の排出がみられない。術中の尿量はわずか50 mLであった。どのように対応するか？

尿量減少の原因は，腎前性，腎性，腎後性に分けられる。Foleyカテーテルが留置されている場合は，カテーテルの屈曲などによる腎後性閉塞を簡単に除外できる。腎不全の原因としては，脊髄くも膜下麻酔実施後の，この患者にとっての相対的低血圧が可能性として考えられる。腎前性の原因がおそらく最も可能性が高い。まず循環血液量減少を疑い，輸液負荷で乏尿に対処する。晶質液に比べて血管内に長くとどまることができるので，膠質液のほうが望ましいかもしれない[訳注10]。

2. 輸液のボーラス投与後も尿量は改善されない。鑑別診断は何か？　また，どのように対応すべきか？

積極的に輸液負荷を行った後でも改善がないのであれば，鑑別診断リストのなかで内因性の急性腎障害の可能性がいっそう高くなる。それは重症妊娠高血圧腎症の合併症かもしれないし，麻酔後の長時間の低血圧の結果かもしれない。この時点では，患者の体液量を評価することが適切であり，そのために中心静脈ラインを留置する。妊娠高血圧腎症の患者では中心静脈圧（CVP）と肺毛細管楔入圧（PCWP）の相関関係は弱いので，前期の目的のためには肺動脈カテーテルを挿入する。循環器内科医がすぐにみてくれる状況であれば，ベッドサイドで経胸壁心エコー図検査の結果も得られるだろう。

3. 肺動脈カテーテルを留置したところ，肺毛細血管楔入圧（PCWP）は48 mmHgであった。どのように対応するか？

PCWPが48 mmHgというのは高度に上昇している。まずループ利尿薬で尿量増加を試みる。効果がなければ，循環血液量過剰を改善するために緊急に血液透析が必要になるかもしれない。もちろん，圧トランスデューサが床の上に落ちていないことを確認しておく。

訳注10：膠質液のほうが晶質液よりも血管内に長くとどまり，循環血液量増量効果も高いというのは，一般論としては正しいが，PIHのように，血管内皮細胞傷害の結果，血管透過性が亢進している病態では，必ずしも当てはまらない。膠質を透過させるほど血管内皮傷害が重度であれば，血管外に漏出した膠質がより多くの水を引きつけることになり，例えば肺水腫がいっそう悪化するリスクもある。血管内皮傷害の程度は患者ごとに異なるであろうから，膠質液輸液の効果もcase by caseであろう。重症敗血症患者の蘇生輸液において，晶質液と膠質液の間で予後の差がない（頭部外傷患者では膠質液輸液のほうが予後が悪い）という大規模研究の結果も，このような機序を反映しているのかもしれない。

4. 患者は嗜眠状態になり，四肢の力も入らなくなってきた。鑑別診断は何か？　どのように対応すべきか？

鑑別診断は無数に挙げられるが，リストの最上位に位置するものは，うっ血性心不全とマグネシウム中毒である。鑑別診断リストの下位に位置するものとしては，低血圧，低酸素症，低体温，鎮静作用のある薬物の影響，脳卒中がある。バイタルサインを確認して，血圧の異常高値や異常低値，低酸素症の有無を調べる。現在硫酸マグネシウムの持続投与がなされていないことを確認して，血中マグネシウム濃度測定のために血液サンプルを検査に提出する。術前に患者に投与されていた薬物の内容も確認する。呼吸筋力の低下が生じたら，塩化カルシウムを投与する。それでも尿が出ないなら，緊急の血液透析を要請する。

5. 深部腱反射消失，呼吸停止，心停止に陥る血清マグネシウム濃度をそれぞれ答えよ。

血中マグネシム濃度が 10 mEq/L で[訳注11]，深部腱反射が消失する。呼吸抑制は 12 ～ 15 mEq/L で生じ，15 mEq/L で呼吸停止，20 ～ 25 mEq/L で心停止となる。

実際の経緯

換気も気管挿管もいかにも難しそうに見えた。血小板数は 71 万であったが，出血時間の延長を疑わせる症状も徴候も認めなかった。脊髄くも膜下麻酔のほうが全身麻酔よりもリスクが少なく，手術が遅れる可能性が低いと考え，実際にその麻酔法を実施した。万が一硬膜外血腫が生じた場合のことを考えて，術後に下肢神経機能を綿密に観察する方針とした。脊髄くも膜下麻酔を導入する前に約 700 mL の乳酸リンゲル液を輸液したが，この量の輸液を投与し終えるのを待つだけのために，麻酔薬投与を遅らせるようなことはしなかった。

穿刺部位からの活発な出血を認めたときは，脊髄血腫が発生するかもしれないという不安が大きくなった。実際には夜も 15 分ごとに患者を起こして神経機能をチェックするというわずらわしさを意味していたとしても，術後の神経機能を綿密に観察するという当初の計画は変更しなかった。

昇圧薬(エフェドリンとフェニレフリン)，輸液，手術台の強い傾斜にも反応しなかった低血圧は，妊娠子宮を用手的に持ち上げることで突如改善した。手術台を左下に傾斜させていたにもかかわらず，下大静脈はひどく圧迫され閉塞していたに違いない。昇圧薬(通常は研修医が毎日準備する)が正しく準備されていないのかもしれないという考えも浮かんだが，2 種類の昇圧薬がどちらも間違って準備されていたという可能性は実際には低いと思われた。重度の低血圧が持続する場合には，アドレナリンをごく少量(2 μg ほど)ボーラス投与する計画だった。下大静脈の閉塞が解除され，投与した昇圧薬が全身を循環するようになった後でも，高血圧が生じなかったのは幸いであった。

手術後半の胸痛は，子宮を腹腔外に脱転させた時に生じたので，静脈空気塞栓症のよ

訳注 11：マグネシウム濃度の測定結果は mg/dL 単位で表示されることも多い。1 mEq/L＝1.2 mg/dL なので，どちらの単位で表示されていても数値はほぼ同じ，と覚えておけばよい。

うに思われた。SpO_2の低下に対しては100％酸素の吸入，痛みに対してはフェンタニルの静注が奏功した。心電図変化もすみやかに正常化した。腹壁縫合時の鎮痛に対してフェンタニルをさらに静注し，40％亜酸化窒素の吸入も追加した。産科指導医に対し，早く縫い終わって手術を終えるように要請した。患者はまだ意識はあったが，痛みは訴えなくなっていた。

術後の乏尿には輸液で対処した。硫酸マグネシウム濃度は低下した。乳酸リンゲル液を2500 mL投与し終えた頃には，肺野の聴診で軽度のcracklesが聴取された。フロセミド10 mgを静注したが反応はなかった。その後肺動脈カテーテルを挿入したところ，PCWPが異常高値であることが判明した。追加のフロセミドを静注し，ドパミンの点滴も開始したが，やはり改善はみられなかった。患者は次第に息切れを感じ始め，パルスオキシメータの測定値は非再呼吸マスクで100％酸素を吸入していたにもかかわらず92％であった。患者は体に力が入らない感じがすると言い，深部腱反射はほとんど消失していた。気管挿管が必要になった場合に備えて，気管支ファイバースコープを取りに行った。口唇と舌と顔面は著しく腫れて，現時点での気道所見は，Mallampati分類がクラス4となっていた。緊急血液透析のため腎臓内科医が呼ばれた。血中マグネシウム濃度は12 mEq/Lであった。患者に塩化カルシウムを静注してから，血液透析を開始した。全身状態は快方に向かったが，急性腎不全の治癒にはその後2週間を要した。

症例27　産科と危ない気道

Jay Bhangoo and Misako Sakamaki

術前の問題

1. ほかに知っておきたい検査結果や病歴はあるか？

問診と身体所見から，患者の喘息のコントロール状態は良好か否かが判断でき，最近呼吸機能検査を受けたかも判明する。高血圧は，妊娠前からの慢性のものか，妊娠高血圧症候群なのかを区別し，高血圧のコントロール状態も知っておくべきである。

頭痛や視野異常などの症状，尿量減少，HELLP症候群の徴候などの有無を調べる。過去の妊娠経過(HELLP症候群やそのほかの妊娠合併症がなかったか)，過去の麻酔経験，麻酔関連合併症の有無についても調べておく。アレルギーの有無を確認し，(帝王切開を受けたので)絶飲食の状態も確認しておく。パルスオキシメトリの測定値と立位での血圧を含め，バイタルサインを確認する。

気道の評価を行う。身体所見は焦点を絞ってとる(心臓，肺など)。血液検査では，血液型と交差適合試験の結果，生化学の基本7項目(Na，K，Cl，BUN，Cr，血糖，HCO_3^-)，血算，プロトロンビン時間(PT)，部分トロンボプラスチン時間(PTT)，プロトロンビン時間国際標準比(PT-INR)を必ず確認しておく。

喘息に関しては，最終発作の時期と，吸入サルブタモールの使用頻度が知りたいと思うだろう。救急移送された経験があるか，あるいは喘息発作のために気管挿管された経験があるか。喘息の治療のため，過去1年以内に副腎皮質ステロイドを使用しているか。多くの喘息患者は妊娠中にコントロール状態が改善する。プロゲステロンが気管支平滑筋を弛緩させるからである。この患者には，呼吸機能検査は必要ないと考える。

この症例でもう1つ重要な問題は，なぜ帝王切開を受けることになったのかということである。帝王切開の既往があったからか？　分娩停止が原因か？　あるいは妊娠高血圧腎症が悪化してきたからか？

2. 前投薬はどのように行うか？

患者は肥満で帝王切開を受けたばかりの妊婦であり，術後まだ間もない(すなわち，イレウスの可能性がある)。妊産婦は分娩後14週まではフルストマックとみなされる，とどこかで読んだ記憶がある。やはりこの患者はフルストマックであり，誤嚥性肺炎のリスクが高いと考える。前投薬として予防的にクエン酸ナトリウム(胃内容物のpHを高める効果があるが，胃内容量を少し増やすという欠点もある)，ヒスタミンH_2受容体拮抗薬〔胃酸分泌量減少と酸性度の低下(PH↑)させるが，すでに胃内に存在する内容物に対しては無効〕，メトクロプラミド(胃内容の排泄を促進し，胃内容量を減少させ，下部食道括約筋の緊張度を高める)を投与する。気道確保が非常に困難である可能性を考慮すれば，鎮静薬の前投薬は最小限にして，気道の維持を優先したい。

3. この患者において，区域麻酔と全身麻酔のどちらを行うか？

次の問4によれば，無痛分娩時および帝王切開時に使用した硬膜外カテーテルがまだ留置されている。まだ適切に機能しているならば，このカテーテルを利用して硬膜外麻酔を行う。重度の肥満の妊産婦であり，気道確保は多分かなり難しい。誤嚥のリスクもある。したがって，自力で気道を確保し，咽頭反射を保持できるならば，それが一番望ましい。しかしこの患者は同時に，手術中に中等度から重度の出血やそれに関連したほかの合併症〔播種性血管内凝固(DIC)など〕をきたすリスクもあり，手術経過によっては全身麻酔が必要になることもあり得る。ラリンジアルマスク(LMA)や困難気道用の緊急カートがすぐ利用できるように確認しておく。もちろん，助けが必要になった場合には援助の麻酔科医が駆けつけてくれるように手配しておこう！

分娩後すぐに卵管結紮術を行うのでなければ，硬膜外カテーテルは分娩後あるいは帝王切開後に抜いてしまうことが多い。区域麻酔か全身麻酔かというこの質問に対する正しい答えは存在しない。うまくいかなかった場合の対案があるなら，区域麻酔，全身麻酔のいずれでも施行可能である。この患者の気道確保は困難が予想されるので，緊急で気道を確保しなければならないような状況は避けたい，したがってはじめから全身麻酔を選択して気道確保を確実に行いたい，と主張することもできる。硬膜外麻酔や脊髄くも膜下麻酔もやろうと思えば可能だが，区域麻酔はうまく効かないこともあれば，逆に高位まで効きすぎることもあるからである。逆に子宮内容除去術くらいの手術で，あえて困難な気道には手を出したくないと主張することもできる。

4. 区域麻酔を選んだ場合，脊髄くも膜下麻酔と硬膜外麻酔のどちらを行うか？　患者は無痛分娩のために硬膜外カテーテルを留置されており，このカテーテルを利用して帝王切開のための麻酔も行われた。

すでに留置されている硬膜外カテーテル(もちろん，ちゃんと効いていることが前提だが)をもう一度使用することは可能だろうか？　脊髄くも膜下麻酔のほうが作用発現は速く，麻酔効果も確実である。硬膜外麻酔の効果を確認するだけの時間の余裕があるなら，硬膜外麻酔を選びたい。いずれにせよ，どちらの方法でも可能である。すでに硬膜外麻酔を受けていて，その麻酔効果が残っているなら，脊髄くも膜下麻酔は避けたほうがよいかもしれない。硬膜外腔に局所麻酔薬がまだいくらか残っている状態で脊髄くも膜下穿刺を行えば，その局所麻酔薬が脊髄くも膜下腔に入り込んで，高位脊髄くも膜下ブロックを生じる可能性もあるからだ。ただし，この患者は帝王切開の終了から18時間経過しているので，このようなことが実際に起こることは心配しなくてよいだろう。

5. この患者は絶飲食状態とみなされるか？

みなされない！　最終経口摂取からの時間にかかわらず,妊産婦はフルストマック，すなわち誤嚥性肺炎のリスクがあるとみなすべきである。この患者は病的肥満(BMI 48)があり，手術を終えたばかりである(術後イレウスの可能性がある)。これらの要素はともに誤嚥のリスクをさらに高める。

術中の問題

1. 脊髄くも膜下麻酔を行うことにした。局所麻酔薬は何を使用するか？　リドカインを使用する場合のマイナス面は何か？

この種の処置〔子宮内容除去術(D&C)〕に対しては，5%リドカイン(75～100 mg)または0.75%ブピバカイン(10～15 mg)の8.25%ブドウ糖溶液(高比重液)を投与すれば，通常は十分な麻酔が得られる。アドレナリン(0.1 mg)を添加するとブロックの質が向上し，ブピバカインの作用時間を延長させることができる[訳注12]。12.5～25 μgのフェンタニルまたは5～10 μgのsufentanilを局所麻酔薬に添加することも，鎮痛効果をより強力にし(局所麻酔薬の必要量が減少する)，鎮痛持続時間を延長する効果がある。リドカイン，特に5%リドカインの欠点は，一過性神経症状や馬尾症候群などの神経系合併症の頻度が高いことである[訳注13]。

訳注12：確かにそのような作用は期待できるが，実際にアドレナリン添加局所麻酔薬を脊髄くも膜下腔に投与する麻酔科医は日本では少ないであろう。脊髄血管の収縮による脊髄虚血を恐れるからである。少なくとも訳者はこのような方法には反対である(硬膜外腔投与の場合は，アドレナリン添加は認められる)。

訳注13：日本で現在，脊髄くも膜下麻酔用の局所麻酔薬として使用されているのは，0.5%ブピバカイン(高比重および等比重)と，粉末のテトラカイン(溶解液によって比重を調節できる)のみであろう。一昔前まで使用されていたジブカイン含有局所麻酔薬(商品名ネオペルカミンS)は，少なくとも大学病院レベルの現場からは姿を消した。高濃度リドカインと同様，神経毒性が強いからである。

2. 脊髄くも膜下麻酔を実施することにした。麻酔は見事に成功したが，子宮内容除去術だけでは産科医は出血を止めることができない。開腹止血術を行わなければならず，さらに可能であれば子宮全摘をしたい。それでも脊髄くも膜下麻酔での管理を継続するか，それとも全身麻酔に切り替えるか？

このような状況になれば，全身麻酔に切り替えるであろう。現在かなり出血しており，今後血行動態が悪化する可能性がある。手術はあと数時間続くかもしれず，そうなれば脊髄くも膜下麻酔は切れてしまうだろう。しかし，この患者は気道確保困難の可能性が高いので，十分に注意しなければならない。最も安全な気道確保法は意識下の気管支ファイバー挿管であるが，これは簡単とは限らない。今は午前2時である（帝王切開終了後18時間）！　周囲に助けてくれる医師はほとんどいない。患者は出血しており，気管支ファイバースコープを手にしてモタモタしている間，産科医は30分も待てないという状況で，意識下気管支ファイバー挿管を行うことは容易ではない。

3. 脊髄くも膜下麻酔での管理を続けることに決めた。手術開始後3時間以上が経過しており，患者は痛みを感じ始めている。次にすべきことは何か？

手術がまだ終わりそうにないならば，全身麻酔に切り替える。閉創の段階であれば，10～20 mgのケタミンを静注する（これは気管支喘息に対してもよい効果がある）。閉創中の産科医に対しては，創部に十分量の局所麻酔薬を注射するように依頼することもできる。

4. 患者に全身麻酔を導入する必要がある。どのように行うか？

2つの選択肢がある。意識下気管支ファイバー挿管と迅速導入である。この患者では輪状軟骨圧迫を併用した迅速導入（プロポフォールとスキサメトニウム）を選択した。挿管困難の可能性を予想して，困難気道用カートを室内に準備しておく。LMAと経気管ジェット換気用の器具もすぐ使用できることを確認しておきたい。ほかに数人，麻酔導入を手助けしてくれるマンパワーも手配しておく。

5. プロポフォールとスキサメトニウムを投与して迅速導入を試みたが，挿管できない。換気は，2人がかりで何とか行うことができた。次にすべきことは何か？

LMAで気道を確保して，さらに助けを呼ぶ。LMAの内腔を通して気管挿管を試みる。患者を覚醒させたあと，意識下気管支ファイバー挿管を試みる。LMAを挿入して換気が維持できているなら，LMAの内腔から気管支ファイバースコープを挿入して挿管することも可能である。サイズ5の標準型LMAならば内径6.0 mm，サイズ4のLMAならば内径5.5 mmの気管チューブの挿管が可能である。つまり，LMAの内腔を通して気管支ファイバースコープを気管内に挿入し，気管支ファイバースコープの上を滑らせて気管チューブを挿入する。

6. 気管挿管を試みている最中も，患者はバッキングしている。患者にすぐに筋弛緩薬を投与してくれと要求している産科医に対して，何と答えるか？

とりあえず手術操作を止めるように要請する。まだ気道を確保できないので，この状態で筋弛緩薬を投与することはできない，と産科医にキッパリと主張する。死んだ患者に手術をしても意味はないだろう，と産科医に告げることにする。

7. にじみ出るような出血 oozing がみられると産科医は言い，新鮮凍結血漿(FFP)を投与してくれと要求している。何と答えるか？

「わかりました。指導医に相談させてください！」と答えてみようか？　実際の口頭試験の試験官に対しても，1回だけなら，冗談でこの手を試してみてもよい。ただしほかの皆が真剣に試験に取り組んでいる間に，ネットで来年の口頭試験受験のために飛行機のチケットを予約しておくことを忘れずに。

この時点で血液検査結果(PT，PTT，PT-INR，ヘマトクリット値，血小板数など)がない場合は，まずこれらを入手するように努める。にじみ出るような出血が続く原因は，凝固障害，DIC，血小板減少，血小板機能異常など，さまざまなものが考えられる。この患者は区域麻酔を受けていたので，手術前の血液検査の結果は正常範囲であったと考えられる。FFP を輸血するのはよい考えである。しかし，DIC をきたしているならば，血小板やクリオプレシピテートも必要になるかもしれない。

実際の経緯

この症例は翌朝には病院中の噂になった。朝になっても患者の口腔内にはまだ LMA が挿入されており，そこから細い気管チューブが突っ立っていたのだから！　この緊急症例がやってきた時に自分がその場にいなかった幸運を，皆喜んだ。しかし同時に，その日の日勤者を助けてくれた夜勤者の素早い機転に，皆賞賛の意を表明した。それもそのはず，この症例は周囲に誰も助けがいない真夜中に起きたのだから。

患者は危機を乗り切り，翌日には，喉を切開するためのメスを手にした耳鼻咽喉科の専門医が見守るなかで，チューブ交換ブジーを用いて，より太い気管チューブに入れ替えることに成功した。フーッ！

症例 28　分娩室での当直勤務

術前の問題

1. 産科医と患者が相互に合意できる麻酔計画を立てるか？

答えは YES とも NO とも言える。区域麻酔に比べて全身麻酔では妊婦の死亡率が高い(16 倍！　しかし誰が計算しているのか？)。「巨大」としか言いようのない患者の，その恐ろしい気道の中に飛び込んでしまえば，もう後戻りできない地点に足を踏み入れたことになる。この症例は，区域麻酔のほうへ誘導したいと考える症例である。

2. その場合，どのように計画を進めるか？　産科医はすでに待機しており，オキシトシン投与を開始したいと言っている。

これは本当に最悪の恐ろしい症例なので，とりあえず世界最長の硬膜外針を手に取って，自分でもう一度やってみる。

3. 日勤チームが書いた術前チャートは不完全なまま終わっている。状況を的確に評価するためにすべきことは何か？

凝固障害や心肺疾患の有無を含め，通常通りの情報を集める。通常の術前評価で行うことはすべて実施する。体格を考慮すれば，睡眠時無呼吸を合併している可能性があるので，無呼吸徴候の有無も確認すべきである。

4. 硬膜外麻酔は通常，太さ17ゲージ，長さ9 cm弱のTuohy-Schliff針で行われる。代わりの器具も必要だろうか？

もちろん。もっと長い硬膜外針が必要である。

5. 追加の器具を近くに準備しておきたいか？　その場合，何がよいか？

気道確保のための器具として考えられるものはすべて用意し，腕のよい麻酔科医をもう1人確保しておきたい。例え家族だんらんの邪魔をすることになろうとも。

6. 陣痛が始まってから約15時間後，産科医は分娩が進行しないので帝王切開を行うべきだと判断した。硬膜外カテーテルはまだ留置されていない。どのように対応するか？

もう一度硬膜外穿刺を試みる。それから，ほかの麻酔科医にも穿刺を試みてもらう。全身麻酔は絶対に避けたい。

7. 硬膜外麻酔を2時間も試みているが，うまくいかない。どうすべきか？

意識下気管挿管を検討する。

8. 2時間半後，何度もトライした挙句に，Tuohy針から脳脊髄液が流れ出てきた。脊髄くも膜下麻酔用の薬物を入れるか，あるいはもう一度硬膜外麻酔を試みるか？

まあ，この世の終わりというわけではない。気を取り直し，カテーテルを挿入して，持続脊髄くも膜下麻酔とする。

9. 産科医はイライラし始めている。すでに明け方近くになっており，早く始めたいようだ。どうすべきか？

落ち着くように，となだめる。この状況で先を焦った場合に何が待ち受けているのかを知りたければ，Plaintiff Quarterly（民事訴訟の判例集）を読んでみれば？　と薦めてみよう。

10. 胎児心拍数はどれくらいの頻度でチェックすべきか？

分娩室に入った後は持続的に，胎児心拍数をモニタリングすべきである。

11. 胎児心拍数モニタリングの２つの構成要素は何か？

胎児心拍数モニタリングの２要素は，心拍数の絶対値とその変動パターンである。心拍数そのものを常に監視する(乳児にとっての 100 bpm 未満の心拍数は，心静止と同等である)とともに，子宮収縮と胎児心拍数との関係もチェックする。

12. Doppler トランスデューサと胎児頭皮用電極のどちらを準備しておくべきか？

超音波 Doppler 法は非侵襲的であり，常に現在進行形で胎児に起きていることを教えてくれる。頭皮電極は侵襲的である(胎児の頭蓋内出血を起こす！)。超音波 Doppler を使用するほうがよい。

13. 正常な胎児基準心拍数はどのくらいか？

正常な胎児心拍数は 120 ～ 160 bpm の範囲であり，適切な基線細変動を有する。

14. 早発一過性徐脈と遅発一過性徐脈の違いは何か？

早発一過性徐脈とは，胎児心拍数パターン図上で，U 字型をした心拍数の一過性低下であり，通常は 100 bpm 未満に低下することはなく，徐脈の開始が子宮収縮の開始と一致する。これは通常，子宮収縮時の胎児の頭部への圧迫が原因で生じ，臨床的に重要なものではない。

遅発一過性徐脈も U 字型をした心拍数の一過性低下であるが，これは子宮収縮の開始から 20 ～ 30 秒遅れて生じる。これは子宮胎盤循環不全の結果であり，胎児の状態が懸念される状況である。これはメスの力で解決！　帝王切開での分娩を考慮すべき時期である。

15. 胎児ジストレスの管理方法を述べよ。

管理法は，子宮の左方転位と輸液および昇圧薬の投与によって，血圧を上昇させ，灌流圧依存性の胎盤血管床への血流を回復させることである。これが奏功しなければ，酸素吸入を開始し，母体の姿勢(膝胸位)を変える。子宮収縮を増強させ得るもの(オキシトシンなど)はすぐに中止し，子宮平滑筋を弛緩させて胎盤血流を増加させる作用のあるテルブタリン[訳注 14]を投与する。どれもダメなら，腹を切る(帝王切開)しかない！

16. 産科医は新生児の無呼吸を心配し始めている。原発性無呼吸と続発性無呼吸の違い

訳注 14：子宮過収縮による胎児機能不全に対しては，以前から β_2 受容体刺激薬が使用されているが，日本ではテルブタリン(主に気管支喘息発作治療薬)ではなく，塩酸リトドリンが第 1 選択である。さらに近年ではニトログリセリンの有効性も認められている。0.1 mg を静注すると 60 秒以内に子宮筋が弛緩する。作用持続も 60 秒程度なので，弛緩出血の原因となることはほとんどない。副作用として母体血圧の一過性低下があるので，昇圧薬はすぐ使用できるように準備しておく。母体低血圧による胎児機能不全に対してニトログリセリンが禁忌であることは当然である。

は何か？

原発性無呼吸は，最初の自発呼吸努力の後に生じるものである。新生児の足底を叩いたり刺激したりすると呼吸が再開する。続発性無呼吸は，持続する酸素欠乏が原因で生じる。乳児は何度かあえいだ後，続発性無呼吸に陥る。この場合は足底を刺激しても自発呼吸は再開しない。

17. Apgar スコア[訳注 15]の定義を述べよ。

Apgar スコアは新生児の状態を評価するスコアリングシステムである。これは私たち麻酔科医の偉大なる先達である，Virginia Apgar 先生が開発したものである！以下の各項目について，0，1，2 点で評価する。

- 心拍数
- 呼吸努力
- 筋緊張
- 保険の状態(もちろん冗談！　注意して読んでいるかどうかをチェックするためにここに挿入した)
- 皮膚色

実際の経緯

200 kg なんていうのは控えめな見積もりで，患者の体重は実際には 200 kg をはるかに上回っていた。チャートの一部には 270 kg 以上と書いてあった。双方が合意できる麻酔計画が何よりも重要であった。チャートには，日勤者のチームが何度も硬膜外カテーテル挿入や末梢静脈ライン確保を試みた，とも記載してあった。

最初の問題は，この患者が実際に帝王切開になった場合に備えて，気道を評価することであった。すでに何度も硬膜外穿刺が試みられていたが，この病的肥満患者に対しては，太い静脈ラインの確保に加えて，もう一度硬膜外穿刺をトライしてみることが必要だと感じた。この点を産科の指導医と議論した。最初の指導医はその場を去り，別の指導医があとを引き継いだ。硬膜外穿刺再トライの計画をもう一度議論した。特にこの患者では，気道確保や静脈ライン確保が困難である可能性をチームメンバーが皆，きちんと理解しておかなければならないので，メンバー間のコミュニケーションは重要である。

訳注 15：Apgar スコアは以下のとおり。

	0	1	2
皮膚色(**A**ppearance)	全身チアノーゼ	四肢チアノーゼ	全身ピンク
心拍数(**P**ulse)	なし	＜ 100	＞ 100
刺激への反応(**G**rimace)	なし	顔をしかめる	咳　くしゃみ
筋緊張(**A**ctivity)	弛緩	四肢のわずかな屈曲	活発な動き
呼吸努力(**R**espiration)	なし	弱い　不規則	啼泣　規則的

もう一度硬膜外穿刺を試みたが，ダメだった。なんてこった！　困難気道管理のアルゴリズムを見直して，気管支ファイバースコープが利用できるかどうかも確認した。こういう状況では一番慣れ親しんだ方法を用いるのがよい。それを手術室で使用できるように準備する。家にいた別の麻酔科指導医に連絡したが，彼は帝王切開が必要になっても助けに行くことはできない，と告げた。何時間も経ってから分娩が停止したので帝王切開が必要だ，と産科医は言ってきた。約2時間半も硬膜外穿刺を試みたあとで，ついにこの忍耐が功を奏した。

肥満患者の硬膜外穿刺の秘訣！　垂れ下がってくる余分な皮下脂肪組織を持ち上げてテープで固定し，背部の視野を改善するのである。これ以上に必要な処置はほかになかったと言ってよい。テープで固定せずに穿刺を試みていた場合に比べて，状況が一変した。テーピングの重要性を軽く見てはならない。テープでV字型に交差させて固定し，背部をポピドンヨードで消毒した。この患者の体重を支え切れる手術台はなかったので，この処置は分娩室のベッドを移送してきて行われた。

通常よりも長いTuohy針が必要だった。さまざまなサイズの穿刺針が手元にあったが，最後に成功した針は，手助けをしてくれた看護師によれば，ほとんど「捕鯨用の銛」のようだった。胎児心拍数は何度も確認したが，問題はなかった。はじめはDopplerトランスデューサを用いていたが，麻酔にもう少し時間がかかりそうだったので，胎児頭皮電極も挿入した。胎児頭皮電極は最も正確な胎児心拍数モニタリングになる。これを実施するには頚管が3 cm拡張しており，人工破膜をする必要がある。

心タコメータは，胎児心電図のR波のピーク電位あるいは閾値電位を用いて，胎児の各心周期の間隔を測定する。胎児心拍数の基線細変動は良好だった(基線細変動は2 bpmの頻度であった)。基線の胎児心拍数は140～150 bpmを維持していた。これらの結果は硬膜外穿刺をもう少し続ける時間的余裕を与えてくれた。しかし結局硬膜外腔を同定することはできなかったので，硬膜外針を用いて意図的に脊髄くも膜下穿刺を行った。

院内で最も手術の遅い産科医がこの症例を執刀した。1時間半の限界時点に達したところで，もう1人応援の産科医を呼ぶことを提案した。さもないと麻酔が切れてしまいそうだった。患者の気道はMallampati分類でクラス3または4なので，区域麻酔が切れてしまうということは深刻な懸念であった。高さを変えることのできない分娩室の普通のベッドの上で手術を行っていたが，なんとか最後まで麻酔も持ち応えられた。

術後は硬膜穿刺後頭痛さえ起こらなかった。乳児のApgarスコアは1分9点，5分9点だった。Apgarスコアは皮膚色，心拍数，刺激への反応，筋緊張，呼吸努力の5つを表す。評価は出生後1分と5分で行う(スコアが7点未満の場合は，その後5分ごとに生後20分まで評価する)。偉大なるApgar先生が考案したこのスコアリングシステムにも限界はある。低出生体重の新生児集団の短期的死亡率を，集団として予測するのには有用であるが，個々の新生児の生存可能性を予測するうえでは，的中率は低い。

この新生児は仮死状態でもなく，無呼吸も起こさなかった。レジデント時代の私を鍛えてくれたベテランの麻酔科指導医の1人がこう言っていたことを思い出す。「要は腕前よりも運さ！」

症例 29　超音波で何が見えるのか

術前の問題

1. PT-INR の治療目標範囲はいくつか？　心臓弁疾患患者が抗凝固薬を服用しなければならない理由は何か？　抗凝固薬を服用しないとどうなるか？　患者が抗凝固薬の効果を阻害したり，増強したりする薬物を併用するとどうなるか？

　人工弁置換患者は血栓塞栓症を防ぐために抗凝固薬を服用する必要がある。ACC/AHA ガイドラインによると，人工弁置換患者の抗凝固療法は患者の状態と危険因子により決定すべきである。危険因子とは，心房細動，左室機能不全，血栓塞栓症の既往，過凝固状態などである。機械弁で置換された患者は必ず抗凝固療法を必要とする。PT-INR は，大動脈二葉弁と Medtronic Hall 弁では 2.0 〜 3.0，機械僧帽弁，大動脈ディスク弁，Starr-Edwards 弁では 2.5 〜 3.5 に維持する。生体弁では，リスクが低い患者で術後 3 か月は PT-INR 2.0 〜 3.0，リスクが高い患者では一生 2.0 〜 3.0 に維持する。抗凝固薬に影響する薬物を併用している患者では PT-INR が適切な範囲内であることを確認するため，綿密にモニターする必要がある。

2. 心嚢液貯留の原因は何か？　似た像を示すほかの病態はあるか？　心嚢液が急速に貯留するのと，徐々に貯留するのとでは生理学的効果はどのように違うか？　ほかにどのような身体所見を探すか？

　この心嚢液貯留の原因は，ウイルスまたは細菌感染，特発性，尿毒症，大動脈瘤解離，急性心筋梗塞，最近の心臓手術，薬物性(抗凝固療法を含む)，空気などが考えられる。心嚢液貯留の速度で生理学的重要性が決まる。大量(＞1000 mL)の滲出液貯留がゆっくり進行しても血行動態に影響しない。しかし，少量の滲出液貯留でも急速に進行すると，タンポナーデを引き起こすことがある。ほかに，心膜摩擦音，低血圧，頻脈，脈圧の減少，奇異脈，CVP 上昇による頚静脈拡張などがある。

3. 経胸壁心エコー図検査(TTE)では，心嚢液貯留が認められる。この検査の window を挙げよ。経食道心エコー法(TEE)と比べてどうか？　TEE が必要か，その理由は？　TEE からさらにわかることは何か？

　経胸壁心エコー図法(TTE)の window として，肋骨や肺に邪魔されず超音波がよく通る，胸壁上の標準的な場所を選択する。胸骨上，右傍胸骨，左傍胸骨，心尖，肋骨下からの画像がある。TEE の window は，食道と胃上部である。この患者では，術前の TEE 画像で人工弁の情報をより多く得られる。TEE により弁置換後の状態，弁を介した血流の状況，人工弁に付着した血栓を評価できる。

4. この患者は 3 週間前に心臓手術を受けた。最近の手術に関連して問題は起こるか？　過去の麻酔記録のどこに注意して見るか？　過去の麻酔記録が入手できない場合はどうするか？

弁置換直後の合併症として，血栓塞栓症，感染，出血，脳卒中，不整脈，心筋梗塞がある。過去の麻酔記録は，術中に弁置換後の機能評価のために TEE が施行されたならば，有益だろう。さらに，術中の心機能，麻酔合併症の情報が得られる。

術中の問題

1. 患者は途切れることなくセンテンスを言え，横になることもできた。麻酔導入前に動脈ラインは必要か，その理由は？ 1 拍ごとに血圧測定するほかの機械はあるか？ それぞれの利点と欠点を述べよ。

この患者の息切れ，仰臥位では寝られないという症状は左室機能不全を示唆する。麻酔導入で血行動態は大きく変化し得る。1 拍ごとの血圧と血液ガス測定のために，導入前に動脈ラインを確保すべきである。動脈トノメトリは動脈ラインに似た波形を出すが，動きによるアーチファクトがあり，頻繁に補正を要する。中心静脈カテーテルを留置すれば，右室拡張終末期容量を決定する右房圧を近似する中心静脈圧(CVP)がわかり，術中の輸液管理の指標となる。

しかし，CVP は正常範囲が広く，小さい圧変化が血液量の重大な変化を示すことがある。肺動脈カテーテルは，左室前負荷と心拍出量を推定し，混合静脈血を採取し，空気塞栓や心筋虚血を検出するのに役立つ。肺動脈カテーテルは，不整脈，心室細動，心ブロック，肺動脈破裂を起こすことがある。肺動脈カテーテルから得たデータの解釈を誤る可能性もある。血行動態の評価には心電図と TEE も役立つ。

2. 20 ゲージの静脈ラインが挿入されており，よく流れている。導入前に容量負荷用のラインがいるか？ 導入後に 16 ゲージを入れるか？ 中心静脈ラインは必要か？ どの種類の中心静脈カテーテルを用いるか？ 外科医は「すぐ終わります」と言うが，どうするか？

患者には 20 ゲージの静脈ラインがあるが，大径の静脈ラインも留置すべきである。太い静脈ライン確保後であれば CV ラインは導入後に留置してもよい。CV ラインを取るなら，肺動脈カテーテルも留置できるように，イントロデューサを使うのがよい。外科医が手術はすぐ終わると言っても，(20 ゲージのラインに加えて)2 本目の太い静脈ラインを留置すべきである。

ここで注意。答えを読みながらいつでも議論，反対してよい。例えば，肺動脈カテーテルも議論できるだろう。

3. この症例を鎮静下局所麻酔で管理できるか？ どのような場合に局所麻酔で行うか？ 身体所見によって，「かなり重症な」タンポナーデと「たいしたことない」症例とをどのように見分けるか？

剣状突起下から単純なドレナージを行うだけなら局所麻酔でもよい。しかし，左開胸や胸骨正中切開を受けるのであれば，気管挿管下全身麻酔が必要である。重症心タンポナーデを示唆する症状には，仰臥位困難，頻脈，狭小脈波がある。

4. 鎮静を選択した。しかし，外科医が手術を進めるうち，「左にそれ」，気胸を起こした。どのような生理学的変化が起きるか？　気胸は開放性だが，患者の状態は悪化するか？　緊張性気胸と非緊張性気胸を比較せよ。

気胸に伴う生理学的変化は，肺活量減少，1 回換気量減少，静脈還流量減少，最高気道内圧，プラトー気道内圧上昇，低酸素症である。この患者では，緊張性気胸が起こり，呼吸循環状態がさらに増悪する可能性がある(低酸素血症，低血圧など)。

緊張性気胸では，呼吸サイクルを通じて胸腔内圧が陽圧となっている。肺内陽圧では換気が厳しく制限されるので生命を脅かす可能性があり，陽圧が縦隔に伝わって静脈還流量が減少し心拍出量が減少する。自然気胸は胸部外傷がなくても起こる。原発性，二次性自然気胸は肺疾患がなくても起こる。外傷性気胸は貫通性または非貫通性の胸部外傷により生じる。治療は気胸の種類による。

5. この，「状態が悪くはない」心膜開窓術患者をどうやって導入するか？「状態が悪い」患者との違いは何か？　ケタミン，etomidate，もしくはプロポフォールを使うか？

この患者では，悪そうでもそれほど悪くなさそうでも，導入にケタミンを考慮すべきである。大量ケタミンは心筋抑制をきたすので避ける。気管挿管下全身麻酔が要求される場面では，パンクロニウムの循環効果が好ましく有用である。しかし，スキサメトニウムも挿管に使用可能である。etomidate は心血管系への作用が小さいが，末梢血管抵抗を減少させて平均血圧を若干低下させる。高度の低血圧では etomidate を避けるべきである。プロポフォールも，血圧，心収縮性を低下させ，前負荷，心拍出量を減少させるほか徐脈をきたすので，避けるべきである。

6. 動脈ラインなしで導入したところ，血圧計カフの測定時間がひどく長い。血圧計はどのように動くか？　血圧がゼロか 300 mmHg かを知るのにどのくらい時間がかかるか？　ほかに，血圧をより速く測る方法はあるか？

手術室の血圧計は動脈血圧変化によりカフに生じる振動をモニタリングする。最初にカフが収縮期血圧よりも高く加圧されると，信号と振動が消失する。そしてカフが徐々に減圧する。元の信号が最初に現れる点が収縮期血圧，信号振幅が最大になる点が平均血圧，そして拡張期血圧はこれらから算出される。血圧測定に要する時間はカフの大きさ，位置，適切な巻き方によって決まる。動脈ラインのほうが，リアルタイムに血圧を測定し，結果もより速く出る。

7. 血圧計カフで 70/40 mmHg と出たが，心拍数は 53 bpm である。どのように治療するか？　すぐに治せるか？　フェニレフリンやエフェドリン，あるいはアドレナリンを投与するか？

低血圧と徐脈はエフェドリンで治療する。エフェドリンの心血管作用はアドレナリンに似ており，血圧，心拍数，心収縮性，心拍出量を増大させる。フェニレフリンは，主として α_1 受容体を刺激し，末梢血管を収縮させて血圧を上昇させる。しかし，反射性に徐脈，心拍出量を減少させるため，その使用を避けるべきである。アドレナリンは，α_1，β_1，β_2受容体刺激薬で，体血管抵抗を低下させ，心拍数と心筋収縮性を増加させる。その結果，心拍出量が増えるが，血圧はさして上昇しない[訳注16]。

8. フェニレフリンを使うと心拍数が 29 bpm まで落ちた。どうするか？　心拍数が減少した理由は何か？　β遮断薬との交互作用はどうか？

患者の心拍数は，フェニレフリンによる末梢血管収縮の結果，反射性徐脈が生じて減少した可能性が高い。アトロピンやグリコピロレートなどの抗コリン作動薬を投与すべきである。アトロピンはグリコピロレートよりも作用発現が速く，この状況にはより適している。β遮断薬を服用している患者はより多量の抗コリン作動薬を必要とする。β遮断薬の過量投与を治療する第1選択薬はアトロピンである。

9. 外科医が胸骨の後ろに指を入れると単源性期外収縮が出た。その理由は？　血液ガス分析は必要か？　カリウム値が 3.4 mEq/L で末梢ラインしかなかったら，カリウムを補充するか？　どこから，どんな速度で投与するか？　その間に抗不整脈薬は必要か？

単源性期外収縮の原因には高カリウム血症，低カリウム血症，低マグネシウム血症，高二酸化炭素症，低酸素血症，心筋刺激などがある。高二酸化炭素症や低酸素血症が関係するか判定するためには血液ガス分析が有用であろう。末梢静脈ラインしかなければ，10 mEq/hr でカリウムを補正してもよい。中心静脈ラインが挿入されている場合は，投与速度を 20 mEq/hr まで上げることができる。この状況では，外科医に刺激を止めるように要求すれば十分であろう。刺激がなくなったにもかかわらず不整脈が続くようなら，抗不整脈療法を考慮する。

10. 外科医が心嚢にアプローチするために小さく左開胸する必要があると言ってきた。どう答えるか？　ラインを追加するか？　術後の換気計画はどうするか？　外科医に分離肺換気を依頼されたらどうするか？

この手術には気管挿管全身麻酔が必要である。すでに動脈ラインと大径静脈ラインがあるのなら，もう導入前にラインを挿入する必要はない。術後人工呼吸計画は，患者の心肺状態が安定しているかによって決める。分離肺換気には，二腔気管支チューブか，シングルルーメンチューブと気管支ブロッカーを使う。

実際の経緯

こんな症例に遭うなんて，日頃の行いが悪いに違いない。この本の情報は本当にフレッシュだ！　この症例は昨夜6時に起きたのだが，ハロウィン当日の今日，今は朝7時

訳注16：この文章は誤り。アドレナリンはα_1受容体を刺激し，体血管抵抗を上昇させ，血圧は大きく上昇する。ただし，非常に低用量投与の場合は，β_2受容体刺激作用で低体血管抵抗を低下させる。

20分。ちょうどその原稿を書いているところなのだから。死ぬほど怖かった反射性徐脈にうなされて午前1時56分に飛び起きたあとだ。本当に怖い仕事だ！

この患者は心膜開窓術を受けるにはまれに見るほど元気だった。彼は冗談を言い，しっかりと話していた。まだまだ仕事できるほどいい体格をしていた。手術台に移されてもなお，しゃべり続けていたので，これは大丈夫，と思った。

外科医がそばにいた。最悪の事態に備えるにはいい手だ。20ゲージの静脈ラインからetomidateを使って導入した。血圧は120/86 mmHgから117/75 mmHgに低下した。

動脈ラインが入りにくかったが，その間に16ゲージ静脈ラインを取った。血圧が「欠陥麻酔anesthesia imperfecta」よろしく70 mmHg台に下がったので，少しフェニレフリンを投与したところ，とんでもない徐脈が起きたのだ。フェニレフリンが反射性徐脈を引き起こし，β遮断薬が裏目に出た。心拍数が29 bpmだと，モニター画面いっぱいフラットだ。心タンポナーデでは，エフェドリンを使うべきだった。何てばかなことを！　特に心臓を充満させ(full)，心拍数を速く(fast)し，前方駆出を多く(forward)するのが心タンポナーデ管理の原則だ。

すぐにエフェドリン，グリコピロレートをボーラス投与すると状況は改善した。しかし，麻酔というとんでもないことをしていると，時にこんな怖いことが起こるのだ！昔やっていたエキゾチックダンスの仕事を辞めなければよかった。

症例30　忍び寄る大問題

術前の問題

1. 前縦隔拡大の鑑別診断は何か？
   - 胸腺腫の再発(私としてはこれが1番目)
   - 大動脈瘤
   - 食道破裂
   - Chagas病(*Trypanosoma cruzi*感染)
   - 心タンポナーデ
   - 吸入炭疽

2. どのように診断を進めるか？
   静脈内造影剤を使ってCT検査を行う。

3. CTで40%程度圧迫されている可能性がある。ほかにすることは何か？
   単純CTは閉塞病変を見つけにくいので，以下を考慮する。
   - 高解像度CT検査と気道再構築
   - フローボリューム曲線
   - 気管支鏡による観察(標準)

4. 圧容量曲線はどうか？

気道閉塞が固定していたら，容量曲線が吸気，呼気相ともに平坦化する。気道閉塞状態が変化しており，それが胸腔外からの場合には圧容量曲線が吸気時のみ平坦化し，胸腔内の場合には呼気時に平坦化する。気管支鏡する場合には，圧容量曲線測定は必要ない。

5. ダイナミックな閉塞が進行しているのを除外診断するほかの方法は何か？

心エコー図検査により心臓を外部から圧迫する腫瘤(マス)の存在を除外できる。患者は両側の胸腹水があるので，その原因が心臓にあるか超音波検査で判定できる。呼吸困難があるので，心タンポナーデないし大量の心嚢液貯留があるかどうかも判定できる。

6. 心エコー図検査では，右心房が外側から圧迫されているが，正常な拡張，血流を呈し，心収縮能は正常であった。気管支鏡では気管支内腔にダイナミックな閉塞や歪みもない。他科にコンサルテーションするか？

- 呼吸器内科：閉塞の有無や圧容量曲線と気管支鏡検査の必要性に関するコンサルテーション。
- 循環器内科：心エコー図検査の結果により，患者の心血管状態を改善する必要(性)の有無に関するコンサルテーション。
- 耳鼻咽喉科：導入後，気道閉塞時に硬性気管支鏡が可能かどうかに関するコンサルテーション。
- 心臓外科：人工心肺の可能性に関するコンサルテーション。
- 神経内科：重症筋無力症の再発に関するコンサルテーション。

7. 両側胸水に対してはどう対処するか？

胸水の量と患者の症状により，胸腔ドレナージを考慮する。この患者は起坐呼吸があるので，おそらく胸腔ドレナージを行うだろう。

術中の問題

1. 麻酔をどう進めるか？

心血管系の観点から，右室の外的圧迫による循環虚脱を防ぐために，導入前にボーラス投与をして容量負荷して前負荷を増やし，右室充満圧を上げておく。

気管挿管の観点から，気道の閉塞，歪みがないので，酸素化を十分に行い，座位(気道閉塞しにくい)を取ったうえで通常通り導入する。さらに，硬性気管支鏡を使える耳鼻科専門医に待機させるか，意識下挿管を考慮するのもよい。

2. 手術室にどんな器具を準備するか？

- 幸運のお守り
- 硬性気管支鏡を使える耳鼻咽喉科専門医

●人工心肺

3. 導入時にどんな体位を取るか？

患者が全身麻酔導入されて筋弛緩状態にあるときに，座位にして腫瘤に重力が有利に（不利にではなく）作用するようにする。

4. 腹水が多いことを考慮して，迅速導入を使うか？

迅速導入を行う。腹水が食道胃接合部への圧力を増し，誤嚥の可能性を高めるからである。

5. 筋弛緩薬を使うか？

迅速導入を行うなら，イエス。重症筋無力症の再発がある場合，スキサメトニウムの効果が予測できない。重症筋無力症患者は筋弛緩薬に非常に感受性が高い。試験開腹だから筋弛緩薬はおそらく必要である。この症例では筋弛緩をしっかりモニタリングする。

6. 導入後に仰臥位に戻すと，SaO_2 が 92％に，呼気終末二酸化炭素分圧が 25 mmHg に低下した。どうするか？

回路の部分的外れ，心拍出量減少，換気減少，肺塞栓を鑑別診断する。

血行動態が安定していることを確認して，100％酸素で用手換気し気道閉塞がないことを確認する。回路接続をチェックして，患者の両肺野を聴診して気管チューブが適切な位置にあることを確認する。

気管チューブの位置が正しいなら，腹水により腹腔内圧が上昇し無気肺をきたしたことが，酸素飽和度，呼気終末二酸化炭素分圧低下につながったのかもしれない。私なら，用手換気して酸素飽和度が上昇するまでリクルートメント手技を行う。最後まで PEEP をかけ，酸素流量を調節して，かつ最大吸気圧が 30 ～ 35 cmH_2O におさまるようにする。

実際の経緯

多くの診療科のコンサルテーションが必要だった。外科医と議論し，気道閉塞除外の必要性を強調し，24 時間以上待った。CT 検査，心エコー図検査，呼吸器科コンサルテーションを行った。呼吸器科医が気管支鏡検査を行い，ダイナミックな閉塞[訳注 17]がないことを確認した。患者は仰臥位をとれないし，気管支鏡ですべての情報がわかったので，

訳注 17：ダイナミックな閉塞 dynamic obstruction とは，器質的に完成された static obstruction と違い，「状況により出現する」閉塞のことと読む。しかし，気管支鏡で確認できるのはある特定の状況での閉塞の有無だけであって，「どんな状況でも」閉塞が起こり得ないかどうか（＝ダイナミックな閉塞がないかどうか）を除外することは不可能である。したがって，この考えには誤りがある。

圧容量曲線には益がないと考えた。私たちは胸水をドレナージした。CT の専門医と耳鼻咽喉科専門医と症例について話し合った。人工心肺チームに大腿動静脈バイパスを，耳鼻科医に硬性気管支鏡をスタンバイするよう依頼した。

しかし，ダイナミックな閉塞がないので，結局坐位で迅速導入を行い，気道のトラブルはなかった[訳注 18]。筋弛緩薬投与後に深刻な気道閉塞の症例報告があるが，それは小児患者のことだ。

症例 31　日帰り麻酔でも気を抜けない

術前の問題

1. この患者で麻酔時に問題になることは何か？

病的肥満は，心血管系，呼吸器系，消化器系合併症や困難気道などの問題を呈する。1 回拍出量，心拍出量増大により全身，肺高血圧をきたし，右心，左心ともに心仕事量が上昇，その結果，右心，左心不全につながる。低酸素症や心筋虚血から不整脈が生じる。この場合，静脈うっ滞と塞栓のリスクがある。肺に関する懸念点は，胸腹壁に脂肪が蓄積し呼吸器系の問題が生じることである。肺拡張とガス交換が阻害される。予備呼気量，機能的残気量(FRC)，全肺気量が減少する。非肥満患者と違い，通常の換気で下気道閉塞が起こり，PaO_2 が低下する。仰臥位と全身麻酔導入によりさらに FRC が減少する。咽頭周囲への脂肪蓄積により，気管挿管やマスク換気が困難になる。肥満は，閉塞性睡眠時無呼吸の重要な独立した危険因子である。閉塞性睡眠時無呼吸患者の 60 ～ 90％は肥満である。こういった患者は周術期に合併症をきたす可能性が高い。胃液量が多く，酸性が強くなるため，誤嚥性肺炎のリスクも高くなる。

COPD は長期間の喫煙により引き起こされるかもしれない。気管支痙攣の要素には気管支拡張薬が有効である。気道抵抗の増加，あるいは，気道反応性の増加，あるいはその両方により特徴づけられる。刺激要因に対する気管支の反応性が増し，気管支拡張薬が有効である喘息から，喀痰が増加し，無気肺，肺内シャント，低酸素血症を呈し，肺胞破壊と気道閉塞を伴う肺気腫に帰結する慢性気管支炎までの病態を含む。気道過敏性は，気道径減少と副交感神経活動増大による。スパイロメトリでの 1 秒量(FEV_1)［訳注：正しくは 1 秒率(％ $FEV_{1.0}$)］は，気道抵抗を表す。周術期合併症には，気管支攣縮から，分泌物喀出困難，無気肺，肺炎，気胸，呼吸不全など人工呼吸離脱困難までの幅がある。

2. 患者の病歴でどんな情報が必要か？

気道と心肺機能に注意する。以下のような情報が有用である。

訳注 18：症例報告が小児例に限られるから，成人では考えられないという姿勢は好ましくない。筋弛緩薬投与後に「ダイナミックな閉塞」をきたすリスクは成人でも否定できないし，この症例の「腫瘤」がその原因となる可能性は十分にある。

- 麻酔歴(強い術後咽頭痛，前回の麻酔科医からの挿管困難の説明など)
- 高血圧の既往
- 心疾患やその症状(狭心症，心筋梗塞，胸痛，動悸，運動耐用能など)
- 呼吸器症状の既往(痰の有無，最近の上気道感染，安静時の息切れ，労作性呼吸困難，耐運動能，過去のステロイド作用，呼吸器症状による救急受診や入院，いびき，夜間の目覚めやあえぎ，日中の眠気など)
- 胃，食道逆流や裂孔ヘルニア
- 内服薬とアレルギー歴

この患者は，高血圧，胸痛，動悸はなくある程度の運動もできると言う。息切れせずに家に食料品を運び2階に上がれる。呼吸器症状で救急外来を受診したことも，ステロイド治療を受けたこともない。朝は痰が出るが最近は上気道感染がない。頓用の吸入薬だけを使い，アレルギーもない。

さらに聞くと，妻のいびきが夜間うるさくて目が覚めてしまうと隣の夫が明かした。さらに，よく寝返りを打ちうなり声を出す，と言う。日中の眠気はないが，睡眠検査をしたことはないという。しかし，さしあたり閉塞性睡眠時無呼吸症候群と言えそうだ。

3. 閉塞性睡眠時無呼吸症候群，閉塞性睡眠時低換気を定義せよ。

閉塞性睡眠時無呼吸症候群とは，睡眠時に繰り返し，部分的もしくは完全に上気道閉塞を起こす症候群である。厳密には，呼吸努力にかかわらず10秒以上呼吸が止まるようなエピソードが1時間に5回以上起こり，通常は経皮的酸素飽和度が4%以上低下する。10秒以上，50%以上の呼吸量低下が睡眠中1時間に15回以上起こる場合は閉塞性睡眠時低換気と呼び，やはり経皮的酸素飽和度が4%以上低下する。ともに睡眠障害を引き起こし，心肺機能に影響を与え，日中の眠気を引き起こす。

米国麻酔科学会(ASA)のガイドラインによれば，35以上のBMI，首周囲長が男性4.3 cm，女性4 cm以上，頭蓋顔面異常，解剖学的鼻腔閉塞，大きな口蓋垂などが睡眠時無呼吸を生じさせる体型上の特徴である。症状には，いびき，睡眠時呼吸停止，頻繁な目覚め，日中の眠気や疲労感などがある。頻度は，女性で2%，男性で4%と推定されている。しかし，60～80%の患者は診断されておらず，鎮静や鎮痛，麻酔時の副作用の症状が強いほど，そのリスクは高くなる。

4. 閉塞性睡眠時無呼吸症候群の病態生理を説明せよ。

閉塞性睡眠時無呼吸症候群は，睡眠時の上気道解剖と筋機能の関係により起こる。成人の睡眠は，ノンレム(NREM)睡眠とレム(REM)睡眠の4～6回の繰り返しである。NREM睡眠には4つのステージが，REM睡眠には1つのステージがある。NREM睡眠の第3，4ステージとREM睡眠は，脳波上徐波を特徴とする深い，回復期の睡眠である。筋緊張が低下し咽頭腔が狭小化する。最もコンプライアンスが高いのは咽頭外側壁で，肥満患者では脂肪組織が蓄積する場所であり，これが筋緊張を低下させ咽頭を閉塞させる。上気道抵抗が増すと，横隔膜収縮で陰圧が生じてさらに咽頭腔がつぶれる。PaO_2 が低下し，$PaCO_2$ が上昇し，換気努力が増加し，上行性網様体賦活系の神経伝達が増えて覚醒するわけである。

5. 閉塞性睡眠時無呼吸症候群の全身的影響について述べよ。

酸素化が悪化すると不整脈，特に徐脈が起きる。しかし，無呼吸患者の半数は，長い洞停止，Ⅱ度房室ブロック，心室性不整脈を起こす。さらに，このような患者では，夜間狭心症や心筋梗塞の頻度が高い。無呼吸の繰り返しにより交感神経系活動が亢進し，肺高血圧および高血圧，ひいては右室，左室肥大につながる。

6. 睡眠時検査で測定される項目を挙げ，閉塞性睡眠時無呼吸症候群の重症度がどのように分けられるか説明せよ。

閉塞性睡眠時無呼吸症候群は症状から推定されるが，最終診断は睡眠検査の結果による。これは脳波，電気眼球図(EOG)，口腔と鼻腔の気流，筋電図(EMG)，呼気終末二酸化炭素濃度，パルスオキシメータ，非観血的血圧，心電図からなる。酸素飽和度低下，心電図変化，バイタルサイン変化が記録されている。

時間当たりの無呼吸ないし低換気の回数が無呼吸，呼吸低下係数(AHI)と呼ばれる。AHIにより閉塞性睡眠時無呼吸症候群の重症度が数値化される。6～20は軽度，21～40は中等度，40以上なら高度である。時間当たりの覚醒回数は覚醒係数(AI)として報告される。ASAガイドラインによれば，持続気道陽圧(CPAP)によりAHIが改善し，普段の酸素飽和度が改善する。周術期CPAPの効果を判定するデータは十分揃っていないが，コンサルタントは術前にCPAPや経鼻間欠的陽圧換気(NIPPV)を行えば，術前状態の改善につながるとしている。

7. 閉塞性睡眠時無呼吸症候群の周術期リスクはどのように決められるか？

閉塞性睡眠時無呼吸症候群には，心臓リスクのようにスコアがある。以下はASAマスクフェースガイドラインからの抜粋である。

A. 睡眠検査と臨床症状から：0～3 (問題なしから重症まで)

B. 手術の侵襲性：0～3(体表から小手術，大手術まで)

C. 術後オピオイド鎮痛：0～3(使用せずから高用量，脊髄麻酔，脊髄幹麻酔まで)

D. 周術期リスクの推定

閉塞性睡眠時無呼吸症候群の術前のリスクを定めるのにこのスコアリングシステムを使用できるだろう。閉塞性無呼吸の重症度，手術侵襲の大きさ，術後のオピオイドの必要性のうち最大のものを考慮している。スコアが4なら周術期リスクが高く，5か6ならさらに高まる。CPAPやNIPPVを術前術後に使用するなら1を減じる。

ここで著者から一言。ASAのウェブサイトにはすべてのガイドラインが載っている。必ず最新のものであるかを確認すること。覚えておこう，成書は時が経てば古くなるが，ウェブサイトは改訂されるということを。私の本を買うのをやめてほしいっていうわけじゃないが。少なくとも足置きくらいにはなるし，そればかりはウェブサイトにはできないだろう。

8. この患者における閉塞性睡眠時無呼吸症候群の周術期のリスクは何か？

この患者は睡眠検査をしていないので，症状から軽度〜中等度の閉塞性睡眠時無呼吸症候群であると分類される。いびきをかき，時にうなり声を上げるが，日中の眠気はない。全身麻酔が必要なので，スコアは4か5である。閉塞性睡眠時無呼吸症候群のため，周術期リスクは高い。

9. 診察の際，特に注意すべきことは何か？

気道と心肺機能検査に特に注意する。血圧，心拍数，酸素飽和度などのバイタルサインが重要である。

10. 血圧は140/90 mmHg，心拍数は88 bpm，Mallampati分類はクラス1〜2だった。心音では規則的心調律で，雑音，ギャロップ，心膜摩擦音など聞こえず，肺野での呼吸音は両側ともに減弱していたが，清明であった。どのような検査が必要か？

- 全血球計算(多血症)
- 電解質(アシドーシス)
- 心電図(調律の異常か梗塞，虚血の徴候)
- 胸部X線写真(心拡大，無気肺)

術前呼吸機能検査は実用的でなく，むしろ呼吸器系リスク増大につながる病歴を注意深く聞き取る。睡眠検査は，閉塞性睡眠時無呼吸症候群の重症度や術後CPAP，NIPPVの必要性を判定するのに役立つ。しかし，閉塞性睡眠時無呼吸症候群の診断はあくまで暫定的なものであり，患者の卵巣の病理が懸念されるので，麻酔，手術を進める。

禁煙が推奨される。禁煙することによって気道の反応性が低下し，粘膜線毛輸送は改善する。しかし，このような効果が出るまでには数週間かかる。48〜72時間だけでも禁煙することができれば，一酸化炭素ヘモグロビン量は減少し，組織への酸素運搬は改善する。

11. この症例は日帰り手術センターで行うのに適切か？　腹腔鏡下胆囊摘出術だったらどうか？

日帰りか入院手術かを決定し，退院時期を判定するための文献的根拠は乏しい。しかし，ASAガイドラインのコンサルタントは，通常日帰りで行われる手術が区域麻酔，局所麻酔で行われる場合は，閉塞性睡眠時無呼吸症候群患者も同様に日帰りで受けることができるとしている。体表手術や婦人科手術を全身麻酔下で日帰り手術として実施する場合については，明確な意見はない。

このような高リスク患者の日帰り手術に際しては，困難気道対策用具，人工呼吸用具，放射線学的検査設備，血液検査機器などを備え，入院施設へ移送できる準備が必要である。3歳未満の小児の上腹部腹腔鏡，気道手術，扁桃摘出術などは日帰り手術で行ってはならない。同様に，閉塞性睡眠時無呼吸症候群の重症度が5以上の患者は日帰り手術センターで手術を行うべきではない。

12. 前投薬を行うか？

胃液量が多くその酸度が高いので，シメチジン，ラニチジン，メトクロプラミド，粒子状でない制酸薬(クエン酸ナトリウムなど)を前投薬として投与してもよいであろう。導入直前に吸入気管支拡張薬を投与するのも有用である。気道閉塞が懸念されるので，鎮静薬は避けるべきである。外科医と周術期静脈血栓症のリスクを相談し，低用量抗凝固薬を使用するか決める。

迅速導入を行い，直達喉頭鏡で問題なく挿管し，プロポフォール持続静注とセボフルランで維持する。

術中の問題

1. 迅速導入を行い，問題なく直達喉頭鏡で挿管し，プロポフォールとセボフルランで維持することができた。術中はどのようなことを心配するか？

最大の懸念は呼吸状態である。気道過敏性を避けるため麻酔を深くする。気管内吸引や吸入気管支拡張薬が必要かもしれない。肥満と麻酔導入により機能的残気量(FRC)が減少しているので，腹部にガスを送り込んで横隔膜を圧排することや全身麻酔によるFRCのさらなる減少に注意する。同様に，もっと強いトレンデレンブルグ位をとってほしいという要望に対しても機能的残気量を減少させるので，注意深く対応にする。

この手術では全身麻酔補助薬としてオピオイドが必要になる可能性が高い。オピオイドは粘液分泌と気管支収縮を抑制するが，回復期に呼吸抑制を起こすので，使用をできるだけ最小限にする。外科医には，腹腔鏡挿入部に長時間作用性局所麻酔薬を使用するように薦めるとよい。

2. 手術は特に問題なく進んだが，どのくらいのトレンデレンブルグ位に耐えられるかに関して，外科医と意見がずっとくい違っていた。呼吸音は清明だったが，時折水泡音が聞こえた。50%酸素投与で，酸素飽和度は，ずっと95～96%程度だった。どのように抜管するか？

抜管は，筋弛緩薬を完全に拮抗したあとに半坐位を取り，覚醒下に行う。

3. 患者は覚醒し，抜管された。酸素飽和度以外のモニターを外し，麻酔記録を書き終えるところだった。突然パルスオキシメータから恐ろしい低音が聞こえ，顔を上げると，患者は眠り，酸素飽和度が79%を示していた。早速患者を刺激すると，93～94%にまで戻る。いつまでPACUでモニタリングが必要か？

患者がルームエア呼吸下で酸素飽和度を維持できるようになるまで，酸素を投与する。術前にCPAPやNIPPVを使われていたら，回復期に酸素を投与する。半座位を維持する。静かな環境でも酸素飽和度低下や気道閉塞が起こらないようにするのが目標である。ASAタスクフォースによれば，閉塞性睡眠時無呼吸症候群患者では，普通の患者より3時間長く酸素を投与する。ルームエアで低酸素血症や気道閉塞を起こしたら，そこからさらに7時間延長する。この患者はPACUで7時間モニターされた。最終的には日帰り手術センターから無事に退院し，術後経過も問題なかった。

4. 術後の痛みをどのように管理するか？

鎮静作用と気道閉塞のリスクを最小限に抑えるため，非ステロイド性抗炎症薬を少量の経口オピオイド鎮痛薬とともに使うのがよい。痛みのコントロールがうまくいかなかったら，入院させてモニターできる環境におく。

参考文献

American Society of Anesthesiologists (ASA) Task Force on Perioperative Management of Patients with Obstructive Sleep Apnea: Practice guidelines for the perioperative management of patients with obstructive sleep apnea. Anesthesiology 2006; 104: 1081-1093.

Benumof JL: Obesity, sleep apnea, the airway, and anesthesia. ASA refresher course lectures. Anesthesiology 2002; 30: 27-40.

Brodsky JB: Anesthesia for bariatric surgery. ASA refresher course lectures. Anesthesiology 2005; 33: 49-63.

Gal TJ: Reactive airway disease: Anesthetic perspectives. IARS review course lectures. Anesth Analg 2002; March (Suppl): 45-53.

Roizen MF, Fleisher LA: Anesthetic implications of concurrent diseases. In Miller RD (ed): Miller's Anesthesia. Philadelphia, Elsevier/Churchill Livingstone, 2005, pp 1028-1034.

Sladen RN: Preoperative evaluation of the compromised patient. IARS review course lectures. Anesth Analg 2004;(Suppl): 108-115.

Stierer TL: Postoperative obstructive sleep apnea. Paper presented at the Society for Ambulatory Anesthesia 21st Annual Meeting, May 2006, Washington, DC.

ここに参考文献が記されているのは，閉塞性睡眠時無呼吸症候群(OSA)というのは難しい問題で，口頭試験の出題の「宝庫」だからである。

症例32 ビッグ・“HIT”

1. HITとは何か？ HITの1型と2型の違いを説明せよ。

ヘパリン起因性血小板減少症(HIT)は，血小板第4因子(PAF4)とヘパリン複合体に対するIgG抗体反応で，一時的に起きるが再発する。ヘパリンへの曝露なら何でも起こるが，大量の未分画ヘパリンに対して起きることが多い。血小板数減少が最も多く，少なくとも90%の患者に生じる。血栓症を合併することが多い。

主に未分画ヘパリン(UFH)が原因となる。頻度はかなり低いが低分子ヘパリン(LMWH)でも起こり得る。血小板数が少なくなるが，動脈または動静脈に高い確率で血栓症を起こす。典型的には，ヘパリン投与後4～14日後に起きる。

HITは1型, 2型に分類される。1型HITでは一時的に血小板数が減少するだけで，ほかの症状はない。ヘパリン投与を続けても自然に回復する。血小板数が10万未満になることはまれである。ヘパリンを投与した患者の10～20％で起きる。これは免疫反応ではなく，抗体も検出されない。

2型HITは自己免疫反応で，PAF4，ヘパリン複合体に対して抗体が形成される。複合体形成によりタンパク質の形態変化が起こり，抗原性が生じるようである。最もよくみられるのはIgGだが，IgMやIgAを伴うこともある。IgMやIgAが単独で(IgGなしに)みられることはほとんどない。2型HITは未分画ヘパリン投与で3％，低分子ヘパリンで0.1％に発症し，30～40％で血栓症を引き起こす。凝血塊は主に動脈に生じ，血小板を多く含むため白色血栓症候群と呼ばれる。フィブリンと赤血球を多く含む凝血塊が赤色を呈するのと対照的である。血栓症は主に下肢に起こり，ヘパリン投与部位に一致して皮膚症状や壊死が起こることがある。2型HITではトロンビンが最も重要な役割を果たし，血小板活性化後に増加する。HITの発症リスクは男性よりも女性で高く，内科的使用よりも外科手術における使用で多く起きる。

2. HITの診断方法は？

ヘパリン使用中に血小板数が15万以下または半分以下に減少したら，HITの診断を念頭におく。確定診断は以下のステップを要する。

- ヘパリン投与中の血小板減少症
- 血小板減少症をきたすほかの原因の除外
- ヘパリン中止後の血小板数回復
- ヘパリン依存性抗血小板抗体の検出[訳注：PF4抗体のことと思われる]

ほとんどの症例で，HITの診断は臨床所見で行われる。最もよく行われる血清試験はPF4，ヘパリン複合体の酵素免疫測定法である。

3. 麻酔科医の視点から，術前管理ではどのようなことが懸念されるか？

術前の問題以外に，HIT患者は低血小板血症があるにもかかわらず，動・静脈血栓症による合併症が問題になる。出血よりも血栓症が主要なリスクであり，血栓症や塞栓症で死亡することもまれではない。

手術，特に心臓手術に際しては，ヘパリン代替薬による抗凝固療法を考慮すべきである。準備内容からヘパリンを完全に除外する。肺動脈カテーテルはヘパリンコーティングなしの製品を使用する。抗凝固薬のリバースができないため，術後出血が大きな問題になる。

4. 抗凝固薬の代替薬は何か？

代替抗凝固薬は3つある。bivalirudin，アルガトロバン，lepirudinである。

5. 代替薬の作用機序は何か？

これらの3剤はすべてトロンビン阻害薬である。bivalirudinは20個のアミノ酸からなる合成ペプチドで，半減期が25分と短い。腎不全患者では半減期が延長する。

薬力学的，薬物動態的にヘパリン代替薬として安全に使用できる。

lepirudin は半減期が 80 分と長く，抗原性があるため繰り返し使用できない。アルガトロバンは非心臓手術でヘパリン代替薬として使用される。

6. 投与量はどうするか？

人工心肺を使用する手術での bivalirudin 使用量は，下記の通りである。

ボーラス：1 mg/kg

維持：2.5 mg/kg/hr

人工心肺中：人工心肺のプライミングに 50 mg 追加

追加投与法：活性凝固時間(ACT)を初期値の 2.5 倍以上に保つように 0.1 〜 0.5 mg/kg を投与する。人工心肺離脱 15 分後まで投与を続ける

例外：腎機能低下時には低用量を投与する

lepirudin の投与用は下記の通りである。

ボーラス：0.4 mg/kg(体重 110 kg まで)

維持：0.15 mg/kg/hr で静脈内持続投与(体重 110 kg まで)［訳注：体重 110 kg 以上は投与量を増やさない意味と解釈した］

アルガトロバンの投与量は下記の通りである。

ボーラス：350 μg/kg

人工心肺中：150 μg/kg 追加

維持：25 μg/kg/min

7. 代替薬の利点と欠点を挙げよ。

bivalirudin は半減期が短い(25 分)が，腎クリアランスに依存する。アルガトロバンは肝臓で代謝される。lepirudin は半減期が長く(80 分)である。抗原性があるため，繰り返し投与が問題になる。

8. どのように抗凝固レベルをモニタリングするか？

抗凝固レベルは手術室では ACT で測定される。一般に，人工心肺下手術では 420 秒以上，もしくは初期値の 2.5 倍程度が許容範囲である。オフポンプ手術ならばそれより若干短くてもよい。通常，抗凝固薬は人工心肺離脱の 15 分前まで持続投与する。ACT は頻繁に測定する。

9. どのように抗凝固療法をリバースするか？

直接トロンビン阻害薬には直接的な拮抗薬が存在しない。限外濾過変法，血液透析，遺伝子組換活性化第Ⅶa 因子，新鮮凍結血漿(FFP)，クリオプレシピテートなどを組み合わせて使用すると，抗凝固作用を拮抗できることがある。

10. 自己血回収にかかわる人工心肺技士が，「抗凝固薬に何を使いましょうか」と尋ねてきた。どう答えるか？

citrate phosphate dextrose（CPD）液を血液に対して 1：12 の割合で血液貯蔵タンクに混合する。

実際の経緯

HIT については，私たちも調べる必要があった。私は家に急いで帰って HIT に関して調べた。幸運にも最近の文献がたくさん見つかった。bivalirudin が一番安全性が高く，成功の実績があった。私たちは bivalirudin を選択し，大動脈カニューレーションの 10 分前に 1 mg/kg を投与し，同時に 2.5 mg/kg/hr で持続投与を開始した。ACT は 403 秒以上であり，手術室の皆が緊張した。手術が始まり，私もやっと一息つくことができた。bivalirudin 投与中止，ウィーニング，止血と進み，ACT 短縮を待った。ACT が短縮するのに 60 ～ 70 分ほどかかり，術野に凝血塊が見えてきた。ここが 2 番目に難しいところだった。第 1 の難関は，ヘパリン抜き肺動脈カテーテルを調達することだった。そんなもの誰も知らなかったのだ！　私たちは止血を待ち，凝血塊の出現を待ち，体温をキープした。ACT が正常に近くなってから，患者を心血管 ICU に移送した。その後は問題なく，患者は無事退院した。

参考文献

Spiess BD, DeAnda A, McCarthy HL et al: Off-pump coronary artery bypass graft surgery with anticoagulation with bivalirudin: A patient with heparin-induced thrombocytopenia syndrome type II and renal failure. J Cardiothorac Vasc Anesth 2006; 20: 106-111.

症例 33　酸素わが家にあり

Carlos Mijares and Wei Song

術前の問題

1. この患者の余命はどうか？　患者に手術に関して術前にどう説明するか？

卵巣癌患者の余命は 6 か月以下だろう。この患者がこの種の手術を受けると，挿管時間，ICU 滞在期間が延びる可能性が非常に高く，もしかしたらもう二度と目覚めなくなってしまうかもしれない。このようなことを，術前診察時に本人と家族に伝えておかねばならない。実際に起こったときに家族が驚かないように。

2. さらに検査が必要か？　どんな検査をオーダーするか？

現在の情報から考えて，この患者ではさらに詳細な広範囲の追加検査が必要である。心機能，呼吸機能，肝機能，腎機能，凝固系，癌転移など。

3. 心機能検査は必要か？　心臓カテーテル検査が必要か？

病歴では，息切れがあり，夜間酸素療法を必要とし，耐運動能が低い。心電図検査，薬物負荷心エコー図検査などの心機能検査が必要である。歩けないので，心筋虚血のリスクと左室機能を評価する必要がある。心臓カテーテル検査が必要か否かは，心電図検査と負荷検査の結果によるだろう。

4. 呼吸機能検査は必要か？　その場合，どのような検査をオーダーするか？

ヘビースモーカー，慢性閉塞性肺疾患(COPD)があるほか，中等度腹水があることから，拘束性肺換気障害の可能性がある。胸部単純X線写真とフローボリューム曲線付き呼吸機能検査を行えば多くの情報が得られる。胸部単純X線写真で，肺感染，肺水腫，胸水，転移巣，心拡大などの有無がわかる。呼吸機能検査から，拘束性と閉塞性のパターンがあり，閉塞性の要素が強いことが示された。スパイロメトリでは，気道閉塞が可逆性の要素をもつか否かが明らかになる。

5. 術前に腹水をドレナージするか？　その理由は？

腹水ドレナージは手術にも麻酔にも有用な効果はないだろう。十分に補液しなければ循環血液不足や肝腎症候群，急性腎不全を引き起こすかもしれない。

6. 24時間酸素は毎日必要か？　どのぐらい投与するか？　2，4，6 L/min？　その理由は何か？

患者はCOPDで，肺転移と左室機能低下を合併している可能性がある。常時酸素投与が有益であろう。2 L/min程度の低流量のほうが高流量より望ましいだろう。慢性的に二酸化炭素を貯留しており，呼吸中枢が高二酸化炭素症に反応せず，低酸素刺激が唯一の呼吸促進要素だからである。高流量酸素投与により低酸素刺激がなくなると，呼吸抑制を引き起こす。

7. 血液ガス検査結果をどう解釈するか？

血液ガス検査結果から，PO_2が56 mmHgの低酸素血症，PCO_2が45 mmHgの高二酸化炭素症とわかる。さまざまな原因があり，長期にわたるCOPD，肺水腫，肺炎，肺転移などが考えられる。

8. 術前に輸血するか？　それはなぜか？

貧血の原因は低栄養と悪性腫瘍を含め，複数ある。COPDの長い病歴からヘマトクリット値が高いはずだが，実際には低いので，骨髄転移がある可能性がある。癌末期であり，心予備能が小さいので，輸血でヘマトクリット値を30%以上に維持するのがよいだろう。

9. 前投薬を投与するか？

慢性高二酸化炭素症があり，鎮静により低酸素ドライブが阻害され呼吸機能をさらに悪化させる可能性があるので，前投薬はためにならない。高度なモニタリングがない状態では特に危険である。

術中の問題

1. どんなモニターを選択するか？　動脈ラインと中心静脈ラインを挿入するか？　肺動脈カテーテルは使うか？

　心電図，非観血的血圧測定，パルスオキシメータ，体温の ASA の標準モニタリングに加えて，血圧と体液の状態をモニタリングするため動脈ラインと中心静脈ラインが必要である。左心機能は低下しているので，動脈ラインは導入前に留置する。肺動脈カテーテルを留置するかどうかは意見が分かれる。予後を改善しないし，かえって死亡率を上昇させるとの研究もある。自分なら留置しない。

2. 導入前に動脈ラインを挿入することにしたが，患者が非常に不安そうである。鎮静するか？

　手術室では綿密なモニタリングと救急処置が可能なので，患者が緊張していたら，鎮静薬を少しずつ，効果をみながら投与し，軽く鎮静するのもよい。

3. どのように導入するか？　どんな薬物を使うか？　ケタミンを使うか？　筋弛緩薬は何を使うか？

　この患者はフルストマックとして扱う。迅速導入がよい。etomidate かチオペンタールがよい。ケタミンは鎮痛，健忘をもたらし循環動態を維持するカテコラミン分泌を刺激するのでよい選択である。患者はかなり長期間寝たきりで筋萎縮が起きている可能性があり，スキサメトニウムの使用は気がかりになる。肝臓，腎臓機能はよくないかもしれない。**Hoffman 反応**で代謝されるので cisatracurium か atracurium がよいであろう。

4. Hoffman 反応とは何か？　Hoffman 反応に影響を与える因子を挙げよ。

　Hoffman 反応とは，肝臓，腎臓に依存せず，正常体温と pH で酵素に関係なく分子が崩壊することである。患者の体温と血液 pH を正常に保つことが重要である。

5. 麻酔維持にはどんな薬物を使うか？　懸念されることは何か？

　麻酔維持は静脈内麻酔薬でも吸入麻酔薬でもよい。早く抜管したいなら早く効果が切れる薬物がよい。吸入麻酔薬，特にデスフルランは，血液ガス分配係数が小さく，作用発現と消失が速く，代謝率が低いので，よい選択である。

6. 回復直後に突然血圧が低下した。鑑別診断は何か？

　低血圧が起きたときは，前負荷，心収縮性，後負荷，心拍数，調律脈，というように，系統的に原因を考えるのが一番だ。こうすれば重要なことを見逃しにくくなる。この場合，突然腹腔内圧が下がって腹腔内静脈床が拡張し，静脈還流量が減少したことが一番の原因であろう。輸液で容量負荷をすれば改善するであろう。

7. 手術中に気道内圧が突然上昇した。鑑別診断は何か？　カプノグラフィで気管支攣管(片肺挿管)を早期に検出できるか？

高気道内圧に対しては体系的に考える。外側から内側に，人工呼吸器，呼吸回路，気管チューブ，気管，肺，胸腔，横隔膜，胸郭，腹部と順に考える。この状況で考えられるのは，気管チューブの分泌物による閉塞，気管チューブの折れ曲がり，気管支挿管，気胸，浅麻酔，筋弛緩薬不足などである。まず用手換気して，コンプライアンスを確かめ，気管吸引を行い，両肺野の呼吸音を聴き，筋弛緩薬の効果を確かめ，バイタルサインから浅麻酔を除外する。気管支挿管でないのに呼吸音が片方しか聞こえなければ，気胸の可能性が高い。気胸が確定診断されたら，胸腔ドレナージチューブを留置する。カプノグラフィでは気管支挿管を検出できない。

8. 気胸をどのように診断するか？　胸腔ドレナージチューブを留置するか？

術中に気胸を迅速かつ正確に診断するには，まず疑うことが大切である。胸部を聴診して両側の呼吸音を確かめ，呼吸回路と弁が閉塞していないことを確かめ，気管吸引して粘液塞栓を除外し，ファイバースコープ，胸部単純X線写真で確定診断する。気胸に対しては胸腔ドレナージを行わなければならない。

9. 輸液には晶質液，膠質液のどちらを使うか？

大きな手術での輸液選択は意見が分かれる。輸液により，臓器ごとの影響が異なる。何を取ってもほかに優るという輸液はないので，晶質液と膠質液を組み合わせて使用し，双方の利点を最大限に生かし，副作用を最小限にする。

10. 酸素飽和度が徐々に90％台前半まで低下した。どうするか？　呼気終末陽圧(PEEP)はどのように効果を発揮するか？

ほかの原因が判明しないかぎり，酸素飽和度低下は低酸素血症を示すと考える。原因には，吸入酸素濃度低下，肺胞換気不足，換気血流不均等，解剖学的シャント，心拍出量減少がある。ほかのバイタルサインもチェックする。まず100％酸素にして，人工呼吸器から気管チューブまで呼吸回路全体をチェックする。換気が十分かどうか確かめる。用手換気で肺コンプライアンスを評価する。気管チューブの位置を確認して，両肺の音を聞いて誤嚥，気管支痙攣を除外する。呼気終末陽圧換気を行い，心臓の原因を除外するため血圧，心拍数，心電図をチェックする。心拍出量とヘモグロビン値を維持するために輸液，輸血を行う。PEEPは，機能的残気量を増加させ酸素化を改善する。

実際の経緯

予想通りのことが起きた。この症例には苦労して，酸素飽和度には頭を痛めた。術後経過も苦労して，酸素飽和度にも頭を痛めた。このような症例をうまく管理するのは難しい！

第14章

寄せ集め問題の解答

症例 1　鼓膜チュービング

そこら中の人の助けを求めると同時に，患者を頭低位にして顔を横に向け，必死で口腔内吸引し口の中に指を入れ塊を掻き出し，スキサメトニウムを投与して挿管する(当然脊髄損傷や筋疾患，熱傷などのスキサメトニウムの禁忌がないことが前提だが)。挿管後は，気管内吸引をひたすら行い，気管支ファイバースコープを入れて固形物を取り出すか，呼吸器外科医を呼んで硬性気管支鏡で大きな塊をとってもらう。それから，ICUを確保し人工呼吸を開始し，併用療法〔人工呼吸，呼気終末陽圧(PEEP)など〕を行うが，抗生物質やステロイド投与などの効果が明らかでない処置は行わない。

このうえなく惨めなことだが，この事態は私が実際に経験した症例だ。後にわかったことだが，この患者は毎朝食べまくり，吐きまくり，その日の朝もメキシコ料理を暴食しており，そのためにあのような大量の嘔吐が起こり食道胃接合部の機能が低下していたと思われる。この経験は私の絶飲食に対する信頼を，永遠に砕いてくれた。誰もこのような奇妙きてれつな食事をする患者についてなどわかり得ないし，それを誰が教えてくれるというのか？

うーん，私はいまだにこの症例の悪夢でうなされる！　唯一の救いは，急いで助けを呼んだ時に手術室に集まって私を助けてくれた同僚たちだった。

症例 2　知的障害者の放射線治療

これは難しい症例だが，特殊な治療ではよく遭遇することである。毎回挿管するのはいやだから，プロポフォールでの鎮静を考慮する。放射線科医は30秒だけ患者が動かなければよく，痛みも伴わない。プロポフォールのボーラス静注は患者をおとなしくし，その間厳重にパルスオキシメータを見張る。そしてプロポフォールを持続静注しながら，患者を治療室に運び込む。重要な点は前回がどうであったかだ。たまたま5回目か6回目の治療を担当することになったら，これまでの記録を確認してどのように鎮静していたか確認する。初回の担当者ならば，どの薬物が効いて何が効かなかったかを記録し，この患者はどの程度の薬物が必要だったかを明記した記録を残す。後の担当する人たちに役立つようにていねいに。

この症例は本書のほかの症例と同様，実際の症例の抜粋である。デクスメデトミジンも有用であったが，少し時間を必要とした。患者の介護者による説得や励まし，そして手を握ったりする(すべてのよい医療は副作用が非常に少ない！)などの助けを借りて，少量のプロポフォールのボーラス投与の後，パルスオキシメータを監視しながら，低濃度のプロポフォール持続静注でうまく行うことができた。

症例 3 背中に刺さったナイフ

患者を仰臥位にできないが，気道は確保しなければならない。患者を側臥位にしてマスク換気で導入し挿管が可能だが，それは不確実である。鎮静下に意識下挿管し，気道確保したあとに通常通り麻酔を導入するだろう。脊髄損傷から時間がたっていないので(24 時間以内)，スキサメトニウムが使用できるが，意識下挿管なのでこのことは問題にならない。

この症例はこれまで経験したなかで最も異様なものであった。患者はガールフレンドに刺され(これ自体はよくありがちだが)，体の片側は動かせるがそちら側が動いていることは認識できず，反対側は感覚はあるが動かせなかった(これは教科書どおりの症状だった)。その後どのような人生をたどったのかについて，私の想像は及ばない。ナイフをはずすためにほんの少し動かすことも不可能だったので，ナイフを抜くことは難題だった。動かすことでまだつながっていた脊髄を離断することになるからであった。結局ナイフを抜くためにきわめて体格のよい整形外科医が駆り出すことになった。

症例 4 ICU での発熱

高熱，低血圧，頻脈，A-aDO_2(肺胞-動脈血酸素分圧較差)の開大(60％酸素投与で，患者の酸素飽和度は 100％，PO_2 は 250 ～ 300 mmHg になるはずである)のすべての所見が，敗血症であることを物語っている。患者は最近開腹術を受けているので，感染の原因診断(腸管壊死，膿瘍など)が重要である。気道確保，呼吸，循環管理(つまり ABC)を行い，呼吸，循環補助(昇圧のための輸液療法，血管収縮薬投与など)をしつつ，感染の原因解明と治療のために専門家にコンサルトする。

症例 5 禁 煙

手術前夜まで喫煙を継続することを勧めるだろう。禁煙して 2 週間後までは肺が過敏になるという証拠がある。12 時間の喫煙中止で一酸化酸素ヘモグロビン値は十分低下する。周術期の喫煙は粘液の分泌過多，末梢気道の狭窄，線毛輸送能の低下を引き起こし，患者の気道分泌物排出を困難にする。

症例６　膝関節鏡術後の頻脈

低酸素症，痛み，循環血液量減少を評価する。これらは，術後不整脈の３大原因である。パルスオキシメータと血圧計がついているので，循環血液量減少は評価できる。痛みは「痛みがありますか？」と聞くことで評価する。

上室性頻脈(SVT)なら，二次救命処置(ACLS)のSVTのアルゴリズムに進む。迷走神経刺激のためアデノシン，ベラパミル，β遮断薬，ジゴキシンを用いる。QRS幅が広い場合にはリドカインを使用する。これらの処置が無効の場合には，除細動を行う。

症例７　骨の痛みと骨肉腫

Ewing肉腫は骨を侵すので，強い痛みを伴う。この患者はおそらくオキシコドンのような徐放性オピオイドやフェンタニルパッチ，そして突出痛のためのオピオイドが必要である。また，神経因性痛のためにメサドンも投与されるこのような患者ではまた，神経障害性痛に対してペチジンを投与する場合がある。どんな急性痛，慢性痛もその治療は効果をみながら調節する。腫瘍の場所と大きさにもよるが，神経ブロックも検討しよう。

症例８　輸　液

何十年もかけて蓄積された症例があるが，晶質液に勝る膠質液の利点を示すことができていない。以下の要点が現在推奨できることである。

- 自由水は脳外傷の際には投与すべきでない(5％ブドウ糖液を硬膜下血腫除去の際に投与するのは不適当である。
- ブドウ糖を含む輸液は，高血糖が神経障害・腎障害を悪化させるので，どうしても必要な場合以外使用しない。
- 新鮮凍結血漿(FFP)やほかの感染の可能性がある製剤を，その必要がある場合(凝固因子の補充など)以外に，単に循環血液量増加のために投与するのは誤っている。

以上のガイドライン以外に，輸液投与の原則はほかの薬物と同じだ。すなわち，必要量を投与し過剰投与を避け，患者の反応を評価することである。以上が手術室での輸液の約束ごとである。

症例９ 定位脳手術用のハローベストを着けた患者の鎮静

ハローベストを着けると，通常の挿管はほぼ不可能になり，マスク換気も困難になる。マスク換気はマスクを上下逆にすることで可能になる場合もあるが，かなり苦労するであろう。鎮静は患者を評価することから始まり，じっくり患者と話し合い，自分が手術中ずっとついていることを話し安心させ，それから，何が行われているかを説明する。**最初に**じっくり説明することで，鎮静薬の量は減らすことができる。デクスメデトミジン(呼吸を保ち，鎮静と軽度の鎮痛作用をもち，患者の意識レベルを保つことが可能である)で鎮静を開始し，少量のミダゾラム(1 mg程度)を追加する。別の方法に，ミダゾラム＋フェンタニルやプロポフォール＋ミダゾラム＋フェンタニルがあるが，これらの組み合わせはいずれも呼吸停止のリスクがあるので，なるべく避けたい。

症例１０ 肺動脈カテーテル

肺動脈カテーテルは称賛と誹難の激しい過去をもち，将来性も疑わしいが，まだ使われ続けている。まるで私たちが後退する頭髪の生え際や，大腸ポリープや勃起不全にこだわるのと同様に，何らかの使い方を見出さなければならない。いささかあいまいであるが，肺動脈カテーテルの推奨は以下のようになる。

- 患者の予後を改善するかに関して証明されていないが，必要があると思えば使用すべきだ。やれやれ，このまどろっこしさときたら。こんなときの１つの選択肢は，心臓外科手術を受ける患者すべてに肺動脈カテーテルのイントロデューサを挿入しておくこと，そうすれば必要と思ったときにはいつでも挿入できる。しかし，それが術後管理に必要だと心底感じた場合にのみ挿入すること。
- 冠動脈バイパス術(CABG)を受ける患者で駆出率(EF)が50％の患者では肺動脈カテーテルは必要ない。
- EFが20％のCABG再手術と僧帽弁置換術を受ける患者では，さらに情報が必要かもしれない。

経食道心エコー法(TEE)は術中に情報を得られ，ICUで問題が起きてもすぐプローブを挿入し術後にも使用できるから，すべての人がTEEに関心があるのは当然である。最も重要なことは，現在肺動脈カテーテルの最も多い適応，すなわちデータを聞いて「電話による指示」で済ますために挿入しないことである。ほとんどの肺動脈カテーテルが，動脈血ガス分析を行い，術中にTEEがどんな所見だったかを確認し，強心薬を変更したらどうなるかを確認し，尿量を測定し，可能だったら抜管する判断を行うなどといった，ベッドサイドにまでわざわざ行って診断をしたくない医師のために挿入されている(これは個人的な偏見かもしれない)。肺動脈カテーテルが挿入されていれば，電話してデータを聞いて指示を出し，すぐ自分のベッドに戻りたいと思っている。

症例 11　術後の筋強直

評価の過程はどのような症状でも同じだ。評価の過程は，身体診察と，バイタルサインの時間経過と変化に注意した見直しから始まるのが常だ。患者の最新のバイタルサインが，当面治療を進めるうえでのよりどころだ。通常通り，気道確保，呼吸，循環管理(ABC)から始める。発症が急であったので，胸部X線写真撮影と動脈血液ガス分析をオーダーするか，検討する。換気不全や気道閉塞は頻呼吸を引き起こす。気道閉塞を解除し，酸素を投与して，呼吸を補助する。必要があれば人工呼吸も行う。

頻呼吸だけなら，痛みや発熱に対する反応だろう。その場合は痛みをとり，発熱の原因を治療する。筋強直は，酸素消費量を増加させる体温調節閾値は全身麻酔中低下するので，これは術後シバリングの極端な形である可能性がある。シバリングは酸素消費量と二酸化炭素産生量を増加させるので，分時換気量が増加する。本症例の治療目標は体温を正常に戻すことであり，患者を復温することを忘れてはならない。シバリングはペチジンやその他のオピオイドでも治療できる。

術後の筋強直はまれで，生命に危機的状況を引き起こす可能性のある悪性高熱症と悪性症候群を直ちに除外しなければならない。麻酔回復室ではよくシバリングに遭遇するが，筋強直とは区別すべきだ。悪性高熱症は術中術後のあらゆる時点で発症する。

悪性症候群も考慮すべきである。精巣捻転は精巣の壊死を引き起こし，手術操作により，そこから血中に細菌が侵入する可能性がある。そのため全身性炎症反応症候群(SIRS)が急激に発症し，敗血症になる可能性がある。この病態からも，本症例の症状を説明できるだろう。

症例 12　末梢穿刺中心静脈カテーテル(PICC)と酸素飽和度低下

患者の薬物乱用に面会者が手を貸しているのだろう。酸素飽和度，呼吸数，血圧の低下に関して患者のバイタルサインのモニターを厳重に行うべきである。入院中の患者が薬物中毒で死亡するのは避けなければならない。呼吸抑制は麻薬乱用を示唆する。患者はハイになるために PICC を使っているのだろう。患者を追及しても白状しないかもしれない。患者に麻薬性鎮痛薬を投与していなくても，尿検査で麻薬が検出されるだろう。患者と治療契約をしっかり行い，そこに違法薬物と医師により処方されていない薬物に関して記録すべきである。この患者の治療を続けるなら，禁断症状の治療と入院中の精神的援助が必要である。面会者を制限するのもよい。

症例 13　妊婦の大動脈弁置換術

理想を言えば，胎児循環と酸素化を維持し，胎児へのリスクを最小限にしたい。しかし，血行動態が不安定な患者が人工心肺(CPB)に乗っている最中はそのどれも達成できない。目標は，人工心肺を離脱し，循環・酸素化・換気を十分保つことである。これが患者と胎児にとって最も望ましいシナリオだ。

換気と酸素化を正常化し，それから循環血液量，酸素供給量，凝固能を適正化する。必要に応じて，強心薬と血管収縮薬で循環管理を行う。血圧を改善し，人工心肺からの離脱に必要ならば，ノルアドレナリンも使えるだろう。α 作動薬(すなわち，昇圧薬)は体血管抵抗を上げて子宮収縮を強めるため，胎児を危険な状態にする可能性がある。しかし，低血圧と低灌流のほうが胎児をより危険に曝すと考えられる。

アドレナリンは体血管抵抗を上昇させ，同時に強心作用を発揮する。生理的投与量のバソプレシンも血圧上昇に有効だ。灌流を改善し，人工心肺から離脱できるように，大動脈内バルーンポンプ(IABP)がよく使われる。IABP を使用する前にまずアドレナリンとバソプレシン投与を考慮するだろう。

症例 14　皮下気腫

おそらく，二腔気管支チューブ挿管時に気管か気管支の穿孔が起こった可能性が最も高い。これは二腔気管支チューブの挿管操作自体か，2つあるカフのどちらかの膨らませすぎが原因である。気管支ファイバースコープですぐに気管チューブの位置を確認する。気管チューブの位置を適正にしても皮下気腫が改善せずアラームが鳴り続けるならば，気管カフより末梢気道で損傷が起こった可能性が高い。その場合には分離肺換気をすることで一時的には対処できる。気管の高い位置での損傷は，気管切開をすることで治療できる可能性がある。気管カフより末梢での気道損傷は呼吸器外科医による処置が必要になるだろう。

症例 15　三脚体位 tripod position

この患者は喉頭蓋炎のように見える。精神疾患の病歴があるので向精神薬に対する異常反応(悪性症候群など)の可能性もあるが，三脚体位 tripod position[訳注1] とよだれから喉頭蓋炎である可能性が高い。彼女をすぐ手術室に移送し，気管切開できるよう耳鼻咽喉科医の立ち会いのもと，吸入麻酔薬で導入する。挿管時は炎のごとく真っ赤に腫れた喉頭蓋に触れないように十分注意する。喉頭蓋は腫大して出血しやすく，もろいからである。

訳注 1：呼吸困難の患者がとる体位で，体を前屈して手を体の前にある壁などや自分の膝について上半身を支えた状態である。

症例 16　注意欠陥障害患者の心臓電気生理学的検査

患者と介護者との術前訪問が重要である。こうした疾患の患者は，患者ごとに異なった反応を示すものである。この患者は何が行われるかを説明し，処置の間中接触を保っていれば，協力してくれるかもしれない。常に安心させ，軽い鎮静を図るだけで十分である。まったく違う反応を示し，全身麻酔が必要になるような患者もいる。介護者と話すこと。なぜなら，彼らは患者のことをよく知っており，重要な情報源だからだ。

症例 17　火災警報

患者を見捨てるわけにはいかない。外科医に傷をガーゼで覆うように指示し，酸素ボンベと自己膨張式バッグ，そしてありったけのプロポフォールを持って安全なところへ避難する。手術の継続が必要なら，〔あなたがしなければならないなら，全静脈麻酔(TIVA)下で〕指で脈を触れ(それしかモニターがないとしたら)，駐車場であっても全静脈麻酔で行う。火急の過酷な状況では厳しい判断が要求される。

症例 18　etomidate による鎮静

etomidate は全身麻酔状態にするので，この薬物を使用する人は全身麻酔の管理ができなければならない。意識下鎮静の要点は以下のとおりである。すなわち，患者が覚醒しており，反応があるか確認すること。プロポフォールやほかの全身麻酔薬をボトルに入れて投与するのは好ましくなく，気道の問題を引き起こしてしまう。少しずつ鎮静薬を投与し，反応をみること。これが鎮静のやり方である。

症例 19　硬膜外鎮痛を予定しているがプロトロンビン時間が延長している

新鮮凍結血漿(FFP)を投与してプロトロンビン時間(PT)を正常化するよう最善を尽くし，再度 PT をチェックして正常化したことを確認する。確認できたら，硬膜外カテーテルを留置する。この症例は患者が激痛に苦しんでおり終末期を迎えているので(腫瘍専門医と相談しよう)，リスクを考慮しても行う価値がある。そうすることで，苦しんでいる患者を楽にすることができる。全身投与では複数の薬物投与を検討し，投与量も思い切って増量する。この状況では，緩和ケアの専門家に相談することも勧める。

症例 20　縦隔腫瘍

ああ，なんてこった！　残念なことに，放射線機器メーカーは MRI や CT に患者を斜めにした状態でベッドを入れる方式は開発していない。患者の頭側を少し挙上できれば大丈夫なこともあるのだが。この患者では自発呼吸を残しながら意識下で挿管し，筋弛緩薬は使用しない。その後，CT機械の中で麻酔を行う。見栄えが悪いが，これが最も安全な方法である。

症例21　足首の痛み

病歴聴取と身体診察によって患者を評価する。この患者は下肢の外傷の既往があり，現在も治癒していないことがわかった。テニスで受傷した後2週間うずいていた痛みはイブプロフェンで消失したが，靴下や靴を履くたびに生じる灼熱痛は持続した。彼女の足首をはけでそっと触っただけで苦痛で顔をしかめ，その痛みの部位はデルマトームとは関係なかった。診断は複合性局所痛み症候群(CRPS) I型であり，以前は反射性交感神経性異栄養症(RSD)として知られていたものである。MRIが必要か？　いや，軟部組織損傷を疑う場合以外は必要ない。骨損傷を疑うのであれば単純X線写真を撮るが，CTの場合にも同じことが当てはまる。骨スキャンは，CRPSに伴う特徴的な骨萎縮の初期像を診断できるので行ってもよいかもしれない。治療は神経因性疼痛の治療薬である，三環性抗うつ薬と抗痙攣薬から始める。腰部交感神経ブロックも行い，理学療法を開始する。治療の鍵は機能を回復させ，患者が希望を失わないようにすることである。

症例22　エホバの証人の血液パッチ

幸いなことに，この患者は脊髄くも膜下麻酔で問題なく帝王切開を受けており，患者に会うためにエレベータに乗っている間，セルセーバー®やヒドロキシエテルデンプンを使ったのかという考えが頭の中をかけめぐっていた。どのようにして彼女の体から血液が離れることなく硬膜外腔に注入するか？　エノキサパリンを投与すべきか，そして硬膜外穿刺をしていいか？　エホバの証人はエノキサパリンは受け入れていると思われる。そして，私は理解した。まず翼状針に延長チューブを付けて静脈に留置し，それに20 mLのシリンジを付けた三方活栓をつなぎ，そこからさらに延長チューブを付ける。硬膜外腔を抵抗消失法で確認したら延長チューブをTouhy針につないで血液を注入する。そんな計画を立てて部屋に入ったところ，彼女は部屋の中で歩いており，育児室の自分の赤ちゃんに会いに行くところだった。自己紹介をしたところ，彼女は私に次のように聞いた。「主人が私の薬を家に忘れてきたので，片頭痛の薬を出してもらえます？」

症例23　患者の下肢が動かない

患者を診察に行き，麻酔記録を確認した。患者は足を動かせなかったが，手術終了直前に0.5%ブピバカイン10 mLを投与されていたことを考えると，驚くべきことではない。患者は非常に快適にしていた。その1時間後に下肢を動かし始めた。しかし，直前に硬膜外に局所麻酔薬を投与していないのに，このように下肢を動かせない患者がたまにいる。その場合，麻酔の影響以外の術後神経障害の原因を考えなければならない。抗凝固薬が投与されていないか，患者の病歴を調べた。抗凝固薬が使用されていたかを確認する。何が起こっているのかを判断するために，厳密な神経学的検査を行う。整形外科手術後の神経損傷は，ほとんどが麻酔によるものではなく，手術中の牽引による神経伸展によるものである。周術期ですべき一番大切なことは，しっかりと経過を観察することだ。外科医に何が起こっているのかをしっかり伝える。硬膜外血腫が疑われるなら，MRIやCTを撮ることを考慮する。硬膜外血腫は抗凝固療法中の高齢女性で脊椎が変形し，何度も太い針で穿刺した患者により起こりやすい。発症は通常，PACU入室中ではなく，術後1日目か2日目が多い。麻酔効果の残存を除外したら，症状が消失しても，神経内科医の診察を考慮すべきである。

症例24　麻酔回復室(PACU)での鎮痛管理

痛みの詳細を確認する。痛みは手術部位に関係したものなのか？　この患者は膝関節全置換術を全身麻酔で受けており，大腿神経ブロックのカテーテルが留置されていた。さらに調べると，カテーテルからは術前0.5%ロピバカインが30 mL単回注入されており，術側の足に効いているか調べると，しっかり効いていた。患者の痛みはすべて膝の後面であり，また患者はオピオイドに強い耐性があることがわかった。患者はいつも徐放性のオキシコドン80 mgを1日2回服用しており，さらに大量の即効性のオキシコドンとアセトアミノフェンを毎日服用していた。頭のなかに，「もっとフェンタニルを投与しよう」とかすかな声がした。私はそうした。PACUでオピオイドを多剤使用するのはそれほど好みでないので，さらに900 μgのフェンタニルを投与したところ，患者は少し痛みが和らいだ。オピオイドを使用したことのない患者では，50 μgのフェンタニルと5 mgのモルヒネ，そして1 mgのhydromorphoneが等価と思うが，この患者は耐性をもっているので，フェンタニルを2倍にして計算した。

症例25　腎摘出術とヘパリン

ヘパリン皮下注は神経軸麻酔には問題ない。ヘパリン静注については注意が必要である。American Society of Regional Anesthesia(ASRA)のガイドラインでは，区域麻酔後，ヘパリン静注は2時間は待つことを推奨している。外科医がクロピドグレルあるいはほかの低分子ヘパリンを投与してくれと言ったら，ただ，できないとだけ言うこと。これらの薬物は硬膜外穿刺をする麻酔科医の悩みの種である。

症例26　腹腔神経叢ブロック

これは，私がペインクリニックのフェローの時の症例で，実際に腹腔神経叢ブロックを行った。局所麻酔と鎮静下で行えると思ったが，私よりはるかに賢い麻酔科医が，誤嚥のリスクが極めて高いので絶対挿管すべきであると指摘してくれた。挿管は容易で，セボフルランとフェンタニルで麻酔し，人工呼吸を行った。腹腔神経叢ブロックを行う際には，長いブロック針が L_1 椎体前方の大動脈前面の適切な位置に到達するまでに，気をつけて通過させなくてはならない臓器がいくつかある。ブロック針を進める際に，まず肺を避けなければならない。人工呼吸中なら，換気を止めなければならない。さもないと，その日胸腔ドレーンを入れるというリスクが増える。運よくブロック針は肺を刺すことなく，腎臓をかすめ，椎間板をすんでのところでくぐり抜け，下大静脈，腎静脈，脾静脈をよけて大動脈前面に到達して造影剤を注入した際に，大動脈前面に三日月の造影所見が得られることを願う。そして，エタノールを注入した。術後注意する点は，低血圧(例えば，交感神経系遮断による)，肺の虚脱，血尿，エタノールによる悲惨な神経障害や麻痺，そして鎮痛が得られたか確認することである。

症例 27　硬膜外ステロイド

患者に会いに行ったが，彼女は愛想がなかった。おそらくこれまでに会ったなかで最もいたましい妊婦だった。数日前くしゃみをしたあと，彼女は鋭い刺すような痛みが背中から一方の下肢の後面，そしてその足先にまで走ったのを感じた。MRI 所見では，非常に大きな突出した髄核が S1 の両側の神経根を圧迫していた。幸いなことに，彼女は片側のみに痛みを感じていた。私は彼女に硬膜外ステロイド注入を行うつもりだが，そのリスクもしっかり理解してほしいと告げた。また，今後も妊娠中オピオイドを使用し続けると，出産後赤ちゃんがオピオイドの効果から離脱が必要になるかもしれないと告げた。産科医と相談して通常投与する併用薬について検討したが，非ステロイド性抗炎症薬(NSAID)は好ましくないと言われた。産科医はガバペンチンの投与には賛成していたが，それを使うことはためらわれた。患者にあらゆるリスク，効果，ほかの治療法を説明した後，局所麻酔下に小切開してそこから髄核を吸引する手術をしてくれる外科医を探すことにした。しかし，誰も見つからなかったので，結局 80 mg のメチルプレドニゾンを数 mL のブピバカインと一緒に L_5/S_1 の椎間(と思うが)に注入した。患者の VAS は 9/10 から 7/10 へと改善した。胎児が大丈夫であることを祈ったが，問題は起こらなかった。ヒドロコルチゾンの経口投与に変更され，患者は退院した。患者は外来で産科医がフォローしたが，経過は順調だった。友人の心優しいロシア系米国人の産婦人科医は，患者に深呼吸法の練習法を教え，9 週間後に脊髄くも膜下麻酔による帝王切開で問題なく出産した。その前にオピオイドは止めており，赤ちゃんの Apgar スコアは正常で，皆安堵した。

症例 28　喉頭ポリープのレーザー手術

ポリープを傷つけないように気道確保するよう，注意しなければならない。通常の挿管ではポリープをもぎ取って気管内に入れてしまうかもしれないし，その後ポリープをさらに奥まで押し込むことになるかもしれない。そうなれば最悪である！

レーザー，高酸素濃度，蒸散した物質は気道発火に発展するので，注意しなければならない。レーザー光による傷害からの患者と手術室スタッフの目の安全を守ることにも配慮する。蒸散した物質を手術室内の人々が吸入する可能性があり，そのため感染によりポリープを発症するリスクもあるので，感染にも注意する。こんなに気をつけることがあるのだ！　すべきことは？

- 低酸素濃度で亜酸化窒素を使用せず，ジェット換気で行う。
- 手術室内の人全員がぴったりしたマスクを着け，レーザーの波長に合わせた保護用眼鏡を装着する。

症例 29　手関節骨折の観血的整復術

病歴をしっかりとって身体診察を行い，ほかの外傷がないことを確認した後に，腋窩アプローチによる腕神経叢ブロックで行うことができる。区域麻酔の専門家はそれぞれの神経ごとにしっかりブロックすべきだと主張するだろうが，腋窩動脈貫通法により局所麻酔薬を周囲に十分注入する方法でもブロックできる。

症例 30　咬筋攣縮

咬筋スパズムの病歴は，悪性高熱症になる可能性を疑わせるには十分である。その後の２回の手術でスキサメトニウムが使われていたとしても(一体誰が２回分もスキサメトニウムを使ったんだ？)，今回悪性高熱症を発症する可能性はあり，なぜそのリスクを冒すか？　術前の CK 値は役に立たない。プロポフォールとシリンジポンプの時代にあって，悪性高熱症を誘発することのない麻酔薬で麻酔することは簡単だ，だから，ただそれをやるのだ！

症例 31　妊娠高血圧腎症

マグネシウムは神経筋接合部でのアセチルコリンの作用を拮抗する。臨床的には，無気力，傾眠，紅潮，そして腱反射の減弱が認められ(これらは徐々に起こるので臨床的に対処が可能であるが(臨床的にフォローするのに役立つ！)，進行すると低血圧，昏睡，麻痺，そして死に至ることもある。腱反射や意識レベル，バイタルサインを観察して，患者の臨床経過を追う。

手術室でこんなに血圧が高ければ，動脈ラインを挿入して厳重にモニタリングし，血圧を下げるためにニカルジピンを注意深く投与する。帝王切開になったら，挿管にはスキサメトニウムを使用する。さらに筋弛緩が必要な場合には，筋弛緩モニターでしっかり反応を見ながらベクロニウムを減量して使用する。マグネシウムは非脱分極性筋弛緩薬の作用を増強するからである。

症例 32　膵切除術

手術部位をカバーする部位に狙いを定めて，低位の胸部硬膜外穿刺(T_7/T_8くらい)を行う。患者の鎮痛効果に応じて量を調整しながら，0.125％ブピバカインとフェンタニルを注入する。呼吸抑制を最小限にするため，鎮痛効果(ペインスケールによる1～10の評価など)と呼吸数を評価する。低血圧になったら，局所麻酔薬の注入を中止して血圧が回復するまで麻薬の注入だけにし，輸液を負荷し，局所麻酔薬による交感神経系遮断から回復するようにする。

症例 33　脳動脈瘤

決定的瞬間には，ニカルジピンを用いて血圧を下げる。過換気は脳虚血を起こすリスクがあるので，$PaCo_2$は正常に維持する。低体温は脳保護に有効であるとは証明されていないし，チオペンタール昏睡も有効とはされていないので，チオペンタールは使用しない。そんなに大量のチオペンタールを投与したら，血圧も低下するし覚醒も遅延し，いいことはない。

バルビツレート系薬物と同様に etomidate も脳血流と脳代謝率を低下させるが，心血管系は抑制しない。それでも，私なら etomidate を使わない。導入薬として使い慣れているが，動脈瘤クリッピング中といった「慣れないタイミング」では用いたくないのだ。

症例 34　胸腔鏡下手術

二腔気管支チューブは正しい位置にあるが，気管支をブロックしているカフのわきをガスが通り抜けて，術野側の肺を膨らませている。カフをもう少し膨らませる。それでもよくならなければ，従量式換気から従圧式換気に切り替え，最高気道内圧が 22 cmH_2Oを超えないようにする。しめた！　換気圧が下がり，カフ漏れも減り，術野の膨らんだ肺も虚脱してきた！

症例 35　喘　息

喘息の悪化を防ぐために，その交感神経系刺激作用を期待して，ケタミンを導入薬に使用する。挿管による気道反応をさらに防ぐために，迅速導入の際，麻薬とリドカインも投与する。

症例 36　喘息患者の虫垂切除術

挿管されていることを確認し，β受容体刺激薬を吸入させ，それでも気管支攣縮が続くなら気管支拡張作用の強力な吸入麻酔薬に変更し，ステロイドを投与する。これらの処置は効果が出るまで何時間もかかることがあるが，数時間何とかすれば助けが来るだろう。患者を鎮静し，気管支攣縮が改善するまで気管チューブを挿管しておき，それから抜管するのが安全である。

症例 37　トリガーポイント注射

トリガーポイント注射の合併症には，皮膚の感染，注射後の痛み，血腫，血管内注入，神経損傷，血管迷走神経反射，胸壁に注射する場合の気胸などがある[1,2]。

症例 38　頭部外傷

重症外傷性脳損傷に対する換気治療に対して，以下の勧告がある。

- 頭蓋内圧(ICP)の上昇がない場合，重症外傷性脳損傷後の長期にわたる過換気治療($PaCO_2$ は 25 mmHg に維持)は避けるべきだ。
- 受傷後 24 時間以内に予防的に行う過換気($PaCO_2$ を 35 mmHg に維持)は，脳血流が低下しているこの時期にさらに脳灌流を減少させる可能性があるので，避けるべきだ。
- 鎮静，麻痺，脳脊髄液ドレナージ，浸透圧性利尿薬などが無効な過換気は，ICP が上昇した際には，一時的に適応となることがある。
- 過度の過換気は，脳虚血を起こすリスクがある。脳虚血を診断するほかのパラメータとして，頸静脈酸素飽和度，頸動脈-静脈酸素含有量差，脳酸素モニタリング(近赤外分光法など)，脳血流モニタリングなどがある。

ステロイドに関する勧告には，以下がある。

- ステロイドは予後を改善したり ICP を低下させるためには勧められない。
- ステロイドが予後を改善したり，ICP を低下させたりすることはないと，ほとんどのエビデンスが示している。

抗痙攣薬に関する勧告には，以下がある。

- ほとんどの研究が，抗痙攣薬の予防的投与は受傷早期の痙攣を減少させるが，受傷から時間が経過した時点での痙攣の頻度は低下させないことを報告している。
- 頭部外傷後 1 週間以降のルーチンの痙攣予防は勧められない。
- フェニトインとカルバマゼピンは，受傷後早期の痙攣の頻度を低下させると報告されている。
- フェニトインとカルバマゼピンは，受傷後 1 週間以内の高リスク患者に対して使用してもよい。

症例 39　頸椎損傷疑い

頸椎損傷が除外されていない症例の気道管理では，静脈麻酔薬による導入後の Macintosh 型喉頭鏡，Bullard 型喉頭鏡，ファイバー喉頭鏡，気管支ファイバースコープなどを用いた経口挿管が選択される。多くの麻酔科医が，頭部頸部を正中位に保つことができ，頸椎の動きが少なく，防御反射が保てる意識下挿管が可能なため，気管支ファイバースコープを選択する。しかし，そうすると神経学的予後が改善されることを示唆するデータはない。米国外科学会 American College of Surgeons は，用手的固定下での麻酔導入後の直接喉頭鏡を用いた挿管は許容できるとしている。どの挿管手技が神経学的予後の点で優れているか，データがないのが現状である。

用手的固定は喉頭鏡使用時の脊椎全体の動きを，頸椎カラーを使用した場合よりも小さくする。用手的固定は気道操作時の脊椎の動きを減少させるかもしれないが，受傷部位が動かないことを保証できない。脊椎の動きは尾部では体幹の重さにより，頸部(後頭部)では用手的固定で制限されるが，頸部の中間部では制限されないかもしれない。牽引力は受傷部ではさらに傷害を起こすかもしれない。死体を用いた研究では，後索損傷での用手的固定が脊髄の動きを減少させることを証明できなかった。

頸部固定手技では喉頭部の視野確保がより困難になるが，頸椎カラーを着けたままよりはよい視野が得られる。ある研究では，頸椎カラーを着け砂嚢とテープで固定した状態では 64％の患者が grade 3 または 4 の視野が得られた。それに対して，用手的固定では 22％であったと報告だった。主な原因は開口制限されることだった。157 名の正常患者での立位での嗅ぐ姿勢と，用手的固定で輪状軟骨圧迫を加えた姿勢を比較した研究もある。55％の患者で視野に変化はなかったが，36％の患者は用手的固定で grade が 1 段階悪化し，9.5％の患者では 2 段階悪化した。用手的固定はほかの固定化の手法よりも気道管理に影響を与えていない。頸椎カラーの前方部分を外すことは(用手的固定で頸部を固定する)，開口を改善し，挿管操作を容易にする。輪状軟骨圧迫も用手的固定中に悪化した視野の改善に役立つ[3,4]。

症例 40　結ばれてしまった肺動脈カテーテル

いくつかの方法が報告されている。

- 単に手で動かして引っ張ってみる(結び目が引っ掛かったり組織を傷つけたりするかもしれないが)
- 透視下で太いイントロデューサを使い，結び目をその中に引き込み，一緒に抜去する。
- 経皮的に右大腿静脈からバルーン血管形成術用のカテーテルを挿入し，結び目の中にカテーテルを入れてバルーンを膨らまし，結び目をほどく．次に右前腕皮静脈から Terumo カテーテルワイヤをガイドにして Amplatz gooseneck snare を挿入し，緩んだ結び目を通して肺動脈カテーテルの先端を確保し，結び目の中を抜いて，結び目をほどく。
- Dotter バスケットカテーテルで結び目をつかむ。
- 先端が膨らむガイドワイヤを用いて結び目をほどく。
- 肺動脈カテーテルを大腿静脈まで引っ張ってきて，そこでカットダウンして取り出す。
- 開心術を行う[5–7]。

症例 41　気道発火

以下の気道発火のプロトコールに従う。

1. 換気を止め，気管チューブを抜去する。
2. 酸素をオフにし，呼吸回路を麻酔器から外す。
3. 気管チューブを水に浸ける。
4. マスクで換気し，再挿管する。
5. 気管支鏡検査，胸部 X 線写真の経時的変化，動脈血液ガス分析で，気道の傷害を評価する。
6. 気管支洗浄とステロイド投与を検討する。

すべての症例で無条件に気管チューブを抜去するのが賢明か，疑問を呈する論文もある。消火後も気管チューブを気道に残していることによる障害のリスクよりも，気道確保困難の症例の気道を失うことのリスクが大きい場合もあるからである。それぞれの症例に合わせた判断が適切であろう[8-10]。

症例 42　マッチョな男性のステロイド

タンパク同化ステロイドは，心筋症，動脈硬化，凝固亢進，肝機能障害，精神異常行動(roid rage)[訳注2]などを引き起こす可能性がある。肥大した筋肉は気道確保を困難にし，覚醒時の興奮は患者や医療スタッフを危険に曝す。抜管のタイミングが適切でないと，声門が閉じた状態で発達した胸筋が過剰な陰圧をかけ，陰圧性肺水腫を引き起こす。

しっかり病歴を取り，身体診察を行い，特に肝疾患に注意して検査を行う。覚醒時の興奮を避け陰圧性肺水腫を起こさないように，私なら，麻酔の量を状況に応じて調整する(大量の麻薬を投与し，患者が覚醒するまでの間中，のんびり待つことは厭わない)。

麻黄は，エフェドリンの高用量を長期間投与されているのと同様の状態で，心血管系の障害を病歴や身体診察から検索する。術中は低血圧を起こしやすいことに注意する。というのも，患者の交感神経系は「枯渇した」状態で，直接作用型の昇圧薬としてアドレナリンなどが必要となる。

ニンニクは，易出血傾向を起こし得る。セントジョンズワートによる覚醒遅延の症例報告もある。このハーブに含まれる成分のヒペリシンは，GABA 受容体に対する活性を持つと考えられており，セントジョンズワートは長い半減期をもつ鎮静薬として作用する。

訳注 2：roid rage とは，ステロイドによる攻撃性(衝動的暴力)。筋肉増強剤(ステロイド)の使用者が薬物の副作用で怒りっぽくなり，荒れ狂うこと。実際には薬物のためだけでなく，本人のもともとの性格もあると考えられる。

このハーブ薬の問題すべてを複雑にしている原因は，サプリメント業界に対する製品規制や統一化がされていないことにある。高濃度のヒペリシンを含んでいるセントジョンズワート製品もあれば，そうでない製品もある可能性もあり，摂取量を決定することが困難である。

症例 43　左脚ブロック

すぐに答えることは非常に難しい。モニターおたくだったら，「経食道心エコー法プローブを挿入して新たな壁運動異常を見つければいい」と言うかもしれないが，それはまったく単純で，現実的でない。プローブを挿入してから新しい所見の変化をずっと観察し続けなければならない，しかもそれを脊髄くも膜下麻酔の患者で行うのだ！

一番よい方法は，心臓に問題が起こったことをあなたに知らせる「何か他のこと」(期外収縮や血行動態の変化など)を探すことだ。ST 部分の変化から結論を導き出すことは難しい。患者が覚醒していれば，古典的な所見「胸痛」でわかるが，患者が糖尿病をもっていれば，それでは診断できないかもしれない。虚血が起こったと強く疑われるならば，低血圧や挿管時の低酸素症などの緊急事態が起こったあと，採血してトロポニンなどの虚血のマーカーを確認する。簡単に言えば，あなたは困った事態に陥っているのだ。

症例 44　一酸化炭素

二酸化炭素吸収剤(ソーダライム)に高流量のガスを長時間流しておくと，乾燥してしまう。乾燥したソーダライムが(週末，2 L/min の酸素を流しっぱなしにしていたときにそうなるが)揮発性麻酔薬に反応すると，一酸化炭素が発生する。

ソーダライムを交換し，100％酸素を投与し，動脈血液ガス分析をフォローする。一酸化炭素ヘモグロビン値が高いままだったら，患者に高気圧酸素治療を行う。これを防ぐには，すべての麻酔器を夜間停止させ，ソーダライムを定期的に交換する。

症例 45　妊娠高血圧腎症の患者の気道

細めの気管チューブを準備し，気道確保が難しい場合のためにマンパワーを確保し，器具(ブジーや気管支ファイバースコープなど)も準備する。挿管時の交感神経系反応を抑制するために(頭蓋内出血を予防するためにも)，前もって動脈カテーテルを留置しておき，血圧が跳ね上がった際にすぐ投与できるよう，血管拡張薬(ニカルジピンやニトログリセリンなど)を準備しておく。

症例 46　モノアミン酸化酵素(MAO)阻害薬

MAO 阻害薬と相性の悪い薬物は，エフェドリン(過剰な反応が起こる)とペチジン(高血圧，痙攣，昏睡のリスク)である。これらの薬物を使用しなければ，安全に麻酔が行える。

症例 47　気管切開と分離肺換気

患者の病歴を知り，気管切開が行われた理由や気管切開孔の大きさに焦点を絞りながら，身体診察を行う。よい方法は，ユニベント® チューブを気管切開孔から挿管し，ブロッカーでブロックしたい気管支をブロックする(当然だが)ことである。太い二腔気管支チューブを気管切開孔から突っ込むのは強引だ。覚えておきたいのは，気管切開孔のある患者でも経口挿管できることだ。

症例 48　親の立ち会い

母親に，子どもはミダゾラムを飲むとその作用で興奮することがあると説明し，安心させて注意深く見守るだけでいいことを伝える。母親が導入の邪魔になりそうなら，一緒には再度入室させない。母親が落ち着いているならば，また入室させる。

症例 49　頭部外傷患者における低体温

これまでの研究結果から，軽度低体温により脳保護を図ってもアウトカムは改善されないことがわかっている。脳動脈瘤クリッピング術を受ける患者を低体温群(33℃)と正常体温群(36.5℃)に割り付けた研究において，両群間でアウトカムに差は認められなかった。

ヒトは核温度を維持する優れた能力をもっているので，低体温を達成するのは非常に困難である。それから，低体温になりすぎやしないか心配しなくてはならないし，凝固能や不整脈などの心配をしなくてはならない。理論上は「低体温は脳保護に働く」であったとしても，エビデンスがない以上，低体温で管理する理由はないというのが私の考えである。

ここで一言。専門医試験の場で，研究について言及すべきか？　答えはイエス。あなたが結論を導き出す根拠となるものであれば，研究の骨子について言及してもかまわない。「研究には触れるな。そんなことをすると根掘り葉掘り質問されるぞ」というまことしやかな言葉をよく耳にするが，そんな忠告を真に受ける必要はない。あなたは医師であり，コンサルトを受ける立場であるのだから。言及に値すると思うのであれば，それについて言及すればよいのだ！

症例 50　胸腔鏡下手術中の二酸化炭素の送気

模範的な対応は「何かが起こっている。好ましくないことだ。だからその何かを止める」ということになる。少量の送気では，緊張性気胸を引き起こしたり，静脈還流を著しく妨げたりするようなことはないはずであるが，本当に少量であるという保証はない(圧ゲージが故障している可能性も否定できない)し，患者が教科書通りの反応を示してくれないこともある。この症例では，おそらく患者の循環血液量が考えているよりもはるかに減少しており，通常は少量とみなされる送気量にも耐えられなかったのであろう。トロッカーを抜去して送気を止め，気胸を発症していないことを確認したうえで，態勢を整えて仕切り直す。

症例51　工事中の産科病棟

産科病棟では，誰だって最後の一部屋を待期手術のために決して使用したくはないだろう。緊急の帝王切開が必要な患者が来たらどうする？　少なくとも残り二部屋のうち一つが万全の状態になるまでは，待期手術は待機させるべきだ。

症例52　呼気機能と前縦隔腫瘤

無症状の成人の場合，麻酔導入時に突然換気不能になるといったトラブルの心配はまずないので，特別に注意することはない。ただし，症状を有するのであれば話は違う。

- 最低でも，大腿動静脈バイパスをいつでも使用できる状態にしておき，体外循環技士が待機していること。
- 気管支硬性鏡を準備しておくこと。
- 換気に問題があった際には，患者を側臥位，場合によっては腹臥位にする必要があることを，手術室の全スタッフに周知しておくこと。

小児の場合は，症状の有無にかかわらず，症状を有する成人の場合とまったく同様，最悪の事態に備えておく必要がある。小児は成人に比べ軟骨成分が多いため，縦隔腫瘤に圧排されて組織が潰れやすい。その点，成人は骨形成が進み頑強なので，そのようなことは起こりにくい。年をとることで得をすることが，少なくとも1つはあるというわけだ。

症例53　アプロチニン

アプロチニンを使用するなんてもってのほかだ！　アプロチニン[訳注3]は，深刻な臓器障害，特に腎不全とグラフト閉塞を引き起こすことで知られる札付きの薬物である[11]。だから，私ならアプロチニンなんて使わない。ただでさえ両腎が綱渡り状態にあるというのに，すでに吻合しているグラフトに加え，新たに吻合したグラフトについても心配しなくてはならなくなる。

訳注3：アプロチニンは最近市場から撤収されたため，この問題は過去の事例と考えていただきたい。

症例 54　A 型ボツリヌス毒素

病歴をとり，ライン確保(このような患者では非常に困難であることもまれではない)と気道(どのような方法を用いれば気管挿管が可能か)に主眼を置いた身体診察を行う。麻酔は，吸入麻酔薬による緩徐導入とし(スキサメトニウムは使用しない)，確実に換気し，静脈ラインを確保する。

ボツリヌス毒素は長時間作用性の筋弛緩薬であるが，脳性麻痺患者の筋肉に対しても問題なく使用されてきた。ただし，最初の合併症を引き起こしたリスクは常に潜んでいるので，私なら，筋弛緩モニターを装着し，術中を通して監視する。

症例 55　経頚静脈的肝内門脈静脈シャント術(TIPS)

この手術では，絵に描いたようにうまく事が運ぶことがほとんどである。放射線科医は経頚静脈的に穿刺針を肝臓に突き立てる(ぞっとするような表現だが，現にそうしている)のだが，これがうまくいくのだ。ただし，巨大な穿刺針，血流豊富な巨大臓器，凝固能の低下，これらの要素は出血による心血管系の破綻の原因となる。太い静脈ラインを確保し，交差適合試験を行った輸血用血液を準備しておく必要がある。この手術を受ける患者はいずれも凝固能が低下しているからといって，予防的に新鮮凍結血漿(FFP)を投与しない。術野における出血など，FFP 投与の適応がないうちは，例え少量であっても投与することはない。輸血に伴うリスクには，容量過負荷や輸血に伴う肺傷害がある。

症例 56　帝王切開後の経腟分娩

子宮破裂のリスクについて説明しておく必要がある。子宮が破裂した場合に備え，全身麻酔下に開腹術を行う手術チームが待機している手術室で分娩を行うべきであろう。帝王切開後の経腟分娩に伴うリスクについて説明し，緊急手術になった場合に備え，早い段階で同意書を取得しておく必要がある。出血のコントロールのため，子宮摘出や内腸骨動脈結紮を行わざるを得ない場合もあることを患者によく理解してもらわなければならない。留置されている硬膜外カテーテルがよく効いていても，子宮破裂の際には，持続する腹痛や血圧低下がみられる。硬膜外カテーテルからは低濃度の局所麻酔薬を投与するようにすれば，これらの変化を検出しやすくなる。

症例 57　マルチルーメンカテーテル挿入時のトラブル

私ならまず肺野を聴診し，気胸や血胸がないかを確認する。気胸や血胸が疑われるものの患者の血行動態が安定しているのであれば，外科医を呼んで胸腔ドレーンを挿入してもらう。より緊急性の高い場合は針穿刺による脱気を行う。本当に呼吸困難に陥っている場合は気管挿管が必要となるかもしれない。軟骨形成不全性小人症患者の多くで気道狭小化，大後頭孔狭窄がみられることを踏まえ，私なら直視下に喉頭展開することは避け，すでに挿入されているラリンジアルマスク(LMA)からファイバースコープガイド下に挿管する。この際，チューブサイズは年齢ではなく，体重を基準とする。胸部X線写真撮影と動脈血液ガス分析も行いたいし，橈骨動脈の拍動が規則的かどうかも知りたい。

症例58 高齢者の譫妄

Stoelting と Dierdorf の定義によれば，術後譫妄とは一過性で，回復する可能性のある認知機能および注意力の障害である。まず，肺炎や電解質異常，低酸素血症，薬物相互作用など譫妄を引き起こす可能性のある原因を検索する。それ以外の対策として，部屋の明かりを昼夜に応じ正しく調節したり騒音を減らすことにより，日常と同じ覚醒-睡眠サイクルを促進するのもよい。拘束は絶対に避けること。

症例59 神経ブロックと咳嗽

鑑別診断として，不安，気胸，血胸，片側性の横隔神経ブロックなどが挙げられる。管理としては，まず酸素飽和度に関係なく100%酸素を投与し，患者がしっかり換気していて，血行動態が安定していることを確認する。心電図，パルスオキシメトリの装着，血圧測定をまだ行っていなければ，直ちに開始する。気管挿管と循環補助の準備も怠ってはならず，続いて精神状態の評価も行う。ミダゾラムの少量投与は，過度な鎮静を避けつつ不安を軽減するのに有効である。直ちに胸部X線写真を撮影する。不安は，器質性疾患が除外されて初めて診断できる。

症例60 頭 痛

私なら，起立時に頭痛が増悪し，臥位で軽減するかどうかを確認する。また，頭痛は突然出現したものか，それとも徐々に増悪したものかを知る必要がある。発熱や羞明の有無についても知りたいところである。患者には，硬膜穿刺後頭痛の可能性がもっとも高く，通常は12～72時間で治ることを説明する。保存的治療としては，仰臥位，アセトアミノフェンや非ステロイド性抗炎症薬(NSAID)などの鎮痛薬，経口または経静脈的な補液，カフェイン，軟化剤，消化のよい食べ物などがある。これらを試してみても我慢できない頭痛が持続するようであれば，血液パッチの使用も考慮する必要があるので，来院するよう伝える。より深刻な問題として，硬膜外麻酔手技中の感染による髄膜炎やくも膜炎の可能性も否定できない。留置した硬膜外カテーテルが感染した可能性もある。

症例 61　脳脊髄液(CSF)ドレナージ

CSF ドレナージは頭蓋内圧を低下させるのに有効であるが，脳ヘルニアを防ぐため，硬膜を切開するまでドレナージを開始してはならない。推奨されるドレナージ量は 10 ～ 20 mL である。100 mL もドレナージしてしまったら，いつ脳ヘルニアが生じてもおかしくない。自分がやらかしたヘマを術者に告げ，脳ヘルニアの徴候がないか注意深く観察する。脳ヘルニアを防ぐため，ドレナージした CSF の一部を体内に戻す(当然ながら無菌操作で)ことも考慮してもよい。

症例 62　褐色細胞腫

このような術前状態で麻酔を引き受けてはならない。褐色細胞腫は，例え入院したうえでの血圧モニタリングが必要であったとしても，最良の状態で手術に臨みたい疾患の 1 つである。患者の経済的理由からこの症例を引き受けると，結局は高くつくことになる。術前コントロールのできていない褐色細胞腫患者では，術中血圧の乱高下により心筋虚血，脳卒中，腎障害などの合併症，さらに死亡してしまう可能性があり，急いだことによる代償はきわめて大きい。

症例 63　頚部硬膜外ブロック

この症例には，不幸をもたらす要素が詰まっている。

- 腹臥位であるため，気道へアクセスできない。
- 腹臥位の病的肥満患者は，酸素飽和度がすぐに低下する。
- 鎮静が不十分だ。患者が突然動いてはいけない時に動いて神経を損傷する可能性がある。
- 頚部硬膜外ブロックを行うためには頚部を前屈しなければならないが，この体位は気道確保にはまったく適さない。
- 患者に「動かないで」と言っても聞こうとしない。

私の計画だって？　同じ箇所で針が飛ぶレコードじゃないが，デクスメデトミジンをゆっくり静注し，さらに持続注入する。デクスメデトミジンは，先にリストアップしたすべてのリスクを軽減できる唯一の鎮静薬である。患者は鎮静状態にありながら，呼吸は維持され，痛みもある程度軽減される。これは皆あなたが必要としているものだ。

症例 64　膝手術後の鎮痛

不測の事態に対応できる，責任能力のある成人が患者のケアに当たっていることを確認する必要がある。

- カテーテルの事故抜去(鎮痛効果が不十分)
- カテーテル感染
- 接続部からのリーク

持続注入器には過量投与を防ぐ機能が備わっているはずだが，局所麻酔薬中毒の症状について説明し，緊急時の連絡先を教えておく必要がある。

症例 65　麻酔器の点検

陽圧リークテストでは，逆流防止弁の問題までしかチェックできず，気化器や酸素/亜酸化窒素/空気の配管といった，それより前方の問題までは確認できない。この部分は陰圧リークテストでなければチェックできないのだ。陰圧リークテストとは，吸引球を麻酔ガス共通流出口に装着し，回路内に陰圧をかけて逆流防止弁を開いた状態にしたうえで，それぞれの気化器のダイアルを回してリークを確認するものである。この方法は，逆流防止弁の装着されていない麻酔器でも有効である。

症例 66　ペースメーカ

神よ，幸運の星よ，私たちには Marc Rozner 先生がついている。かの師はペースメーカにまつわるありとあらゆる疑問の霧を晴らしてくれよう。まず，ここに記す解答は，2006 年に行われた米国麻酔科学会(ASA)リフレッシャーコースでの先生の講演から拝借していることを認めなければ，私は嘘つきになってしまうだろう(もし調べるなら講義 No.23 である)。

かつてのペースメーカには，バッテリー残量やペーシング閾値などを表示するための，マグネットで作動するスイッチが装着されていた。そのため，私たちはマグネットを当てると自動的にペースメーカが非同期モードになると思い込んできた。しかし，それが**「まったくのデタラメ」**なのだ。マグネットを当てるとペースメーカがどうなるかなんて誰にもわからず，製造元に電話をして聞くのが最も確実な方法なのである。

では，自動体内カーディオバーター除細動器(AICD)の場合はどうだろうか？　なんせ，誇り高き副大統領が AICD を装着している時代だ[訳注：第 46 代米副大統領チェイニーは 2001 年に AICD 埋込み術を受けている]。ここでもやはり，Rozner 先生の教科書が道を指し示し，光明を与えたまう。「Guidant/CPI 社製の除細動器のなかには，マグネットを 30 秒以上当てることで故障し，作動しなくなってしまうものがある」と書かれているのだ。だから，AICD にはマグネットを近づけないこと。さもないと，Rozen 先生に言いつけちゃうから。

症例 67　同意書

独立した麻酔同意書が絶対に必要というわけではない(周りを見渡しても，発行していない病院なんていくらでもある)が，外科手術とは何の関係もなく，麻酔にのみ起因するリスク(術中覚醒など)が存在することから，独立した麻酔同意書を発行している病院が多いのも事実である。麻酔科医としては，これらのリスクについて患者に話しておくのは理にかなっている。理想の患者像である「分別のある人間」に対して，バランスよく情報提供したいところだ。例えば，術中覚醒は起こりうる合併症ではあるが，術中よく観察し，さらにBISモニターを装着することで，そのリスクを完全に排除することはできないまでも最小限に抑える努力をしていることを丁寧に説明する。患者がその場で麻酔同意書を発行してくれと言ってきたら，私なら経過記録に説明内容を記載し，立会人を含め全員がそれに署名することを確認する。

症例 68　腹壁破裂

この術式には，容量管理(脱出臓器を通して大量の水分が喪失する)と換気(脱出臓器を還納することで拘束性換気障害を生み出す)という2つの大きな問題が伴うため，術中を通して外科医と密なコミュニケーションを図る必要がある。還納時に血圧低下(大量の脱出臓器を還納することで血液の静脈還流が遮断され，腹部コンパートメント症候群に似た状態となって，腸管や腎臓，下肢の循環が悪化する可能性がある)や換気困難が生じた場合には外科医に伝える。初回手術ですべての臓器を還納することができず，多期的に行われることが多い。

「やりすぎ」を知るための1つの方法は，胃内圧を測定することである。胃管を挿入し，胃内圧が20 mmHg以下となるよう維持する。

症例 69　先天性幽門狭窄症

新生児における痛みの管理は，麻薬により無呼吸が生じるリスクにより影響される。最もリスクが高いのは早産児，複数の先天性奇形がある児，慢性肺疾患のある児(未熟性に関連する)，徐脈と無呼吸の既往がある児だ。先天性幽門狭窄症の患児は，十分な容量負荷を行っていれば，無呼吸のリスクが高いわけではないが，私ならすべての新生児に当てはまるガイドラインに従う。つまり，慎重にアプローチし，受胎後60週未満の患児は術後24時間にわたりモニタリングする。

痛みの管理については，私なら呼吸抑制の可能性のある麻薬の使用は避け，0.25％ロピバカイン1.25 mL/kgを硬膜外投与する。さらに，副作用の肝毒性に注意しながら，アセトアミノフェン坐薬を挿肛する。

症例 70　コカイン中毒

プロポフォールの長期投与は，脂肪塞栓症候群やアシドーシスなど多くの問題を招く恐れがある。私なら，プロポフォールは短期間の鎮静にしか使用しないだろう(すなわち，一晩)。

一方，デクスメデトミジンは，患者が指示に応じることができる，自発呼吸が維持された鎮静が可能である，交感神経系活動を中枢性に抑制するため血行動態の急激な変化が起こりにくい，などの理由から長期鎮静に適している。呼吸抑制を起こしやすいとはいえ，フェンタニルとミダゾラムも適切な選択だ。

どの鎮静薬を選択するかは，ICU のスタッフによるところが大きい。例えば，デクスメデトミジンを扱い慣れ，血圧低下や徐脈といった欠点についてもスタッフが熟知しているのであれば，デクスメデトミジンがよいであろう。投与量や副作用などについてあまり理解していない場合は，おなじみの麻薬とベンゾジアゼピンの組み合わせがより安全であろう。

症例 71　てんかん

周術期にてんかん発作が生じる可能性があるという事実からは逃れることができないため，そのリスクについて術前および術後を担当するスタッフへの確実な周知を心がけるべきである。虫垂切除術は緊急症例であるので，原則に従い迅速導入で行う。唯一注意すべきは，脳代謝率を上げるケタミンやてんかん発作を引き起こす可能性のある etomidate といった麻酔薬の使用を避けることである。チオペンタールは，少なくとも血中に残っているうちはてんかん発作が生じることはないので，魅力的な麻酔薬といえよう。

このような抗痙攣作用のある薬物を普段から服用していることで患者の代謝能が亢進し，麻薬や筋弛緩薬の効果がすぐに切れてしまう可能性がある。

- 筋弛緩薬投与中は筋弛緩モニターを装着する。
- 麻薬投与中は呼吸回数をよく観察すること。

症例 72　脳機能マッピング

術前訪問に通常よりも長い時間を費やすべき症例である。手術中そばにいること，可能なかぎり覆布が顔にかからないようにすること，術中を通して患者に話しかけることについて，詳細に説明すること。そこで築かれた信頼関係が大きければ大きいほど，鎮静・鎮痛薬は少なくて済む。

では，どのように鎮静するか？　ここでもやはり，デクスメデトミジンの出番だ。デクスメデトミジンは呼吸を維持しながらの鎮静が可能であり，ある程度の鎮痛効果もある。違うことを言うようだが，患者が会話でき，自発呼吸できているかを注意深く観察するならば，プロポフォールの低用量投与でもよい結果が得られることもある。

症例 73　拡張機能障害

中等度の拡張機能障害とは，心臓が硬く，拡張期に心室内腔を充満させるのに十分な弛緩ができないということを意味する。麻酔管理上，以下のような違いが生じることを知っておく必要がある。
- 心室を充満させるために，より高い充満圧が必要である。
- 血圧を維持するために，普段より多くの輸液が必要である。

ただし，実際の麻酔において，拡張機能障害を劇的に改善する「魔法」みたいな薬や手技があるわけではない。定石通り，仰臥位になれるか，数階上まで階段で上れるかなど，病歴と身体所見に基づいて心機能を判断すべきである。患者が問題なくできそうなら，手術を行ってもよい。「アブラカダブラ，拡張機能障害なんか，全速力でぶっとばせ！」

症例 74　睡眠時無呼吸症候群

呼吸，呼吸，呼吸！　心配なのは，気道管理がうまくいかないリスクが挙げられる。全身麻酔を行うのであれば，巨舌と猪首，酸素飽和度の急速な低下がさらに気道トラブルを起こしやすくする。術後は，呼吸抑制の懸念があり，帰宅してからの遅延性呼吸抑制の可能性もある。

「翌朝，患者がベッドで死んでいた」なんて，悪夢だ。

米国麻酔科学会(ASA)は，閉塞性睡眠時無呼吸症候群についてのガイドラインを設けている(あくまでもガイドラインであるが)。患者のスコアが5点以上であれば，日帰り手術には適さないと考えたほうがよい。閉塞性睡眠時無呼吸症候群患者のスコアリングシステムの基本的な考え方を以下に示す。

A. 検査もしくは臨床的指標に基づいた，睡眠時無呼吸症候群の重症度
B. 手術と麻酔による侵襲
C. 術後オピオイドの必要性
D. 以上から，周術期リスクを総合的に判断する

これ全部を踏まえ，あなたならどうするか？　区域麻酔や局所麻酔下に手術を受けるのであれば問題はないが，全身麻酔や麻薬を必要とするなら一泊入院させなければならない。

症例 75　腎不全

冠動脈ステント留置後，内皮化が起きていないため，4～6週間は待期手術はしないことになっている。留置したばかりのステントでは，血栓が形成される恐れがあるためである。では，動静脈グラフト造設術は本当に予定手術と言えるのだろうか？　私の答えはノーだ。患者は有効な人工透析を必要としており，シャントが造設されるまで中枢ルートから人工透析するとして，太い中枢ルートをあと4週間も留置しておくことには，感染，血栓形成，ルート入れ替えが必要，などのリスクが伴う。私なら，この動静脈グラフト造設術の麻酔を引き受ける。

症例 76　神経ガス

こんなことが実際に起こったら大騒動だ，主よ，われらを救いたまえ。神経剤の多くは，基本的に殺虫剤と同じであり，超弩級のコリン作動性反応を引き起こす(私たちがゴキブリのように抹殺されるのかと思っただけで虫酸が走る)。コリン作動性反応の雷から身を守るべく，尋常でない量のアトロピンを準備しておかなくてはならない。また，神経ガスは患者の衣服を脱がせた際に再びエアロゾル化する可能性があるので，病院スタッフの防護も非常に重要である。防護服を着用し，曝露時にはいつでもアトロピンを投与できる状態でいなくてはならない。

神経ガス兵器がもたらすさまざまな問題の 1 つが呼吸不全であるため，多くの人の気道管理に当たらなくてはならないことが予想される。防護服を着用し，大量の分泌液にまみれた患者たちの気道管理にあたるのは容易なことではない。

症例 77　中心静脈ラインの清潔

Anesthesia Patient Safety Foundation(APSF)が提唱するように，滅菌ガウンを着用する。このガイドワイヤはすでに汚染されているので，ただちに抜去して，はじめからやり直すことだ。そして今後は，滅菌ガウンを着用すること。

症例 78　腹部大動脈瘤手術中の腎保護

腹部大動脈瘤(AAA)の手術中は，薬物による腎保護は必要ない。この外科医が時代遅れなだけだ。ドパミンもマンニトールも腎保護には何の役にも立たないので，使用しない。腎臓にとって最善の管理は，大動脈遮断時間の短縮(外科医に「急げ」と言おう)と十分な循環血液量の維持だ。それ以外は，どれも役立たずである。

症例 79　重症筋無力症

ボーラス投与であろうと，持続静注であろうと，スキサメトニウムは一切使用しない。スキサメトニウムに対してどのような反応を示すかなんて誰にも予測できない以上，あえてリスクを冒す必要はない。どこかの愚か者が投与してしまったなら，筋弛緩モニターを装着する。しかし，何よりも重要なのは，手を握る，頭部を挙上する，1 回換気量が十分である，呼吸数が正常である，分泌物を自分で処理できる，といった臨床徴候から抜管が可能であるかどうかを判断することだ。

症例 80　尿毒症と血小板機能

尿毒症は血小板機能に影響を及ぼす。それにしても，腎不全の 44 歳の女性が妊娠し，分娩に至るとは，人間はなんたる生き物であることか。

血小板機能を評価する検査はいくつもあるが，最良の評価法は患者の病歴や身体所見に基づいたものである。易出血性や打ち身，特に血管穿刺痕や大きな血腫形成がないか確認すること。

病歴や身体所見から手術を行うのであれば，私なら区域麻酔を選択する。ただし，この症例では尿毒症のない患者よりも出血しやすいことを忘れてはならない。

症例 81　下顎骨折

残念でした！　ページをめくれば，そこに答えが書いてあると思ったら大間違いだ。これくらいのことは，自分で考えよう。

症例 82　妊娠中の看護師

妊娠中に手術室に勤務するとどうなるかなんて，誰もはっきりしたことはわからない。特に，寄与因子であるストレスをコントロールして検討した研究はない。したがって，リスクについてわかっていないので，手術室で働くべきできないということは，**より大きなストレス**かもしれない。例えば，看護師が養っている症例だってあるだろうし，そのような場合は，手術室を離れることで経済的不利益を被る可能性だってある。

私なら，妊娠週数にかかわらず，放射線科の症例や内照射器具挿入術(前立腺小線源植え込みなど)を行う部屋には立ち入らないよう助言する。また，ほかの麻酔科医にも周知し，彼女が担当する症例で亜酸化窒素が使用されることがないようにする。そして，私なら，彼女が妊娠何か月であっても，この助言は変えない。以上の助言は，PACU での勤務にも当てはまる。

症例 83　妊娠している患者での全身麻酔

全身麻酔によるリスクは最小限であり，母体をきちんと管理することが最良の胎児管理につながる。私なら，何も心配する必要はないと患者に伝えるだろう。妊娠 20 週では，例え何らかの変化に気づいたとしても，帝王切開に鞍替えするのは早すぎるから，術前後の検査のみとする。

ただし，妊娠 37 週となると，話は変わってくる。私なら，術中を通して胎児心拍数をモニタリングし，助産師に監視させる。何らかの問題が生じた場合には(母体をきちんと管理することで避けられるだろうが)，帝王切開を行うことができる。

症例 84　気道に問題のある小児

この症例には，口頭試験において問われる系統的問題のエッセンスが詰まっている。気道確保を失う心配があり，その際には緊急の気管切開を行う必要があるため，麻酔導入は手術室で行った。患児を仰臥位にすると喘鳴を生じたため，60 度の頭部挙上位で麻酔導入を行った。入室前から留置されていた静脈ラインがそのまま利用可能だった。小児外科のスタッフが手洗いをして待機し，必要が生じればいつでも気管切開を行える態勢を整えていた。気管切開に必要な器具と適切なサイズの硬性気管支鏡もいつでも使用できる状態にあった。セボフルラン，亜酸化窒素，酸素での導入は問題なく，マスクを通しての換気も楽々とは言えないまでも十分なものであった。口腔内にはオトガイ下の腫瘍に押された大きな舌があるのと，後咽頭にも腫瘍が広がっていたことから，気道の視野確保は困難だった。適切なサイズ(内径 4.0 mm)と思われる挿管チューブは通過しなかったが，内径 3.5 mm のカフなしチューブでは挿管できた。頭部挙上位では気道内圧 10 cmH_2O でリークが生じたが，仰臥位では腫瘍による気管圧排のためリークが生じる気道内圧は 18 cmH_2O であり，慢性的な圧排の影響による気管軟化症の程度を把握することができた。プロポフォールで麻酔を維持，筋弛緩薬としてロクロニウムを使用して，患児を MRI 室に搬送した。MRI/MRA 撮影には約 1 時間半を要し，撮影終了後再び手術室に移送して，導入時と同じ態勢で抜管に臨んだ。筋弛緩作用をリバース，麻酔薬投与を中止し，気道リークを再評価した。気道リークは，頭部挙上位でも仰臥位でも挿管直後と変化していなかったため，抜管をトライすることとした。患児が完全に覚醒してから，60 度の頭部挙上位で抜管した。抜管 15 分後も術前と同様の換気状態であったため，PACU に移送した。患児は，MRI 撮影の 6 日後に腫瘍摘出術を受けることとなった。

症例 85　硬膜外麻酔と複合性局所痛み症候群(CRPS)

口頭試験がこれ一題であってもおかしくない！　複合性局所痛み症候群(CRPS)は，交感神経依存性の神経因性疼痛の一群である。

I 型すなわち，反射性交感神経性異栄養症(RSD)は，四肢の外傷(挫傷，裂創，骨折など)後に生じることが多く，明らかな末梢神経傷害を伴うとはかぎらない。灼熱痛が特徴的で，軽く触れただけで広範囲にわたって痛みを感じることが多い。自律神経系機能障害により，皮膚温の変化，チアノーゼ，浮腫，発汗過多などがみられる。

II 型すなわち，カウザルギーは，高速弾丸外傷などによる太い神経の損傷後に生じることが多い。痛みはすぐに現れることが多く，アロディニア，痛覚過敏，血管運動や発汗運動の機能障害を伴う。恐怖や不安，照明，騒音，接触など，交感神経系活動を亢進するあらゆる刺激で痛みが増幅される。腕神経叢，とりわけ正中神経，そして脛骨神経の受傷後にみられることが多い。

脊髄刺激装置による痛み軽減の機序は，痛みのゲートコントロール理論に基づいている。太い神経が接触，冷感，振動などの情報を受け取るとゲートを閉じ，細い神経が情報を受け取れないようにして，結果的に痛み軽減を図るものである。脊髄刺激装置を用いて電気的に刺激することで，支配領域の末梢神経での痛み情報を遮断し，脊髄からの遠心性の痛み情報も遮断するのである。

脊髄刺激装置電極の留置部位を考えると，無痛分娩のために腰部から硬膜外カテーテルを留置することは正しい選択と言えるだろう。しかし，硬膜外穿刺針でリードを損傷しないよう，念のためX線撮影を行い，電極リードの埋め込み部位と延長リードの走行を確認する。また，人工物が留置されている患者では感染リスクが高くなるため，硬膜外カテーテル留置時には清潔操作に細心の注意を払う。患者には，カテーテル留置により，脊髄刺激装置が機能しなくなる可能性があることも説明しておく。

実際の経緯

無痛分娩のための硬膜外カテーテルをL_3/L_4から問題なく留置した。無痛分娩中の脊髄刺激装置使用の可否については専門家の間でも意見がわかれたので，作動しないように設定した。硬膜外麻酔により完全な無痛が得られ，順調に経過して，陣痛誘発することもなく経腟分娩となった。硬膜外麻酔を中止した約6時間後に，脊髄刺激を再開した。

症例86　動脈管開存症の早産児

同じ「ぐったり」でも，生後3日の早産児と「小さな大人」では雲泥の差があることは承知のうえで，何らかの精神状態の変化(ここでは「ぐったり」)を理解するためには同様のアプローチを行いたいところだ。まず，原因のほとんどを占める，薬物性，代謝性，神経性の3大要因を検索し，さらに早産児の特徴を考慮する。

薬物性要因：ICUで何らかの鎮静薬を投与されていないか？　早産児で心臓に問題がある場合，その可能性は低いが，念のため確認しておく。早産児は，鎮静薬の影響を非常に受けやすい。

代謝性要因：早産児では，低血糖(早産児は代謝予備能がほとんどない)，低酸素血症，低体温，アシドーシスなど，いかなる代謝異常でも大きな問題につながりかねない。もう1つ考えるべきは，新生児の正常の睡眠パターンである。この児は寝ているのかもしれない。

神経性要因：早産児の場合，頭蓋内病変の可能性もあることを忘れてはならない。

症例87　心膜開窓術

脈拍の欠如は血液が循環していないことを意味し，無脈性電気活動(PEA)と同じ状態である。だが，脈拍が欠如しているからといって，必ずしもPEAとはかぎらない。つまり，この患者の心タンポナーデは重症で，PEAにかぎりなく近い状態ではあるが，脈拍が完全になくなってしまったわけではなく，呼吸サイクルの一部ではまだ残存しており，呼吸性変動により脈拍が欠如しているのである。このような状態に直面すると，経験豊かな麻酔科医であっても面食らうものだ。

実際の症例では，局所麻酔下に大急ぎで心膜開窓術を行ったといえば十分であろう。心タンポナーデ解除後は心拍出量が回復し，脳にも血液が循環するようになってからは，攻撃的で何をしでかすかわからない患者本来の精神状態に戻った。片手を術野に伸ばし，もう片方の手で私の胸ぐらをつかもうとしたのを見て，患者の状態がよくなっているのを実感したのだった。この症例で得た教訓は，他人の命を救ったせいで，自分の命を落とすかもしれないということだ。

症例88　経食道心エコー法プローブの挿入

プローブカバー装着から手伝ってやる必要はない(実際，循環器内科医は私たちよりもうまく装着する)。だが，プローブを挿入するとなると荷は重くなる。彼らが難渋している姿を見かけたら，まず禁忌(食道手術，食道憩室，外傷など)でないことを確認してから，喉頭鏡を用いて視野を確保し，無理に挿入しようとすることによる食道裂傷を防ぐようにする(医者は顔をしかめ，原告の弁護士が大喜びするのが食道裂傷である)。覚醒している患者の場合は，鎮静が不十分な可能性が高い。このような場合は，デクスメデトミジンを試してみよう。鎮静効果が高く，交感神経系活動を抑制しながらも，呼吸は維持される。

胸部銃創の場合，例え銃弾による直接の損傷がなかったとしても，爆風効果による食道損傷の可能性がある。食道が「無傷」であることをまず確認してから，先に進む。

症例89　熱　傷

ポピドンヨードそのものが熱傷を引き起こすことはない(どれだけ多くの症例でポピドンヨードが使用されているかを考えてみればすぐにわかるはずだ)ので，何か別の要因があることは疑いの余地がない。まず，漏電がないか手術室をしらみつぶしに調べることだ。次に，シーツやブランケット，ドレープを洗浄する際に使用する洗剤を変更したりしていないか，病院の運営局に確認する。

同時に，細部にまで言及した完全な報告書を作成する。何が起きたのか，患者とその家族に包み隠さず説明し，専門家(皮膚科や熱傷センター)にコンサルトして，患者が適切な医療を受けられるようにする。

症例90　角膜擦過傷

手術が終了し，患者をICUに移送する前に，眼保護テープをはがすことが多い。意識がなく，筋弛緩薬がまだ効いている状態であることも少なくない患者をICUに移送して最初に行うのは，数多くのルートを整理することである。動脈ラインや三方活栓が目に当たり，眼瞼をめくり上げて，角膜擦過傷を引き起こすのはたやすいことだ。一番適切な予防法は，数多くのルートが整理整頓されるまで眼保護テープははがさないこと，それと，目を保護する適切な仕方をスタッフに教育することである。

症例91　肥満の妊娠患者

これは，産科医にとっても麻酔科医にとっても厄介な状況である。産科医にとっては，子宮破裂の可能性があることと，胎児の健康状態がわからないことが問題となる。麻酔科医にとっては，患者が病的肥満であること，固形物を摂取してからさほど時間が経過していないこと，そして手術が長くなるかもしれないことが厄介である。

胎児心拍を拾うことができなければ，胎児の健康状態を評価することはできない。子宮破裂の発生頻度は1%未満である。しかし，外傷や瘢痕組織があればリスクは高くなる。子宮破裂の最大の問題は，臨床症状が多岐にわたるため，容易に診断できない症例も少なくないことである。胎児ジストレスは，子宮破裂を早期診断するうえで信頼性の高い徴候である。腹痛はいつもみられるわけではない。子宮破裂症例のうち腹痛がみられたのは10%未満という後ろ向き研究がある。

大量出血に備え，タイプアンドスクリーンを済ませた輸血用血液と太い末梢静脈ルートを確保しておく必要がある。また，誤嚥時に備え，メトクロプラミドを静脈投与し，クエン酸ナトリウムを服用させておく。

麻酔法としては区域麻酔，全身麻酔のいずれかということになる。しかし，例え区域麻酔を選択したとしても，いつでも全身麻酔に移行できるよう準備をしておく。ラリンジアルマスク，種々のブレード，ブジー，ファイバー器具(Bullard喉頭鏡など)，ビデオ挿管用喉頭鏡，経気管ジェットベンチレータなどをいつでも使用できる状態にしておく。また，応援者の確保も怠ってはならない。

硬膜外麻酔は，硬膜外腔に到達するのに手間取って時間がかかってしまう恐れがあるのと，特に病的肥満患者では効果が不十分(片効きやまだら効き)なことがあるため，信頼性に乏しい。脊髄くも膜下麻酔は効果が短時間であるため，長時間に及ぶ可能性のあるこの症例には向いていない。そのうえ，脊麻針は非常に折れ曲がりやすく，そのため手技も難しい。

持続脊髄くも膜下では，意図的にくも膜下腔にカテーテルを留置する。ヨーロッパで市販されている専用キットが米国では認可されていないが，硬膜外麻酔キットに含まれるTuohy針とカテーテルを用いれば施行可能である。この麻酔法の利点は，麻酔レベルと効果時間が調整可能なことである。局所麻酔薬としては，高比重液ではなく，麻酔レベルも調整しやすいことから，アドレナリンを添加していない0.5%ブピバカインが適している。硬膜穿刺後頭痛については，カテーテル留置期間が短ければリスクが低い。長くなればリスクも高くなると考えられる。脊髄くも膜下麻酔による神経障害についての最初の報告では，不均一な分布により神経の一部が高濃度の高比重局所麻酔薬に曝露するのが原因であるとしている。また，カテーテルから誤って硬膜外麻酔時に使用する量の局所麻酔薬を投与していないように確認しなければならない。

実際の経緯

私たちは麻酔科医の目から見た懸念材料を産科チームと話し合った。胎児のモニタリングが重要なのは間違いないが，麻酔科医としては大量出血に対する備えに万全を期したいと考え，安全性と確実性の高い麻酔を心がけた。

まず，メトクロプラミド 10 mg を静脈内投与，タイプアンドスクリーン法のため血液サンプルを検査室に送り，麻酔直前にはクエン酸ナトリウム 30 mL を服用させた。挿管困難に備え，必要な挿管器具をすべて揃えたうえで，座位で持続脊髄くも膜下麻酔を行った。カテーテル留置は容易で，手術は無事終了した。

症例 92　膵頭十二指腸切除術後の糖尿病患者

癌患者における痛みの原因は，治療の合併症，術後痛，化学療法や放射線線維症による神経障害，腫瘍による影響(周囲組織での再発，遠隔転移，神経圧迫など)など多岐にわたる。体性痛，内臓痛，神経因性疼痛があり，特に癌患者では，これらの痛みが混在することもまれではない。膵臓癌ばかりに注意が向き，痛みを引き起こしているほかの疾患を見落としていることもある。患者の痛みの訴えを詳細に評価することが求められる。痛みの性質，頻度，持続時間，放散痛の有無，増悪因子と緩和因子について徹底的に評価しなければならない。患者の病歴を細かく調べ，癌に対して過去にどのような治療を受けたのかを把握する。また，治療薬が処方されているようなほかの疾患がないか注意する。身体所見では，背部からの放散痛ではないか，神経病変によるものではないか，神経原性のものではないか，急性腹症によるものではないか，癌以外の原因によるものではないか，についても確認する。必要な臨床検査(特に肝臓と腎臓)と診断的検査(X 線撮影，MRI，CT スキャン，骨シンチグラフィなど)はすべて行う。この症例では，術後合併症，癒着，通過障害，腫瘍再発，転移，放射線腸炎，粘膜炎，後腹膜線維化，腸間膜虚血，化学療法後の大腸炎などが痛みの原因として考えられる。腫瘍内科医と詳細にわたり話し合うことで，患者の状態や生命，余命予後についての情報を得ることができる。

両手足の知覚が低下していることから，おそらく化学療法と持病である糖尿病による神経因性痛が生じていると考えられる。しかし，脊髄病変，放射線治療による神経叢障害，ビタミン不足，癌による悪液質などを除外診断する必要がある。

患者の痛みを徹底的に評価したのち，世界保健機関(WHO)の除痛三段階ラダーに従い，治療を行う。

第 1 段階：非オピオイド系鎮痛薬(鎮痛補助薬の使用も可)による鎮痛管理
第 2 段階：痛みが持続あるいは増悪する場合は，弱オピオイドを追加
第 3 段階：完全な除痛が得られるまで，非オピオイド系鎮痛薬，鎮痛補助薬と強オピオイドを併用

この患者の場合，痛みが激しいので，第 3 段階から治療を開始する。腹腔神経叢ブロックのような侵襲的治療はどの段階で行ってもかまわない。鎮痛薬の投与量を決定するには，まず経静脈的自己調節鎮痛から開始し，突出痛も抑えることができる量の長時間作用性経口オピオイドに移行していく。神経因性疼痛に対しては，三環系抗うつ薬やガ

バペンチンなどの抗痙攣薬に代表される鎮痛補助薬を投与する。クロニジンもまた有効である。痛みの治療というのは，理学療法，精神療法，鍼治療などの代替医療，さまざまな分野の専門家が参画すべきものである。経口薬では鎮痛が不十分な場合，オピオイド，クロニジン，局所麻酔薬などのくも膜下腔投与も考慮する。絶えず患者の状態を評価し，鎮痛薬を変更したりより侵襲的(外科的)な治療を行うなど，その時々で一番適した治療法を選択することが非常に重要だ。

鎮痛に必要であったとしても，薬物中毒になることを危惧して，癌患者に大量のオピオイドを投与したがらない医師が多い。実際には，薬物中毒の癌患者は非常にまれである。患者が薬物を求めるみかけ上の中毒は不十分な鎮痛のせいである。十分な鎮痛が得られれば，ただちにそのような行動はみられなくなることが，これまでの研究から明らかになっている。

参考文献

1. Alvarez DJ, Rockwell PG: Trigger points: Diagnosis and management. Am Fam Physician 2002; 65: 653-660.
2. Frontera WF, Silver JK: Essentials of Physical Medicine and Rehabilitation. Philadelphia, Hanley & Belfus, 2002.
3. Crosby ET: Airway management in adults after cervical spine trauma. Anesthesiology 2006; 104: 1293-1318.
4. Ghafoor AU, Martin TW: Caring for patients with cervical spine injuries: What have we learned? J Clin Anesth 2005; 17: 640-649.
5. Bhatti WA Sinha S, Rowlands P: Percutaneous untying of a knot in a retained Swanz-Ganz catheter. Cardiovasc Intervent Radiol 2000; 23: 224-234.
6. Kao MC, Lin SM: Knotted continuous cardiac output thermodilution catheter diagnosed by intraoperative transoesophageal echocardiography [correspondence]. Br J Anaesth 2003; 91: 451-452.
7. Tremblay N, Taillefer J, Hardy J: Successful non-surgical extraction of a knotted pulmonary artery catheter trapped in the right ventricle. Can J Anesth 1992; 39: 293-295.
8. Chee WK, Benumof JL: Airway fire during tracheostomy: Extubation may be contraindicated. Anesthesiology 1998; 89: 1576-1578.
9. Morgan GE, Mikhail MS: Clinical Anesthesiology, 4th ed. New York, Lange Medical Books, 2006: 840.
10. Ng JM, Hartigan PM: Airway fire during tracheostomy: Should we extubate? Anesthesiology 2003; 98: 1303.
11. Fergusson DA, Hébert PC, Mazer CD, er al: A clinical trial comparing aprotinin with lysine analogues in high-risk cardiac surgery. N Engl J Med 2008; 358: 2319-2331.

Part III

古きよきもの

第15章

系統的問題と解答をつけていない寄せ集め問題

この章には系統的問題と寄せ集め問題を分類して詰め込んである。解答のないものがほとんどだが，ヒントを添えたものもある。ところどころに最新の情報への更新が行われている。

症例 1　肝炎合併患者の腹式子宮全摘術

42 歳の体重 60 kg の女性に，大量出血を伴う巨大子宮筋腫のために腹式子宮全摘術が予定された。患者は慢性肝炎を合併しており，プレドニゾン（15 mg/日）を服用していた。何年にも及ぶステロイドからの離脱の試みは何度も失敗した。血圧は 150/85 mmHg で心拍数は 90 bpm，呼吸数は 14 回/min，ヘマトクリット値は 27%，AST は 100 単位/L（基準値は 40 単位/L 以下）だった。総ビリルビン値は基準範囲内だった。患者は地元のギリシャ料理店で肉料理（ジャイロ）を食べた後の胸やけに対して，「テレビでよく宣伝されている紫色の錠剤」を服用していた。

術前の問題

1. まずは患者の肝機能を評価する。AST は，以前は血清グルタミン酸オキサロ酢酸トランスアミナーゼ（SGOT）と呼ばれていた。AST（SGOT）レベルの上昇は何を意味するか？　さらに肝機能特異的な検査は必要か？　麻酔管理にあたって留意すべき肝疾患の影響は何か？　腹水の有無は麻酔管理に影響するか？　するとすれば，どのように？　麻酔開始前に腹水を除去すべきか？
2. 貧血に対して術前に輸血を行うか？　なぜ行うのか，あるいはなぜ行わないのか，その理由は？　待期手術において，ヘマトクリット値の低下はどこまで許容できるか？　緊急手術の場合はどうか？　術前の鉄剤投与やエリスロポエチン投与は推奨するか？　これらの投与に伴う問題は？　投与からどれぐらい待ったらよいか？　患者の保険期間が今月で切れるとすれば？　術前の循環血液量はどのように評価するか？

術中の問題

1. 硬膜外麻酔による麻酔管理はよい選択であろうか？　持続投与と単回投与のどち

らを選択するか？ 肝疾患や貧血，循環血液量減少などを勘案して，どのような麻酔管理を心掛けるか？ 患者の身長は考慮すべきか？ 考慮すべきであるなら，脊髄くも膜下麻酔の選択はどうか？ 外科医の技量も考慮すべきか？ 脊髄くも膜下麻酔や全身麻酔で管理する場合には，局所麻酔薬は何を選択するか？ 一過性虚血性神経根障害とは何か？ このような症例でリドカインを使用するか？ 全身麻酔が区域麻酔よりも優れる点は，あるとすれば何か？

2. 患者は区域麻酔よりも全身麻酔がよいと言っている。あなたは，区域麻酔を選択するように患者を説得するか？ 患者は「いつも全身麻酔から覚醒した時，暴れている」と言っているが，どうすればよいか？ 麻酔導入薬は何を使用するか？ etomidate またはプロポフォールがチオペンタールに優る利点はあるか？ ミダゾラムを導入に用いるのはどうか？ 吸入麻酔薬による導入はどうだろう？ ケタミンによる導入は？ 最も安定した導入を可能にする薬物は何か？ これらの薬物の肝臓への影響はどうだろうか？
3. 筋弛緩薬として cisatracurium はよい選択か？ 外科医の手術が遅い場合，パンクロニウムを使うか？ ロクロニウムはどうだろうか？ あなたが選んだものの正当性を説明しなさい。導入時にスキサメトニウムを使用するか否か？ その理由は？ 四連刺激(TOF)が 2/4 とは何を意味するか？ 0/4 はどうか？ 手術終了時に TOF が 0/4 だったとすると，どのように拮抗するか？ あるいは，手術終了時に TOF が 4/4 であり，減衰を認めなかったとすると，どのように拮抗するか？ 筋弛緩が拮抗されたことの最も感度の高い臨床的指標は何か？
4. 単純な子宮全摘術のはずが雲行きが怪しくなってきた。出血量は 750 mL である。手術開始当初から出血量は多い。輸血開始のタイミングは？ 出血量はどのように評価するか？ 評価の信頼性は？ 患者の凝固機能はどのように評価するか？ トロンボエラストグラム(TEG)を使用するか？ TEG で認められるさまざまなパターンをどのように評価すべきか？ 凝固能異常に対して全種類の血液製剤や薬物を投与すべきか？ 凝固能異常の科学的な対処法はどうすべきか？

術後の問題

1. 患者は覚醒時に譫妄状態となった。麻酔後回復室(PACU)に入室してから 30 分後に看護師から，患者は錯乱状態で激しく暴れているとの報告があった。鑑別診断と治療法は何か？ 痛みが主たる原因であると判断した場合，モルヒネの筋肉内注射または静脈内注射を行うか？ 患者管理鎮痛法(PCA)を採用するか？ 硬膜外またはくも膜下への麻薬投与はどうだろうか？ 硬膜外投与で管理する場合，モルヒネ，フェンタニル，sufentanil のどれを選択するか？
2. 患者は乏尿となっている。術後 2 時間の尿量は 15 mL/hr だった。考えられる原因は何か？ どのように治療すべきか？ $S\bar{v}O_2$ を測定するために，肺動脈カテーテルを挿入するか？ 経食道心エコー法(TEE)を使用するか？ 肝疾患に関連して急性尿細管壊死となった場合はどうするか？ 透析を開始するまでどのくらい待つべきか？

寄せ集め問題

1. 生後6週の乳児のヘルニア根治術の麻酔管理はどのように行うか？　日帰り手術の場合の管理法は異なるか？　乳児が早産児出生の場合はどうか？　患児の眼のリスクを説明せよ。静脈内投与の輸液製剤には何を用いるか？　静脈内投与するブドウ糖の量はどれぐらいか？
2. フェンタニルの過剰投与に対して nalbuphine による拮抗を行うか？　ナロキソンのリスクを詳しく述べなさい。日帰り手術の患者で nalbuphine を使用することのリスクを述べなさい。
3. すべての麻酔器に共通する安全装置は何か？　フェイルセーフデバイスとは何か？　酸素濃度計は必要か？　それをどこに設置すべきか？　手術室に必要な電気安全装置は何か？

症例2　絨毛膜羊膜炎と妊娠高血圧腎症

妊娠高血圧腎症の17歳の妊婦(妊娠33週，体重61 kg)が破水の診断で入院した。絨毛膜羊膜炎を合併し，妊娠高血圧腎症の重症化を認めたため，緊急帝王切開が予定された。マグネシウムとヒドララジン以外に，鎮痛目的でペチジンを処方されていた。血圧は180/115 mmHg，心拍数は105 bpm(子宮収縮時には120 bpmに上昇)，呼吸数は30回/min，体温は40℃，ヘマトクリット値は34%であった。

術前の問題

1. 患者は妊娠高血圧腎症である。妊娠高血圧腎症とは何か？　どのような徴候を認めるか？　子癇と妊娠高血圧腎症との違いは何か？　ヒドララジン，ニトロプルシド，マグネシウムの作用機序は何か？　それぞれの副作用は何か？　これらの薬物と麻酔薬との相互作用は何か？　妊娠高血圧腎症の母体と胎児に対する主な合併症は何か？　胎児の状態をどのように評価するか？　どのような胎児心拍パターンに注意し，どのように対応するか？
2. 麻酔開始前に発熱を治療するか？　その理由は？　どのように治療するか？　アセトアミノフェン(解熱鎮痛剤薬)や抗生物質を使用するか？　胎児への影響は？

術中の問題

1. 区域麻酔または全身麻酔のどちらを選択するか？　それぞれの利点と欠点は何か？　発熱に関しては，硬膜外膿瘍のリスクを考慮するか？　発生率が高くなるか？　もしそうなら，どのように診断し，治療するか？
2. 挿管困難が予測された。患者は精神的に追いつめられており，区域麻酔のために協力してくれなかったとしたら？　迅速導入を行うべきか？　喉頭展開したところ，予期せぬCormackグレードⅢのために，気管挿管ができない。どうするか？　さらに2回，挑戦したがやはり気管挿管できなかった。次に何をしたらいいか？　最初に協力を拒んだ患者が，改めて協力するとは思えない。全身麻酔の導入から覚醒する前に挿管を試みるべきか？

3. 何とか気管挿管ができたとして，分娩までの間の麻酔維持には何を用いるか？ その理由は？ 導入にプロポフォールを用いてもよいか？ 筋弛緩薬は何を用いるか？ 胎盤を通過する薬物は何か？ 娩出後は麻酔法を変更するか？ その理由は？
4. 患児は低体重で，筋緊張が低下しており，無呼吸，チアノーゼを呈しており，心拍数は 60 bpm だった。胎児ジストレスに対してどのように対応するか？ 胎便を認めたなら，どうするか？ 麻酔薬の影響を拮抗するためにナロキソンを投与するか？ 筋弛緩薬の拮抗薬はどうか？ 末梢静脈ラインが確保できず，また臍帯動脈・静脈ラインにも慣れていない場合には薬物はどのように投与するか？
5. 凝固が頭痛の種である。産科医は，オキシトシンを投与してほしいと言っている。オキシトシンとは何か？ それは出血を改善するか，増悪させるか？ 子宮からの出血を吸引する音は部屋の隅にまで聞こえるぐらいに大きくなっている。鑑別診断と治療法は何か？ どんな検査をオーダーするか？ プロトロンビン時間(PT)，TEG，フィブリン分解産物濃度を調べるべきか？ 対処法は新鮮凍結血漿(FFP)，濃厚血小板，クリオプリシピテート，あるいはアミノカプロン酸か？ その理由は？

術後の問題

1. PACU で，患者は本格的な痙攣大発作を起こした。どのように対処するか？ 痙攣発作とは何か，それはどのように脳に傷害を及ぼすのか？ 気管挿管が必要か？ 患者がフルストマックである場合に何を考慮するか？ 分娩後どれぐらい時間が経てば産婦はフルストマックでなくなるのか？ 1 週間後，それとも 1 か月後？
2. 術後に頻脈が持続している。3 時間後，心拍数は 170 bpm まで急上昇した。最も考えられる原因は何か？ また考えにくい原因は何か？ どのように対応すべきか？ 妊娠高血圧腎症の若い妊婦で 170 bpm の頻脈が持続することのリスクは何か？ 分娩後では，何か違いはあるか？

寄せ集め問題

1. 新生児は冠疾患(CHD)と心室中隔欠損症(VSD)がある。チアノーゼの機序を述べよ。
2. 腹腔鏡下胆囊摘出術を受けたリスクのない患者(ASA PS I)が PACU で無呼吸となった。鑑別診断は何か？
3. 片肺換気中の低酸素性肺血管収縮(HPV)について述べよ。
4. 筋弛緩薬の拮抗薬を投与し，抜管したが呼吸をしないので，スキサメトニウムをすぐに投与して再挿管をしなければならない。どのような筋弛緩が起こり得るか？ それにはどう対処するか？

アップデート：中心静脈ライン

1. 中心静脈ラインの合併症を列挙せよ：ワイヤ塞栓，カテーテル塞栓，心タンポナーデ，頚動脈穿刺，血胸，気胸，肺動脈破裂。
2. 最も死亡率の高い合併症を挙げよ：血胸，心タンポナーデ，肺動脈破裂。
3. さらにいくつかの合併症を挙げよ：水胸または胸水，血管外漏出による頚部腫脹，空気塞栓，その他の血管傷害。
4. これらの合併症の予防策を述べよ：超音波ガイド下での挿入，圧モニタリング，胸部X線写真による確認。

症例3　腸閉塞と腎障害

65歳の男性が腸閉塞のために試験開腹術を予定された。患者は慢性腎不全があり，5年前から血液透析を導入されている。また高血圧に対してクロニジンとメトプロロールを服用している。患者は慢性腎不全のためにいつも気分がすぐれず，活動性も低い。血圧は180/100 mmHg，心拍数は90 bpm，呼吸数が24回/min，体温は38℃，ヘモグロビン値は8 g/dLである。これが，私のいつもの検査値だ。患者は激しい痛みを訴えており，嘔吐しながら，顔をゆがめている。

術前の問題

1. 手術前に透析をすべきか否かはどのようにして判断するか？　待期手術の場合は透析はどうするか？　緊急手術の場合でも，急いで透析を行うか？　透析直後の患者ではどのような問題があるか？　腎機能評価に必要な検査は何か？　そのほかに影響を受ける臓器は何か？　またそれをどのように評価するか？　患者の循環血液量の過不足はどのように評価するか？
2. 患者の血圧のコントロールは良好か？　待期手術の場合は，血圧のコントロールが良好になるまで手術を延期するか？　血圧コントロールの期間はどれぐらいを目標にするか？　1時間，1日，1週間，1か月？　最近はより新しい，短時間作用性の薬物があるにもかかわらず，血圧のコントロールが不良な患者では，なぜ麻酔のリスクが増加するのか？　患者は体調が悪く，最近2日間はクロニジンやメトプロロールを服用していなかった。どのようなリスクがあるか？　今，薬物を静脈内投与すべきか？

術中の問題

1. 循環血液量の状態を判断するのに必要なモニターは何か？　患者が無尿でない場合でも，Foleyカテーテルをわざわざ使うか？　血圧測定のために動脈ラインを留置するか？　非観血的血圧測定は有効か？　またその限界は何か？　新しい非観血的血圧測定装置はどうか？　その利点は何か？　指で脈拍を触知するのはどうか？
2. この患者の麻酔管理で，最も考慮すべきことは何か？　優先順位が高いものから述べる。術前の制酸薬やメトクロプラミドは投与するか？ 術前に経鼻胃管は挿入するか？ すでに胃管が入っている場合，それを残しておくか，あるいは抜去するか？ 挿管に失敗した場合，マスク換気を行うのに問題はあるか？ 胃管は邪魔になるか？ 麻酔の導入に用いる麻酔導入薬と筋弛緩薬は何か？ 患者が腎不全やフルストマックの場合，あるいは嘔吐している場合に配慮すべきことは何か？ プライミング・プリンシプルとは何か？ 線維束攣縮の予防処置を講じるか？ あるいは予防処置に意味はないか？ 亜酸化窒素による麻酔，あるいはごちゃまぜの麻酔はどうだろう？ 心臓や腎臓，消化管のためにはどの麻酔法が最もよいか？ 早期離床のためにすべきことは何か？

3. 麻酔導入から20分後，血圧が55/30 mmHgまで低下した。鑑別診断と治療法は何か？ 血圧の回復後，動静脈シャントで拍動が触知できなくなっていることに気づいた。何かできることはあるか？
4. 患者が低酸素症に陥った。1時間後の動脈血液ガス分析では，50％酸素吸入でPaO_2は65 mmHgだった。A-a gradientとは何か？ 麻酔看護師(CRNA)が，10 cmH_2Oの呼気終末陽圧(PEEP)をかけることを提案した。賛成か，反対か？ ほかに行うべきことはあるか？ パルスオキシメータはどのように役立つか？ PEEPと高い吸入酸素濃度を用いることの問題は何か？ その時の動脈血液ガス分析の$PaCO_2$が70 mmHgであった場合はどうするか？

術後の問題

1. 術後も人工呼吸管理を継続するか？ その理由は？ 人工呼吸管理を継続することの利点と欠点は何か？ 人工呼吸器の設定と様式はどうするか？ 人工呼吸器が正しく動作していることはどうやって確認するか？ いずれの人工呼吸器ももつ潜在的な問題は何か？ パイプラインの配管間違えがある場合はどうするか？ 抜管時期はどのようにして決定するか？ 極度の挿管困難患者では抜管はどうするか？ 何か特別な準備をしたり，特殊な器具を用いるか？
2. ICUで患者は手足をばたつかせて人工呼吸器とファイティングしている。高圧アラームが鳴っている。ICUの看護師は，患者を鎮静してほしいと言っている。どうするか？ ほかに何が起きているのだろう？ 患者が痛みを訴えている場合，挿管された患者に硬膜外鎮痛を行うことは可能か？ デクスメデトミジンで鎮静すべきか？ デクスメデトミジンとはどのような薬物か？

寄せ集め問題

1. 双胎の第1子は無事に娩出されたが第2子の胎位の矯正が必要となり，産科医から麻酔により子宮を弛緩させてほしいと要求された。どのようにしたらよいか？ ニトログリセリンを用いるか，あるいは全身麻酔を行うか？ 高濃度のハロタンを用いるか，あるいはセボフルランも同様に有効か？
2. 後天性免疫不全症候群(AIDS)を非常に恐れている患者が，冠動脈バイパス(CABG)の再手術を受けることになった。患者から次の質問があった。「先生，輸血ドナーを指定したほうがいいですか？　自己血貯血は可能ですか？　血漿増量剤は使用できますか？　貧血はどこまで許容できますか？」

3. 血友病の患者を担当することになった。この疾患の機序と遺伝的特徴は何か？　アミノカプロン酸，クリオプレシピテート，FFP，第Ⅷ因子，または第Ⅶ因子を投与するか？　症候性の下垂足に対して椎弓切除術が予定されている場合はどうするか？

アップデート：日帰り手術の麻酔管理

1. 術前外来は本当に意味があるか？：イエス。それにより手術のキャンセル率は8分の1に低下するし，術前検査の費用を60%減少する。
2. 最大の問題は何か？：術後の痛みと悪心，嘔吐が最も深刻な問題である。
3. 外科医による局所麻酔が十分でなかったとしたらどうなるか？：麻酔科医による鎮静が過剰になり，患者の在院時間が延びる。
4. 術後に飲水できたり排尿できることを確認する必要はあるか？：ノー。
5. 甲状腺摘出術後に最もよくみられる合併症は何か？：低カルシウム血症がよくみられる。
6. 扁桃・アデノイド摘出術後に出血するリスクがより高いのはどのような患者か？：高齢患者で出血のリスクがより高い。
7. 呼吸器系の合併症のリスクが高いのはどのような患者か？：若年患者で呼吸器系の合併症のリスクがより高い。
8. 術中の軽度の低体温はPACUの滞在時間を延長させるか？：はい。

症例４　腎移植とアルコール依存

慢性腎不全の女性の患者(50歳，体重70 kg)に対する腎移植が予定された。患者は，12時間前に透析を受けている。ヘモグロビン値は6 g/dL，カリウム濃度は5.1 mEq/Lであり，クレアチニン値は4 mg/dLである。患者は30歳の時に肝炎を罹患し，背中に怪我をしてからはアルコールとアセトアミノフェン依存になっている。血圧は160/100 mmHgで，心拍数は65 bpm，呼吸数は18回/min，体温は37℃である。

術前の問題

1. 追加すべき検査はあるか？　その理由は？　最も役立つ肝機能検査は何か？　麻酔管理に対して，これらの検査結果がもつ意味は何か？
2. 腎不全患者が貧血になる原因は何か？　術前の治療は必要か？　なぜ治療が必要か，あるいは必要でないのか，その理由は？　貧血に対する代償機構にはどのようなものがあるか？　輸血が必要な場合，何を投与するか？　全血，ドナーを指定した輸血，または赤白球濃厚液かほかの輸血液製剤を加えるか？　あるいは輸血せずに，エリスロポエチンを投与すべきか？　これらの治療の結果，ヒト免疫不全ウイルス(HIV)に感染するリスクをどのように説明するか？

3. 高カリウム血症を懸念してカリウム濃度を再検した。その結果は5.8 mEq/Lであった。すぐに透析を行うべきか？ あるいはポリスチレンスルホン酸ナトリウム(ケイサレート®)を投与するか？ 薬物療法を行うか？ どのような薬物療法を行うか？ インスリン，ブドウ糖，重炭酸塩はどのように作用するかを説明せよ。高カリウム血症はどのように心臓を停止させるのか？

術中の問題

1. 心電図のどの誘導をモニタリングすべきか？ その理由は？ 誘導の位置は本当に重要か？ Eindhovenの三角形とは何か？ 虚血を検出するのに最善の方法は何か？ 高カリウム血症や低カリウム血症，高カルシウム血症あるいは高度の貧血となった場合の心電図はどのような所見が認められるか？
2. 区域麻酔は選択肢となるか？ 正確にはどの部位に外科医は腎臓を移植するか？ 硬膜外麻酔や脊髄くも膜下麻酔でこれらを管理することは可能か？ 血管内の凝固を防止するため外科医があなたにヘパリンの静脈内投与を依頼した場合，どうするか？ 区域麻酔を選択する場合，どのような麻酔法を選択し，麻酔薬は何を選択するか？ 全身麻酔を選択する場合，導入と維持には何を用いるか？ 違いは何か？ コンパウンドAとセボフルランはどうだろうか？ 亜酸化窒素はどうか？ 患者に脊髄損傷の既往がある場合，スキサメトニウムは使用してもよいか？ その理由は？
3. 手術中は無尿であった。腎臓を移植して30分後が経過したが自尿を認めない。利尿薬を投与するか？ あるいはさらに輸液負荷をするか？ ドブタミンを投与し心拍出量を増加させるか？ 腎臓用量のドパミンや膠質液を投与すべきか？ 中心静脈カテーテルや肺動脈カテーテルなどの侵襲的モニターを挿入すべきか？ 経食道心エコー法(TEE)を使用するか？ 頚動脈をシースで傷つけてしまった場合，外科医に何を伝えるか？
4. 手術の最後に筋弛緩薬を拮抗するか？ cisatracuriumを使用していて四連刺激(TOF)が4/4の場合はどうするか？ 4/4でかつ減衰を認めない場合はどうか？ 臨床的にはどのように評価するか？ アシドーシスの場合は何を考慮するか？ その場合，抜管を思いとどまるか？ ほかに筋弛緩状態を延長させるものは何か？ 抗菌薬，肝機能不全，手術時間？ 抗コリンエステラーゼ薬は何を用いるか？ 違いはあるか？ アトロピンあるいはglycopyrrolateを併用するか？ これらを併用しなかった場合はどうなるか？

術後の問題

1. 術後鎮痛はどうするか？ 硬膜外鎮痛あるいは静脈内に投与した麻薬はどのように作用するか？ どちらがより有効か？ 患者がVIPの場合はどうか？ 硬膜外鎮痛は静脈内に投与した麻薬に比べてどのような副作用があるか？ 呼吸への影響はあるか？ 患者がアセトアミノフェン依存に陥ってからの期間が長ければ何か違いはあるか？ 肋間神経ブロックを行うか？ 利点と欠点は何か？ 肋間

神経ブロックはどうやって行うか？

2. 術後も高血圧が持続している。PACU での血圧は 220/110 mmHg だった。鑑別診断は何か？　この手術で特に危険なことは何か？　Goldblatt 型腎臓とは何か？　それが原因となり得るか？　血圧を下げるためにどの薬物を用いるか？　これらの薬物は腎血流や肝血流にどのように影響するか？　薬物の違いにより，何らかの違いが生じるか？　labetalol を投与し喘鳴を生じた場合はどうするか？　鑑別診断と治療法は何か？

寄せ集め問題

1. 硬膜外カテーテルを挿入する際に通過する組織と，硬膜外腔の解剖について述べよ。
2. TOF とは何か？　テタヌス刺激後促通とは何か？　テタヌス刺激とは何か？　筋弛緩状態はどのように評価するか？
3. 経尿道的膀胱腫瘍摘出術（TUR-Bt）に対してリドカインによる脊髄くも膜下麻酔を計画していたところ，患者が塩酸プロカインアレルギーであると訴えた。どうするか？

症例５　ジゴキシン服用中で左脚ブロックがある患者の経尿道的前立腺切除

85 歳の男性が前立腺肥大症（BPH）と診断され，経尿道的前立腺切除術（TURP）の適応を決定するための膀胱鏡検査が予定された。患者はジゴキシン（0.25 mg/ 日）を服用しており，舌下ニトログリセリンをときどき使用している。聴診上，収縮期雑音（4/6）が聴取された。血圧は 140/100 mmHg，心拍数は 65 bpm，呼吸数は 12 回 /min であり，体温は 37℃，血中カリウム濃度は 3.0 mEq/L だった。心電図で左脚ブロック（LBBB）を認めた

術前の問題

1. 患者の心機能，特に心雑音に関して心配するか？　何が心配か？　それはなぜか？　有害か無害かはどのように判断するか？　心エコー図検査は必要か？　心エコー図検査の結果，重度の大動脈弁狭窄症を認め，心カテーテル検査では 80 mmHg の圧較差を認めた。麻酔と手術のリスクはどの程度か？　患者から心臓の治療を先に行うべきか尋ねられたらどう答えるか？
2. 心カテーテル検査はさらに，重篤な冠動脈疾患（CAD）が認められた。心臓手術を先に行うべきか？　患者の症状が安定している場合はどうか？　患者が心臓の手術を拒否した場合はどうするか？　LBBB の意義は何か？　最近になって LBBB が発症している場合はどうするか？
3. 狭心症とは何か？　安静時狭心症とは何か？　糖尿病との関連は？　安定狭心症

と不安定狭心症の違いは何か？ 術前診察時にあなた，あるいは外科医はβ遮断薬の処方を始めるべきか？ それはなぜか？ POISE study(Lancet 2008；371：1839-47)のもつ意義は？

4. 3.0 mEq/Lのカリウム濃度が気になるか？ 慢性と急性の低カリウム血症の違いは何か？ 術前にカリウム濃度を補正するか？ 補正することのリスクは何か？

術中の問題

1. 「石灰化した大動脈」と手術適応でない冠動脈疾患を合併している場合，TURPに対してはどのように麻酔管理するか？ 脊髄くも膜下麻酔，硬膜外麻酔の緩徐な投与，局所麻酔か？ 大動脈弁狭窄症の患者の特別なリスクは何か？
2. プロトロンビン時間(PT)が15秒の場合，区域麻酔をそれでも選択するか(大動脈狭窄症がないと仮定する)？ 凝固機能検査では異常を認めないが，アスピリンやクロピドグレル硫酸塩を服用している場合はどうするか？
3. 全身麻酔を選択する場合，自発呼吸を維持すべきか，あるいは調節呼吸を行うべきか？ 自発呼吸を維持することの利点と欠点は何か？ 麻酔導入薬は何が最も優れているか？ 導入時にエスモロールを用いるか？ 維持にはエスモロールの持続投与を行うか？ その理由は？
4. 観血的動脈圧測定はなしでもよいか？ その理由は？ 中心静脈(CV)ラインあるいは肺動脈カテーテルは必要か？ その根拠は？ 中心静脈ラインを留置する場合はどこから挿入するか？ それぞれの部位の利点と欠点を述べよ。
5. CVラインを挿入して手術を開始した。開始から1時間半後，CVPは4 mmHgから22 mmHgまで上昇した。鑑別診断と治療法は何か？ 外科医に手術の中断を要請するか？ アーティファクトの可能性はあるか？ どうやって判断するか？ 血中ナトリウム濃度は？ どのくらいの頻度で測定すべきか？ 血中ナトリウム濃度が122 mEq/Lの場合，112 mEq/Lの場合，さらに102 mEq/Lの場合はどのように対応するか？
6. 静脈洞からの出血oozingが続いている。その理由は？ どのような検査を行うか？ どのようにして播種性血管内凝固(DIC)や線溶を鑑別するか？ トロンボエラストグラム(TEG)からの情報は役立つか？ どのように治療するか？

術後の問題

1. PACUに入室してから30分後に二段脈が出現した。どのような検査をオーダーするか？ どのように治療するか？ リドカインやアミオダロンを開始するか？ 血中ナトリウム濃度は低下するか？ ナトリウム濃度の急激な補正のリスクは何か？
2. 術中は全身麻酔で管理したが，手術終了後に患者が覚醒しなかった。その原因は，薬理学的なものか，代謝に関するものか，あるいは神経学的なものか？ それを鑑別するために何を行うか？ それぞれの原因に応じた治療法は何か？ 心配している妻と我関せずの子どもにどのように説明するか？

3. 患者はFoleyカテーテルによる苦痛を訴えており，それを抜去するよう要求している。どうすれば患者を救えるか？　ほかに方法はあるか？　鑑別診断と治療法は何か？

寄せ集め問題

1. 胎盤早期剝離の管理においては，何が緊急か？　DICのように特に考慮すべき問題はあるか？　脊髄くも膜下麻酔，硬膜外麻酔，または全身麻酔のどれを選択するか？　その理由は？　言葉の壁がある場合はどうするか？　患者の状態が不安定であるにもかかわらず，夫が立ち会いたいと言っている場合にはどうするか？
2. 手術室中の亜酸化窒素濃度が高くなっていることが検査技師から報告され，手術室の安全管理責任者が憤慨している。麻酔科医はどのように対処すべきか〔特にラリンジアルマスク(LMA)を用いて麻酔管理を行っている場合〕？　安全管理責任者に問題ないと主張することができるか？　麻酔器の高圧系および低圧系のチェックはどのように行うか？
3. 患者が「スキサメトニウムにアレルギーがある」と言っている。これは何を意味するのか？　既往歴や検査結果から，悪性高熱症と偽コリンエステラーゼ欠損症を鑑別することは可能か？　クレアチンキナーゼ(CK)の値は鑑別に役立つか？　ジブカインナンバーはどうか？　いずれにしても，どのように対処すべきか？

アップデート：小児

1. 絶飲食(NPO)の決まりは何か？：清澄水は2時間前，母乳は4時間前，人工乳は6時間前，固形物は8時間前まで可とする。
2. 上気道感染症(URI)に関する取り決めは何か？：声門下に膿を認めた場合，手術を中止する。
3. 受動喫煙のリスクは何か？：喉頭痙攣のリスクを10倍に上昇させる。
4. 鎮静には何を用いるか？　ミダゾラム0.5 mg/kgを経口投与する。

症例6　椎弓切除術後の帝王切開

39歳の初産婦に活動性のヘルペス病変があるため帝王切開が予定された。23歳時に落馬して脊椎を損傷し，腰椎の椎弓切除術と接合術を受けている。アスピリンを服用している。高度の浮腫があり，アキレス腱の反射が亢進しており，マグネシウムを処方されている。血圧は175/115 mmHg，心拍数は80 bpm，呼吸数は16回/min，体温は36.8℃である。

術前の問題

1. この患者は子癇か，あるいは妊娠高血圧腎症か？　その違いは何か？　何が特徴的か？　妊娠高血圧腎症自体の病態は何か？　またどの臓器が障害されるか？　どのような合併症があり，どのように治療するか？　マグネシウムの投与量は？　マグネシウムは胎盤を通過するか？　胎児への影響はあるか？　麻酔薬とどのような相互作用があるか？

2. 胎児心拍数は 120 bpm である。これはよい状態か，悪い状態か？　ほかに何を確認すべきか？　どのようなパターンが正常で，どのようなパターンが危険か？　母体を麻酔導入したとき，胎児心拍数の基線細変動はどう変化するか？　基線細変動の消失を認めた場合，すぐに帝王切開を決定するか(妊娠 26 週の妊婦が虫垂切除術を受けることになり，全身麻酔を導入したところ，胎児心拍数の基線細変動が消失したと仮定せよ)？

術中の問題

1. 椎弓切除術は L_5/S_1 のレベルで行われている。全身麻酔，脊髄くも膜下麻酔，硬膜外麻酔のいずれを選択するか？　それぞれの利点と欠点は何か？　患者は医療に関心が深く，硬膜外麻酔を要求した。どのようにリスクと利益を説明するか？　術後に腰背部痛が増悪して麻酔のせいだと訴えられたらどうするか？　椎弓切除後は何を穿刺の目印にするか？
2. 硬膜外カテーテルを挿入してから 5 分後，痙攣発作が出現した。最初に行うべきことは何か？　鑑別診断は何か？　すぐに帝王切開を行うべきか？　気管挿管した後，患者が覚醒してチューブを自己抜管しようとしている。鎮静を行うか？　胎児へはどのような影響があるか？　デクスメデトミジンを使用するか？　小児科医には何を伝えるか？
3. 硬膜外麻酔の効果はまだらで，患者はわめき散らしている。全身麻酔に変更するか？　全身麻酔のリスクは何か？　特に妊娠高血圧腎症患者の全身麻酔に伴うリスクは何か？　何か特別な気道確保のためのデバイス(例えば，LMA，ガムエラスティックブジー，気管支ファイバースコープ，細めの気管チューブ)を使用するか？
4. 硬膜外麻酔は役に立たず，血圧は 220/130 mmHg まで跳ね上がった。鑑別診断と治療法は何か？　ニトロプルシドあるいはニトログリセリンを使用するか？　胎児へのリスクは何か？　labetalol やヒドララジンなどのほかの薬物はどうか？　胎盤機能不全とは何か？　常位胎盤早期剝離とは何か？　前置胎盤とは何か？

術後の問題

1. 児娩出後に産科医が子宮を脱転したところ，患者が胸痛を訴えた。鑑別診断と治療法は何か？　心筋虚血の可能性はどの程度で，どうやってそれを除外するか？　患者が悪心を訴えた。悪心を和らげるために何をするか？
2. 手術から 12 時間後，患者は激しい頭痛を訴えた。鑑別診断と治療法は何か？　この頭痛が単なる硬膜穿刺後頭痛かそれ以外の重篤な頭痛(頭蓋内出血など)かをどうすれば鑑別できるか？　導入時に硬膜誤穿刺を起こしている場合はどうか？

すぐに血液パッチを行うべきか？　あるいは待つべきか？

寄せ集め問題

1. どのような気化器を使用しているのか？　デスフルランの気化器は，なぜ奇妙な形をしているのか？　なぜ気化器が転倒すると危険なのか？
2. 15歳の少年が自分の手を銃で撃った。少年は酒に酔ってあばれていたが，なんとか指示に従うことができた。腕神経叢ブロック，Bierブロック，斜角筋間ブロックのどれを選択するか？　それぞれの利点と欠点，全身麻酔との比較を述べよ。局所麻酔薬が血管内に投与された場合はどうなるか？
3. 喉頭乳頭腫の切除後の患児が，重度の喘鳴を呈している。外科医は挿管操作によるこれ以上の侵襲を避けたいと望んでいる。どのような選択肢があり，どれを選択するか？　再挿管するとしたらいつ行うか？
4. 腹腔神経叢ブロックと星状神経節ブロックの使用について述べよ。どのような場合に神経破壊ブロックを用いるか？

アップデート：リドカインによる脊髄くも膜下麻酔

1. 一過性神経症候群(TNS)とは何か？：脊髄くも膜下麻酔から24時間以内に発症し，72時間以内に消失する痛みや感覚異常である。これらの症状は患者が帰宅後に発生する。
2. TNSは運動神経麻痺を伴うことがあるか？：決してない。もっと重篤なものを考慮すべきである。
3. 治療法は何か？：非ステロイド性抗炎症薬(NSAID)と時間経過だけが有効な治療法である。少なくとも3～4日の間に症状は改善する。

症例7　血の滴る扁桃腺

体重20 kgの4歳の扁桃腺摘出術を受けた患児が術後出血のために手術室に戻ってきた。手術が終了したのは10時間前である。患児は健康であったため，ヘモグロビン値は術前には測定されていなかった。術中の推定出血量は50 mLであった。患者は落ち着きがなく，不安げである。血圧は80/50 mmHg，心拍数は130 bpm，呼吸数は24回/minである。

術前の問題

1. この患者の手術開始時の循環血液量はどれぐらいか？　現在はどれぐらいだろう？　扁桃摘出術後の出血量はどのように推定するか？　どれぐらいの量の血液を飲み込んでしまったのだろう？　ヘマトクリット値の再検は何かの役に立つか？　再検すべきか？　ヘマトクリット値が25%だったとすると，輸血をするか？　輸血のタイミングは？　乳児期に心臓手術を受けていたとすると，麻酔管理法の決定に影響するだろうか？

2. ER でオーダーすべき臨床検査は何か？　タイプアンドスクリーンで準備した輸血用血液しかない場合はどうするか？　交差適合試験を行う場合と行わない場合で輸血反応の可能性は異なるか？　母親が，児に AIDS を感染させたくないので自分の血液を提供すると言っている。どのように対応するか？
3. この児の年齢や状況からは適正なバイタルサインはどの程度か？　成人と小児で心機能はどのように異なるか？　頻脈は，感情や循環血液量減少によるものか？　どのように鑑別するか？
4. 患者は興奮している。鎮静するか？　患児が興奮してコントロールできないリスクに比べて，鎮静のリスクはどうか？　患児がパルスオキシメータを引き外した。どうやって酸素化を評価するか？

術中の問題

1. 手術室あるいは ER まで急速輸液負荷を行うべきか？　輸液負荷には何を用いるか？　その理由は？　輸血するか？　慌てて，ヘパリン加生理食塩液 1,000 ml を投与してしまった。プロタミンで拮抗すべきか？　あるいはほかに何か投与するか？
2. 患者の口腔内を乾燥させるためにアトロピンやグリコピロレートを前投薬として投与するか？　誤嚥を防止するために，クエン酸塩やメトクロプラミド，ラニチジンなどを投与するか？　その理由は？　これらの EBM はあるか？
3. 事前に経鼻胃管は挿入するか？　その利点と欠点は何か？　役に立つか，あるいは痛いだけか？　それはどのように邪魔になるか？
4. 院内に輸血用血液の備蓄がまったくない。外科医は，すぐに手術を始めたいと言っている。別の病院から輸血用血液が到着するまで手術の開始を遅らせるか，あるいはすぐに手術を開始するか？
5. 静脈ラインが漏れており，患児は虚脱している。さてどうするか？　麻酔導入にはケタミンの筋肉内注射，吸入麻酔薬による導入，脛骨髄内投与，中心静脈(CV)ラインのどれを選択するか？　CV ラインはどこから留置するか？
6. 静脈ラインが確保されていると仮定する。迅速導入，迅速導入変法，輪状甲状膜切開のどれを選択するか？　気管チューブおよび喉頭鏡のサイズは何を用いるか？　どのスタイレットを用いるべきか？
7. 導入前にアトロピンは使用しなかった。挿管後に，児の心拍数が減少し，心停止に至った。対応策は何か？
8. 麻酔の維持のために，プロポフォールの静脈内投与と吸入麻酔薬のどちらを選択するか？　支持する理由と支持しない理由をそれぞれについて述べよ。
9. 患児の酸素飽和度が低下し，徐脈になった。鑑別診断と治療法は何か？　続いて心室細動(VF)になった。この児を救うための小児の二次救命処置(PALS)のシナリオを説明しなさい。
10. 抜管は深麻酔下に行うべきか？　そうでない場合は，どうやって上手に抜管するか？

術後の問題

1. PACUで測定した患児の腋窩体温は34℃であった。これは憂慮すべき問題か？　その理由は？　どうやって患児を温めるか？　振り返って考えると，体温低下を予防するために何ができただろうか？
2. 手術から2週間後に患児の眼球結膜が黄色くなっている。これは感染性の肝炎か，ハロタン肝炎か？　外科医が非難している。どのように対処するか？

寄せ集め問題

1. 喉頭蓋炎の患児がいる。経験ある麻酔科医がセボフルランよりもハロタンで導入すべきであると助言している。助言に従うか？　その理由は？　喉頭蓋炎に関して，診断から安全な気道確保までの流れを概説しなさい。
2. ヘルニアの手術が予定された。患児は元気である。プロトロンビン時間(PT)および部分トロンボプラスチン時間(PTT)の検査結果が延長していたが，理由が不明である。どうするか？　外科医は，「心配するな。ヘルニアの手術なので局所麻酔でやってしまおう」と言っている。これはよいアイデアか？　そのための麻酔法は何を選択するか？
3. 巨大な縦隔腫瘤による症状を訴えている患者のフローボリューム曲線の所見が不良である。患者に意識下挿管を提案したが拒否された。どうするか？　麻酔を導入したが，気道確保ができない。次にどうするか？

アップデート：輸血療法

1. 輸血のリスクは何か？：HIVは90万単位に1人，C型肝炎は160万単位に1人，B型肝炎は18万単位に1人。最も頻度の高いリスクは，依然として事務的な手続きの誤りである。
2. 輸血関連急性肺障害(TRALI)とは何か？：輸血から4～6時間後に，患者が低酸素，呼吸促迫，血圧低下，発熱などの症状を呈する。
3. 貧血はどこまで許容できるか？：患者はヘモグロビン値が5 g/dLまでは耐えられるが，それ以下にすべきではない。

症例8　肝硬変患者の結腸切除術

60歳，体重60 kgの肝硬変の男性に対して，癌の診断で右半結腸切除術が予定された。患者は，腹水，黄疸，くも状血管腫を呈している。血圧は100/80 mmHg，脈拍数は100 bpm，体温は36.8℃，ヘマトクリット値は27%である。

術前の問題

1. PT，アルブミン，肝酵素，ビリルビンなどの検査は重要か？　アルブミン値がそれほど重要視される理由は？　栄養失調が術後合併症の危険因子と考えるなら，手術の前にアルブミン値を補正することにより予後は改善するのか？　経鼻栄養または中心静脈栄養を行うべきか？ 中心静脈栄養の意義は何か？
2. 腹水の存在は麻酔に影響を与えるか？ 腹水は薬物の分布容積にどのように影響するか？ 分布容積とは何か？ またどのような状況で，分布容積が患者の実際の容積よりも大きくなるか？
3. 腹腔穿刺を行うべきか？ 行わないとすれば，どのような状況の場合に腹腔穿刺を行うか？ 穿刺前にビタミンK，新鮮凍結血漿(FFP)，あるいは濃厚血小板を投与するか？ どの程度まで患者の凝固機能を改善させるべきか？

術中の問題

1. 肝硬変患者の分布容積は，どのようにして麻酔薬の投与量に影響を与えるか？ 導入にチオペンタールやプロポフォール，またはetomidateを用いるか？ ほかよりも優れている薬物はあるか？ 費用はどうだろうか？
2. 麻酔の維持にセボフルラン，亜酸化窒素，酸素の組み合わせは安全に使用できるか？ 亜酸化窒素と麻薬のほうが優れているか？ 亜酸化窒素の使用で最も注意すべきことは何か？ どうすれば，腎血流，冠血流，脳血流，および肝血流が維持されていることを確認できるか？
3. BISモニターは使用すべきか？ 費用はいくらかかるか？ 患者の安全性を向上させるか？ 術中覚醒がないことをどのようにして確認できるか？
4. スキサメトニウムは挿管のために安全に使用できるか？ あるいはほかの薬物よりも優れているか？ なぜロクロニウムではいけないのか？ 長時間作用性の麻酔薬は避けるべきか？ ロクロニウムとcisatracuriumに違いはあるか？ スキサメトニウム投与後1時間たっても，4連刺激に対する反応が0/4の場合はどうするか？ ジブカインナンバーとは何か？
5. 吸入酸素濃度は50％だが，酸素飽和度が91％しかない。動脈血液ガス分析を行うか？ 検査の結果，低酸素血症が確認された場合，鑑別診断と治療法は何か？
6. 肝硬変の患者の輸液で特に必要なものは何か？ 患者は，アルブミン，血漿または血漿増量剤のどれを必要としているか？ ヒドロキシエチルデンプンとは何か？ より安価だが，何か問題はあるか？ どのようにして血糖値を管理するか？ 懸念すべきことはあるか？ 手術開始時のナトリウム濃度が122 mEq/Lだった場合，それを補正すべきか？ 生理食塩液や乳酸リンゲル液のナトリウム濃度はどれぐらいか？ 高張食塩水を投与するか？ 橋中心髄鞘崩壊症のリスクは何か？
7. 尿量が減少した場合，どのように対応するか？ 輸血の適応だろうか？ 診療録にはどう記載するか？

術後の問題

1. 抜管時に患者が嘔吐して誤嚥した。患者は喘鳴を起こし，チアノーゼになった。治療法は何か？ 抗菌薬やステロイドを投与するか？ Best PEEPの概念を説明せよ。Best PEEPがどこかを知るために，肺動脈カテーテルによる酸素飽和度の測定は必要か？
2. 抜管したところ，患者は呼吸困難となり，強い努力呼吸とともに気管内にピンクの泡沫状の分泌物を認めた。このような合併症の機序は何か？　どのように治療するか？
3. 手術が終了しても患者が覚醒しない。肝臓病患者について考慮すべき特別なことはあるか？　鑑別診断は何か？　BIS は役に立つか？　脳波を測定すべきか？

寄せ集め問題

1. 病院が停電した。心臓手術が始まったばかりである。最も優先順位の高いことは何か？　手術を継続すべきか？
2. 泌尿器科の専門医から，体外衝撃波砕石術（ESWL）の最中に結石が動かないように，高頻度ジェット換気（HFJV）で管理するように依頼された。同意するか？　HFJV が臨床的に有用な状況として，ほかにどのような状況があるか？　HFJV や ESWL に特有のリスクは何か？
3. Down 症候群の 6 歳の男児に対して，扁桃腺・アデノイド摘出術が予定された。以前から心雑音が指摘されており，最近は上気道感染症にかかっていた。何を懸念し，どのように管理するか？

アップデート：低体温循環停止中の脳保護

1. 一般的にどの麻酔薬が使用されるか？：チオペンタール，プロポフォール，ステロイドが脳保護のために用いられる。
2. 最も適した薬物のコンセンサスはあるか？：コンセンサスはない。また特定の薬物を支持する十分な根拠も示されていない。

症例 9　鎌状赤血球症と喘息を合併した患者の眼の外傷

喘息と鎌状赤血球症の既往のある 15 歳のアフリカ系米国人の少年が，1 時間前に目に怪我をした。眼球の修復術が予定されている。ヘマトクリット値は 23％である。血圧，心拍数，呼吸数は正常である。2 年前に輸血されたのが最後である。

術前の問題

1. 喘息の重症度は，臨床的にどうやって評価するか？　評価に役立つ検査は何か？　好酸球数の検査，動脈血液ガス分析，胸部 X 線検査は必要か？
2. 鎌状赤血球症はどのように評価するか？　ヘモグロビン S の値が 50％未満であることを確実にするために輸血するか？　待期手術で，もっと時間があるなら，同じようにするだろうか？
3. 尿タンパクが陽性ならどうするか？　それは何を意味するか？　スルファジアジン銀の腎機能に対する影響は何か？

術中の問題

1. 少年はフルストマックで，開放性眼損傷がある。眼球を守るためにどのように麻酔導入をするかを述べよ。挿管困難が予測された場合はどうするか？　スキサメトニウムあるいは長時間作用性の筋弛緩薬を用いることの利点と欠点を説明しなさい。ラリンジアルマスク(LMA)は選択肢となり得るか？　最後の手段として，LMA はどうか？　失明のリスクと比較して，誤嚥のリスクはどうか？
2. 喘息患者で気管支痙攣を誘発せずに，どうやって迅速導入を行うか？　ケタミンを使用するか？　ケタミンの問題点と，それを避けるための方法を述べよ。
3. 鎌状赤血球症の患者で特に注意すべきことは何か？　鎌状赤血球クリーゼとは何か？　それを避けるためにはどうするか？　Foley カテーテルを留置することにより，輸液を最適化できるか？　CV ラインが必要か？
4. 手術の最中に，外科医が血液の色が黒いと報告し，実際にその通りだった。どのように診断し，治療するか？
5. 麻酔の導入の最中に点滴が漏れてしまい，患者は嘔吐して誤嚥した。次に何をするか？　ほかに点滴がとれそうな静脈がないときに，急いで「緊急の静脈ライン」を確保するためにはどうするか？
6. 術後，患者は落ち着きがなく高血圧が続いているが，誤嚥は起こさずに経過している。鑑別診断と治療は何か？
7. 吐き気や嘔吐を予防するための最善の方法は何か？　オンダンセトロンはどのように作用するか？　グラニセトロンはどのように作用するか？　ドロペリドールの投与はどうか？　QT 延長症候群とは何か？

寄せ集め問題

1. 19 歳の男性が，彼の四輪バギーから放り出され，半昏睡の状態で入院した。C_5 の骨折が X 線写真で確認された。四肢のすべてを動かすことができる。硬膜下血腫があるが，そのほかの傷害はない。どうやって気道を確保するか？　グラスゴー昏睡尺度(GCS)とは何か？　手術の終了時に，気道および頸椎の安全性を維持しつつ，どのようにして神経学的検査を行うことにはどうするか？
2. 重症の妊娠高血圧腎症の患者に対して硬膜外麻酔を行うべきか？　この疾患の全身への影響は何か？　どのように管理あるいは治療すべきか？　このような患者で血行動態の変動を最小限にするためにはどうするか？　血小板数が正常であれば出血のリスクは除外できるか？　硬膜外カテーテルを留置しなことのリスクは何か？
3. 麻酔器の安全機構置とは何か？　酸素が供給されていることはどうやって確認するか？　酸素濃度計以外に，酸素の供給を機械的に保証できるものはあるか？　麻酔器の較正が適切であることをどうやって確認するか？　麻酔器の状態を維持することの責任は誰にあるか？　気化器が倒れてしまった場合には何を懸念するか？　デスフルランの気化器の場合はどうか？

アップデート：胸部大動脈瘤

1. 体性感覚誘発電位(SEP)に関連する問題は何か？：体性感覚モニタリングは脊髄前索よりも脊髄後索の虚血をよりよく検出するので，例えSEPが正常であっても運動麻痺が起こり得る。低体温と麻酔薬，下肢の虚血でもSEPのシグナルは影響される。
2. 脊髄保護の方法について述べよ。：脊髄保護の方法として，大動脈遮断解除，脳脊髄液ドレナージ，体外循環によるサポート，下半身への積極的灌流などがある。
3. どうやって腎臓を保護するか？：輸液負荷，マンニトール投与，軽度の低体温などが用いられている。ドパミンが虚血に対する腎保護作用があることは証明されていない。
4. 胸部大動脈瘤の患者の何％が，冠動脈疾患を合併するか？：87％
5. 心合併症を避けるために有効性が証明されている治療法は何か？　β遮断薬は好んで使用されているが，その効果は証明されているか？：POISE studyを参照のこと。

症例10　喘息患者の胆嚢摘出術

45歳，体重110 kgの女性に胆嚢摘出術が予定された。喘息に対してアミノフィリンを服用している。血圧は150/100 mmHg，心拍数は82 bpm，呼吸数は16回/min，ヘマトクリット値は51％である。

術前の問題

1. 肥満は心血管系，呼吸器系，気道にどのように影響するか？　肥満は肝機能検査に影響を与えるか？　右心不全を認めた場合，肥満がその単独の原因であると言えるか？　患者が慢性的二酸化炭素症であるかどうかを確認するために術前の動脈血液ガス分析を行うか？
2. この患者の喘息を評価するために呼吸機能検査を追加するか？　追加しない場合，どのような状況のときに追加するか？　アミノフィリンは継続するか？　血中濃度を測定すべきか？　血中濃度が低すぎるか，あるいは高すぎる場合は手術を延期するか？　脈拍を触診したところ心室性期外収縮(PVC)を認めたらどうするか？　吸入麻酔薬に切り替えるべきか？　ステロイドを投与開始するか？

術中の問題

1. 動脈ラインを挿入するか？　動脈ラインのリスクは何か？　患者が拒否したり，不安を訴えた場合はどうするか？　(穿刺部位に)リドカイン/プロピトカイン配合クリーム(エムラ®クリーム)を使用するか？　導入前から動脈ラインを挿入するか？　動脈ラインの代わりに脈拍の触診はどうか？　最新の非侵襲的連続血圧測定器機を使用するか？　カフによる血圧測定の欠点は何か？
2. この喘息を合併した肥満患者における麻酔導入で，最も注意すべきことは何か？

低酸素，誤嚥，気道確保困難などをいかにして避けるか？　喘息患者ではスキサメトニウムは避けるべきか？　スキサメトニウムを使用する場合，最初に線維束攣縮の予防処置を行うか？　予防処置により筋弛緩効果が発現したらどうするか？

3. 肥満は，麻酔薬の選択に影響するか？　大量麻薬の利点と欠点(円滑な覚醒など)と閉塞性睡眠時無呼吸症候群のリスクについて説明せよ。気管支痙攣を防ぐのに最良の麻酔薬は何か？　ハロタン(もしどこかで見つけられるなら)はほかの薬物よりも優れているか？
4. 胆管が攣縮しているので，外科医が憤慨している。フェンタニルが原因だとあなたを責めている。どう対応するか？　胆管造影を行いやすくするためにはどうするか？　ニトログリセリン，グルカゴン，あるいはナロキソンを投与するか？
5. 腹腔鏡下胆嚢摘出術のための気腹に関連して起こり得る特別な合併症には何があるか？　CO_2 塞栓とは何か？　どう対処するか？
6. 喘鳴があり，吸気圧が上昇している。鑑別診断は何か？　鑑別診断と治療は何か？　すでに中心静脈ラインが挿入されている場合はどうするか？　気腹によって起こっているとすれば，外科医に何を伝えるか？
7. 患者が手術台の上で暴れだし，3人がかりで押さえつけた。患者は自己抜管してしまい，気化器を確認するとセボフルランは空っぽであった。さて，どうする？

術後の問題

1. 肥満は手術終了時の気道管理にどのように影響するか？　喘息発作を起こさないよう麻酔が深いうちに抜管するか？　覚醒を促すと常に低酸素に陥るという悪循環が起こったらどうするか？
2. この患者を座位で抜管するのはどうだろうか？　この利点と欠点について述べよ。
3. 翌日，外科医が術後の痛みの管理をしてほしいと言ってきた。さまざまな選択肢〔術前クロニジン，肋間神経ブロック，胸腔内カテーテル，硬膜外鎮痛，患者管理鎮痛法(PCA)〕について論じよ。閉塞性無呼吸症候群があるとすればこの決定に影響するか？　睡眠時無呼吸症候群がある場合は，ICUでの管理が必要か？

寄せ集め問題

1. 4歳の小児が喉頭蓋炎と診断された。どのように管理するか？　どうやって挿管するか？　喉頭鏡ブレードのサイズは？　いつ抜管するか？
2. エホバの証人の患者が股関節全置換術の再手術に際して，希釈性自己血輸血を希望している。その利点と欠点について患者と検討せよ。
3. 重篤な低アルブミン血症を伴った70歳の悪液質の男性に対して結腸切除術が予定された。そのまま手術を行うか，あるいは術前に栄養状態を改善させるべきか？　その理由は？

アップデート：区域麻酔の際の鎮静

1. 区域麻酔の手術中に持続投与を行う場合，デクスメデトミジンはプロポフォールに比べてどのような利点を有するか？：プロポフォール群では40％の割合で気道のサポートが必要になるが，デクスメデトミジンではその必要はない。
2. デクスメデトミジンの考えられる問題は何か？　デクスメデトミジンは，比較的高い費用，遅い作用発現，低血圧，徐脈などが考えられる。

症例 11　血小板数減少患者の小腸閉塞

60 歳，体重 75 kg の女性が小腸閉塞と診断された。患者は 4 か月前に，特発性血小板減少性紫斑病(ITP)の診断で脾臓摘出術を受けていた。血小板数を増加させるためにステロイドが処方されている。さらにジギタリスとヒドロクロロチアジドも服用している。血圧は 180/105 mmHg，心拍数は 80 bpm で不整，呼吸数は 20 回 /min，ヘモグロビン値は 10 g/dL，体温は 37.7℃，血中ナトリウム濃度が 127 mEq/L，血中カリウム濃度は 3.0 mEq/L だった。

術前の問題

1. 患者の一晩の脱水量はどれぐらいか？　脱水量は小腸閉塞の存在によりどのように変化するか？　利尿薬による影響は？　循環血液量の変化が麻酔に与える影響は？　麻酔導入前に，循環血液量の補正を行うか？　あるいは，中心静脈カテーテルを挿入して，その値に従って補正するか？
2. 特発性血小板減少性紫斑病とは何か？　脾臓摘出により，治癒するか？　血小板数が 3 万の場合，どうするか？　ほかの検査は必要か？　血小板輸血をすぐに行うか？　手術中に行うか？　あるいはまったく行わないか？　トロンボエラストグラム(TEG)は役に立つか？　出血時間検査は役に立つか？　身体所見で認められる所見は何か？
3. ステロイドの使用が麻酔計画に影響するか？　ステロイドは血中ナトリウム濃度に影響するか？　血中ナトリウム濃度が 127 mEq/L の場合，治療は必要か？　これは危険な状況か？　補正をあまりにも急速に行った場合，何が起こるか？

術中の問題

1. 意識下挿管が最も安全であると長らく喧伝されている。意識下挿管のリスクは何か？　なぜ意識下挿管がうまくいかないか？　表面麻酔に伴うリスクは何か？
2. 導入のために，ケタミン，etomidate，またはチオペンタールを用いるか？　発展途上国にいて，チオペンタールしかない場合はどうするか？　etomidate が使用できないと，循環血液量が減少している患者は死のリスクにさらされるだろうか？　導入時には，どの筋弛緩薬を使用するか？　スキサメトニウムが禁忌の場合(例えば，脊髄損傷)はどうするか？　迅速導入変法はどのように行うか？
3. 麻酔維持のために亜酸化窒素を用いることは禁忌か？　亜酸化窒素の心臓への影

響はどうか？ 麻酔の維持の目的では，どの薬物が最も安全か？ あるいはすべて同等か？ 患者の心機能が本当に非常に不良であり，心機能を抑制するリスクのある薬物が一切，使用できない場合はどうするか？ このような患者の麻酔はどのように管理するか？

4. 心房細動で，今や心室心拍数は 140 bpm となっている。治療法は何か？ 心房細動の生理学的影響は何か？ 収縮期血圧が 70 mmHg である。電気ショックを行うか？ どのような薬物が必要か？ このような血行動態の結果，気管チューブの中に泡沫状の分泌物が認められるようになった。鑑別診断と治療法は何か？ 肺動脈カテーテルは必要か？ あるいは TEE のほうが役に立つか？
5. 尿量が減少した。治療法は何か？ こうなったら肺動脈カテーテルは必要か？ どのようにして尿量を増やすか？ 利尿薬，ドパミン，あるいはアドレナリンを使用するか？ 輸血をするか？
6. BIS モニターは役に立つか？ BIS 値が 0 まで低下したら？ あるいは 70 まで上昇したら？

術後の問題

1. 患者は皮膚切開時のことを覚えていた。患者にどのように説明するか？ 術中記憶の機序は？ BIS を使用することにより術中記憶は防げるか？
2. 鎮痛管理はどうするか？ 振り返って考えてみて，COX-2(阻害薬)を投与するか？ 硬膜外にブピバカインあるいはレボブピバカインを投与するか？
3. 手術から 1 週間後，以前は血清グルタミン酸ピルビン酸トランスアミナーゼ(SGPT)と呼ばれていたアラニンアミノトランスフェラーゼ(ALT)は 400 U/L であり，乳酸脱水素酵素(LDH)は 250 U/L であった。これらの結果をどのように評価するか？ 鑑定を依頼され，麻酔記録上に長時間持続する低血圧を認めた場合，どうするか？ 原告のためにそれを指摘するだろうか？

寄せ集め問題

1. 双胎の分娩で特に注意すべきことは何か？ 第 1 子が娩出され，第 2 子のために迅速な子宮の弛緩が必要な場合，どうするか？
2. 従圧式人工換気とは何か？ 従量式人工換気とは何か？ 急性呼吸促迫症候群(ARDS)の患者ではどちらが優れているか？ HFJV は ARDS の患者に適しているか？ ARDS ではどのような換気条件が適しているか？ 患者は設定された換気量を保証されているか？ どうして，説定通りにならないのか？
3. 少量のチオペンタールの効果はすぐに消失するが，大量だと効果が遷延するのはなぜか？ プロポフォールの効果は蓄積するか？ その理由は？ 強力な吸入麻酔薬の効果は蓄積するか？ アルコール中毒の患者では分布容積は異なるか？ 分布容積とは何か？

アップデート：前置胎盤

1. 前置胎盤とは何か？：胎盤が子宮口に被さって付着していたり子宮口の近くに付着していると妊娠第３三半期の出血の原因となる。
2. 何をして，何を避けたらよいか？：積極的にすべきことは，太い静脈ラインを確保し，２～４単位の輸血溶血液を交差適合試験をして準備する。検鏡や内診は行わない。
3. 妊娠25～33週の間の妊婦が出血している場合はどうするか？：胎児の肺の成熟を促進するために母体にステロイドを投与する。
4. 仰臥位低血圧症候群を避けるために何をするか？：右側の腰の下に枕を入れて，子宮の左方転位を行う。
5. 呼吸機能の分画で大きく減少するものは何か？：機能的残気量(FRC)が減少する。
6. 血行動態が不安定な患者ではケタミンは第１選択肢となり得るか？　状態が安定した患者ではどうか？：不安定な患者ではetomidateを，安定した患者ではプロポフォール(悪心，嘔吐が少ない)を用いる。

症例12　小児の開頭術

７歳の体重28 kgの女児に対して，腫瘍切除のため頭頂骨前頭部の開頭術が予定された。２週間前にてんかん発作があった。１か月前から食欲低下があり，４ kgの体重減少を認めていた。３歳時には重症の喘息があったが，現在は改善している。寒い日に屋外で遊ぶときに気管支拡張薬を服用する程度である。てんかんに対してフェニトインを処方されている。血圧は80/65 mmHg，心拍数が110 bpm，呼吸数は20回/min，体温は37℃である。

術前の問題

1. 患者の神経学的状態に関して最も留意すべきことは何か？　術前に認められるすべての神経学的障害を記載しておくことは麻酔科医の責務か？　頭蓋内圧(ICP)の程度はどのように評価するか？　麻酔開始前に侵襲的な方法を用いて頭蓋内圧を測定すべきか？　抗痙攣薬の服用により麻酔法は影響されるか？
2. 喘息はどのように評価するか？　母親からさらに詳しく聴取すべき情報は何か？　呼吸機能検査は必要か？　検査結果が入手できたとしたら，あなたなら何を調べるか？
3. ７歳の患児では前投薬は必要か？　患児および母親に伝えるべきことは何か？　頭蓋内圧亢進がある患児に前投薬を投与することのリスクは何か？　何を，いつ投与するか？　その理由は？

術中の問題

1. 空気塞栓症のモニタリングは必要か？　なぜ必要か？　いつ必要か？　何を用い

るか？ 最も信頼できるモニターは何か？ 最も早く現れる徴候は何か？ 空気塞栓症の病態生理は何か？ 血圧はどのようにして測定すべきか？ 圧トランスデューサはどの位置に置くか？ ゼロ較正を行うときにモニターがどこにあるかは重要か？ その理由は？ 小児の手術でも，CV ラインは必要か？ 塞栓が起こった場合に空気を吸引するために多孔式のラインは必要か？

2. 導入はどうするか？ 静脈麻酔薬？ 吸入麻酔薬？ 1 回の深呼吸での導入はできるか？ 麻酔薬は何を用いるか？ ハロタンはなぜ適さないか？ 病院の管理者がセボフルランよりも廉価な麻酔薬の使用を望んでいる場合は？[訳注：米国では，セボフルランは日本より高価である]
3. 維持には静脈麻酔薬あるいは強力な麻酔薬を用いるか？ これらの利点と欠点は？ 手術中の痛みの必要性(脳，頭蓋骨，髄膜)について述べよ。外科医がすぐに神経学的障害を確認できるように，どうやって麻酔からすみやかに覚醒させるか？
4. 呼気終末二酸化炭素濃度が 30 mmHg であるにもかかわらず，脳が膨隆している。ほかに何かよい方法はあるか？ フロセミドあるいはマンニトールはどうだろう？ なぜブメタニド[訳注：ループ利尿薬]ではいけないのか？
5. 外科医は動脈を切断してしまったので，十分に血圧を下げることを望んでいる。どのようにして低血圧を達成するか？ リスクは何か？ どこまで下げることが可能か？ 血管拡張薬，強力な吸入麻酔薬，labetalol のどれを用いるか？ その理由は？
6. 患者の体温は 32℃まで低下した。低体温の問題は何か？ 患者を温めるために有効な方法にはどのようなものがあるか？ 脳保護のために少し低めに体温を維持するか？ その理由は？

術後の問題

1. なるべく早く抜管すべきか？ 抜管の基準は何か？ 挿管したまま管理する場合，どの換気モードを選択するか？ プレッシャーサポートとは何か？ 回路内の死腔とは何か？ この患児にとって死腔が問題かどうかはどのように判断するか？
2. 麻酔薬の投与を中止してから 20 分たっても患者は反応しない。何が問題かをどのように決定するか？ 脳波は必要か？ BIS モニターは有用か？ その理由は？ どのような代謝の問題が考えられるか？

寄せ集め問題

1. 食道摘出術が予定された。分離肺換気のために，ユニベント®，気管支ブロッカー，二腔チューブのどれを使用するか？ 分離肺換気は絶対的適応か？ 絶対的適応とは何か？
2. 胸部硬膜外鎮痛を挿入されている患者の血圧が PACU で低下した。循環血液量が問題か？ それとも硬膜外鎮痛が問題か？ 胸部および腰部の硬膜外麻酔に特異的な問題点を述べよ。硬膜外鎮痛を中止あるいは一時的に中断するか？ これが金曜日の出来事で，週末に病院に来て管理しなければならないような事態を避けたいならどうするか？

3. 新任の外科医が扁桃摘出術をラリンジアルマスク(LMA)で行いたいと言っている。これはよい考えか？ この考えの利点と欠点は？ 誤嚥のリスクは？ 手術終了時のバッキングをどうやって防ぐか？ 側臥位で股関節の手術を受けている患者の手術が終わりに近づいており，あと 10 分ぐらいである。同じことをこの患者に対してできるだろうか？

アップデート：小児外傷

1. 小児の最も主要な死因は何か？：自動車事故，転落，自転車の事故，溺水，熱傷，虐待などがある。
2. 致命的外傷のうち最も重要なものは何か？：頭部外傷は多くの場合，致死的である。
3. 腹腔内臓器損傷で最も頻度の高いものは何か？：膵臓損傷の頻度が高い。
4. 脊髄損傷の頻度は子どもでも大人と同程度か？：同程度ではない。
5. 小児の硬膜下血腫の最も主要な原因は何か？：揺さぶられっ子症候群である。
6. 重篤な脳障害を示唆するグラスゴー昏睡尺度(GCS)は何か？：8 以下は脳障害を示唆する。
7. ER から退院可能なのはどの患者か？：GCS 15 以上で CT 所見に異常がなければ退院可能である。
8. 小児の脳灌流圧を維持するのに必要な平均動脈圧の指針はいくつか？ 乳児で 50 mmHg，小児で 60 ～ 70 mmHg である。
9. 尿崩症の治療は何か：バソプレシンである。
10. 小児の胸郭は成人のそれとどう異なるか？：より柔軟で骨折しにくい。心臓の挫傷の有無を確認するため心エコー図検査を行う。
11. 小児の腹部は成人のそれとどう異なるか？：損傷を受けやすい。緩衝組織が少なく，防御されていない。
12. 頭蓋内損傷の最も的確な指標は何か？：頭皮の血腫がよい指標となる。

症例 13 最近の心筋梗塞患者の白内障手術

75 歳の長い年月にわたるヘビースモーカーの女性が白内障手術を予定された。患者は 2 年前に心筋梗塞(MI)と診断されたが，2 本のステントを挿入されており最近は狭心痛は訴えていない。足首の腫脹，樽状胸郭，呼吸音の減弱が認められた。仰臥位になると息切れを訴え，不穏状態になった。血圧は 165/90 mmHg，心拍数は 100 bpm，呼吸数は 24 回 /min(ガラガラした呼吸音)であった。

術前の問題

1. 米国心臓病学会(ACC)は，どのような検査を推奨しているか？(新しいガイドラインに基づいて答えよ)心電図のみでも役立つか？ 患者の不安定な呼吸状態を考慮すると，どのような心電図所見が考えられるか？ 負荷心エコー図検査は必要か？ 全身麻酔の可能性があるとすれば，さらに追加検査は必要か？
2. 身体所見をとった。浮腫は何を意味するか？ 肺におけるStarling概念について説明せよ。
3. 簡単な白内障ではあるが，電解質の検査は必要か？ 動脈血液ガス分析，フローボリューム曲線などの呼吸機能検査などは必要か？ 「全身麻酔をしてほしい」と患者に言われた場合，さらに必要な検査はあるか？

術中の問題

1. 眼科医は，通常はこの手術を局所麻酔で行っている。局所麻酔で行うことに同意するか？ 局所麻酔で始めたところ，患者が暴れて手術台の上で起き上がってしまったとすると，デクスメデトミジンは有効だろうか？ プロポフォールの持続投与と少量のケタミンの組み合わせはどうだろう？ 吸入麻酔薬を高濃度で用いることのリスクは何か？
2. 麻酔導入時の気管収縮を防ぐため，どうするか？ 彼女は痩身である。呼吸を抑制したり，リドカインを静脈内に投与してはどうか？ 陽圧換気が血圧に与える影響は何か？ 挿管する場合に注意すべきことは何か？ 細い気管チューブを用いることの利点は何か？ 気管チューブに5%のリドカインクリームを塗布することは有用か？ あるいは有害か？
3. 患者がバッキングし続けている。麻酔を深くしようとしたところ，血圧が低下した。日帰り手術の場合，麻薬を追加するか？ 筋弛緩薬を投与し，術中記憶がなくなることを期待するか？ BIS値は役立つか？ どのように？ ほかにバッキングの原因は考えられるか？ 気管チューブは気管分岐部に接しているか？ なぜそれが問題か？
4. 眼科医は高濃度のフェニレフリンを点眼した。何が起こるか？ 誤って100 μgのアドレナリンを点眼したらどうなるか？ その場合はどうするか？

術後の問題

1. いつ抜管するか？ 深麻酔下に抜管するか？ 抜管から20分後に，31%の酸素を鼻カニューレから投与している状態でPaO_2が52 mmHg，$PaCO_2$が60 mmHg，pHが7.32となった場合を想定する。再挿管，経過観察，ICU管理のどれを選択すべきか？ 酸素投与は中止するか？ 低酸素による換気ドライブの消失の懸念について説明せよ。
2. PACUでは，患者は落ち着きがなく動き回っている。PACUの看護師がフルマゼニル投与を提案している。同意するか？ physostigmine投与はどうだろう？ コリンアセチルコリン過剰クリーゼの機序は何か？

3. オンダンセトロンを2回投与したにもかかわらず，患者がまだ吐き気を訴えている。次にどうする？　選択した薬物のメカニズムを説明せよ。どの時点で入院させるか？　入院させることについて室長が怒っている。どう対応するか？

寄せ集め問題

1. 月経過多の40歳の女性に対して子宮全摘術が計画された。患者は深部静脈血栓症(DVT)に対してワルファリンが処方されている。凝固と出血の問題を考慮しつつ，抗血栓療法をどのように行うか？
2. 8歳の少年が安全ピンを飲み込んだ。精神疾患の家族歴がある。どうするか？
3. 腹腔鏡手術の最中に下大静脈に大量の二酸化炭素ガスが送気されて発生した塞栓にはどのように対処するか？

アップデート：ロクロニウムと再挿管

1. ロクロニウムではほかの筋弛緩薬に比べ再挿管されるリスクが高いか？：はい。
2. なぜロクロニウムは広く使用されているのか？：回復までの過程のばらつきが大きく，特に高齢者では回復が遅れることが多い。

症例14　高齢患者の網膜復位術

90歳の体重60 kgの男性が全身麻酔下に網膜復位術を予定された。フロセミドとジゴキシンは，思い出したときに服用している。心電図ではⅠ度房室ブロックと陳旧性の下壁梗塞の所見があるが，本人の記憶にはない。

術前の問題

1. なぜⅠ度房室ブロックがあるのか？　深刻な状況か？　治療は必要か？　どのように治療するか？　その理由は？　これがⅡ度(Wenckebach型とMobitzⅡ型の違いを説明せよ)やⅢ度房室ブロックだったら？　これらの違いは？　Wolff-Parkinson-White(WPW)症候群ではどうか？　彼の血圧は基準値範囲内だろうか？　手術を延期して血圧を正常化させるべきか？　その理由と方法は？　負荷試験は必要だろうか？
2. ジゴキシンとフロセミドの作用機序は何か？　副作用と麻酔との相互作用は？　カリウム濃度は5.5 mEq/Lである。それでも予定通り手術を進めるか？　6 mEq/Lならどうするか？　透析は必要だろうか？　カリウム濃度を再検してみるべきか？　カリウムが異常高値を示すのはどんなときか？　ジゴキシン血中濃度の測定は必要か？　ジゴキシン中毒の症候は何か？
3. ほかにはどんな追加検査が必要か？　クレアチニン，肝機能監査，呼吸機能検査は必要か？　90年という歳月が，心臓，肺，肝臓，腎臓，皮膚にどのように負担をかけてきたか詳細に述べよ。

術中の問題

1. 麻酔の維持はどうするか？　90歳の患者に対して，どのような配慮をするか？　年齢は最小肺胞濃度(MAC)，麻酔薬の溶解度，分布容積，麻酔薬に対する血行動態の反応性にどのような影響を与えるか？
2. 眼科手術では，あまり大量の輸液は必要としない。心筋梗塞があるからといって，侵襲的な輸液モニタリングは必要だろうか？　CVラインは必要か？　導入時には脈を触れているだけで十分か？　自動血圧計ではどうか？
3. 導入後，心室性期外収縮(PVC)が頻発し始め，心室頻拍(VT)となった。鑑別診断と治療法は？　電気ショックはどのタイミングで行うか？　無脈性電気活動(PEA)にまで至ったらどうするか？　考えられる原因は何か？
4. どのように人工呼吸器を設定するか？　ICUで用いるような人工呼吸器は必要だろうか？　その理由は？　換気状態が眼圧に与える影響は何か？　腹臥位手術の際に失明が起こり得る原因は何か？　亜酸化窒素は使用して構わないだろうか？　彼の眼内に気泡があることを知らずに，あなたが亜酸化窒素を使用したら何が起こるだろうか？
5. 換気量設定を多くしすぎて，pHが7.6となった。過換気がもたらす悪影響は何か？
6. 抜管時にあなたが直面すると考えられる，この症例特有の問題は何か？　それに対してはどのように対処するか？

術後の問題

1. 看護師からPACUにおいて尿量が10 mL/hrしかないとの報告があった。問題となるか？　尿比重を測定する？　その理由は？　抗利尿ホルモン分泌異常症候群(SIADH)とはどのような病態か？　手術後の正常な反応は何か？　尿比重が1.010だったらどうするか？　1.030だったら？
2. 術後24時間で患者は嗄声と咽頭炎をしきりに訴えている。あなたならどう対処するか？　喉の痛みにはどのように対応するか？　耳鼻咽喉科医にコンサルトするか？　声帯はどのように評価できるか？

寄せ集め問題

1. 多産婦で妊娠第3三半期に無痛性の出血が起こった。あなたの診断は何か？　どんな準備をするか？　14ゲージのカテーテルでは16ゲージよりも輸液速度が速いか？　その理由は？　静脈ラインの抵抗の一番の要因は何か？　輸血用血液は加温する？　加温しすぎてこがしてしまったらどうするか？
2. 筋弛緩はどのように拮抗するか？　分子レベル，受容体レベルでは何が起こっているか？　筋弛緩薬が効いてテタヌス刺激に少ししか反応しない。あなたは拮抗するか？
3. 経尿道的前立腺切除術(TURP)の最中に，患者が“Like A Virgin”を歌い出し，マドンナの生まれ変わりだと言い出した。何が起こっていて，あなたはどんな検査をオーダーするか？

アップデート：チエノピリジン，クロピドグレル，チクロピジン，その他の悩ましい出血性薬物

1. クロピドグレルとチクロピジンの作用機序は？：ADP 受容体を阻害して血小板凝集を抑制する。
2. どのような注意が必要か？：脊髄くも膜下麻酔や硬膜外麻酔では硬膜外血腫を起こしてしまうかもしれない。
3. 米国区域麻酔学会(ASRA)のガイドラインではどのような扱いとなっているか？：クロピドグレルは神経軸麻酔 7 日前に中止する。チクロピジンは神経軸麻酔 10 ～ 14 日前に中止する。チクロピジンの半減期は，定常状態に達した状態においては 12 時間から 4 ～ 5 日に延長する。
4. アスピリンについてはどうか？：ASRA では，アスピリンが不可逆的に血小板のシクロオキシゲナーゼを阻害しているにもかかわらず，トロンボキサン A_2 の産生抑制では血小板凝集は保たれる，とされている。アスピリン治療中であっても，脊髄くも膜下麻酔や，硬膜外麻酔は行うことができる。例えば，クロピドグレルを 7 日間中止し，アスピリンを開始しておけば，7 日目に神経軸麻酔は可能である。
5. 予防措置なしに股関節手術を受けた患者の，深部静脈血栓症の発生率はどの程度か？：約 50％で発症する。
6. ワルファリン治療中の患者ではどうか？：PT-INR が 1.4 未満であれば，神経軸麻酔は行ってよい。
7. ヘパリン皮下投与中の患者には神経軸麻酔は可能か？：ヘパリン起因性血小板減少症(HIT)でなければ(ヘパリン治療中の患者は必ず血小板数を確認すること)，脊髄くも膜下麻酔や，硬膜外麻酔を行ってよい。
8. 低分子ヘパリン(LMWH)についてはどうか？：最終投与から少なくとも 12 時間経過していなければ，神経軸麻酔は行ってはならない。硬膜外カテーテルを抜去したあとは，エノキサパリン再開まで少なくとも 2 時間をあける。

症例 15　小腸閉鎖と重度僧帽弁狭窄症

重度の僧帽弁狭窄症があるが手術を拒否している 70 歳の女性が小腸閉塞で来院した。アンギオテンシン変換酵素(ACE)阻害薬とフロセミドを服用している。また心房細動に対してワルファリンも服用している。腹部は膨満しており，重度の呼吸苦を呈している。血圧は 110/60 mmHg，心拍数は 110 bpm，呼吸数は 34 回 /min である。血液ガスは，PaO_2 55 mmHg，$PaCO_2$ 35 mmHg，pH 7.19 となっている。

術前の問題

1. この患者の循環血液量はどのように評価するか？　麻酔導入前から肺動脈カテー

テルは必要か？ 胸壁心エコー検査や経食道心エコー法はどうか？ 麻酔導入前までの，輸液管理の目標はどのように設定するか？ カリウム濃度が2.5 mEq/Lだったら，補正は必要だろうか？ その理由は？ どのくらい投与するか？ どのくらいの速さで？ リスクはないか？ 看護師が速く滴下しすぎて，T波が尖鋭化したら，あなたはどうするか？

2. 彼女の心臓の状態に対しては，どのように対処するか？ 胸部X線撮影をするのは，タイタニック号のデッキチェアを準備するくらいの意味しかもたないだろうから，手術室に直接連れて行ったほうがよいか？ 僧帽弁狭窄症の管理の目標は何か？ 僧帽弁逆流症の管理の目標との対比について述べよ。
3. 彼女の動脈血液ガス分析の結果をどう解釈するか？ 導入を始める前に，どうすれば彼女の呼吸状態を最適化させることができるか？ 彼女が呼吸困難に陥っている理由は？ モルヒネは役立つか？ 心不全患者に対して，モルヒネはどのように呼吸困難を軽減するか？ モルヒネ使用に際して，彼女の病態から考えて起こり得るリスクは何か？

術中の問題

1. どんな特別なモニターを使用するか？ 外科医は心電図のV_5誘導に特に注意しろと言っている。これは適切だろうか？ その理由は？ 自動モニタリングではSTセグメントまで計測してくれるか？ 虚血に特に注意しなければならないのはいつか？ ST低下とST上昇の重要性を比較せよ。
2. 外科医が「彼女の心臓は全身麻酔に耐えられない。高位脊髄くも膜下麻酔のほうがよい」と言っている。あなたはどう返事するか？ 区域麻酔のリスクは何か？ 少量のFFPを投与してから硬膜外麻酔を行うことは可能か？ FFPを投与することのリスクは何か？
3. 導入すると，不潔な吐物が気管に流れ込んだ。あなたはどうするか？ 抗酸薬かヒスタミン拮抗薬を投与しておくべきだったのだろうか？ 経鼻胃管を入れておくべきだっただろうか？ 今から，抗菌薬やステロイドを投与するか？
4. 導入は無事に済んだ。手術が始まって2時間，心拍数150 bpmの上室性頻拍が出現した。鑑別診断と治療法は？ アミオダロンの作用機序は？ 第1選択だろうか？ どのタイミングでカルディオバージョンを行うか？

術後の問題

1. 彼女が誤嚥を起こしていたら，抜管するかどうかをどのようにして判断するか？ Best PEEPはどのように調節して得られるか？ 40％酸素投与下でPaO_2が60 mmHgだとしたら，肺胞動脈血酸素分圧較差はいくつか？ シャントと死腔の違いを説明せよ。状況を改善するために講じる手段は？ 混合静脈血酸素飽和度を測定できる肺動脈カテーテルは必要か？ $S\bar{v}O_2$は何の役に立つか？ $S\bar{v}O_2$ 45％とは，どのような状態を意味しているのだろうか？
2. 看護師がストレッチャーの中に歯を発見した。どうするか？

3. PACU入室後45分してから，患者が震えだした。何を意味しているか？　その機序は？　どのようなリスクがあるか？　シバリングへの対処法にはどのようなものがあるか？　再加温の最適な方法は？　Bair Hugger®(送風式ブランケット)による熱傷のリスクについて述べよ。

寄せ集め問題

1. 腹臥位になった患者が網膜虚血を起こす機序について述べよ。これらを防ぐための最良のガイドライン[訳注：米国麻酔科学会(ASA)にガイドラインあり]は何か？　ゴーグルは役に立つか，かえって傷つけるか？　このようにして視力を失った患者に対して，あなたはどう説明するか？　事前にどのように説明しておくか？
2. 急性呼吸促迫症候群(ARDS)とはどのような病態か？　その最適な治療法は？　高頻度ジェット換気(HFJV)は有効な選択肢か？　体外式膜型人工肺(ECMO)は使用するか？　体外式膜型人工肺はどのように機能するか？
3. 心室中隔欠損症(VSD)閉鎖術後の小児が中心静脈ライン確保のために手術室に来た。彼のベースラインの酸素飽和度は91％である。生後4週の児である。この症例で特に注意すべき点にはどのようなものがあるか？

アップデート：ニカルジピン

1. ニカルジピンとは何か？：カルシウム拮抗薬である。
2. 推奨される利点は何か？：頭蓋内手術の際に，頭蓋内圧を上昇させたり盗血減少を起こしたりせずに，血圧を低下させられる手段である。ニトロプルシドのような非特異的な血管拡張薬では，血圧を下げるが，頭蓋内圧を上昇させてしまうので，決して投与してはならない。重大な過ちを犯してしまうことになる。
3. ニカルジピンとラベタロールを比較せよ：ニカルジピンにはβ遮断作用がないので喘息発作を誘発するリスクがない。
4. 至適投与量は？：1アンプル2.5 mg/mLで10 mL，総量25 mgである。急を要する単回投与の際には，10倍に希釈し0.25 mg/mLの濃度として使用する。1回につき1 mL投与し，どう反応するか観察する。持続静注にもできる。1アンプル25 mgを250 mLのボトルに加えれば，ボトル内の濃度は0.1 mg/mLとなる。50 mL/hrの速度で持続投与を開始し，そこから速度を上下できる。

症例16　大動脈弁置換術と食道裂孔ヘルニア

年齢60歳，体重80 kgの大動脈弁狭窄症を有する男性が大動脈弁置換術を予定された。彼は狭心症と失神発作も何回か起こしている。食道裂孔ヘルニアもあり，メキシコ料理の後には「紫の薬」を飲んでいる。ジゴキシンとメトプロロール，フロセミドを服用している。平熱であり，血圧は130/100 mmHg，心拍数は60 bpm，呼吸数は16回/min，カリウム濃度は3.1 mEq/Lである。

術前の問題

1. 循環器内科医からはどのような情報を得ておきたいか？ そのほかに知っておきたいことは何か？ 大動脈弁前後の圧較差は知っておく必要があるだろうか？ 仮に，100 mmHg だとしたら，それは重大な意味をもつ値だろうか？ 低圧較差は何を意味するか？ 冠動脈が「きれい(狭窄がない)」だとしたら，狭心症はなぜ起こっているのだろうか？ 「きれい(狭窄がない)」とは，どのくらい狭窄がないことを意味するのか？ 冠動脈の50％の狭窄は，問題となるか？ それが20％，70％ではどうだろうか？ 大動脈弁狭窄症の自然経過について述べよ。大動脈弁逆流症の自然経過と比較せよ。
2. 彼は2件目の症例となる。術前の指示をどうするか説明せよ。経口摂取は中止とするが，朝に少量の水やブラックコーヒーは飲めるだろうか？ どの循環作動薬は継続すべきだろうか，その理由は？ 追加は必要だろうか？ 彼の肺に何か問題が起こらないように，念のためサルブタモールは投与しておいたほうがよいだろうか？ サルブタモールは経静脈的に投与可能か？ 食道裂孔ヘルニアに対して，講じておくべき手段はあるだろうか？ カリウムは正常値に戻す必要はあるだろうか？ 彼が手術までの待機場所にいる間にカリウム入りの輸液剤が皮下に流れていたらどうする？

術中の問題

1. 肺動脈カテーテルからは得られるが，中心静脈カテーテルからは得られない情報とは何か？ 肺動脈カテーテルを使用するとしたら，どんな選択肢があるか？ 肺動脈カテーテルを使用することの有害性は何か？ 証明された利益は何か？ 混合静脈血酸素はどのような意味をもつか？ その低値はどのような意味をもつか？ 人工心肺中，血流が「適正」に保たれていることをどのように確認するか？ BIS モニターや脳波は助けとなるか？ 人工心肺の血流が適正に保たれているにもかかわらず，尿量が急に減少したら，あなたはどうするか？
2. 経食道心エコー法は役に立つか？ 弁疾患患者では必須か？ 人工心肺後には何を検索するか？ どのような情報が得られたら，弁手術をやり直すべきか？
3. 食道裂孔ヘルニアに対して迅速導入を選択するか？ 輪状軟骨圧迫しつつ迅速導入変法とするか，覚醒下挿管するか？ 大動脈弁狭窄症患者における，覚醒下挿管に伴うリスクは何か？ 導入には何を用いるか？ 血行動態の目標値はどのくらいに設定するか？ この患者の導入に最適な薬物は何か？ エスモロールは使用するべきか？ 心拍数が 45 bpm や 100 bpm になったらどうする？
4. 大動脈狭窄症がある場合，麻酔維持はどのように行うか？ 静脈麻酔薬を使用している場合，術中記憶がないことをどのように確認するか？ BIS モニターはどのように機能しているか？ 心臓手術において，術中覚醒が起きやすい時期はいつか？
5. 導入したが，目標となる構造物が見えない。SpO_2 はどんどん低下し落ちて心拍数が上がってきた。エスモロールを投与するか，あるいはそうすることでかえって気道確保を困難にしてしまうことになるか？

6. 人工心肺からの離脱の際，心拍数は 30 bpm しかなく，補充収縮が多発している。鑑別診断と治療法は？　ペースメーカはどのように設定するか？　ペーシングがキャプチャーできなかったらどうするか？
7. プロタミンを投与したが，術野には凝血がみられない。次の凝固戦略はどのように組み立てるか？　エホバの証人の症例だったら，輸血はどうするか？　混合静脈血酸素飽和度が測定できる肺動脈カテーテルは輸血のタイミングを決める助けとなるか？

術後の問題

1. ICU に入室して 3 時間したが，尿量が 20 mL/hr に減少している。外科医は「急性尿細管壊死だ。輸液量を制限しないと，循環過負荷になってしまう！」と言っている。あなたは何と答える？　急性尿細管壊死とはどのような状態か？　もしそうだとしたら，どのように診断するか？
2. 12 時間後，患者はまだ覚醒せず，件の外科医はホラー映画の殺人鬼さながらに絶叫している。患者は痛み刺激に対して右半身のみ体動を示している。診断と治療は？　CT スキャンを撮るべきか？　患者の血行動態が不安定な状況でも CT スキャンを撮るべきか？　頚動脈を調べて，頚動脈内膜切除術(CEA)を行うべきか？　上行大動脈にエコープローブ(epiaortic echo)を当ててもらって大動脈に石灰化があるか，確認してもらうべきか？

寄せ集め問題

1. 胎児モニタリングはどのように行うか？：胎児心拍数の短期間，長期間の変動を観察する。なぜ徐脈は問題となるのか？
2. 局所麻酔薬の使用は胎児心拍数への影響で問題となることは何か？
3. 偶発的硬膜穿刺後頭痛の治療法は？
4. 腟式子宮全摘術に対して，仙骨麻酔を 0.5% ブピバカインで行った。耳鳴，徐脈，痙攣の症候が現れ始めた。どのように治療するか？　このような局所麻酔中毒はどうすれば予防できただろうか？

アップデート：超音波ガイド下腕神経叢ブロック

1. なぜ腕神経叢ブロックには周波数の高い超音波が必要か？：周波数が高いほど解像度はよくなる。
2. 熟練した医師経験のある麻酔科医が行うブラインド法の失敗率は？：10 ～ 15%
3. ブラインド法の合併症は何か？：神経の直接損傷，気胸，血管損傷，全身性の局所麻酔中毒，脊髄損傷などがある。
4. 解像度の高い超音波では腕神経叢はどのように見えるか？：低エコーの結節影として見える。

症例 17 下顎骨骨折とアルコール臭

49 歳の体重 95 kg の男性に自動車事故後の試験開腹が予定された。下顎の解放骨折があり，ギリシャワインの匂いがしている(ギリシャワインは松ヤニで香りをつけてそれに慣れるまでは時間がかかる)。話しかけても，ゼーゼーと息をきらしていて答えにならず，「ウェップ！」となるだけだ。患者の血圧は 90/60 mmHg，心拍数は 110 bpm，呼吸数は 16 回 /min，体温は 36℃，ヘモグロビン値は 9 g/dL である。

術前の問題

1. なぜ患者の意識が低下しているのか？ 麻酔を行ううえでそれはどのような意味をもっているのか？ 下顎骨折があることで，状況はどのように難しくなっているのか？ 急性アルコール中毒は肺胞最小濃度(MAC)にどのような影響を及ぼすか？ 慢性アルコール中毒と比較せよ。急性・悪性アルコール中毒はそれぞれ麻酔管理にどのような影響を与えるか？
2. 彼はショック状態にあるのか？ ショックとはどのような病態か？ このような緊急の状態で，あなたは心血管系の状態をどのように評価するか？ ヘマトクリット値は参考になるだろうか？ 動脈血液ガス分析，心電図，心エコー図検査や身体所見は参考になるか？ 導入前に治療しておく必要性はあるだろうか？
3. 喘鳴は何を意味しているか？ 鑑別診断と治療法は？ 気胸と誤嚥による喘息をどうやって鑑別するか？ 「念のため」に胸腔ドレーンを留置する必要性はあるか？ 治療として，吸入薬かアミノフィリンを投与しておくべきだろうか？ 亜酸化窒素は避けるべきか？

術中の問題

1. 気管挿管の際の誤嚥のリスクは何か？ その点を考慮したうえで，どのような導入を計画すればよいだろうか？ Le Forte の骨折とは何か？ それによって導入計画は左右されるだろうか？ 意識下挿管，吸入薬導入，迅速導入，意識下気管切開の利点と欠点について，それぞれ説明せよ。患者が非協力的な場合はどうするか？ 固定されていない頚椎骨折が気になるのだがどうするか？ 頚椎に問題がないと言うにはどうすればよいか？ 今の状況からそれができるだろうか？
2. 挿管直後，強い喘鳴が起きた。原因は何か？ 治療は？ 呼気終末二酸化炭素分圧は 28 mmHg である。なぜ低いのか，その理由は？ 本当に低いのだろうか？ 過換気に伴う問題点は何か？ 恐ろしいことに，まったく換気できなくなってしまった。鑑別診断と治療法は？ とんでもない重症の誤嚥に出くわしてしまったのだとしたら，どのタイミングで抜管して再挿管を試みるか？ 気管切開に切り替えるか？ 胸腔ドレーンは留置するか？
3. どのように麻酔を維持すべきか？ 吸入麻酔と全静脈麻酔の利点と欠点について論じよ。術中覚醒のリスクがより高いのはどちらの麻酔法か？ どの筋弛緩薬を使用するか？　神経筋遮断の程度はどのように計測するか？　四連刺激とは何か？　たった1台しかない筋収縮 twitch モニターが壊れたら，遮断の程度はどのようにモニタリングすればよいだろうか？

4. あなたが休憩して戻ってきたら，患者の血圧が 190/120 mmHg になっている。鑑別診断と治療法は？　可能性のある原因は何か？　Cushing の三徴とは何か？　頭蓋内出血を起こしていた場合，血圧を下げることのリスクは何か？　脳灌流圧とは何か？

術後の問題

1. 1時間後，PACU での尿量は 15 mL/hr であった。考えられる原因は何か？　適切な尿量とはどのくらいか？　患者が陽圧換気を受けていたら，適切な尿量は異なってくるだろうか？　胸腔ポンプの概念とはどのようなものか，説明せよ。フロセミドを投与すべきか？　その理由は？　輸液療法に関して，十分と判断するのはどの時点だろうか？
2. 患者が導入の際に嘔吐した。これが問題となるかどうかを，どのように判断するか？　麻酔下においても判断できる徴候はあるか？　気管支鏡で確認し，サンプルをとり，呼吸器専門医に相談する必要があるか？　誤嚥性肺炎の治療はどのように行うか？　家族にはどのように説明すればよいか？　この後，2日間にわたる治療計画を述べよ。患者の予後はどのようになるだろうか？
3. PACU 入室後 30 分してから，患者の血圧が 80/40 mmHg に低下した。鑑別診断と治療法は？　最も可能性の高い原因は何か？　可能性は低くとも考えられる原因としては，どのようなものが考えられるだろうか？　ノルアドレナリン持続投与を開始すれば功を奏するだろうか？　ドパミンの持続投与ならどうか？　陽性変力作用をもつ薬物は？　心タンポナーデの診断はどのようにするか？　どうしてこのようなことが起こってしまったのか？　大動脈解離の診断はどのように行ったらよいか？

寄せ集め問題

1. どのような状況の時に高頻度ジェット換気(HFJV)を用いるか？　輪状甲状間膜切開の際にジェットベンチレーションを使うとしたら，いつ，どのように使用するか？
2. 新しく来た産科医が，あなたに対して，「いつも腰部硬膜外麻酔ばかりしていないで，たまには仙骨麻酔もやってみたら？」と言っている。あなたはどう返事するか？　小児の尿道下裂根治術には，仙骨麻酔はどうだろうか？　どのような麻酔を行うか？
3. ポルフィリン症の患者においてどのように麻酔導入を行うか？　ポルフィリン症の臓器障害はどのような機序によって起きるのか？
4. 気管食道瘻の小児がいる。どのように気道確保は行うか？

アップデート：脳動脈瘤

1. 脳外科手術の間の脳損傷の機序について説明せよ：機序とは，脳の牽引，直接的な血管損傷，手術による機械的な損傷も含む。低血圧，高血圧，酸素濃度の低下，低浸透圧，高血糖などは麻酔によって引き起こされることがある。これらの機序は，相乗的に作用する可能性もある。
2. 脳からの静脈還流をよくするためにはどのようにすればよいか？：体重 70 kg とすれば，下顎と鎖骨の間に少なくとも 2 横指が入るような体位をとる。脳脊髄液ドレナージを行い，脳血管拡張薬は投与しない。栄養血管が裂けないように，頭蓋骨の除去までマンニトール投与を遅らせる。マンニトールの最大効果が得られるのは投与後 45 分である。
3. 軽度の低浸透圧液であっても，脳腫張の原因となるか？：原因となる。しかし，安定した血行動態を犠牲にしてまで輸液を制限してはならない。
4. 脳動静脈奇形(AVM)と脳動脈瘤を比較せよ：脳動脈瘤は出血してくも膜下血腫をきたす。脳動静脈奇形は脳実質内に出血するので血管攣縮は比較的起こりにくい。
5. くも膜下出血の合併症は何か？　血圧上昇，不整脈，心機能低下，肺炎，誤嚥，急性呼吸促迫症候群(ARDS)，深部静脈血栓，抗利尿ホルモン分泌異常症候群(SIADH)，電解質異常などをきたしうる。左室機能は，通常時間経過とともに改善する。
6. くも膜下出血の際には $PaCO_2$ レベルはどのくらいに維持する？：正常範囲内とする。血管収縮を増長してはならない。
7. 脳保護の目的でチオペンタールを使うとしたら，投与量の指標はどのように決めるか？　指標の目安は脳波上で群発抑制か平坦脳波がみられる状態である。
8. 大惨事が起こり，動脈瘤が破裂した。どうする？：同側の頸動脈を圧迫し平均動脈圧を 40 ～ 50 mmHg に下げて，クリップをかけやすくする。

症例 18　妊娠，感染，そして妊娠高血圧腎症(子癇前症)

18 歳の体重 100 kg の女性が妊娠 32 週，妊娠高血圧症候群，破水で来院した。入院 2 日後絨毛羊膜炎をきたし，帝王切開の予定となった。ラベタロールとペチジン，ヒドララジンとマグネシウムを投与されている。血圧は 170/100 mmHg，心拍数は 100 bpm，体温は 39.7℃，ヘマトクリット値は 35％である。

術前の問題

1. 妊娠高血圧腎症とは何か？　子癇とは何か？　どのような身体所見があるか？　検査値はどのように推測されるか？　ヒドララジン，マグネシウム，labetalol はどのように作用しているか？　ニトログリセリンやニトロプルシドはなぜ投与しないのか？　胎児へのリスクはどのようなものがあるか？　マグネシウムはどのような作用があるか？　麻酔薬との相互作用は？　主な合併症と，妊娠高血圧症候群と関連して麻酔によって起こる合併症は？　胎児の状態はどのようにモニタリングするか？　胎児心拍数モニターでみられるパターンについて説明せよ。

2. 麻酔導入前に体温を下げておくべきか？　感染のある状態で脊髄くも膜下麻酔は行えるだろうか？　膿瘍形成や，脳脊髄液への細菌混入のリスクは？
3. 患者の肥満はあなたの計画にどのような影響を与えるか？　肥満が肺，気道，心臓，心理的な状況に与える影響を述べよ。より正確な血圧を把握するために，動脈ラインは必要だろうか？

術中の問題

1. 執刀医は，「いつも全身麻酔下で手術している」と言っている。区域麻酔と全身麻酔の是非は？　患者が錯乱し始めたら，あなたはどうする？
2. 挿管を試みるが，視野はCormack分類グレード4だ。胎児はまだ落ち着いている。ラリンジアルマスク(LMA)を挿入するか？　患者を覚醒させるか？　輪状甲状間膜切開を行うべきだろうか？　輪状甲状間膜の部位のランドマークは何か？　送気はどのように行うか？　送気のリスクは？　LMAを留置したら，そのまま換気を維持するか，あるいはそこから気管支ファイバーを用いて気管チューブで挿管したほうがよいだろうか？
3. 硬膜外カテーテルはどのように留置するかを説明せよ。座位と側臥位の利点と欠点は？　どの薬物を使用すればよいか？　レボブピバカインは使用するか？　なぜブピバカインはあれほど危険なのだろうか？　ブピバカインの血管内注入により致死的な状況となった場合の治療法を説明せよ。硬膜外麻酔を行うと，どうして低血圧となるのか？
4. 分娩時，児はぐったりしてチアノーゼとなっている。蘇生の優先順位と，どのように臍帯から薬物を投与するのか説明せよ。新生児の心肺蘇生はどのように行うか？　肝裂創のリスクとは何か？　硬膜外からフェンタニルを投与していたら，ナロキソンで拮抗するか？　胎便を吸引していたら，蘇生の方法は変わるか？
5. 執刀医はあなたにオキシトシンを投与するように言っている。出血はさらに勢い付く一方だ。オキシトシンはどれくらいの量を，どの経路で投与すればよいか？　どのように作用するのか？　どのようにして出血速度を下げるのだろうか？　出血が続く。どのような検査を依頼するか？　動脈ラインは確保するか？　原因不明の凝固障害をあなたはどのように治療するか？

術後の問題

1. PACUで患者が痙攣を起こしている。鑑別診断と治療法は？　再挿管がやはり難しかったら，どうするか？　挿管しないままチオペンタールを投与して痙攣を抑えることはできるだろうか？　無事挿管をすると，痙攣は治まっていたが，今度は気管チューブに反応してファイティングしている。血圧は190/130 mmHgで，あなたは頭蓋内出血を起こしていないか心配になってきた。彼女に麻酔をして，念のためCTスキャンを撮りにいくか？　それってやりすぎだろうか？

2. 術後2時間，心拍数が160 bpmに跳ね上がった。診断と治療法は？　頻脈の機序は何か？　治療せずにそのままにしておいたら，どんなリスクがあるか？　血液ガス分析でどのような所見に注意するか？　どんな情報を得たいか？

寄せ集め問題

1. 4歳の体重17 kgの女の子で咽頭ポリープのレーザー切除が予定された。どのように導入するか？　気道発火を予防するための方策は何か？
2. 看護師がラリンジアルマスク(LMA)から亜酸化窒素が漏れるリスクを知り，怯えている。あなたはなんと助言するか？　彼女に手術室の外に出てもらうか？　その手術室では，LMA挿入ではなく気管挿管をもっと行うと言うか？
3. 2か月前に榴散弾を受けた，イラクからの退役軍人が現在，前腕に絶え間ない痛みと脱毛を呈している。鑑別診断と治療法は？　星状神経節ブロックを一度行ったが，まだ痛がっている。あなたの助言は？　星状神経節ブロックを行うことのリスクと，治療せずにそのまま放置することのリスクは？

アップデート：β_2吸入療法に伴う乳酸アシドーシス

1. 乳酸アシドーシスの2つの機序は何か？：タイプAは酸素の組織への供給が不足することによる。タイプBでは乳酸産生が亢進するか，排泄が低下することによる。
2. β作用の吸入薬はどんな影響を及ぼす？：β_2受容体刺激薬は過剰なグリコーゲン分解と脂肪分解を誘導するため，乳酸の過剰産生を起こし得る。

症例19　肺疾患を有する患者の腹会陰式直腸切除術

68歳の体重82 kgの男性で腹会陰式直腸切除術が予定された。左肺上葉切除と腰椎の椎弓切除の既往がある。就寝前にジアゼパムを服用しており，喫煙は続けている。血圧は150/90 mmHg，心拍数は85 bpm，呼吸数は18回/minである。動脈血液ガス分析ではPO_2が60 mmHg，PCO_2が60 mmHgであった。呼吸機能検査では，どの値も期待値の50%程度である。

術前の問題

1. 血液ガス分析の結果の意味について述べよ。PCO_2の高値は何を意味しているか？　HCO_3^-値はどのくらいになるだろうか，その理由は？　左右の肺機能分画検査を行う必要はあるか？　どのような症例のとき，この検査が必要になるか？　外来か入院後かで，気管支拡張薬を開始する必要はあるか？　患者本人が「私はいたって調子はいいよ」と言っているが，呼吸器内科にコンサルトをかけておく必要はあるか？　何を目安に適正化したらよいか？
2. 患者は神経質になっている。前夜のジアゼパムや，手術当日の朝もミダゾラムかオピオイドなどの鎮静薬を処方するか？　制唾薬は役立つか？　スコポラミンはどうか？

術中の問題

1. 動脈ラインはどのようにして血圧を測定しているのか？　カフではどのように血圧が測定できるのか？　どちらがより正確か？　動脈ラインを確保するのは導入前か導入後か，どの動脈に確保するか？　あなたが両方の橈骨動脈で失敗してしまって，患者が狂ったように大声を出し始めたら，どうする？　上腕動脈に挿入したら手の色が黒ずんできた。どうする？　動脈ラインが原因で複合性局所痛み症候群(CRPS)になることはあるか？　それに対する治療は？　予防的に星状神経節ブロックを行っておくべきか？
2. どのように導入するか？　etomidate，チオペンタール，プロポフォール，ケタミンを比較せよ。術後も眠らせて挿管のままにするなら，大量の麻薬単独で導入，という方法はどうだろうか？　大量麻薬を投与した症例で術中覚醒を回避するには，どうすればよいか？
3. 心臓，あるいは呼吸の観点から最良の麻酔方法は何か？　深い吸入麻酔なら気管支痙攣を予防できるだろうか？　もしそうだとしたら，手術終了に向けてあなたならどうするか？　深い吸入麻酔に伴うリスクとは何か？　何らかのタイミングで吸入麻酔(ハロタン)から大量麻薬麻酔に切り替える価値はあるだろうか？
4. どの筋弛緩薬を使用するか？　気管攣縮をきたすような薬物はあるか？　導入時にスキサメトニウムを使用するのはよい選択か？　十分に筋弛緩が効いているかどうか，執刀医と一緒にチェックする必要はあるか？　四連刺激で 0/4 と確認しているのに，執刀医が「硬い」と言ったら？　筋収縮モニターはどのように機能しているか？
5. 喘鳴が聞こえた。鑑別診断と治療法は？　原因はどのように考える？　「すべての喘鳴が…なわけではない」のだから。

術後の問題

1. PACU では，患者は挿管されたままで，まだ反応もない。人工呼吸器はどのように設定するか？　I：E 比の意義について述べよ。特別な設定(プレッシャーサポートなど)を行うことは，効果的だろうか？　動脈血液ガス分析の初期値を参考にして，PCO_2 はどのくらいの値にコントロールするか？　低酸素血症による自発呼吸のドライブの意義は何か？　呼吸が継続しなかったら，どのように抜管するか？
2. 心拍数が 150 bpm まで急激に上昇した。鑑別診断と治療法は？　心房細動と心室頻拍の違いは？　血圧が 100 mmHg になったら？　50 mmHg になったらどうするか？　どの薬物で治療するか？　その理由は？　アミオダロンはどのように作用するのだろうか？

寄せ集め問題

1. おっと！　とんでもない骨盤位分娩が始まってしまった！　産科医が，「すみません，赤ん坊の顔だと思っていたら尻でした」と言った。今からどのように麻酔をするか？　脊髄くも膜下麻酔をする時間的余裕はあるか？　全身麻酔のリスクは何か？
2. 腕神経叢ブロックを腋窩アプローチで行う前に，万が一動脈内に投与してしまうことを考えて，予防的にミダゾラムを投与しておくか？　べらぼうな量のリドカインを注入した後で，患者は，耳鳴りがし始めたと言っている。あなたはどうする？
3. 自己血回収装置を使用することのメリットとデメリットは何か？　癌患者には使用できるか？「血液がすでに凝固異常をきたしている」場合には，「どうせ使えないから」という理由で自己血回収装置は使用しないか？

アップデート：術中覚醒と BIS

1. BIS 値を適正に保っていても，術中覚醒をきたしている頻度は？：4 万件に 1 件である。
2. 最も起こりやすいのはいつか？：BIS の値が 60 を超えたとき，心臓手術中，60 歳未満，その 60％は女性である。
3. BIS を誤計測させる機器は？：Bair Hugger® は可能性があるとされている。
4. 外傷後ストレス障害(PTSD)の最も効果的な予防法は？：それを認め，詫びること，カウンセリング。
5. BIS モニターはどのように機能しているか？：脳波の値を経験値に基づいて得られた特有の計算式で解析している。100 は覚醒を表し，0 は平坦脳波を意味している。

症例 20　脳動脈瘤クリッピング

29 歳の体重 115 kg の女性で前交通動脈の動脈瘤クリッピングが予定された。カテーテル検査では彼女の動脈瘤はコイリングの適応にはならなかった。入院の 2 日前にくも膜下出血を起こしている。脳血管攣縮は治まっている。以前に胃縮小手術を受ける前は，体重はかつては 220 kg であった。血圧は 170/95 mmHg，心拍数は 95 bpm，呼吸数は 18 回 /min，体温は 37.5℃，ヘモグロビン値は 11 g/dL である。性行為はしていない。

術前の問題

1. 妊娠検査の必要はあるか？　彼女が検査を拒否して，感情的になってしまったらどうする？
2. 脳血管攣縮とは何か？　どのように治療するか？　予防するためにできることは何か？　今から血圧を低下させておくべきだろうか？　血圧を低下させることの

リスクは，低下させないでこのままにしておくことのリスクと比べて，どうか？
3. 肥満に伴う生理学的変化について述べよ。胃縮小手術に伴う変化とは何か？　急激な体重減少によって問題となることは何か？　彼女はそれでもまだ肥満であるが，麻酔に関連したリスクとしてどのようなことが挙げられるか？
4. 彼女の肥満，脳の状態，ピックウィック症候群の可能性なども考慮すると，鎮静は必要だろうか？　ピックウィック症候群とは何か？

術中の問題

1. 低血圧麻酔と15°の頭高位での手術が計画されている。これらの2つのプランをふまえて，術中モニターの選択にどのような影響を与えるか？　中心静脈カテーテルや肺動脈カテーテルを挿入しておく必要性はあるか，その理由は？　術者が術後管理に，高容量-高血圧-血液希釈 hypervolemic-hypertensive-hemodilution (HHH)法を予定しているとしたら？　HHH法とは何か？　圧トランスデューサはどこに置くか？　空気塞栓はどのようにモニタリングしたらよいか？
2. 患者は高頭蓋内圧，フルストマックである。迅速導入で行うべきか？　過去の麻酔記録で何をチェックすべきだろうか？　過去の麻酔記録が見つからなかったとして，彼女が「挿管が難しかったのかどうかは知らないけれど，手術の後，喉がとても痛かった」と言っている。スキサメトニウムを使用して構わないだろうか？　意識下挿管はどうか？　するとしたらどのように行うか？　脳動脈瘤へのリスクはあるか？　気管切開が必要になったら…，そんなことが起こりませんように…，治るまでどのくらいかかる？
3. 術中低血圧を維持するためには，どのような方策をとればよいか？　平均血圧40 mmHgというのは低すぎるか？　BISモニターは役に立つだろうか？　脳波は測定できるだろうか？　リスクに曝される臓器はほかにどこか？　心虚血はどのように評価するか？　経食道心エコー法は必要だろうか？　壁運動異常があったら何を考えるか？
4. 外科医は患者の下顎を鎖骨直上に固定した。それで大丈夫だろうか？　脊髄はどのように保護するか？
5. 気道内圧が50 mmHgまで上昇した。高すぎるか？　低下させるためにあなたができることは何か？　高頻度ジェット換気(HFJV)か，それに準じた換気方法を行えるか？　これらを試しても100％酸素吸入下で彼女のPO_2は70 mmHgまでしか上がらない。何をするか？　PEEPは効果的なのか，逆効果なのか？　このままの状態で低血圧麻酔を行ったらどうなる？

術後の問題

1. ICUに到着すると血圧は230/120 mmHgとなっている。こうなる前に防ぐとしたら，あなたにはどんな手が打てただろうか？　今から対応するならどうするか？　彼女はまだ挿管されているが，ここで抜管を行うか，それとも鎮静するか？　ニトロプルシドをボーラスで投与するか？　過量投与してしまったらどうするか？ 中枢神経系への毒性についてはどう対応するか？ リスクは何か？ このような状況において，動脈血液ガス分析を行う意味はあるだろうか？

2. 患者は術後，失明していた。どうしてそうなったかを論じ，あなたがすることを明らかにせよ。どうすればこのような状況を防げたのだろうか？ 同じ手術を受ける次なる患者に対して，失明のリスクについてどのように説明するか？
3. 術後6日目，強膜に黄疸が認められた。尿検査でもビリルビンが出ている。デスフルランによる肝炎だろうか？ どのように判定できるか？ どのように治療するか？ 胃切除を行った医者は頭に血が上って，「患者を殺すつもりか！」と言っている。あなたはどう対応する？

寄せ集め問題

1. 30歳の消防士が1か月前に顔面，頚部，胸部に熱傷を負った。皮膚移植が計画された。ケタミンによる鎮静と鼻先での呼気終末二酸化炭素モニターとパルスオキシメトリという設定で問題ないか？ もしストイックな患者で，そのまま「それでお願いします」と受け入れてしまったらどうするか？ 全身麻酔で行うとしても，自発呼吸を温存する利点はあるか？ 発展途上国という状況だったら？ 熱傷範囲が20%だとしたら，スキサメトニウムは使用できるか？ 彼の首が筋肉質で太かったらどうする？
2. 生後2か月の体重 6 kg の赤ん坊が口唇裂の手術を予定された。挿管は起きたまま行うか，マスク導入してから行うか？ 静脈ラインを挿入するか？ 口蓋裂の場合に特に注意しなければならない点はあるか？ 手術中に挿管チューブが抜けた！ マスクで対応するか？ すぐに再挿管するか？ 再挿管は耳鼻科専門医にしてもらうか？ 深麻酔下で抜管するか？ 術者に「覚醒時に暴れられて縫合が切れてしまうのは困るんだけど」などと言われたら，あなたはなんと答えるか？
3. 脳動脈瘤手術中に動脈瘤破裂してしまい，大至急高度の低血圧にしたい。どのようにして血圧を下げるか？ バルビツレート系薬物を使用するか？ その問題点は？ 下げてからはどのように低血圧麻酔を行うか？ イソフルランかセボフルランを使用するべきか？ プロポフォールやニトロプルシドを使用すべきだろうか？
4. 看護学生が標準予防策について知りたがっている。AIDS感染している患者に対して皆が二重手袋をはめているのはなぜか？ そのほかに標準予防策にはどんなものがある？

アップデート：テロリスト襲撃による神経作用薬

1. 神経作用薬はどのように作用するか？：アセチルコリンエステラーゼ阻害により神経終末におけるアセチルコリン過剰を引き起こす。
2. ニコチン作用とムスカリン作用とは何か？：縮瞳，鼻漏，唾液分泌，気管収縮，下痢，発汗，筋攣縮と脱力，血圧変動，痙攣。
3. 治療は？：隔離が必要。気道確保(スキサメトニウムは使用しない)，アトロピンやスコポラミンを使用する。(中枢性，末梢性の抗コリン薬)。
4. 投与量の目標は？：分泌物増加が治まり，自発呼吸が安定するまでが目標となる。
5. アトロピンとスコポラミンはどのように作用する？：アセチルコリン受容体に結合し，アセチルコリンの作用を抑える。
6. グリコピロレートでは効果がないのはなぜか？：4級アミンであり，中枢神経系に到達しない。
7. 使用を控えるべき薬物は？：スキサメトニウム，mivacurium，エステル型の局所麻酔薬。

症例 21　自動車事故後の脾破裂

25歳の男性が自動車事故後で，脾破裂に対して内視鏡手術と，脛骨解放骨折に対してデブリドマンを予定された。妻によると，何か抗うつ薬を飲んでいたらしいが，どんな種類かまではわからない。ハーブ製剤もいろいろ使用していたらしい。血圧は90/70 mmHg，心拍数は120 bpm，呼吸数は26回/min，体温は35℃である。

術前の問題

1. 患者の到着時にまずすべきことは何か？　循環と呼吸が十分に保たれているかをどのように評価するか？　血圧測定はカフだけで十分だろうか？　動脈ラインをすぐに確保すべきだろうか？　ほかの外傷(中枢神経系，不顕性臓器破裂，気胸など)の有無はどのように評価するか？　顔面で出血していたり，たくさんひげもじゃだったら，どのように挿管する？
2. 蘇生のための輸液にはどんな種類のものを使用するか？　種類はあまり問題にならない？　麻酔を始める前に血液検査所見は必要か？　輸血用血液や血液製剤はどのタイミングで開始するか？　どんな状況のときに，輸血到着を待たずにO(−)の輸血を使用するか？
3. どんな抗うつ薬を飲んでいるのか確認する必要はあるか？　抗うつ薬の麻酔への影響は？　ハーブ製剤についてはどうか？　どんなハーブを服用していると，麻酔に影響を及ぼすか？　朝鮮ニンジン，**イチョウ**，ニンニクでは出血傾向をきたし得る。エフェドラでは交感神経系神経伝達物質の枯渇をきたしていることがある。

術中の問題

1. 手術室入室時18ゲージの静脈ラインが2本入っていた。これで十分か？　もっと確保しておくべきか？　CVラインも確保しおくべきと主張すべきか？　その場合カテーテルの太さと，確保部位はどこにすべきか？　血管確保の場所に関する是非は？　最近の医療ではカットダウンはどのように位置づけられているか？
2. 誤嚥の可能性を低くするために，何か投薬をしておくか？　EBMが確立された方法はあるか？　どのように気道を確保するか？　患者がまだ覚醒していたら，どのように導入するか？　迅速導入を選択するとしたら，どんな薬物を使用するか？　ケタミンとは何か？

3. 患者の状態が悪いため，同僚は，維持にスコポラミンのみとし，吸入麻酔を使用しないように薦めている。あなたは同意するか？　BIS は役に立つか？　維持に何も薬物を使用しないとしたら，スタッフ間の会話はどのように制限するか？
4. 肝裂傷がある。静脈ラインをさらに確保するか？　すぐに輸血を開始するか？　出血が大量なんていうものではない。どのように追いついたらいいか？　急速輸血ポンプを使用するか？　人工心肺の準備までするか？
5. $S\bar{v}O_2$ が 28％である。正常値は？　あなたはどうするか？　$S\bar{v}O_2$ に関係する要因は何か？　吸入酸素濃度を上げるか？　長時間の酸素療法や PEEP の弊害は何か？

術後の問題

1. 術後 24 時間，患者は低血圧で治療に反応しない。鑑別診断と治療法は？　敗血症性ショックの診断はどのように行うか？　陽性変力作用による補助のガイドラインとは何か？　大動脈内バルーンポンプ(IABP)の機能とは何か？　この症例では適応となるか？
2. 覚醒後の鎮痛の選択肢は何か？　いまさら COX-2 阻害薬の投与は遅いか？　これはどのように作用するか？　腎臓にリスクを伴うか？
3. 患者は骨折後，錯乱し落ち着きがなかった。鑑別診断と治療法は？　脂肪塞栓の診断はどのように行うか？　CT 室まで患者を運ぶか？　状態の不安定な患者を移送して，放射線部の薄暗くて汚い場所に閉じ込めるという行為そのものによるリスクはないか？

寄せ集め問題

1. 17 歳の経産婦が，不安定な分娩中に急に意識を失ってチアノーゼとなった。鑑別診断と治療法は？
2. 4 歳の女の子が PACU で喘鳴を起こし始めた。どのように評価して治療するか？
3. 1 年前の作業中の事故以来，男性が右手の痛みと前腕脱毛を訴えている。あなたの出番だ！

アップデート：冠動脈攣縮

1. Prinzmetal 狭心症とは何か？：冠動脈の解剖上の狭窄のない人に起こる冠攣縮による狭心症。心筋梗塞や心停止を起こすこともある。
2. 区域麻酔がトリガーとなる機序は？：交感神経系遮断が副交感優意な状況を作り，冠動脈攣縮を引き起こすことがある。
3. その他の機序は？：ブロック部位よりも上位で交感神経系が代償性に過剰に活動性を増して引き起こされる可能性がある。

症例 22　正午の腰椎椎弓切除術

55 歳の体重 110 kg の男性が正午に腰椎椎弓切除を予定されている。糖尿病と高血圧があり，5 年前に心筋梗塞の既往がある。発熱はなく，グリベンクラミド，メトプロロール，アンギオテンシン変換酵素(ACE)阻害薬を服用している。検査値ではナトリウム濃度が 142 mEq/L，カリウム濃度が 5.5 mEq/L，血糖値が 320 mg/dL，ヘモグロビン値が 15.9 g/dL，血圧が 140/85 mmHg，心拍数 80 bpm である。

術前の問題

1. 糖尿病とは何か？　血糖値 320 mg/dL とはどのような状態か？　HbA_{1c} などの追加検査は必要か？　インスリンはどのように作用するか？　経口血糖降下薬はどのように作用するか？　中止かキャンセルの必要性はあるか？　血糖値が常時このような状態で，執刀医はこのまま手術を行いたいだろうか？　経過の長い糖尿病が麻酔に及ぼす影響は？　もしこの症例が緊急手術だとしたら，糖尿病性ケトアシドーシス(DKA)が麻酔に及ぼす影響は？
2. メトプロロールとアンギオテンシン変換酵素(ACE)阻害薬はどのように作用するか？　降圧薬は麻酔薬とどのように相互作用するか？　スタチンを服用していたらどうするか？　筋の壊死は問題となるか？　肝機能検査は必要か？　それとも内科医を信頼して任せるか？
3. ASA のガイドラインにはどう書いてあるか？　その理由は？　それは本当に重要か？　Mallampati 分類とは何か？　それも本当に重要か？

術中の問題

1. 心筋梗塞の既往は重要だろうか？　何か特別なモニターは必要か？　再び心筋梗塞が起きる確率と，起きた場合の死亡率は？　ステント留置術を受けていたとしたら，その重要性は？　安全性は高まるか？　心エコー図検査をしたり，再度カテーテル検査をする必要性はあるか？　冠動脈疾患の自然経過は？　潜在性に悪化していて，無症候性の虚血があったとしたら？　特に，循環器内科医に聞いておきたいことはあるか？
2. 術中も血糖値をフォローする必要はあるか？　尿検査も確認して，尿糖や尿タンパクがないか，確認しておく必要はあるか？
3. 筋弛緩の計画はどのように立てるか？　どの種類のものを選択するか，その理由は？　術者が脊髄モニタリングも計画していたら，筋弛緩なしで全静脈麻酔は行える？　手術中に彼がはね上がってしまったら？　全静脈麻酔の際には BIS モニターは信頼できるか？　麻酔薬が脊髄モニタリングに与える影響はあるか？　覚醒試験 wake-up test は必要か？　この症例では必要ないとすれば，どのような症例なら必要になるのか？
4. 脊髄くも膜下麻酔で行えるか？　その理由は？　腹臥位の状態で，麻酔高が低くて再投与が必要になったり，高位まで効きすぎたりした場合の対処法は？　患者選択のうえで，重要なことは何か？
5. 全身麻酔をするとしたら，どんな麻酔薬を選択するか？，その理由は？　セボフルランとデスフルランの利点と欠点は？
6. 肥満患者の腹臥位手術において，呼吸器，循環器，気道確保という観点から注意すべき点について論じよ。
7. 腹臥位手術は，肥満，高血圧，糖尿病患者にとってどのようなリスクがあるだろうか？　肥満，高血圧，糖尿病患者での腹臥位のとり方について論じよ。失明のリスクはあるか？　その理由は？　そのほか，神経傷害が生じる可能性はあるか？　どのようにしてそれを避けるか？
8. 術者が体側の腸骨動脈を損傷し，血圧が 60 mmHg に急落した。腸骨動脈を修復する必要はあるか？　どう対処するか？　腹腔鏡手術に変更するか？　圧迫止血で待つか？　急速輸液ポンプは必要だろうか？　腹臥位になっている状態で，太いラインを追加するとしたら，どのようにするか？

術後の問題

1. PACU では血圧が 220/130 mmHg となっている。外科的，心臓へのリスクは何か？　なぜそんなに血圧は上昇しているのか？　鑑別診断と，危険な高血圧の治療法は何か？
2. 患者が目の痛みを訴えている。あなたはどうするか？　どうしてこのようなことが起こるのか？　またどのように治療すればよいか？　どうすれば，このような問題を回避できたのだろうか？　眼軟膏，ゴーグル，テーピングなどの利点と欠点を述べよ。麻酔中の涙分泌の変化について述べよ。
3. 3 L の酸素を鼻カニューレで投与していないと，酸素飽和度は 83％に落ち，89％までしか維持できない。酸素ヘモグロビン解離曲線について説明せよ。この状況の鑑別診断と治療法について述べよ。

寄せ集め問題

1. 6 歳の女の子で大腿ヘルニア根治術が予定された。彼女のいとこが，以前 Nova Scotia 病院の日帰り手術で，悪性高熱症で「オレンジ色の薬が入手できずに死亡してしまった」という。この小児において，何か追加しておくべき術前検査はあるか？　日帰り手術センターで麻酔を予定して問題ないか？　筋生検は必要か？　ダントロレンを予防投与すべきだろうか？　この場合，どのように管理するか？　万が一，緊急事態となった場合に静脈ラインが確保できなかったら，どうする？
2. 心臓手術中，通常量のヘパリンを投与するが活性凝固時間（ACT）が 400 秒以上まで延長しない（120 秒から 205 秒まで延長しただけである）。外科医は「なんてことだ！　いずれにしても心拍動下冠動脈バイパス手術だ」と言っている。あなたはどうする？　ACT はなぜ延長しないのか？　オフポンプの症例なら，本当に問題ないのだろうか？

3. トランシルバニアからの移民が虫垂炎に対して虫垂切除を予定された。彼は急性間欠性ポルフィリン症を有している。ポルフィリン症とは何か？　麻酔を行ううえで注意しなければならない点はないか？　避けるべきことは？　急性増悪をきたしたら，どのように治療するか？

アップデート：スキサメトニウムの挿管量

1. 通常投与量は？：1 mg/kg
2. 低用量で導入する場合には？：0.5 mg/kg
3. 低用量でも 60 秒待てば挿管可能となるか？：可能となる。
4. 低用量で導入するメリットは？：自発呼吸の自然回復が早期に得られる。90 秒早く回復する。

症例 23　内視鏡検査

57 歳の男性が，咽頭癌の疑いで，喉頭内視鏡，気管支鏡，食道内視鏡の検査が予定された。彼は，喘息の既往，喫煙歴，飲酒歴，高血圧を有している。テオフィリン，サルブタモール，プレドニゾン，アンギオテンシン変換酵素（ACE）阻害薬を毎日服用している。発熱はなく，血圧 170/100 mmHg，心拍数 90 bpm，呼吸数 22 回 /min である。

術前の問題

1. 彼の肺の状態について，術前にさらに把握しておきたい情報は何か？　胸部 X 線写真では，右中葉の石灰化と右胸水貯留を認める。これらの所見の意味するところは何か？　この症例は延期する？　それとも予定通り進めるか？　もし行うとしたら，麻酔をするうえで注意すべき点は何か？　呼吸機能検査は必要か？　術前の動脈血液ガス分析や SpO_2 のチェックは必要か？　患者の状態が最適化されたのは，どうしたらわかるか？　1 日 3 回 3 日間の吸入療法を行ってから計画し直すべきだと主張するか？　テオフィリンの投与量は増やすか？　それとも中止するか？　クロモリンは追加するか？
2. 「ステロイドカバー」は必要か？　その理由は？　急性副腎不全のリスクはあるか？　起こってしまった場合，どの種類のステロイドを選択するか？　ステロイドの違いにより，問題となることはあるか？
3. 監視下鎮静管理 monitored anesthesia care（MAC）で検査を行うとしたら，前投薬として何を投与するか？　気管挿管して行う全身麻酔と異なるだろうか？　その理由は？

術中の問題

1. MAC において必要なモニターは何か？　気管挿管だったら，モニターの種類は増えるか？　その理由は？　動脈ラインは必要か？　本当に？　あなたが失敗して両側の橈骨動脈をつぶしてしまったら？　このような短い症例に対してわざわざ大腿動脈ラインまで取りに行く必要はあるか？　大腿動脈ラインを確保するリスクと，一過性の高血圧のリスクを比較するとどうか？　頻脈は問題となるか？　まあ，見てごらん。

2. あなたは全身麻酔を選択した。意識下挿管，静脈麻酔薬での導入，吸入麻酔薬での導入を比較せよ。腫瘍が大きい場合はヘリオックス® Heliox［訳注：ヘリウムと酸素の混合ガス］も準備しておくべきだろうか？　この症例では必要ないとしたら，どんなときには準備しておくか？　意識下挿管を行うとしたら，表面麻酔の方法について述べよ。ほかの表面麻酔の方法についても述べよ。
3. レミフェンタニルとプロポフォールによる静脈麻酔は，円滑で良好な覚醒をもたらす。この症例に対しても同様だろうか？　セボフルレンやデスフルランのどちらを使用するか？　その理由は？　それぞれの方法の利点と欠点について述べよ。オピオイドの使用はよい選択か，よくない選択か？　この患者が閉塞性睡眠時無呼吸症候群も合併していたとしたら，どうする？　術後にICUに入室させるべきだろうか？
4. 硬性気管支鏡を使うとしたら，その間換気はどうするか？　高頻度ジェット換気で行うか？　どのように行うか？　患者の麻酔をどのように維持するか？　スキサメトニウム持続静注を行うか？　二酸化炭素吸収剤はどのように機能している？
5. 気管支鏡の間に多源性の心室性期外収縮(PVC)が頻発した。鑑別診断と治療法は？

術後の問題

1. 術後30分で患者が暴れている。鑑別診断は？　看護師は，プロポフォール，デクスメデトミジン，オピオイドやミダゾラムなどで鎮静したらどうかと言っている。それぞれの薬物による鎮静について述べよ。あなたは誤嚥を考えている。身体所見で確認するか？　それとも胸部X線写真が必要か？　誤嚥が胸部X線写真上明らかになるのは，どのくらい経過してからか？
2. 血圧が220/100 mmHgとなっている。患者が胸痛と左上腕と，下顎に放散する痛みを訴えている。鑑別診断と治療法は？　心臓カテーテル検査まで行ってみるか？

寄せ集め問題

1. 胎児の状態はどのように評価するか？　遅発性徐脈と早期徐脈の鑑別は？　その機序は何か？　胎児頭部のpHを測定する？　その検査は古くさいやり方だろうか？　胎児にとって徐脈はなぜ問題となるのか？
2. 患者が明らかな悪性高熱症の既往を有している。予防的にダントロレンを投与しておくか？　日帰り手術を行っても構わないか？　麻酔器を交換しておくか？　あなたが休憩で部屋を空けている間に，誰かほかの人が吸入麻酔を使用しないよう，どのように対策をとったらよいか？　全静脈麻酔はどのように行うか？　小児患者がじっとしていられず，静脈ラインの確保が困難な場合はどうする？

3. DIC が起こる機序は何か？　どこから起こるか？　どのように治療するか？　羊水塞栓症，脂肪塞栓症，肺梗塞はどのような状況で起こる可能性があるか？

症例 24　小児の咽頭乳頭腫に対するレーザー手術

4 歳の体重 23 kg の男児の咽頭乳頭腫に対して，レーザー切除術が予定された。2 か月前に最初に手術をした際に術後発熱を呈し，回復が遅れた。血圧は 80/60 mmHg，心拍数は 100 bpm，呼吸数は 20 回 /min，体温は 37℃である。

術前の問題

1. 気道はどのように評価するか？　この乳頭腫を合併した症例と比較して，通常の気道評価方法を述べよ。過去の診療録からは，どのような情報が必要か？　診療録が見つけられなかったらどうする？　耳鼻科専門医からの助言は必要だろうか？　気道の画像や，フローボリューム曲線は必要か？　小児でこのような検査は可能だろうか？　身体所見からは，気道閉塞はどのように見つけることができるだろうか？
2. 以前の発熱のエピソードからは，どのような鑑別診断が考えられるか？　前回の回復遅延についてはどうだろう？　医原性だろうか？　前回のエピソードが悪性高熱症だったとしたら，どのように診断できるだろうか？　以前の麻酔記録は参考になるだろうか？　当時の麻酔医に聞いてみたり，クレアチンキナーゼ(CK)の濃度を調べたり，筋生検をしてみるか？　結果が出るまで手術を待機できるか？

術中の問題

1. 4 歳の児にはどの麻酔回路を選択するか？　Bain 回路や Jackson-Reese 回路を使用する利点は？　術者が乳頭腫の手術をしやすいように，ジェット換気で管理できるか？　細めの気管チューブを使用するか？　気道熱傷の予防のために注意しなければならないことは何か？　ヘリオックス® は準備しておくか？　亜酸化窒素は使用してもよいか？
2. 患者が悪性高熱を起こしたわけではなかったとわかったら，どのように導入するか？　逆に患者が悪性高熱症を起こしていたとわかったら，どのように導入する？　methohexital 注腸で導入するか？　その評価はどのように言われている？　悪性高熱症が疑わしいにもかかわらず，点滴確保が困難だったらどうするか？　そのような症例に筋弛緩薬は投与して構わないか？　どのようにモニタリングするか？　どの筋弛緩薬を選択する？
3. 輸液は何を使用するか？　どの程度使うか，その理由は？　糖を含むものや膠質液は使用するか？

4. ジェット換気を使用していたら，患児に皮下気腫が生じ始めた。どうする？　気道の問題だろうか？　ICU への入室は必要か？　通常の気管チューブを挿入したにもかかわらず，次第に換気が困難となっている。気胸や気道偏位をきたしているのだろうか？　胸部 X 線写真は必要か？　すぐに胸腔ドレーンや体外式膜型人工肺(ECMO)を挿入すべきか？

術後の問題

1. 気胸に対して胸腔ドレーンが留置されたとする。抜管はいつできるか？　両親にはどのように説明するか？　動脈ラインは必要か？　どこに確保するか？　抜管してみたら，患児は喘鳴を起こし始めた。吸入用のラセミ体アドレナリンを投与するか，再挿管するか，頭高位にしてこのまましばらく様子をみるか？
2. 患児がめちゃくちゃに暴れまくっている。鑑別診断と治療法は？　この問題は気胸に関連しているだろうか？　その理由は？　胸腔ドレーンの強い痛みはどのように和らげてあげられるか？　肋間神経ブロックは効果があるだろうか？　それはどのような手技か？　局所麻酔薬はどのくらい使用するか？　胸腔ドレーンを胸膜カテーテルとして使用することは可能か？　局所麻酔中毒を起こしたとしたら，どうやって診断する？

寄せ集め問題

1. 在胎 30 週，体重 1200 g の乳児に対して脳室腹腔シャントが予定された。50%の酸素濃度で患児の SpO_2 が 95%から 88%に低下した。あなたはどうする？　水晶体線維増殖症(未熟児網膜症)のリスクとは何か？
2. 患児は溺死しかけ，体温は 31℃となっている。血液ガスを温度補正するか？　その理由は？　血液ガスを補正する場合としない場合で生理的な状態はどう異なるか？
3. 5 歳の男児のヘルニア根治術が予定された。母親が，患児のいとこが本物の悪性高熱症にかかったと言っている。このまま手術を進めるか，筋生検を行うか？　あるいは入院施設で手術を計画し直すよう主張するか？

アップデート：心臓麻酔

1. 心筋虚血を見つけるために私たちがもっている手段は何か？：心電図は最も強力で経済的な手法である。左室肥大，左脚ブロック(LBBB)，ジギタリス，Wolff-Parkinson-White(WPW)症候群，そして元から ST 変化がある場合，その評価は難しい。Ⅱ誘導だけで 30%，Ⅱ誘導と V_5 誘導を合わせれば 80%，Ⅱ誘導と V_4，V_5 誘導を組み合わせれば 95%の虚血に対する検出力を有している。貼りっぱなしで使用できる。経食道心エコー法は素晴らしいが，導入の後で挿入する必要がある。ペースメーカ使用下，LBBB，気絶心筋などでは役に立たない。肺動脈カテーテルは得られる情報が大まかすぎる。
2. 虚血をどのように予防するか？：よい麻酔をかけて酸素の需給バランス(血液，

心拍数，前負荷，後負荷など）を最良に保つ。β遮断薬は最も有効性があるとされているが，どの文献もPOISE studyの結果により，その意味合いが低下した。

3. 治療には，大動脈内バルーンポンプ(IABP)などの機械的なサポートも含めて，今まで言われてきたあらゆる手段を使用すること。循環器内科医も巻き込んで，再灌流するためあらゆる手段を講じること。

症例 25　経尿道的前立腺切除術と慢性閉塞性肺疾患

70歳，体重 120 kgの慢性閉塞性肺疾患(COPD)を有する男性の，前立腺肥大症に対する経尿道的前立腺切除術(TURP)が予定された。1年前から労作時呼吸困難と発作性の夜間呼吸困難と足首の浮腫を認めている。内服治療を嫌がっており，未治療となっている。発熱はなく，血圧は160/95 mmHg，心拍数88 bpm。タバコをスパスパしながら，呼気終末にはauto-PEEPがかかっている。

術前の問題

1. 患者の症状を系統立てて説明せよ。心症状は最適化されているか？　呼吸の状態はどうか？　執刀医は「延期なんてするものか！　どっちにしろ『最適化』なんてするわけないんだ。β遮断薬でも服用させて，さっさとやろう」と言っている。COPDとは何か？　呼吸困難の原因が心臓からなのか，肺からなのか，それらの混在した状態なのか，どうやって判別すればよいか？　動脈血液ガス分析，胸部X線写真，心電図，呼吸機能検査，負荷心エコー図検査，通常の心エコー図検査などの検査ではどのような結果が予想されるだろうか？
2. 内科医が連絡してきて，助言を求めている。状態を改善させたら，どのくらいで手術に踏み切ってよいか？　1日，1週間，1か月？　前立腺肥大が問題となるどのくらい前に手術を計画しなければならないだろうか？　待機することのリスクは何か？
3. 肺性心とは何か？　右心不全と左心不全の違いは何か？　どのように鑑別するか？　僧帽弁逆流症も見つかった。この手術の前に治療しておく必要はあるか？

術中の問題

1. 患者の症状が最適化したら，どんな麻酔方法が最適だろうか？　彼の状態と術式をふまえて，選択肢を挙げ，利点と欠点を述べよ。
2. 脊髄くも膜下麻酔と全身麻酔とで，準備するモニターは同じでよいか？　その理由は？
3. 心保護のため，β遮断薬は投与すべきか？　心保護の有用性と比較して喘息の誘発が問題となるだろうか？　周術期のβ遮断薬はなぜこれほど強調されているか？　冠動脈疾患が心臓に及ぼす生理学的な影響とは何か？
4. 手術開始後30分，患者が混乱し出して，ろれつの回らない舌で肩が痛いと言っている。鑑別と治療法は？　TURP症候群と膀胱破裂が同時に起こったとしたら，どのように診断できるか？　それぞれについて述べよ。高張食塩液による急速なナトリウム補正のリスクは何か？

5. 膀胱の修復のために開腹への移行が必要となる。T_8まで効いている脊髄くも膜下麻酔のまま継続するか，全身麻酔の導入をするか？　交感神経系遮断されている状態で，どのように導入するか？　導入の際に心保護は必要か？　肥満患者における緊急手術の状況で，気道管理はどのように行うか？　開腹したとたんにそこら中から出血が起きたらどうするか？　どんな検査を行うか？　治療法は？

術後の問題

1. 手術終了1時間後血圧が70/40 mmHgに低下し，心拍数が130 bpmに増加した。最も考えられる診断とその治療は？　循環血液量減少性ショックと，敗血症性ショック，心原性ショックをどのように鑑別するか？　心エコー図検査は必要か？
2. PACUで輸血をした。発疹と腰痛が出現した。何を考えるか？　輸血反応はどのように診断するか？　治療法とそのリスクは？　最も考えられる原因は何か？　輸血を継続しなければならない状況だったらどうするか？　輸血の重症の反応と軽症の反応の違いはあるか？

寄せ集め問題

1. 患者が妊娠高血圧症候群に対してマグネシウムの投与を受けている。帝王切開に際して，あなたの同僚が全身麻酔を提案している。「ここでのやり方はこうなんだ。挿管が済むまでは，そばについててやるよ」あなたは何と答えるか？　マグネシウムは母体と胎児にどのような影響を与えるか？　緊急帝王切開のときはあなたはどんな麻酔方法を選択するか？　脊髄くも膜下麻酔か？　シングルショットの硬膜外麻酔か？　それとも全身麻酔？　挿管ができなかったら，ラリンジアルマスク(LMA)を使用するか？
2. 大腿-膝窩動脈バイパスの際には，どのくらいヘパリンを投与するか？　活性凝固時間(ACT)を測定するか？　ACTとは何か？　心臓手術の際にはさらにどのくらいの投与量が必要になるか？　なぜそんなに必要なのか？　ヘパリンはどのように作用するか？　心臓手術の患者がヘパリン起因性血小板減少症(HIT)を有していたらどうするか？　HITとは何か？
3. β遮断薬はどのように作用するか？　心保護の役割は何か？　あなたの同僚は「挿管の際にはいつもエスモロールを使っている」と言っている。それはよい考えだろうか，悪い考えだろうか？　その理由は？　心虚血の機序はどのように考えられているだろうか(プラーク破裂など)？

アップデート：脊髄くも膜下麻酔

1. 持続脊髄くも膜下麻酔の問題点は何か？：マイクロカテーテルによる神経毒性が問題となる。

2. 硬膜誤穿刺をしてしまったらどうするか？：太い通常の硬膜外麻酔用のカテーテルを挿入すればよい。リドカインは使用しないこと
3. どこにあるだろうか？：下肢の血管再建術(交感神経系が継続するので，血栓症を起こしにくい)，整形外科手術，腰椎椎弓切除術，手術時間の予測できない手術などによい適応となる。

症例 26　右肺上葉切除

体重 60 kg の 80 歳の男性が右上葉の肺癌に対して開胸手術を予定された。3 か月前に心筋梗塞を起こして，左前下行枝にステントが留置されている。現在は胸痛はなく，メトプロロールを服用中である。右頚動脈で雑音を聴取する。バイタルサインは基準値範囲内である。

術前の問題

1. 肺葉切除を行う前に，必要な検査は何か？　動脈血液ガス分析や呼吸機能検査は必要か？　フローボリューム曲線は必要か？　それともその検査は縦隔腫瘍の症例にのみ適応になる検査なのか？　患者は術前，術後と気管支拡張薬が必要か？　その理由は？　これらの検査結果がいずれも予測値の 50％未満だったらどうするか？　このまま手術を予定するか？　分離肺機能検査を行うか？
2. 心機能検査はさらに必要か？　これが白内障などの低侵襲の手術だったとしたら，それでも追加検査は必要だろうか？　ドブタミン負荷試験のリスクは？　負荷試験とは何か？　このような検査で死亡することはあり得るか？　頚動脈雑音に対してさらに詳しく検査する必要はあるか？　頚動脈の超音波検査は必要か？　患者にめまいの症状があったらどうするか？　頚動脈の精査や不整脈の検索も行っておくか？　一過性黒内障のような一過性脳虚血発作の症状かあったら，どうするか？

術中の問題

1. どんなモニターを使用するか，その理由は？　動脈ラインによって起こりうる合併症は何か？　黒く変色した手など合併症の治療法は？　手術か血栓除去か？　星状神経節ブロックを優先して手術は延期するか？　動脈内にニトログリセリンを注入するか？
2. CV ラインか肺動脈カテーテルを使用するか？　EBM により裏づけされているのはどちらか？　どこに確保するか？　手術側の肺と同側の血管を確保するか？　気胸を起こしたら，どのように診断できるか？　治療するか？　肺動脈カテーテルを使用するとしたら，どのようなタイプを選択するか？　その理由は？　大きくかさばる心拍出量を持続モニターできるかさばる肺動脈カテーテルを挿入するか？
3. どのように分離肺換気を行うか？　すべての選択肢を挙げよ。肺が脱気されない

場合の鑑別診断と治療法は？　SpO_2 が低下した場合の鑑別診断と治療法は？　分離肺換気を開始したところ，CO_2 モニターの波形が認められない。何が起きたのか？　気道確保そのものが困難な場合，どのように分離換気を行うか？

4. 頚動脈雑音が聴取される症例の血圧管理を行うとしたら，何か違う特別な管理を行うか？
5. 亜酸化窒素は使うか，避けるか？　その理由は？
6. 二段脈となった。鑑別診断と治療法は？　開胸と同時に今度は心室細動になった。どう対応するか？
7. 肺の操作中に患者がバッキングし，咳をしている。治療は？　筋弛緩を効かせるか？　麻酔が不十分なのだろうか？　患者の血圧がすでに低下した状態が，どのように麻酔を深くするか？

術後の問題

1. 術後2時間，強い痛み以外の刺激には反応を示さない。この状況をどう判断するか？　挿管したままにするか？　チューブの刺激に対して抵抗を示しているようであれば，どのように鎮静するか？
2. 大量出血をきたした症例の後で，外科医はシングルルーメンチューブに入れ替えるよう望んでいる。安全に行うためにはどのようにするか？　二腔気管支チューブを留置したままにしておくことの問題点は何か？　手術の終了時に硬膜外麻酔を開始した。挿管した患者でも問題ないだろうか？

寄せ集め問題

1. 患者の頭蓋内圧亢進症があるとわかっている状況で，麻酔導入で考慮しなければならないことは何か？　眼球開放創のある患者の場合の麻酔導入はどうするか？　眼球開放創で，挿管困難が予測される場合にはどうするか？
2. 小児の異なる麻酔回路について，成人と同様の呼吸回路，Jackson-Rees 回路，Bain 回路を含めて説明せよ。どれが最良か？
3. 3歳の小児が PACU において検査麻酔の後，クループ様の呼吸音を出している。挿管もラリンジアルマスク(LMA)も使用しておらず，マスクのみで管理されていた。あなたはどうするか？

アップデート：ショック

1. 出血性ショックにおいて蘇生はすぐに行うか？　それとも遅らせて行うか？：急な蘇生は出血を助長するため，出血のコントロールを待ってから蘇生する。
2. 晶質液と膠質液，どちらを使うか？：膠質液は長時間血管内に貯留するが，最終的には変わらない。アルブミン溶液もよいわけではない。
3. 心不全の最新治療は何か？：両室ペーシングによる再同調がよいとされている。
4. 細菌性ショックの最新治療は何か？：バソプレシンは血圧を上昇させるが，腎血管を収縮させない。血圧を維持し尿量を増加させる。

5. ステロイドは使用するか？：患者が副腎不全に陥っていれば(すなわち，コルチコトロピン負荷試験に反応しない場合)，ある程度の効果はある。
6. 活性化プロテインCは有用か？：抗凝固作用と抗炎症作用を併せ持つ。APACHE (acute physiology and chronic health evaluation) scoreが25点未満なら，有用かもしれない。

症例27　花粉症を伴ったアデノイド切除術と扁桃摘出術

5歳の体重20 kgの女児にチュービング，アデノイド切除術と扁桃摘出術が予定された。花粉症と風邪を引くと喘鳴が生じるという既往がある。また，学校で友達にからかわれるほどの体のやわらかさがある。バイタルに異常はない。

術前の問題

1. どんな検査が必要か？　最小限必要な検査はあるか？　女児は健康であるが出血の可能性があるなら，ヘマトクリット値は必要か？　麻酔後に採血してはどうか？　出血が問題となる可能性があるなら，プロトロンビン時間や血小板数は必要か，また術前のトロンボエラストグラムや心電図は必要か？　可能性があるなら胸部X線写真は必要か？
2. 悪性高熱症の可能性はあるか？　体がやわらかいことは，Ehlers-Danlos症候群やMarfan症候群を示唆するか？　これら症候群の患者の悪性高熱症(MH)の発生頻度は高いか？　筋生検が必要か？　家族歴はどの程度まで聞く必要があるか？　MHの症状が出る前にどのようにしてMHの診断を確定するか？　MHとは何か？　どのような遺伝様式をとるか？　MHの可能性を説明することができるように術前にクレアチンキナーゼ(CK)値の測定をするか？
3. 枯草喘息とは何か？　麻酔に際しての重要なことは何か？　胸部X線写真または好酸球数の検査は必要か？　既往歴，身体所見，術前の動脈血液ガス分析に何を求めるか？　これらのなかに問題点が存在するならば，予防的にクロモグリク酸ナトリウム，サルブタモール，アミノフィリン，ステロイドを用いるか？

術中の問題

1. 母親は，児が待機室から出る時，怖い手術室を見ないで済むように眠っていて欲しいと望んでいる。あなたならどうするか？　methohexitalの経直腸投与をするか？　投与しないとしても，どのような症例に投与可能であるか？　ミダゾラムを経口投与するか，fentanyl lollipop(フェンタニルのキャンディ)を用いるか，ケタミン筋注を行うか？　母親に手術室に入ってもらったほうがよいか？
2. あなたはセボフルラン吸入で麻酔導入する。この薬物の体への取り込み機序につき，より可溶性の高いハロタンと比べて論じよ。可溶性の高い薬物を用いた場合，なぜ患者が入眠するのにより時間がかかるのか？　どのような麻酔回路を用いるか，またその理由は？　Jackson-Rees 回路や Bain 回路はどんな理論で機能するか？

3. 麻酔維持のため，亜酸化窒素，麻薬および筋弛緩薬を用いるか？　これらすべてに対して「用いる」と答えたか？　その理由は？　麻酔深度をどのように評価するか？　体動のリスクはどうか？　スキサメトニウムを用いて気管挿管するか？　外科医が非常に手術が速い場合は，どうする？
4. 挿管後に患者の換気ができなくなった。この場合の鑑別診断と治療法は何か？　原因は，食道挿管か，喘息か，気管支内挿管か，気管分岐部の刺激なのか？　そのうちのどれが起こっているか，どうしたらわかるか？　喘息により肺が硬くなり喘鳴が聞こえる場合，筋弛緩薬は役立つか？　これはセボフルランの体への取り込みにどのように影響するか？　デスフルランはよい選択肢か？　亜酸化窒素は，役立つか？　二次ガス効果とは何か？

術後の問題

1. 患者は PACU で重篤な譫妄状態にある。鑑別診断と治療法は何か？　あなたはモルヒネあるいはペチジンを投与するか？　患者が覚醒時に静脈ラインを抜いてしまっていたら，どうするか？
2. PACU で体温が 38.5℃になった。MH を疑うか？　ほかに何が考えられるか？　MH ならば，次に何をするか？　MH でなければ何か？　Bair Hugger® システムで加温しすぎたのに気づいたら，どのように冷却するか？
3. 以前から子どもの切歯がぐらついていたが，今その歯はなく，ぽっかりと穴が空いている。治療はどうするか？　胸部 X 線写真あるいは腹部の前後像写真〔すなわち，腎臓，尿管と膀胱(KUB)写真〕が必要か？　誰がこれら撮影費用を負担するか？

寄せ集め問題

1. 早産児は正期産児とはどう違うか？　日帰り手術として早産児の麻酔を行えるか？　以前に早産児として出生した小児はどうか。小児の術前絶飲食をどのように取り扱うか？
2. 急性呼吸促迫症候群(ARDS)が悪化している患者が，手術を受ける必要がある。ICU 用の人工呼吸器を用意するか？　なぜ用意が必要なのか，その理由は？　麻酔器に付属の人工呼吸器には問題ないか？　フェイルセーフ機構はどうなっているか？　どのようにして配管の混線を発見するか？
3. ベッドから転倒し，T_4 レベルの対麻痺となり大腿骨の観血的整復術が予定された。脊髄くも膜下麻酔は問題ないか？　硬膜外麻酔は問題ないか？　何も薬物を用いなくてもよいか？　自律神経系の過剰反応 autonomic hyperreflexia のリスクは何か？　autonomic hyperreflexia とはどのような病態か？　どのようにして過剰反応を避け，生じた場合にはどのように対処したらよいか？

アップデート：脊髄くも膜下麻酔時の徐脈と心静止

1. 脊髄くも膜下麻酔時の徐脈と心静止のリスクはどのような人に生じるか？：術前の徐脈，Ⅰ度房室ブロック，β遮断薬の使用，高いレベルまでの神経ブロック，そして男性であることはリスクとなるか？
2. 脊髄くも膜下麻酔後の徐脈の頻度はどのくらいか？：実際の頻度は13%である。
3. その発生機序は？：左室の収縮時に静脈還流量が減少し，徐脈と低血圧となる。それは，Bezold-Jarisch反射の亜型である可能性がある。
4. 普通はどのようなときに生じるか？　それは麻酔科医の注意力vigilanceが低下してきているであろう脊髄くも膜下麻酔開始後の55～65分に生じる。
5. 最も適切な処置は何であるか？：早急にアドレナリンを使用しなさい。

症例28　子どもがピーナツを誤嚥したとき

3歳の14 kgの男児にピーナッツ摘出のための気管支鏡が予定された。彼は2時間前にホットドッグ(マスタードのみ)とケーキ(白いチョコレートフロスティングでコーティングされている)を食べた後にChuck E. Cheese[訳注：飲食店名]でピーナツを誤嚥した。Wolff-Parkinson-White(WPW)症候群と診断され，プロプラノロールを服用している。1年前には斜視の手術を問題なく行った。血圧は90/70 mmHg，脈拍数は100 bpm，呼吸数は34回/min(不安げに息をして)，体温は37.7℃である。

術前の問題

1. WPW症候群とは何か，それはどんな影響を麻酔に与えるか？　どんな調律異常が起きるだろうか？　プロプラノロールは麻酔にどんな影響を与えるか？　あなたはWPW症候群を心配しているので，この患者の電解質検査(例えばカリウム濃度)の結果を必要とするか？　プロプラノロールは検査成績や最小肺胞濃度(MAC)に影響を及ぼすか？　プロプラノロールは麻酔薬や導入薬と相互作用を起こすか？
2. フルストマックに対してどのように対応するか？　あなたは経鼻胃管，Ewallチューブ，クエン酸ナトリウム，メトクロプラミドを使うか？　これらが有効に作用することが証明されているか？　不安げな3歳児に対してクエン酸ナトリウムを投与できるか？　経腸からの鎮静，経口のミダゾラムまたはfentanyl lollipop(フェンタニルのキャンディ)を提案するか？　筋注をするか，または静脈ライン確保を試みるか？

術中の問題

1. 心臓の状態をどのようにモニタリングするか？　患児が面白がってリード線を剝がしたり引っ張ったりしてたらどうするか？　患児が危険な調律に陥った場合を考えて，動脈ラインが必要か？　あなたが予見する肺合併症は何か？　異物は呼気終末二酸化炭素濃度に影響を及ぼすか？　呼気終末ガスからのサンプル方法は，どのようなものか？

2. 静脈ラインをとることができなければ，どのようにして導入するか？　フルストマックでもマスク導入をするか？　外科医が硬性気管支鏡を気管の中に入れるので，あなたは気管チューブを挿入することができない。どのようにして安全に気道を確保するか？　患児がファイティングを起こしたとき，喉頭痙攣を解除するためにスキサメトニウムを筋注できるか？　患児が肥満で静脈ラインを見つけられないと仮定したら，静脈投与とは異なる選択枝についてすべて述べよ。
3. どのような呼吸回路を用いるか？　死腔という点から考えるとJackson-Rees回路やBain回路はよいか？　これらの呼吸回路はより単純ではないか？　どのようにして空気に加湿をするか？　どのようにして患児の体温を保つか？　低体温のリスクは何か？
4. QRS幅の広い不整脈が生じた。心室頻拍(VT)あるいは変行伝導を伴った上室性頻拍症(SVT)か？　鑑別診断と治療法は何か？　患者がショックに陥ったら何をすればよいか？　動脈ラインがない場合，灌流が十分かどうかはどうやってわかるか？　呼気終末二酸化炭素濃度，パルスオキシメータや皮膚の色の役割は何か？　アミオダロンはよい選択肢か？　その場合，あなたはどれだけの量を投与し，またその副作用は何か？

術後の問題

1. 術後，患者は喘鳴様の呼吸をしている。これはこれまで行われてきた手技による患者の通常の反応なのか，または異常な反応なのか？　鑑別診断と治療法は？　帰宅させるか？　あなたは静脈ラインを残したまま患児を病棟へ帰室させるか？　パルスオキシメータを彼に着けたままにするか？　彼が廊下の隅の病室にいるとしたら，誰がパルスオキシメータのアラームに反応を示したり，聞いたり，見るのだろうか？　彼をICUへ入室させるか？
2. 術後90分して，患者の体温が35℃から39℃へと上昇した。患児は頻呼吸で，硬直し，皮膚がまだらになっている。これらは一連の手技の結果か？　誤嚥または悪性高熱症(MH)であるか？　どのようにしたらそれがわかるか，また何の検査を指示するか？
3. 患児は目をこすって泣いている。鑑別診断と治療法は？　あなたは何を診療録に記載し，また両親にどのように説明するか？

寄せ集め問題

1. あなたが星状神経節ブロック施行1分後，患者は反応しない。何が起きたか，またこれに対して何をするか？　短時間(例えばHorner徴候)あるいは長時間(例えば，痛みの軽減，栄養変化の改善)経過後に星状神経節ブロックが成功したかどうかをどのようにして判断することができるか？
2. 腹部大動脈瘤の手術を計画されたが，患者の糖尿病はよくコントロールされていない。外科医は手術創の治癒をよくするために厳密な血糖コントロールを望んでいる。このような症例ではどのようにして糖尿病を管理するか？　麻酔中の低血糖のリスクは何か？

3. 麻酔薬は腎不全によってどんな影響を受けるか？　ほかにはどのような器官系から影響を受けるか？　血小板や心機能の影響はどうか？　腎移植の際には動脈ラインやCVラインは必要か？　使用する場合，しない場合，それぞれの正当性について説明せよ。

アップデート：ガムエラスチックブジーによる一連の行為

1. ラリンジアルマスク(LMA)を留置する際にガムエラスチックブジーは有用か？：有用である。用手法が失敗したとき，ガムエラスチックブジーを留置し進めれば，LMAの留置時の手助けとなるだろう。
2. それは挿管の際にも役立つか？：「役立つ」。予期しない挿管困難に遭遇した場合に効果的な補助具となることが示されている。
3. 何かほかに懸念することがあるか？：患者が肺葉切除を受けた直後ならば，ガムエラスチックブジーが穴を開けてしまうかもしれない。ブジーを通して換気はできない。

症例29　統合失調症患者に対する肺切除術

69歳の統合失調症の女性が左肺上葉の結節影を指摘されている。1年前に下壁心筋梗塞の既往があり，現在は安定狭心症に対しニトログリセリン錠を1日に3回服用している。(タバコを吸うこと)にウーマンリブそのものがあるとして，バージニアスリム®を喫煙し続けている。今回，気管支鏡と胸腔鏡下肺切除術が予定され，肺葉切除術の可能性がある。

術前の問題

1. 心臓，肺，精神病治療薬に関してさらにどのような情報が必要か？　呼吸機能検査か，フローボリューム曲線は必要か，X線写真，動脈血液ガス分析の追加は必要か？　胸部X線写真をあなたはチェックする必要はあるか，それは外科医にとってだけ必要なものか？　動脈血液ガス分析は術前に必要か？
2. 彼女は1日に3回ニトログリセリンを服用しており，安定狭心症と考えられる。不安定狭心症との違いは何か？　追加の検査は必要か？　負荷試験のリスクや費用は？　外科医は，文献が示すように「β遮断薬を服用させない」と言うが，この判断は正しいか？　その理由は？　肺腫瘍切除の前に冠動脈バイパス術を行ったほうがよいか？　待機することのリスクはどうか？
3. どの精神病治療薬とが麻酔薬と相互作用を起こすか？　セロトニン再取り込み阻害薬，三環系抗うつ薬，MAO阻害薬との相互作用は？　患者が多くのハーブを服用していた場合，麻酔に対する影響は？

術中の問題

1. どのようなモニターを使用するか？ 心虚血を検出するために最も有用な心電図の誘導はどれか？ 経食道心エコー法のほうが感度はより高いか？ 肺動脈カテーテルではどのように虚血の診断をするか，肺動脈カテーテルの欠点は何か？
2. 駆出率が60％，または20％の場合，それぞれどのように麻酔導入するか？ etomidateはどうか？ チオペンタールを投与するか，通常より少量で投与するか？ 動脈ラインは麻酔導入の前後どちらに確保するか？ 患者が協力してくれない場合，どうするか？ CVラインは導入前後のどちらに確保するか？ その理由は？
3. 気管支鏡施行中はどのように換気するか？ 換気不良により低酸素状態となった場合，どう対処するか？ 動脈血二酸化炭素分圧が上昇し始めた場合，これを重大な問題と考えるか？ 低二酸化炭素症のリスクと比較するとどうか？ 呼吸性アシドーシスと比べ代謝性アシドーシスはより悪いか？ それとも，pHは同等なので，どちらも同じか？ 高二酸化炭素症による二段脈についてはどうか？
4. 縦隔鏡検査に特異的な問題は何か？ 脳卒中はどう予防するか？ 上大静脈を損傷したらどうするか？ 下大静脈へのアクセスのため大腿静脈を確保しておくべきだったか？
5. 胸腔鏡下手術(VATS)で肺が虚脱しないとき，どうするか？ 片肺換気で低酸素血症となった場合どうするか？ また呼気二酸化炭素の波形が消失した場合どうするか？

術後の問題

1. 術後1時間で患者の血圧が230/100 mmHgに上昇した。鑑別診断と治療法は？ 血圧上昇が，35 bpmへの心拍数減少とが一緒に起きた場合，どうするか？ 再挿管して過換気にするか？ CT検査を施行するか？ 挿管後患者が暴れている場合，どう鎮静するか？
2. 患者は重症な左側胸痛を訴えている。それぞれ場所が近い創部痛と狭心痛をどう区別するか？
3. 人工呼吸器管理が開始され，尿量は20 mL/hrまで減少したが，そのほかの変化はない。尿量の突然の減少の原因をどのように考え，どう対処するか？

寄せ集め問題

1. フェンタニルや，モルヒネ，ミダゾラムの過剰投与に対し，どう拮抗するか？ 人工呼吸器管理を続けるか？ ナロキソンの持続投与を行うか？ またそのリスクは何か？
2. 硬膜誤穿刺の場合どう対処するか？ 生理食塩液の持続注入や持続脊髄くも膜下麻酔を行うか？ またそのリスクは何か？ 再穿刺するか？ 硬膜外カテーテルを用いて予防的硬膜外血液パッチを行うか？ あとになって血液パッチを行うか？ カフェイン飲料は摂取したほうがよいか？ 患者がモルモン教徒でコーラ

を摂取しない場合，どうするか？

3. ペースメーカ植込み患者に鼠径ヘルニア根治術が予定されている。磁石はどう扱うか？　ペースメーカの調整はどうするか？　体外式ペースメーカパッドは貼付するか？　自動体内カーディオバータ除細動器(AICD)植え込み後の患者の場合では状況が異なるか？
4. 高頻度ジェット換気(HFJV)はどのような場合に使用するか？　体外式膜型人工肺(ECMO)はどうか？　大動脈内バルーンポンプ(IABP)や左室補助装置(LVAD)への移行についてはどう考えるか？

アップデート：慢性的な痛みにかかわる訴訟

1. 最も起こりやすい事象は何か？：神経障害や気胸はよく起こる。
2. 最も重症な傷害の原因は何か？：死亡や脳傷害のほとんどは，局所麻酔薬やオピオイドの注入によるものである。
3. 患者が帰宅後にどのような問題が生じるか？：医療装置の管理に問題がある。注入ポンプのプログラム設定の誤りにより麻薬の過量投与が起こり得る。

症例 30　喉頭摘出術と頚部郭清術

59 歳の体重 65 kg の男性に喉頭全摘術と根治的左頚部郭清術が予定された。心電図では左軸偏位や時折出現する心室性期外収縮(PVC)，非特異的な ST-T 変化が認められる。胸部 X 線写真では透過性の亢進がみられる。血圧に関して何かを服用していたがそれが何であるかを思い出すことができず，頭痛が発生した場合のみそれを服用している。血圧は 160/90 mmHg，脈拍数は 80 bpm，呼吸数は 18 回 /min，体温は 37℃，ヘモグロビン値は 11 g/dL である。

術前の問題

1. どのように気道評価を行うか？　気になることは何か？　耳鼻咽喉科医師に間接的喉頭鏡検査による報告を求めるか，あるいは少なくとも彼と話す必要があるか？　フローボリューム曲線や CT 検査は必要か？　現病歴や身体所見から何を探すか？
2. 心室性期外収縮(PVC)や非特異的な ST-T 変化，左軸偏位をどのように解釈するか？　循環器内科医のコンサルテーションは必要か？　循環器内科医に何を尋ねるか？　タリウムシンチやストレス負荷心エコー図検査，ドブタミン負荷心エコー図検査，心エコー図検査を用いない負荷試験について説明せよ。最も優れており，最も多くの情報を与えてくれる検査はどれか？　どのような場合にカテーテル検査が必要となるか？　カテーテル検査のリスクは何か？
3. 降圧薬はどうか？　それについて知る必要があるか？「導入時の血圧を注意深くみるように」と常に言われるので，降圧薬について知ることによって本当に違いが生じるのか？　β 遮断薬や ACE 阻害薬を使用すべきか？　患者の服薬コンプライアンスの良し悪しについてはどうか？　内服薬についてわからなかった場合，手術を延期するか，あるいはそのまま行うか？

4. 胸部X線写真で透過性の亢進が認められる。これをどう解釈するか？　麻酔への影響はどうか？　陽圧換気の効果はどうか？　ブレブが破れることはないか？　患者の体液調節能はどうか？　pink buffer と blue bloater の場合の違いは何か？　慢性閉塞性肺疾患(COPD)の定義は何か？　COPD 患者をどのように適正な状態とするか？

術中の問題

1. この症例では，気道を確保することになるが，どのように気道確保をするか？　ワイヤを用いて逆行性挿管を行うか？　その場合はどのように行うか？　意識下ファイバー挿管や意識下気管切開術を行うか？　その場合はどのように行うか？　Bullard 型喉頭鏡を使用するか？　実際にはいつ，どこで新たな気道確保技術が必要となるか？
2. 循環器内科医が治療の必要なしと判断とした安定した心室性期外収縮(PVC)患者はどのように管理するか？　交感神経系刺激作用の点でデスフルランの選択は悪い選択か？　長時間の麻酔なので，より安価なイソフルランで麻酔をするか？　腎臓に関して気になることは何か？　長時間高濃度酸素への曝露を避けるために亜酸化窒素や空気を併用するか？　その理由は？
3. 動脈ラインは必要か？　外科医がゆっくりではあるが細かなところにこだわって手術をしている場合，CV ラインから検査のためにサンプルを採取することができるか？　末梢血管病変や Raynaud 病があった場合，リスクを考えると動脈ラインをとる価値があるか？
4. 心電図で 3 mm の ST 低下がみられる。この所見は何か意味をもつか？　治療は何か？　そのまま手術を続けるか，それとも中止するか？　心臓カテーテル検査室へ行くか？　モルヒネ製剤(MS)かニトログリセリンを使用するか？　部屋に循環器内科医を呼ぶか？　心室頻拍(VT)や心室細動(VF)に対して，どのように行動するか？　バソプレシンよりもアドレナリンを選択するのはなぜか？　ノルアドレナリンをなぜ選ばないか？　これらアルゴリズムはどのように作られたのか，またコード化された研究でどのようにランダム化するのか？
5. 1時間後，血圧が急に低下した。鑑別診断と治療法は？　4時間後，血圧が低下してきた。鑑別診断と治療法は？　それぞれの場合，どの昇圧薬を使用するか？　その理由は？

術後の問題

1. PACU に到着した時，患者の体温は 32℃であった。どうすれば低体温を防げるか？　低体温のリスクは何か？　低体温の治療をどのように行うか？
2. 術後 4 時間が経過しても，患者の意識はまだない。鑑別診断と治療法は？　どの時点で諦め，「CT へ行こう！」と言うか？　偽コリンエステラーゼ欠損症が問題の場合，どのように説明するか？

3. 神経内科医は診察を行う際，できるだけ神経損傷を綿密に調べようとする。この患者における可能なかぎりすべての神経損傷を調べなさい。そして，どのように所見をとるか説明しなさい。
4. 術後2時間が経過して，血圧が70/40 mmHgになった。次に何を行うか？

寄せ集め問題

1. 無痛分娩や帝王切開の際，硬膜外麻酔にはどの局所麻酔薬が最もよいか？　リドカインとブピバカイン，レボブピバカインを比較した場合，それぞれの利点と欠点は何か？　アドレナリンを添加するか？　試験量 test dose 投与の意義は何か？
2. 熱傷患者に麻酔が必要である。顔面を含めて全身の50％を熱傷を受けた男性がいる。数日間にわたって数か所のデブリドマンが必要である。どんな管理が最もよいか？　ケタミンを使うか？　毎回挿管するか？
3. 膝関節鏡手術に対する脊髄くも膜下麻酔施行2日が経過した。患者が頭痛を訴える電話をしてきた。この患者に対する管理計画をどうするか？　その患者を入院させるか？　線維化が生じるまで Mountain Dew［訳注：飲料水名］をたくさん飲ませるか？

アップデート：硬膜外穿刺後の複視

1. 硬膜穿刺を起こしたあとに複視は生じるか？：「生じる」。硬膜穿刺後には，高価な精密検査が必要となるような厄介な複視が生じ得る。
2. 最も頻回に影響を受けるのは何か？：外転神経（第VI脳神経）が最も影響を受けやすい。
3. 血液パッチは有効か？：ノー。血液パッチは頭痛には有効であるが，複視には無効である。
4. それでは何をするか？：眼帯やプリズム眼鏡を用いた保存的治療を行うとよい。症状はたいてい8か月以内に改善する。矯正手術までやらなければならないこともある。
5. いつ症状が出現するか？：硬膜穿刺後4～10日で出現するが，3週間かかることもある。2週から8か月で改善する。

症例31　関節炎患者の腟式子宮全摘術

58歳，体重50 kgの長期間関節リウマチ罹患している女性に，腟式子宮全摘術が予定された。18か月前に，うっ血性心不全（CHF）と心室頻拍（VT）を合併した心筋梗塞の既往がある。現在，自動体内カーディオバータ除細動器（AICD）が植え込まれている。また，ACE阻害薬，プレドニゾン，金製剤を服用中である（余談であるが，患者の上顎の歯にはシャンパングラスをあしらった金歯があり，病院受診時も金のラメをまとい，また金色のMaseratiを運転しているというから，驚きである)。血圧は150/90 mmHg，脈拍数は80 bpm，呼吸数は12回/minである。

術前の問題

1. 関節リウマチの全身の症状と，それが麻酔に与える影響は？ 関節リウマチは，ほかの自己免疫疾患に関連があるか？ これらの自己免疫疾患の分子機序は何か？ 患者には嗄声があるが，その理由は？
2. 18か月前に心筋梗塞があると，どんなことに注意しなければいけないか？ なぜ，心筋梗塞を発症した時期が重要なのか？ ステント術施行後の手術のタイミングについてはどうか？ これらの患者は，冠動脈が開通したからといって翌日には手術を行っても大丈夫であるか？ CHFとVTを合併したことから，心筋梗塞の範囲はどれくらいか？ 責任血管と思われるのはどれか？
3. 磁石をおいて，AICDを停止させておくべきか？ それとも，何もしないでおくか？ 電気メスを使用するとどのようなリスクがあるか？ 真夜中の緊急手術でAICDを止めることができなかったらどうするか？ どのようにAICDは作動するか？ それをどのように調べるのか？
4. 金製剤，ステロイド，ACE阻害薬，アスピリンを服用していることは，麻酔に影響を与えるか？ トロンボテストやほかの凝固系検査は必要か？

術中の問題

1. 硬膜外麻酔や脊髄くも膜下麻酔の適応の是非とその理由を説明せよ。区域麻酔を用いることで，気道トラブルを避けることができるか？ 患者の心臓のことを考えた場合，区域麻酔の利点は何か？ また，その根拠は？ 交感神経系遮断の効果がなくなったとき，CHFのリスクはどうか？
2. 区域麻酔であっても，あるいは硬膜外麻酔時で投与量を非常にゆっくり増加しても，動脈ラインを確保するか？ 輸血を行う場合のトリガー値は？ その根拠は？ 血液のレオロジーに関して説明せよ。混合静脈血酸素飽和度をモニタリングするために，肺動脈カテーテルを挿入する必要があるか？ 混合静脈血に関して説明せよ。例えば，患者が動静脈シャントを有する場合，あるいはメトヘモグロビン血症を有する場合はどうか？
3. 全身麻酔下で，尿量は10 mL/hr未満であった。その場合，輸液を負荷するか自発呼吸を再開するかして，その効果があるか確認せよ。これら処置の根拠を述べなさい。アルブミンを500 mL投与したら，気管チューブから泡沫状の分泌物が出てきた。フロセミドとドパミンの作用機序を説明せよ。心拍出量増加を目的とした，アドレナリン投与は適切か？
4. 心電図では，多源性PVCがみられる。鑑別診断と治療法は？ リドカインとアミオダロンのどちらを選択するか？ その根拠は？ 輸液を負荷するか？ あるいはそれに加え薬物持続静注を開始するか？ あなたにとってリドカインのほうが使い慣れている場合，使用するか？ あるいは，あまり使い慣れていないがより新しい効果の期待できる薬物を選ぶか？

術後の問題

1. 直腸温は33℃である。あなたはこれが信じられるか？　どのようにして体温の二重チェックをすればよいか？　低体温が，薬物代謝，筋収縮力や酸素消費量に与える影響は何か？　シバリングと酸素消費の関連については知られているところだが，それにより心筋梗塞に至ることがあるか？　どのように大げさな話と十分なエビデンスに基づいた医療と区別するか？
2. 鎮痛方法の選択肢として何があるか？　硬膜外腔への医療用麻薬の投与は適切か？　硬膜外ポンプ使用しなくてもよいように，モルヒネ硫酸塩を1日1回服用してはどうか？　それは安全か？
3. 気道への悪影響を避けるため，区域麻酔を選択したところ，肺水腫となる。活動性の病変がある患者に対してどのように気道管理をすればよいか？

寄せ集め問題

1. 20歳の女性が，約5000 gの巨大児を出産中である。鉗子分娩の最中，硬膜外麻酔が効いているにもかかわらず女性は強い痛みを訴え，血圧が測定できなくなった。鑑別診断は何か？　産科医は，「**今すぐ**」試験開腹術が必要と言う。この患者に対する麻酔をどのようにするか？　硬膜外麻酔の投与量を増やすか？　全身麻酔に移行するか？　挿管困難が予想される場合，どうするか？　LMA Fastrach® を使用するか？　誤嚥のリスクは何か？
2. 自動車事故に遭遇後に頚椎を骨折し，ハローベストを着けている患者で，気管支チューブにはカフリークがある。70％酸素投与下でPaO_2は71 mmHgしかない。気管チューブのリークはカフが破れたことによると判断した。気道を回復するためにはどのようにすればよいか？　どうして，すぐに気管切開をしないのか？
3. 労働安全衛生局(OSHA)が吸入麻酔薬の残存による汚染をなくすため，病院に立ち入り検査を行った。ラリンジアルマスク(LMA)が広く使用されているため，その濃度がとても高い。どのように手術室委員会に対して助言をすればよいか？　病院でのLMAの使用を控えるべきか？

アップデート：ロピバカインの毒性

1. ロピバカインの利点とされていることを挙げなさい：化学式が異なるため，ブピバカインよりも心毒性はより少ない。
2. 本当にそうであるか？　過去の報告では，ブピバカイン過量投与による心停止は心肺蘇生をしても蘇生するのに数時間かかるのに対し，ロピバカインは比較的短時間(5分)で蘇生する。そのため，ロピバカインはより安全のように思える。
3. 当然，局所麻酔薬の過量投与に対して脂肪製剤による治療がされるようになってきている。

症例 32　心雑音を有する児の扁桃摘出術および アデノイド切除術

4歳の体重15 kgの男児に習慣性扁桃炎の診断で扁桃摘出術およびアデノイド切除術が予定された。母親は，「うちの子の心臓には穴が開いていますが，もう少し大きくなったら手術する予定です」と言っている。男児は，遊び場でほかの子についていくことができないため，遊びにはほとんど加わっていない。聴診すると，大きな心雑音が聴取される。血圧は90/60 mmHg，脈拍数は110 bpm，呼吸数は24回/minである。普段の呼吸は苦しそうではないが，あなたと一緒に廊下を歩くと，ハーハーと息を切らせる。体温は37℃である。

術前の問題

1. 「心臓に穴が開いている」とはどういうことか？　どんな可能性があるか？　心室中隔欠損症(VSD)と心房中隔欠損症(ASD)を比較せよ。また，右-左シャントと左-右シャントを比較せよ。麻酔導入および手術全体を通じて，どのような違いが認められるか？　患児の身体機能はどうか？　なぜ，患児はそんなに疲れやすいのか？　心臓にある問題点の最終的な目標をどこにおくか？　どのような心臓カテーテル検査結果が必要か？　患児が心内膜床欠損症であったらどうか？　解剖学的および生理的に何を意味するか？
2. なぜ，心臓の手術ではなく，扁桃摘出術およびアデノイド切除術を先行するか？　抗菌薬投与のタイミングは？　心内膜炎のリスクはあるか？　扁桃肥大がもたらす問題は何か？　挿管時に起こり得る問題は何か？　右心不全と閉塞性の低酸素血症とを比較せよ。
3. 前投薬はどうするか？　術前訪問，経口投与と筋注投与，あるいは前投薬せずに手術室行くこと，何が最も重要な点か？

術中の問題

1. 導入時の吸入麻酔薬として，セボフルラン，ハロタン，あるいはデスフルランを使用するか？　その理由は？　二次ガス効果として亜酸化窒素を使用するか？　患児の穴の開いた心臓に投与するのはよくない考えか？　右-左シャントは導入薬の取り込みやスピードに影響を与えるか？　その理由は？
2. 閉鎖回路を用いて麻酔を行えるか？　どのように？　その理由は？　どのような回路を使用するか，その理由は？　麻酔器で再呼吸を生じていることは，どのようにしたらわかるか？　一方，弁の機能，誤動作に関して説明せよ。
3. 外科医は，「私はものすごく手術が速いから点滴は必要ない」と言っているが，どうするか。それを許すか？　点滴確保が難しければ，どうするか？　点滴が漏れていたらどうするか？　同じ腕からもう一度点滴確保を試みるか，それともほかのところにするか？　どのような輸液剤を使うか？　その理由は？　膠質液あるいは晶質液を使用するか？　輸血する場合，どこまで貧血を許容するか？　患児の心臓の状態でその値が変わるか？

4. 接続供給警報が鳴り出した。病院の酸素供給が止まっていた。さて，どうするか？　補助タンクでどれくらいもたせることができるか？　タンクの弁を開いたら，シューと大きな音がした。さて，どうするか？　フェイルセーフシステムとは何か？　ベローズは何のエネルギーで作動しているか？　流量計の順番は決まっているか？

術後の問題

1. 患者はPACUでクループ様の咳をしている。あなたはどう対応するか？　ラセミ体アドレナリンを使うか？　温めた生理食塩液よりもほかによい方法があるか？　アドレナリン皮下注はどうか？　心臓の状態によって生じるリスクとして何があるか？
2. 患児は帰宅させるはずであったが，現在強い吐き気と嘔吐がある。治療はどうするか？　経鼻胃管を挿入するか？　男児が大量の血液を飲み込んだかどうかをどのようにして見つけるか？　心臓のことを考慮すると，通常より長く滞在させるか？

寄せ集め問題

1. 産科医があなたに胎便が付着した児を手渡した。付着した胎便は何を意味するか？　また，あなたはどう対応するか？　マスク換気するまで，どれだけの間，吸引すればよいか？　胸郭が上がらなかったら，どうするか？　新生児の心停止では，おおよそどのくらいの量の薬物を使うか？　7歳の小児ではどうか？
2. 老年医学専門家が，高齢者群の麻酔に伴う高いリスクについて，老人団体に説明してほしいとあなたに依頼する。何を説明するか？
3. Down症候群の患児すべてに対して頚椎のX線写真をとるか？　自動車事故後の頚椎カラー装着者に関してはどうするか？　脊髄損傷に伴うリスクには何があるか？

アップデート：肩関節手術時の気道確保困難

1. 肩関節手術時の術時の灌流液の浸潤はどうして起きるか？：肩関節手術が長引けば，投与する輸液が過剰となり，気道確保が危うくなる高度の気道浮腫となる可能性がある。
2. 結果的にどんな悪いことが生じるか？：気管切開に至ったという報告も1例ある。
3. これを防ぐにはどうすればよいか？：神経ブロックをすることもできるが，もしもこのようなことが起こったときのために，気道確保を確実にするために全身麻酔をすべきである。

症例 33　心臓に問題を抱えた患者の乳房切除術

66 歳の体重 85 kg の女性に乳癌がに対して左乳房根治手術が予定された。最近労作時の狭心痛と呼吸困難があり，また以前から収縮期心雑音を指摘されている。カテーテル検査では，中等度の大動脈弁狭窄症があり，広範で手術適応のよい冠動脈狭窄が認められた。上肢には Raynaud 現象が認められる。フロセミド，メトプロロール，カルシウム拮抗薬の投薬を受けている。血圧は 110/70 mmHg，脈拍数は 70 bpm，呼吸数は 16 回 /min，体温は 37℃である。

術前の問題

1. 患者はすでにカテーテル検査を受けている。より詳細な心臓の精密検査が必要か？　その時，外科医は次のように言った。「もう十分！」冠動脈の狭窄と疾患の危険度はどの程度か？　適切な薬物の投与を受けているか？　あなたはそれをどうやって知ることができるか？　そのような患者を最適な状況にするにはどんな点を明確にするか？
2. Raynaud 病とはどんな疾患か，また麻酔薬に与える影響はないか？　超音波 Doppler 計あるいは橈骨動脈の血流を測定するための器機を用いるか？　Allen テストを行うか？　パルスオキシメータをどこに置くか？「洗濯ばさみ」のようなクリップ型のパルスオキシメータプローブは問題とならないか？　パルスオキシメータの測定原理は？
3. 胸部 X 線写真で癌のある側に胸水が認められる。考えられる原因は何か？　転移によるものか？　麻酔科医として，転移を除外するために胸腔穿刺を要求するか，またそのことはあなたの守備範囲外か？　換気を助けるために，いずれにしろ排液を行うか？　その理由は？

術中の問題

1. 麻酔導入前にどんなモニタリングが必要か？　動脈ラインは必要か？　なぜ必要か，またどの場所に必要なのか？　Raynaud 病についてはどうか？　パルスオキシメータはどこに装着するか？　パルスオキシメータの選択肢として何があるか？　どこの場所でも脈を検出できない場合，どうするか？　血圧計のカフをどこに巻くか？　下肢に巻いても正確に測定できるか？　血圧計のカフは Raynaud 病でも問題にならないか？　CV ラインは必要か？　肺動脈カテーテルはほかにどんな情報を提供してくれるか？　また肺動脈カテーテルを挿入することにより予後は変わることが示されているか？　経食道心エコー法を用いるか？
2. 経食道心エコー法はどのように機能するか？　経食道心エコー法の禁忌は？　またリスクは？　あなたが患者の管理をしているとき，経食道心エコー法を行うもう 1 人の人間が必要か？
3. 大動脈狭窄症と冠動脈疾患を合併した患者を麻酔する場合に注意すべき点を述べ

よ。あなたがまさに使用するであろう薬物について述べよ。心拍数の調整のためエスモロールを使用するか？　挿管後，血圧が 100 ～ 110 mmHg，心拍数が 115 bpm となった。心筋に対してはどのような効果があるか？　また治療として何を行うか？

4. 麻酔維持では，β遮断薬を投与している。強力な吸入麻酔薬との間で問題を生じるか？　デスフルランは避けるか，またはゆっくり濃度を上昇させるか？
5. 先行鎮痛として胸部硬膜外ブロックを行えるか？　手術全体を通じて胸部硬膜外麻酔で行えるか？　肋間神経ブロックあるいは傍脊椎ブロックはどうか？　あらかじめ，COX-2 阻害作用のある非ステロイド性抗炎症薬（NSAID）を用いるべきか？

術後の問題

1. PACU で，患者には陥没呼吸，チアノーゼ，努力性呼吸が認められ，ラ音が聴取された。鑑別診断と治療法は？　フロセミドの作用機序は？　強心薬を用いるか？　強心薬とそれによって生じる頻脈は心臓に対して不利に作用するか？　ミルリノンは有用か？
2. あなたが血圧計のカフを右上肢に巻いたあと，皮膚の色が悪くなってきた。診断は何か？　動脈造影あるいは外科的な処置が必要か？　保存的な方法の選択肢はあるか？　星状神経節ブロックを行うか？　それはどのようにして行うか，何を用いるか，またその合併症は何か？
3. あなたはラインの確保に手間どったが，その後右の内頚静脈に肺動脈カテーテルイントロデューサを挿入した。あなたはそれを挿入したまま患者を病棟に移送するか？

寄せ集め問題

1. 分娩のために硬膜外鎮痛を施行した時に，患者が奇妙な感覚がして口腔内の金属味を感じると言った。鑑別診断と治療法は？　同時に胎児の心拍数が 75 bpm に低下した。患者は座っている。あなたは子宮を左方へ圧排，酸素を投与し，そしてすぐに帝王切開を行うか？　または痙攣の治療を行うか？　誤嚥したら，どうするか？
2. 警官が 3 か月前に右足を撃たれ，現在，下肢の栄養的な変化が起きている。彼は痛みで夜も眠れない。鑑別診断と治療法は？　腰部交感神経ブロックの合併症は何か？　2 回以上ブロックしてもよくならなかったら，何が生じているのか？腰部交感神経ブロックは透視下で行う必要があるか？
3. 体重約 135 kg の男性がパイ食い競争で争っている最中に，目の中にフォークが突き刺さった。胃が空になると思われる 8 時間を待つか？　経鼻胃管を挿入するか？　アイスクリームを与えて，パイアラモードにするか？　どのようにして導入するか？　スキサメトニウムを投与するか？　手術中，胃内圧に関してはどんなことが生じるか？

アップデート：デクスメテトミジン

1. 喘息患者に対する利点として何があるか？：α_2受容体刺激薬は神経学的に気管支痙攣をブロックする。慢性閉塞性肺疾患または気管支喘息患者で気管挿管されている場合にもってこいの薬物であるか？
2. そのほかの利点として何があるか？：高血圧と頻脈を防ぐ。軽度の認知障害をきたすが，不安を和らげることにより，ICU スタッフが患者と話すことができるようになる。
3. 半減期はどの程度か？：40 分。
4. 副作用には何があるか？：低血圧と徐脈がある。

症例 34　硬膜下血腫の摘出術

75 歳の体重 85 kg の男性の硬膜下血腫除去術が予定された。患者は頭皮に裂傷を伴った行き倒れ状態で発見された。彼は肝硬変であり，この事件の前には深酒をしていた。患者は挿管されずに，いびきをかきながら息をして，かろうじて覚醒させることができる。腹水貯留に特徴的な腹をしている。血圧は 90/60 mmHg，脈拍数は 70 bpm，呼吸数は 22 回 /min，体温は 38℃，血清ナトリウム濃度は 123 mEq/L，カリウム濃度は 3.2 mEq/L，血糖値は 60 mg/dL，ヘモグロビン値は 10 g/dL である。

術前の問題

1. あなたは肝機能を評価するためにどんな検査を追加するか？　肝硬変とは何か？　それは麻酔にどのような影響を与えるか？　チトクローム P450 酵素とは何か？　アルコール依存はどんな臓器に影響を与えるか？　食道静脈瘤の存在は経鼻胃管や経食道心エコー法プローブが留置できないことを意味するか？
2. 脳灌流の規定因子は何か？　硬膜下血腫がどのような影響を与えるか脳機構の点から論じよ。どのようにして患者の頭蓋内圧上昇の有無を判断するか？　術前に頭蓋にボルトを挿入して測定する必要があるか？
3. どうして患者の体温が上昇したか？　誤嚥または術前からの感染が関係しているか？　脳灌流を保つために体温を低下させる必要があるか？　血糖値が低い理由は？　血糖値を高くする必要があるか，また過度な高血糖は状況をより悪くするか？

術中の問題

1. 患者の緊急性のある状態を考えて，動脈ラインなしで導入するか？　触知したときの強い，中等度あるいは弱い脈拍であることから正確に血圧を把握できるか？　動脈ラインに関する問題点は何か？
2. 動脈血液ガス分析が必要か，または呼気終末二酸化炭素分圧測定のみで麻酔を行うことができるか？　その理由は？　なぜ呼気終末二酸化炭素分圧と動脈血液ガス分析値との間に違いが出るのか？　酸素化の程度を決定するためには動脈血液ガス分析値が必要か，またはパルスオキシメータがあれば十分か？

3. 予測困難な挿管困難例の取り扱いを含め，麻酔導入の流れについて説明せよ。肝硬変は動脈血液ガスにどのような影響を与えるか？　腹水は換気にどのような影響を与えるか？　腹水を排液する必要があるか？　腹水を除去するというような状況はあるか？
4. 頭蓋内圧を考えると強力な吸入麻酔薬を麻酔維持に用いることができるか？　レミフェンタニルやプロポフォールを用いることは適切か？　これらの薬物を投与することによる問題点は何か？　筋弛緩薬は必要か？　どの筋弛緩薬を用いるか，その理由は何か？
5. 執刀前に血圧が230 mmHgに上昇し，心拍数が30 bpmとなった。何が生じたのか，どのような対応をするか？　血圧が低下したとき何がリスクか？
6. 2時間後，呼気終末二酸化炭素分圧が52 mmHgとなった。その理由は？　発熱，甲状腺疾患，誤嚥，悪性高熱症，または不十分な換気はこの値にどのように影響するか？　あなたは次にどのように対応するか？　なぜここに特別に気を配るべきなのか？　どのようにしたら「脳体積を減少させる」ことができるか？

術後の問題

1. 手術の2時間後に，患者は息をしなくなり，動かなくなり，そして反応しなくなった。鑑別診断と治療法は？　あなたはナロキソンまたはフルマゼニルを投与するか？　これらの薬物の作用機序は？
2. 2日後，患者はICUにいる。栄養管理はどうするか？　CVライン，あるいは腸管を用いるか？　気管切開術のために部屋に戻り，高カロリー輸液を行っている場合のリスクは何か？　高カロリー輸液を中止するか？
3. ICUで患者はてんかん大発作を起こした。患者はすでに人工呼吸をしているのだから，筋弛緩薬を投与してほしいと看護師が提案した。同意するか？　発作が目に見えないことにはどんな不利な点があるか？

寄せ集め問題

1. 腎移植を終了した直後，患者はぐったりとした魚のような状況である。次に何を行うか？　患者が動けるように戻ったかどうか，どうやって判断するか？　筋弛緩拮抗後も，患者が四連刺激で3/4しかない場合はどうか？　どのようにして鎮静するか？　生体腎移植の場合，特別な懸念はあるか？　人工呼吸開始後に，尿量が0になった。鑑別診断と治療法は？
2. 手術室内の麻酔薬を検出するために監視装置は必要か？　リスクは何か？　あなたがデスフルランをこぼしたとき，スタッフになんと言うか？　労働安全衛生法(OSHA)では亜酸化窒素を使わないよう提言している。あなたは亜酸化窒素なしでやれるか？　その理由は？　亜酸化窒素の利点と欠点は何か？
3. 重度の慢性閉塞性肺疾患のある男性の開胸術が予定された。胸部硬膜外麻酔の適応があるか？　くも膜下モルヒネ投与や肋間神経ブロックを行うのはどうか？

胸腔内へのカテーテル留置あるいは患者管理鎮痛法(PCA)を用いるか？ 胸腔内カテーテルはどのようにして留置するか，またそのリスクは何か述べよ。硬膜外血腫はどのようにして診断し，治療するか？

症例 35 僧帽弁置換術

41 歳の女性に僧帽弁狭窄症に対し僧帽弁置換術が予定された。患者は虚弱ですぐに疲れる。4 か月前，脳血管障害を起こし左半身麻痺となり，今も筋力低下がそこに若干残っている。ジゴキシン，ワルファリン(3 日前に中止)，フロセミドを服用している。血圧は 110/75 mmHg，脈拍数は 100 bpm で不整，呼吸数は 18 回 /min，体温は 37℃である。プロトロンビン時間(PT)は正常上限の 14 秒であり，真っすぐ横になれない。

術前の問題

1. 彼女の呼吸困難は麻酔に対してどんな意味をもつか？ 肺の中で働く Starling 力について述べよ。術前に動脈血液ガス分析が必要か？ pH が 7.42，PaO_2 が 68 mmHg，PCO_2 が 33 mmHg の所見が得られた場合はどうか，解釈せよ。この結果はあなたの麻酔にどのような影響を及ぼすか？ 低酸素血症による換気ドライブがかかるか？ いつ換気ドライブがかかるか？ 低酸素血症や高二酸化炭素はより有害か？
2. 脳血管障害の原因は何か？ 麻酔に影響はあるか？ 脳血管障害後の待期手術の場合はどれくらいの期間を待てばよいか？ より広範な精密検査が必要か？ 頸動脈の検査または血栓検索のための心エコー図検査は必要か？ 患者にカルディオバージョンする際，リスクはあるか？ その理由は？
3. ジゴキシン投与を続けるか？ 手術当日朝に投与するか？ ジゴキシンはどのように作用するか？ β遮断薬とともに心拍数を調整することは本当によいのか？ ジゴキシンの毒性は何か？ ジゴキシン中毒に対する治療は何か？

術中の問題

1. 肺動脈または中心静脈へのルートをとるか，またその理由は？ 肺動脈カテーテルを挿入する場合どんな種類を用いるか？ イントロデューサを留置し，いつでも肺動脈カテーテルが挿入できるようにしてもよいか？ 経食道心エコー法を用いるべきか？ 経食道心エコー法は肺動脈カテーテルに取って代わったか？ その理由は？ ICU で経食道心エコー法が必要になり，しかしずっとプローブを入れていられないとしたらどうするか？ 肺動脈カテーテルを挿入したところ，肺毛細管楔入圧が 22 mmHg あった。この所見について解釈せよ。もう少し情報が必要だろうか？ 肺動脈カテーテルを使うことのリスクは何か？
2. 導入にチオペンタールやパンクロニウムは問題ないか？ それはなぜか？ 頻脈のリスクには何があるか？ どの導入薬がより適しているか？ それは問題にな

らないか？　あなたは適切な投与量を決めることができるか？　挿管後，肺動脈圧が45/19 mmHgから75/50 mmHgに上昇した。あなたは麻酔を深くするか？ニトログリセリンあるいは陽性変力作用のある薬を用いるか？　人工心肺を急いで開始しないといけなくなったら，どうするか？　心拍数が120 bpmになったら？　その時には何が生じたか？

3. 1980年代に用いられた高用量麻薬を用いた麻酔には問題ないか？　術中記憶のリスクは何か？　麻薬主体の麻酔を行っている場合，どのようにして術中覚醒を防ぐか？　あなたはBISモニターを用いるか？　BISモニターの測定原理はどのようなものか？
4. 人工心肺中，血圧はどの範囲に保つか？　人工心肺中はどのようにして麻酔を行うか？　筋弛緩薬は必要か？　人工心肺中に患者の尿量が減少したら，どうするか？　人工心肺中の血流と比べて拍動流には，生理学的な重要性があるか？　大動脈内プラークを検索するために大動脈外壁からの超音波検査epiaortic echocardio-graphyを行う必要があるか？
5. 患者は，低血圧と肺高血圧のために人工心肺からの離脱ができない。あなたの次に打つ手は何か？　大動脈内バルーンパンピング(IABP)を用いるか？　IABPを用いる場合の禁忌と合併症について述べよ。

術後の問題

1. ICUでの2時間の血液の排液が300 mL/hrである。プロタミンがもっと必要か？どのような検査を指示するか？　トロンボエラストグラム(TEG)は役に立つか？　新鮮凍結血漿，血小板またはクリオプレシピテートを投与するか？　心タンポナーデをどのようにして診断するか？　診断に経食道心エコー法は必要か？
2. 12時間後，酸素濃度50％での血液ガス分析値がpH 7.35，PO_2 75 mmHg，PCO_2 48mmHgであった。抜管しても問題ないか？　ほかに知っておくべきことはないか？　患者が挿管困難だったとしたら，どうするか？　安全を期してあなたにできることはあるか？　患者の状態が不安定であったり，出血が続いている状態での抜管によるリスクは何か？

寄せ集め問題

1. 肩の手術をした夜に患者が痛みを訴え，皮膚に熱傷の跡を見つけた。原因は何か？アース用パッドはどのように作用するか？　誰の責任となるか？　電流密度の概念について説明せよ。患者に何と説明し，これをどのように治療するか？
2. 患者に鎌状赤血球症ヘテロあるいはその特徴がみられたら，なにか事前に特別な対応策が必要か？　あなたはヘモグロビンSを50%未満とすることを主張するか？　鎌状赤血球症によるクリーゼとは何か？　それがどのようにして脂肪塞栓へとつながるか？
3. 70歳の男性が腹部大動脈の手術3時間後に尿量が10 mL/hrとなった。手術は腎動脈直上で行われた。鑑別診断と治療法は？　あなたは再開腹を求めるか？

アップデート：迷走神経刺激装置

1. 迷走神経刺激装置とは何か？：首の左側に迷走神経を取り囲むように置かれた装置である。これらの装置は治療が困難なてんかん発作を制御するために用いられる。
2. これらはどのように機能するか？：迷走神経を逆行性伝導し，てんかん発作を制御する脳領域を刺激する。
3. これらの作用は麻酔にどのように影響を与えるか？：上喉頭神経と反回神経も刺激される。患者は声の調子が変わっていることを報告する。左の声帯と披裂軟骨が中央に転位する。
4. それでは，あなたはどうするか？：患者が挿管されているときには声帯に傷害を与え，またラリンジアルマスクを用いているときには気道を閉塞する可能性があるので，迷走神経刺激装置を止める。

症例 36　肥満と眼外傷

45 歳の体重 120 kg の男性に緊急で左眼からの金属除去術が予定された。彼には繰り返して起こす喘息がある。毎日吸入を欠かさず，1 か月に一度救急を受診し，プレドニゾン(10 mg/ 日)を服用している。発熱はなく，血圧は 145/85 mmHg，脈拍数は 100 bpm，呼吸数は 20 回 /min，ヘマトクリット値は 49%である。患者は 2 時間前に 1 本釣りされたばかりのマグロと組合で摘まれたブドウを食べ，農園で栽培されたコーヒーを飲んだ。彼は，なぜ善良な人間ばかりがこんな目に遭うのかが納得いかない。

術前の問題

1. なぜ喘息の既往が重要か？　長期にわたる喘息による影響は何か？　これらと，短期間の喘息による影響および慢性閉塞性肺疾患(COPD)による影響とを比較せよ。あなたはどのような検査をオーダーするか，そしてその結果を見ることで何を予想するか？　二酸化炭素が蓄積したとき腎臓はどのようにして代償をするのか？　さらに気管支拡張療法を加え，ステロイドを増やし，患者を入院させるか，また呼吸に関するこれとは別のコンサルテーションを行うか？　患者が術前に部屋で喘鳴があったら，あなたはどうするか？
2. 患者はフルストマックである。抗コリン薬を投与するか？　それは有用か，または有害か？　H_1 あるいは H_2 拮抗薬を投与するか？

術中の問題

1. 導入に関してあなたが一番気をつけなければならないことは何か？　意識下挿管と迅速導入挿管のリスクは何か？　肥満による影響には何があるか？　過換気は有用か，有害か？　線維性攣縮の予防量の非脱分極性筋弛緩薬投与によりスキサメトニウムの効果は減弱するか？
2. 気管支を刺激しないようにするためには全静脈麻酔(TIVA)と吸入麻酔のどちら

がよいか？　患者にアミノフィリンが投与されていたら，心臓の調律に関して何か注意することがあるか？

3. 筋弛緩薬は必要か？　どの種類がよいか，その理由は？　どのようにして監視するか？　この症例の場合，バッキングのリスクは何か？　あなたはベクロニウムやロクロニウム，cisatracurium を用いるか？
4. 動脈圧をカフで正確に測定するには患者の腕が太すぎる場合，動脈ラインをとるか？　Dinamap® 血圧計(自動血圧計)はどのようにして血圧を測定するか？
5. 術中に喘鳴が出現した。気管チューブは 27 cm で固定されている。鑑別診断と治療法は？　気管の神経支配は何か？　気管より上部の神経支配についてはどうか？

術後の問題

1. あなたの同僚が，バッキングを避けるために麻酔が深い間に抜管するようにと言っている。あなたは同意するか？　穏やかに患者を覚醒させるにはどのようにすればよいか？　肥満はあなたの決定にどんな影響を及ぼすか？
2. PACU において，血圧が 210/110 mmHg となった。鑑別診断と治療法は？　高い拡張期圧は灌流量を増加させるか？　高血圧患者の心内膜下心筋虚血の発生機序は何か？
3. 術後悪心・嘔吐は術直後の眼にとって大きな問題となる。どのように避け，また治療を行うか？　それを避けるために術中に経鼻胃管を用いるか？　亜酸化窒素の使用を避けたりデキサメタゾンを投与するか？　その理由は？　あなたはグラニセトロンやオンダンセトロンを用いるか？　どちらを選ぶか，その理由は？

寄せ集め問題

1. クロマニヨン人がバラバラになった 747 飛行機を見つめているように，医学生が胎児心音モニターを見つめている。あなたは胎児心拍数によって測定された胎児の状態について，どのように彼に説明するか？
2. 頸動脈内膜切除術を行うとき，脳波を測定するか？　測定しない場合，その理由は？　脳血流に問題ないことをほかの方法で示すことが可能か？　覚醒したまま手術をするか？　シャントを挿入するか？　シャントを挿入することが決して虚血にならないことを意味するか？
3. 重症筋無力症の 40 歳の女性の腹腔鏡下胆嚢摘出術が予定された。患者が手術を受けるに十分よい状態であるかどうかをどのようにして見極めるか？　投薬について調整するか？　薬物が少なすぎたり多すぎたりすることによるリスクは何か？

アップデート：直達喉頭鏡検査による合併症

1. 麻酔科医に対する訴訟のなかで最も多い原因は何か？：患者はしばしば歯の損傷に対して訴訟を起こす。

2. ほかに障害をうける可能性のある組織を列挙せよ：粘膜損傷，顎関節脱臼，舌下および舌神経損傷や下顎骨骨髄炎がある。
3. どんな状況の患者が最もリスクが高いか？：免疫抑制や放射線治療後の患者が合併症発生のリスクが最も高い。

症例 37　気管支胸膜瘻の閉鎖術

45 歳の体重 75 kg の肺気腫がある男性が肺葉切除 1 週間後に巨大な気管支胸膜瘻を形成した。瘻孔を閉鎖するために緊急の開胸術が必要となった。患者は人工呼吸中であるが，明らかに大きなリークがある。膿が気管チューブ内と胸腔へのチューブの周りに認められる。患者の血圧は 75/50 mmHg，脈拍数は 120 bpm，呼吸数は 40 回 /min（人工呼吸器の設定よりも多い），体温は 39.9℃，ヘマトクリット値は 29％である。

術前の問題

1. どうして患者は低血圧なのか？　敗血症性ショック，心原性ショックあるいは循環血液量減少の結果か？　どのようにしたら判断できるか？　検査成績が診断の補助となるか？　あなたは胸部 X 線写真，動脈血液ガス分析結果，あるいは重炭酸塩濃度(HCO_3^-)が必要か？
2. 低血圧の治療のために手術室へ直行すべきか？　まず輸液と昇圧薬を投与するか？　どの輸液と昇圧薬か？　どのようにしてこの治療を進めるか？　ステロイドを使うか？　その理由は？
3. 麻酔導入前にどのようなモニタリングが必要か？　すでに患者は挿管されているので，いわゆる「麻酔導入」は終了しているのか？
4. 手術前の CVP が 15 mHg，肺毛細管楔入圧が 18 mmHg，血圧が 70/40 mmHg である。患者はショック状態なのか？　ショックとは何か？　どんな診断名がこれらの検査値に一致するか？　これらの情報をもとにあなたは何をしたらよいか？

術中の問題

1. 現在，シングルルーメンの気管チューブが挿管されている。あなたは二腔気管支チューブに変えるか，気管支ブロッカーを用いるか，またはユニベント® チューブに変えるか？　その理由は？　チューブを変えるときのリスクは何か？　チューブチェンジャを用いるときのリスクは？　チューブチェンジャが肺を貫いてしまうことのリスクとは何か？
2. どんな麻酔薬を用いるか？　患者は結局人工呼吸器につながれるから静脈ラインをとるだけでよいか？　吸入麻酔薬として亜酸化窒素が使えるか？　低酸素血症あるいは気胸のリスクは何か？　あなたは患者の抜管がすぐにできるように，また気管支胸膜瘻へ圧がかからないように行動することができるか？
3. 患者を左側臥位にしたら，チアノーゼを呈した。鑑別診断と治療法は？　PaO_2

が 50 mmHg で $PaCO_2$ が 60 mmHg である。1 回換気量を増やすべきか？ PEEP または CPAP を用いるべきか？　両方ともがよいか？　両側の肺換気を行い，仰臥位に戻すか？

4. 二腔気管支チューブを入れたが肺は虚脱しない。これはどのように調整したらよいか？　結局, 肺は虚脱したが依然として酸素飽和度が低下している。あなたは, どの時点において，体外式膜型人工肺(ECMO)か大腿動-静脈バイパスまでの, いわゆる行き着くところまでいくのか？　これらの処置を行うリスクは，何もしないことのリスクと比べるとどうか？

術後の問題

1. この症例の最後になって，外科医がシングルルーメンの気管チューブに戻すようにあなたに依頼してきた。この依頼を実行する，しないにかかわらず，それぞれ理由を説明せよ。結局，あなたはどうするか，方針を決めよ。
2. 患者は断端の陽圧を避けるために 50％酸素濃度で T ピースをつけている。酸素飽和度はわずかに 85％である。あなたは患者を人工呼吸器に再度つなげるか？ 高頻度ジェット換気(HFJV)を用いるか？　HFJV はどのようにして作用し，どのような場合に用いるか？
3. 人工呼吸を開始したが，喘鳴がある。どのように対処するか？　どうすれば気胸でないことを明らかにできるか？
4. あなたは大量のサルブタモール(気管支拡張薬)を投与した。経静脈的に投与できるか？　多源性の心室性期外収縮が出現し始めた。あなたはどうするか？

寄せ集め問題

1. あなたは薬物を気化器に入れたが，こぼしてしまった。清掃係が入ってきてその匂いを嗅いだ後に，彼女は「私，妊娠しているんですけれど…」と言った。あなたは彼女に何と説明するか？
2. 病院管理者が，ヒト絨毛性ゴナドトロピン(hCG)を測るためのすべての尿検査に対してお金を無駄遣いしていると考えている。病院管理者は「既往歴をとることで済ますことはできないの？」と言った。あなたはこれに対しなんと説明するか？
3. 手術適応のない冠動脈疾患のある男性に対する電気痙攣療法をどのようにして行うか？

アップデート：右心不全の管理

1. 右心不全の治療に関する段階的なアプローチについて述べなさい。低二酸化炭素血症，高酸素症とし，陽性変力作用薬物を用いる。そしてミルリノンを用いて，より後負荷を軽減する。一酸化窒素やプロスタサイクリン($iPGI_2$)による選択的な肺血管拡張をはかり，右室循環補助装置(RVAD)を用いる。
2. プロスタサイクリンの典型的な使用量はどれくらいか？：使用量は 50 ng/kg/min

3. 一酸化窒素と比べてプロスタサイクリンの利点は何か？：一酸化窒素には取り扱いにくい呼吸装置が必要であるが，プロスタサイクリンは経静脈的に投与できる。プロスタサイクリンはより安価である。半減期が短く(2.7 分)，患者は低血圧とならない。
4. プロスタサイクリンの欠点は何か？：薬物中止後に，反跳現象としての肺高血圧症が生じる。
5. プロスタサイクリンの吸入はどうか？：これは 2 時間効果があるが，米国では市販されていない。

症例 38　小腸閉塞と脱水

75 歳の体重 42 kg の女性が 1 週間，嘔吐し続けている。彼女は結腸癌であり，ここ 2 か月で約 16 kg も痩せた。現在，小腸閉塞が生じている。血圧は 130/70 mmHg，脈拍数は 100 bpm，呼吸数は 20 回 /min，ナトリウム濃度は 130 mEq/L，カリウム濃度は 2.5 mEq/L，重炭酸塩濃度(HCO_3^-)は 32 mEq/L，ヘマトクリット値は 42% である。

術前の問題

1. 患者の循環血液量の状態はどうか？　汗，長時間の絶飲食，嘔吐や失血による体液の損失を比較して述べなさい。術前の循環血液量の評価は必要か？　患者を座らせてみて，低血圧になったり，頻脈になったりするかをみるか？　CV ラインや肺動脈カテーテルを挿入すべきか？　心エコー図検査所見を手に入れるか，それとも手術をこのまま行うか？
2. 手術まで 4 時間ある。あなたは待機室へ行き，患者に水分補給を行うか？　ICU へ行き，水分補給をしながら CVP を測定するか？　彼女を病棟においておくか？　彼女が不安になっている場合，薬物を投与するか？　何を投与するか？　彼女を観察し続けるか？　薬物のタンパク質への結合効果とは何か？
3. 彼女の電解質の所見について説明せよ。血液ガス検査の結果は何に近い所見か？

術中の問題

1. あなたが手術室に入室したところで，メトクロプラミドを投与するか？　その理由は？　クエン酸ナトリウムを投与するか？　汚染された嘔吐物の誤嚥のリスクは何か？
2. モニターを麻酔導入前あるいは後のどちらにをつけるか？　その理由は？
3. 麻酔維持には何を用いるか？　患者は悪液質に陥っているので，どのようにして薬物を投与するか？
4. 患者が高カロリー輸液療法をしながら入室したなら，継続するか？　高カロリー輸液療法をしているルートを利用するか？　高カロリー輸液療法中止のリスクは何か？

5. 術中の患者の血圧が 70/50 mmHg で CVP が 15 mmHg であった。さて，どうするか？　あなたはこのような低血圧をどのくらいの間容認できるか？　CVP はすでに高いが，もっと輸液をするか？　輸血するか，それとも自由水を体から除去するためにフロセミドを投与するか？　肺動脈カテーテルを挿入したり，経食道心エコー法を用いるか？　陽性変力作用薬を投与するか？　何を投与するか，その理由は？

術後の問題

1. 術後，患者はぐんにゃりとした魚のような動きをしている。四連刺激は 3/4 であるが，拮抗されていない。どうするか？　拮抗後，彼女の 1 回換気量は 200 mL にすぎない。抜管するか？　ICU には空き部屋がなく，PACU は閉鎖してしまっている。どうするか？
2. 動脈ラインの活栓がひねられ開いて，500 mL の血液を床の上に失った。あなたは輸血するか？　彼女の夫にこのことを話すか，診療録に記載するだけにするか？
3. 彼女が PACU のベッドに移動するときに，CV ラインが抜けてしまった。手術はすでに終了しているので，もう一度 CV ラインを入れ直すか？　入れるとするならば，あなたは同側を使うか，それとも左側を使うか？　胸管損傷あるいは気胸を起こすリスクはどうか？

寄せ集め問題

1. 医学生が，なぜ Allen のテストをもう行わなくなったのかを尋ねてきた。この物知りの学生にあなたは何と説明するか？
2. レーザーによる声帯手術中，気道の発火を防ぐための安全な方法について述べよ。
3. 経尿道的膀胱腫瘍切除術（TUR-Bt）を計画された 80 歳男性に大きな収縮期雑音が認められた。心エコー図検査を行うか，それともそのまま手術を行うか？

アップデート：喉頭鏡の歴史

1. 一体誰が最初に機能している声門を観察したのだろうか？：1855 年に歌の先生である Manuel Garcia が太陽の光で反射する 2 つの鏡を備えた器具を用いて観察した。
2. 誰が最初に直達喉頭鏡を用いたか？：皇帝フレデリックが喉頭癌で亡くなったという事実に刺激されたドイツの Alfred Kirstein（1863 ～ 1922 年）が最初に用いた。この器具は近いところに光源を，また丸みを帯びた金属のブレードを備えていた。彼はこれを「内視鏡」と呼び，1895 年に発表した。
3. 誰が最初に気管チューブを通過させるための器具を用いたのか？：最初に行ったのはフィラデルフィアの Chevalier Jackson であった。彼は 1913 年に論文「気管内通気チューブを挿入するための手技」という論文を発表した。
4. 誰が麻酔のために挿管を創案したか？：ニューヨーク市のベレビュー病院で働い

ていた Henry Janeway が咽頭鏡ハンドル電池を備えた喉頭鏡を導入した。

5. 第 1 次世界大戦中にどのような変化が生じたのか？：Ivan W. Magill と E. S. Rowbotham が気管内麻酔法のための手技の改良を行った。
6. 1933 年には，何％の症例で気管チューブを用いていたか？：症例の 7％に用いられていた。
7. いつ，喉頭鏡のブレードに関連する最初の論文が発表されたか？：1941 年に出版された。

症例 39：甲状腺切除術

49 歳の体重 75 kg の女性に甲状腺癌の手術が予定された。彼女は高血圧で，ACE 阻害薬とチアジド系利尿薬を服用している。血圧は 160/110 mmHg，脈拍数は 95 bpm，体温は 37℃，ヘモグロビン値は 13 g/dL であり，心電図に非特異的 ST-T 変化を認める。

術前の問題

1. ACE 阻害薬とチアザイド系利尿薬はどのような機序で血圧を下げるのか？ 血圧は十分にコントロールされているか？ 手術を延期して，血圧を適切な状態にする必要があるか？ 患者を最適な状態にする期間はどれくらい必要か？
2. 非特異的 ST-T 変化は何を意味するか？ 過去の心電図，Holter 心電図，そのほかの精密検査は必要か？ 比較できる過去の心電図がない場合，どうするか？
3. 彼女の体温に問題はない。甲状腺機能亢進症を示唆するほかの臨床的所見はあるか？ 身体所見をどう考えるか？ 眼球突出がある場合，目にリスクはあるか？ 甲状腺クリーゼで緊急手術が必要な場合は，どのような計画を立てるか？ 甲状腺検査の結果はどう予想されるか？

術中の問題

1. 頚神経叢ブロック，頚部硬膜外ブロックなど，区域麻酔下での手術は可能か？ それはあり得ないと考えたとしても，どのように行うか？ 血管内注入やくも膜下注入はどう確認するか？ またその対処はどうするか？
2. 気道はどう評価するか？ 頚椎 X 線単純写真や CT は必要か？ 身体所見上何が予想されるか？ 覚醒下で気道をのぞいてみることの利点と欠点は何か？ 覚醒下における評価のみで概ね判断できるか？ 麻酔導入薬は甲状腺に影響するか？
3. プロポフォールとスキサメトニウムを投与し，喉頭展開すると披裂軟骨しか確認できない。導入はどのように進めるか？ マスク換気は可能か？ 覚醒させるか，あるいは LMA Fastrach® を使用するか？
4. 血圧計のアラームが鳴り，動脈波形が消え，呼気終末二酸化炭素分圧波形も消失したが，心電図に変化はない。鑑別診断と治療法は？ 血圧はその後 70/40 mmHg

に低下する。どう対処するか？　外科医が患者の腕によりかかっているかをどう判断するか？　それは動脈ラインに影響するか？

術後の問題

1. PACUで血清カルシウム値を計測するか？　甲状腺機能検査をオーダーするか？　血圧の低下があったので，心電図計測や心筋逸脱酵素の検査は必要か？　副甲状腺機能低下による低カルシウム血症はいつ起きるか？
2. 患者はPACUで呼吸困難に陥った。鑑別診断と治療法は？　巨大な血腫があり舌が飛び出している。どう対処するか？　あなた自身が頚部を開創するか？　挿管を試みたもののできなかった場合，どうするか？

寄せ集め問題

1. 3歳の男児に鼓膜チュービングが予定されたが，透明な鼻汁と39℃の発熱がある。手術は延期するか？　その理由は？「チュービングを行わないと解熱しない」と考えられる場合，どうするか？　手術を行う場合，気道確保は挿管，LMA，あるいはマスクのいずれを選択するか？　それぞれの利点と欠点は？
2. AIDS患者が手術室に入室することになり，新人看護師が当惑している。感染の相対的リスク，標準予防策，AIDS患者との接し方についてどう説明するか？
3. 体外衝撃波砕石術(ESWL)が病院裏の施設内で予定されている。そのような離れた場所での麻酔についてどう計画するか？　硬膜外麻酔，モニター下麻酔管理(MAC)，全身麻酔のどれを選択するか？　ESWLに特有なリスクは何か？　ペースメーカやAICD植え込み後の患者ではどうするか？

アップデート：局所麻酔薬による神経毒性の機序

1. 局所麻酔薬で最も毒性を示すと考えられるのは何か？：マイクロカテーテルによる局所麻酔薬注入や，5％リドカインによる一過性神経痛症候群が，神経毒性の懸念材料となる。
2. ほかの局所麻酔薬もこのような症候群を起こし得るか？：高濃度テトラカインは神経傷害を起こす。
3. 作用機序はどう考えられているか？　局所麻酔薬には界面活性があり，神経を溶解し，傷害を起こす。

症例40　帝王切開と大量性器出血

30歳の妊娠5回，出産3回，体重61 kgの妊婦の緊急帝王切開が予定された。大量の性器出血が認められる。血圧80/50 mmHg，心拍数115 bpm，ヘモグロビン値8 g/dLである。

術前の問題

1. 患者の循環血液量はどのような状態か？ 追加すべき評価や傾斜試験 tilt test を必要とするか，2つとも必要ないか？ 患者はショック状態と言えるか？ ショックとは何か？ ショック状態とすれば，ほかにどのような所見が得られるか？
2. 患者の頻脈の原因は何か？ 正常な循環防御の代償機構について述べよ。急性尿細管壊死はどのような状態で生じるか，また，どのように予防できるか？ 現時点でマンニトールを投与すべきか？ フロセミドは投与すべきか？
3. 大量出血の鑑別診断は何か？ より一般的な問題である胎盤機能不全をどのように鑑別するか？
4. 妊娠の生理的変化とそれらが麻酔に及ぼす影響について述べよ。

術中の問題

1. 区域麻酔法はよい適応か？ その理由は？ 脊髄くも膜下麻酔や硬膜外麻酔を施行する時間的余裕はあるか？ 患者の凝固機能についてどのような懸念があるか？ 最も可能性の高い異常は何か？ 希釈性血小板減少，凝固因子欠乏，および急性播種性血管内凝固(DIC)の違いについて述べよ。
2. 全身麻酔の導入前に鎮静するか？ BIS モニターを装着するか？ 麻酔深度が不安定になると考えられる場合，どのように術中記憶を予防するか？
3. どのような導入方法を選択するか？ ケタミンや etomidate は使用するか？ その際，胎盤へ及ぼす影響はどのようなものか？
4. 筋弛緩薬は何を使うか？ 胎児への影響は何か？ 胎児に筋弛緩が生じない理由を説明せよ。胎盤のイオントラッピング機構について説明せよ。
5. 児娩出後，母体の血圧が測定できない。動脈ラインを留置すべきか？ 鑑別診断は何か？ 羊水塞栓，肺塞栓，出血，空気塞栓は原因となり得るか？
6. 無脈性電気活動(PEA)に対する確認を行う。鑑別診断は何か？ バソプレシンはいつでも使用できるか？ 母体を救命するために子宮摘出術を提案すべきか？

術後の問題

1. PACU で患者の尿量が少ない。子宮は緊急に摘出された。尿量減少の原因をどのように判断するか？ 腎盂造影検査あるいは容量負荷試験を行うか？ 尿管が1本のみ切断されている場合，どのような問題があるか？
2. スキサメトニウム投与後に，遷延性の筋弛緩が生じた。原因は何で，どのような分子機序が考えられるか？ ジブカインナンバーとは何か？ あなたなら患者に医療警告ブレスレットを与えるか？ それとも，うっちゃっておいて，二度と彼女の麻酔を担当しないことを祈るか？

寄せ集め問題

1. 19 歳の HIV 陽性の麻薬の売人である患者にガングリオン摘出術が予定された。

静脈内区域麻酔(Bier ブロック)に利用できそうな静脈は見当たらない。患者は入眠することを望んでいない。どのような麻酔の提案をするか？　患者は腕神経叢ブロックを考えただけでも過剰に怖がる。十分に鎮静して腕神経叢ブロックを行うか？　どのような方法でブロックを行うか？

2. 甲状腺クリーゼを起こしている40歳の女性の，小腸閉塞のために試験開腹手術が必要となった。このような甲状腺クリーゼ発症中の緊急症例に対してどのように管理するか？　プロピルチオウラシルやヨウ素，β遮断薬を使用するか？
3. 蘇生時に，アドレナリンまたはバソプレシンを投与するか？　その理由は？　除細動の対象となる不整脈を挙げよ。心停止または無脈性電気活動時にどのような治療を選択するか？　循環血液量減少のほかに，無脈性電気活動が生じる原因は何か？

アップデート：縦隔腫瘤

1. 縦隔腫瘤を有する患者に対する最も気がかりな点は何か？：気道の完全閉塞と循環虚脱である。
2. そのような重篤な合併症はどのような状況下で生じるか？：患者を仰臥位にしたとき，麻酔導入時，抜管時，抜管後数日でも生じることがある！
3. 小児と成人のどちらでも縦隔腫瘤の影響で死に至ることがあるが，その原因にはどのような違いがあるか？：小児では周術期呼吸合併症，成人では病状悪化(充実性腫瘍，リンパ腫など)によることがある。
4. なぜ小児は呼吸器系合併症が生じやすいのか？：小児の気道は狭くて圧迫されやすい。
5. 成人の呼吸器系合併症は通常いつ生じるか？：術直後か術後48時間以内に生じる。
6. 循環虚脱に先立つ症状にはどのようなものがあるか？：成人では心嚢液貯留がみられる。そのほか，喘鳴，起坐呼吸，チアノーゼ，頚静脈怒張，上大静脈症候群が挙げられる。小児では，前駆症状なしで循環虚脱に至ることがある。
7. 異なった体位によるスパイロメトリは診断に役立つか？：症状のない患者では，不要である。
8. CT検査で重要な所見は何か？：50%以上の気管圧排と心嚢液貯留を調べるべきである。呼吸機能検査では，混合性障害の所見が重要である。

Béchard P, Létourneau L, Lacasse Y, et al：Perioperative cardiorespiratory complications in adults with mediastinal mass：Incidence and risk factors Anesthesiology 2004；100：826-834.

症例 41　腎摘出術，喘鳴，成人発症型糖尿病

58歳の体重87 kgのヘビースモーカーの女性が左腎癌に対して根治的腎摘出術を予

定された。成人発症型糖尿病を合併しており，毎朝 30 単位の中間型インスリンを投与されている。診察時，前世紀に流行っていたパイプオルガンのようなひどい喘鳴音を聴取した。血圧は 160/90 mmHg，脈拍数は 77 bpm，呼吸数は 12 回 /min，体温は 37℃，ヘモグロビン値は 10 g/dL，血糖値は 225 mg/dL であった。

術前の問題

1. 手術当日，インスリンをどのように管理するか？　どのような状態であれば，手術を中止するか？　血糖値はどれくらいに管理すべきか？　糖尿病性ケトアシドーシスでは何が危険か？　緊急手術患者で糖尿病性ケトアシドーシスを認める場合，どのように対処するか？　術中の麻酔と糖尿病性ケトアシドーシスはどのように管理するか？
2. 喘鳴がある患者では，手術を中止すべきか？　外科医は，あなたにどのような術前管理が適切かコンサルトする（外科医は呼吸器内科が好きではないから）。吸入療法やアミノフィリンの点滴を行うべきか？　どれくらいの時間，治療効果が続くか？　治療後も喘鳴が継続する場合はどうしたらいいか？　患者に禁煙を推奨，あるいは強く勧めるか？　患者が自身の生活習慣を改めるまで麻酔を拒否するか？　ステロイドを開始するか？　短期間の禁煙が及ぼすリスクについて述べよ。
3. AIDS，C 型肝炎，ほかの病型の血液由来の病原微生物のリスクについて述べよ。輸血副作用の最大の原因は何か？　治療はどうするか？

術中の問題

1. 彼女は右側臥位とした。この体位では，どのような注意が必要か？　呼吸，血行動態にはどのような影響があるか？　腕が手台から落ちていたが，誰もそのことに気づかなかったら，どのような損傷が起こり得るか？　患者の眼はどのように保護するか？
2. 術中および術後鎮痛管理のために硬膜外麻酔を勧めるか？　施行椎間レベルはどこか？　麻酔導入前，導入後，それとも麻酔回復室（PACU）で硬膜外カテーテルを留置するか？　その理由は？　使用する薬物とその濃度はどうするか？　麻薬を加えるか？
3. どのような侵襲的モニターが必要か？　その理由は？　2 本の太い静脈ラインを確保した。必要か？　1 本の静脈ラインから輸液が漏れたら，どうする？　どのように治療するか？　どうしたら診断（発見）できるか？　ドパミンなどの陽性変力作用薬が漏れたら，どうするか？
4. どのような種類の CV ライン，例えば，肺動脈カテーテルイントロデューサ，トリプルルーメン，ダブルルーメン，または太い 12 フレンチラインを使うか？　その理由は？　どのラインが急速輸液に使えるか？
5. 腎臓周囲の剥離をしている最中に，酸素飽和度が 80％まで急激に低下した。鑑別診断と治療法は？　どのように気胸を除外し，腫瘍塞栓と鑑別するか？　腫瘍が下大静脈に存在するかどうかを評価するために経食道心エコー法(TEE)は必要か？　どのような所見が観察できるだろうか？

6. 5単位の輸血後，患者は紅潮し，気管チューブから泡状のものが出てきて，血圧が低下した。このような術中の輸血反応をどのように診断するか？

術後の問題

1. PACUにおいて，尿量が15 mL/hrに減少した。尿の色は真っ赤である。鑑別診断とその治療法を述べよ。この症状は術式から予想されるものか？　それとも輸血反応か？
2. 患者は痛くて我慢できないと訴えている。硬膜外カテーテルの留置，創部の浸潤麻酔，麻薬のみの脊髄くも膜下投与をするか？　非経口投与のみを使用するか？　凝固障害の可能性がある場合はどうするか？
3. 患者は，左目の痛みを訴える。鑑別診断とその治療法は？　患者は左手の麻痺も訴える。この症状をどのように評価するか？

寄せ集め問題

1. あなたは，タジキスタンで医師にコンサルトを受ける。彼らは従来，自分たちの鎮痛管理法を用いており，硬膜外麻酔を使ってない。彼らにどのように硬膜外麻酔の長所を説明するか？
2. ペインクリニックの診察室で椎間板注射を行っている最中に，患者にアレルギー反応が生じた。どのような機序で生じたか？　どのように治療するか？　アナフィラキシー反応とアナフィラキシー様反応の違いは何か？　典型的なアナフィラキシーをどのように治療するか？(患者は腹臥位であることを思い出すこと)
3. 脳外科医は動脈瘤クリッピング術中にブドウ糖を投与しないよう要請するが，あなたは同意するか？　糖尿病患者に対してはどうするか？　使用すべき輸液の種類は何か？　ヒドロキシエチルデンプンは出血を助長させるか？

アップデート：麻酔患者の気道確保困難

1. 日常の臨床で有用な新しいアルゴリズムはどのようなものか？：ガムエラスティックブジーを使用し，それでも困難な場合はランジアルマスク(LMA)の挿入を試み，最終的には経皮的輪状気管切開を行う。
2. 予期しない気道確保困難の発生率はどれくらいだったか？：約1%であった。
3. 複雑なASAアルゴリズムに比べて優れた点は何か？：より簡潔な点である。
4. ガムエラスティックブジーはスタイレットより効果的か？：はい。
5. ガムエラスティックブジーにより救われる患者は何%か？：80%！　これは，素晴らしくよい結果だ。

症例 42　6 か月児のヘルニア根治術

生後 6 か月の体重 6 kg の男児が，右鼠径ヘルニア根治術の日帰り手術を予定された。患児は，妊娠 34 週に帝王切開によって娩出された。出生時の Apgar スコアは 4 点であり，呼吸促迫症候群により 3 日間人工呼吸管理を必要とした。それ以降の経過は良好であった。血圧は 80/50 mmHg，脈拍数は 120 bpm，呼吸数は 30 回 /min，直腸温は 37.5℃であった。

術前の問題

1. この症例は日帰り手術の適応か？　患者の病歴は，全身麻酔のリスクにどのような影響を与えるか？　呼吸機能不全が残っているか，どうしたらわかるか？　乳児に呼吸機能検査は実施できないので，代わりにどのような検査を行うか？　患者のリスクを増加させるほかの要因は何か？
2. 血液検査は必要か？　外科医がヘモグロビン値を必要とした場合，あなたは同意するか？　乳児に血液検査を行うことは容易か？　足底採血は可能か？　これらの検査値は正確か？　手術当日，検査技師が血液サンプルをなくしたと伝えてくる。もう一度やり直して結果を待つか？
3. 胸部 X 線撮影は必要か？　その後に増悪した場合の基準とするために術前の X 線撮影は必要か？
4. 麻酔前投薬をしたほうがよいか？　そうでないと考えるのであれば，何歳から麻酔前投薬を考慮するか？　どのようなルートが利用できるか？

術中の問題

1. 体重 6 kg の乳児では，どのように血圧を測定するか？　体温測定はどうするか？　麻酔導入前にどのようなモニターを装着するか？　小児の絶飲食はどのようにすべきか？　低体温のリスクにはどのようなものがあるか？　それは小児でより重大な問題となるか？　担当外科医は太り気味で，室温が高いのを嫌っている。どのように対処するか？　この患児は悪性高熱症を生じる可能性はあるか？
2. 静脈麻酔，吸入麻酔，直腸麻酔のいずれを使用すべきか？　その理由は？　直腸麻酔を選択した場合，どのように行うか？　どのようなリスクがあるか？　いったん直腸麻酔をしたら，患者を 1 人で放置することはできるか？　導入にどれくらいの時間が必要か？
3. 吸入麻酔を使用する場合，どの吸入麻酔薬を選択するか？　ハロタンで導入を開始して，その後セボフルランに切り替える方法はなぜだめか？　導入を開始して 3 分が経過したが，患者はまだ覚醒している。何が起こったと考えられるか？　気化器はオンであり，シューッという音も聞こえる。セボフルランの強い匂いも感じる。何が起こったと考えられるか？
4. 導入 2 分後に，患者が咳をして息こらえをし，酸素飽和度が低下した。静脈ラインはまだ確保できていない。どのように対処するか？　経口エアウェイ，経鼻カニューレ，覚醒，あるいはスキサメトニウムの筋注はどうか？　小児にスキサメトニウムを投与する場合，何がリスクか？　スキサメトニウムの投与後，QRS幅が広がり，心室細動となった。鑑別診断とその治療法は？

5. 輸液の種類と投与量はどうするか？　その理由は？　ブドウ糖は投与するか？　患者が早産児だった場合はどうするか？

術後の問題

1. 患児は，PACUで興奮して，暴れ，泣いている。鑑別診断とその治療法は？　痛みがあるとしたら，ブロックを今施行するか？　どのブロックをどのような方法で施行するか？　どの局所麻酔薬をどの程度使用するか？　アドレナリンは添加するか？
2. PACUにおいて吸気時の喘鳴が聴取される。吸気時と呼気時の喘鳴の発生機序の違いを述べよ。どのように治療するか？　ラセミ体アドレナリンを使用するか？　それとも再挿管するか？　再挿管の場合，その手順はどうするか？　両親にはどのように説明するか？
3. 看護師から患児が無呼吸であるとの連絡があった。原因として何が考えられるか？　麻薬の副作用か？　どのように回避すべきだろうか？　それとも早産児であったことが影響したと考えるか？　マスク換気，再挿管，それともカフェインを投与するか？　患児はICUへ移すべきか，それとも帰宅させるか？

寄せ集め問題

1. 僧帽弁狭窄症を合併した34歳の妊婦が，胎児ジストレスのために準緊急帝王切開術を予定された。硬膜外カテーテル留置後，仰臥位になった際に血圧が60/40 mmHgまで低下し，心拍数は140 bpmとなった。鑑別診断とその治療法は？　患者が妊婦であるために特別に考慮すべき問題はあるか？　患者はショック，または失神まで至ることはあるか？
2. 多発外傷をきたした20歳すぎの暴走族で，脾臓摘出を目的とした開腹手術が予定された。患者は意識を失っているが，明らかな頭部外傷はない。手術を遅らせて頭部CT検査を行うべきか，それとも直ちに手術を行うべきか？　頭蓋内損傷を疑うが，それを確定する時間がない場合，どのような麻酔導入を行うか？
3. 術前診察では「出血の可能性がある」という理由で，すべての扁桃摘出術患者でヘマトクリット値を測定している。病院は経費を下げたがっている。病院の管理者にどのように説明するか？　耳鼻科医の懸念にどのように応じるか？

アップデート：第Ⅶa因子

1. 第Ⅶa因子製剤はエホバの証人に受け入れられるか？：受け入れられる。第Ⅶa因子製剤はその製造過程でヒトタンパク質は使われず，ベビーハムスター腎臓細胞から精製されるものである。

2. 出血を予防するには，一般的にどのような方法があるか？：デスモプレシンを用いる。
3. 第Ⅶa 因子製剤は心臓手術以外にどのような症例で使われるか？：外傷，肝疾患治療，前立腺切除術に使われる。
4. 投与量はどれくらいか？：90 μg/kg である。
5. 第Ⅶa 因子はどのように作用するか？：損傷部位で組織に結合してトロンビンの生成を促し，血小板を活性化させ，フィブリン重合を安定させる。
6. 第Ⅶa 因子製剤は血友病患者にも有効か？：有効である。唯一の認可された適応症である[訳注1]。
7. 第Ⅶa 因子製剤の副作用はあるか？：存在する。脳静脈洞血栓症，心筋梗塞，播種性血管内凝固(DIC)，深部静脈血栓症(DVT)などの血栓性合併症の可能性がある。

症例 43 喘息発作中の帝王切開

喘息を合併した 30 歳の体重 75 kg の妊婦に対して，反復帝王切開が予定された。彼女は「咳喘息」に対してネブライザーを使用していた。診察時に喘鳴が聴取され，「あまり体調がよくない」とのことである。血圧は 120/60 mmHg，脈拍数は 100 bpm，呼吸数は 24 回 /min(喘鳴を聴取する呼吸)，体温は 37℃，血小板数は 12 万である。

術前の問題

1. 身体所見で重要なものは何か？　喘鳴とはどのようなものか？　喘鳴がないことは，喘息発作を起こしていないことを意味するか？　どのような際に喘鳴はないが，喘息であるといえるか？　そのほか，重度の喘息にはどのような所見があるか？　呼吸補助筋に問題がある，話すことができない，憔悴した様子あるいは意識がない場合，重症の喘息があることを意味する。
2. 妊娠中の生理学的変化はどのようなもので，麻酔管理にどのように影響するか？　この患者では，妊娠高血圧腎症あるいは妊娠誘発性高血圧が疑われるか？　疑われる場合，それはどの所見からわかるか？
3. 最も有効な吸入薬は何か？　ネブライザーとほかの方法との違いは何か？　理論上，サルブタモールの静脈注射で治療することは可能か？

術中の問題

1. 区域麻酔と全身麻酔とではどちらの麻酔方法を選ぶか？　その理由は？　それぞ

訳注 1：日本のノボセブン® の適応は，(1) 血液凝固第Ⅷ因子または第Ⅸ因子に対するインヒビターを保有する先天性血友病および後天性血友病の患者の出血抑制，(2) 先天性第Ⅶ因子欠乏症患者の出血傾向の抑制，(3) 血小板に対する同種抗体を保有し血小板輸血不応状態が過去，現在みられる Glanzmann 血小板無力症患者の出血傾向抑制，である。

れのリスクについて述べよ。全身麻酔を選択した場合の主な懸念とリスクは何か？　胎盤血流量に対する区域麻酔と全身麻酔の影響を述べよ。それぞれの麻酔方法が母体の呼吸器系，特に喘息へ与える影響はどうか？　硬膜外麻酔へのアドレナリン添加は母体の喘息に有効か，また胎盤に悪影響を与えるか，それとも関係ないか？

2. レボブピバカイン投与後，痙攣が起きた。どのような原因が考えられるか？　どのように対処するか？　ブピバカインとリドカインの静脈内投与と比較した場合，どのような違いがあるか？　15分間の蘇生後，母体の心電図でSTが3 mm低下していた。大騒ぎのなか，胎児心拍数モニターが外れていたが，母体に付け直すと胎児心拍数は60 bpmで，いつからこのような状態であったかはわからない。母体はすでに挿管されている。母体を手術室に移すべきか？
3. 術中，母体の換気が困難となった。蘇生中，鎖骨下静脈ラインが確保された。鑑別診断と治療法は？　喘息か否かを判断せよ。β刺激薬を投与するか？　ST低下についてはどのように対処するか？
4. 娩出された児は筋緊張が弱く，胎便が付着していた。Apgarスコアは3点であった。小児科医はパニックを起こしている。あなたはどのような支援ができるか？　母体は全身麻酔下にある。どのように新生児と母体の両方を管理するか？

術後の問題

1. 小児科医は，経鼻胃管を挿入することができないという。新生児は口を閉じると気管が閉塞してしまう。鑑別診断とその治療法は？　小児科医は，新生児の外見を「妙だ」と言う。そして大きな心雑音が聞こえる。気管挿管を行ったが，チアノーゼは継続している。次に何をすべきか？
2. 母体が覚醒し，左腕に放散する激しい胸痛を訴えた。心筋梗塞を疑うか？
3. PACUにおいて，母体から大量に出血し始めた。産婦人科医は，追加の徹底的な子宮内容除去のために再手術を希望する。脊髄くも膜下麻酔や硬膜外麻酔で麻酔するか？　鎮静をするか，それとも全身麻酔にするか？

寄せ集め問題

1. 胎児の状態の評価のために，どのようなモニターを使用するか？　心拍数基線細変動とは何を意味するか？　なぜ徐脈は重大な問題となるか？　硬膜外麻酔は帝王切開の原因となるか？　胎盤の“ion trapping”の概念について説明せよ。
2. 偶発的硬膜穿刺を起こしたら，直ちに血液パッチを施行するか？　頭痛がない場合はどうするか？　硬膜外カテーテルから血液パッチを行うことはできるか？　ほかにどのような方法があるか？
3. あなたは仙骨麻酔を行ったが，耳鳴りと徐脈が生じ，その後痙攣が起きた。レボブピバカインを大量ボーラス投与した直後であった。どのような処置を行うか？　どのようにすれば，このような事態を予防できたか？　ブピバカインを使っていなかったので，比較的安全だったといえるか？　本症例では，リドカインによって生じた場合よりも長時間の心肺蘇生が必要な理由は？

アップデート：分離肺換気

1. 片肺換気の方法をすべて挙げよ：二腔気管支チューブ，ユニベント®チューブ，Arndt 気管支ブロッカー，Fogarty カテーテル，主気管支挿管によって行うことができる。人工心肺や間欠的な無呼吸によっても可能である。外科医が怒らないか心配しながら，高頻度ジェット換気(HFJV)を使用してもよい。
2. いま挙げた方法のなかでどれが最も有効か，証明する試験は行われているか？：存在しない。
3. 片肺換気の適応は何か？：片肺換気は胸部手術の術野展開を容易にするため，気管支の手術のため，汚染防止のため[訳注：気管支拡張症患者など]，および両肺の換気を別々に行ったり，呼気終末陽圧(PEEP)を別々にかけるために用いる。
4. 聴診法はチューブの位置を確認するのに十分か？：ノー。ほとんどの症例では気管支ファイバーで確認後，再調整が必要である。
5. 右用二腔気管支チューブを使用しないのはなぜか？：右上肺葉の虚脱と閉塞が高率に発生するからである。最新型のチューブと気管支ファイバースコープなどを用いるとこのような問題は起こりにくくなると考えられ，「右用チューブは決して使ってはいけない」と一概に言えなくなっている。
6. どのようなサイズの Fogarty カテーテルを使用すべきか？：内径 8 mm を使用する。空気の出し入れを行うためのルーメンがないことが欠点である。
7. ユニベント®チューブを使用する場合の合併症はどのようなものがあるか？：右上肺切除時に気管支閉塞子が右上肺葉にステープルで留められる可能性がある。気管支閉塞子が後退した場合，気管の完全閉塞をきたす可能性がある。気管支閉塞子が肺を突き破り，気胸の原因となり得る。
8. Arndt 気管支ブロッカーの利点は何か？：通常の気管チューブを利用できる点である(加えて，著者である私は Arndt 先生に研修を受けたので，「このチューブを発明した人を知っている」と自慢できる)。
9. Arndt 気管支ブロッカーの欠点は何か？：ガイドループを引き抜いた後，位置を変えることができない点である。ガイドループが何かに引っかかることがある。それを防ぐために少なくとも：内径 8 mm の気管チューブが必要である。

症例 44　ヘビースモーカーの白内障手術

80 歳の体重 70 kg の精神薄弱気味の女性は，球後麻酔による白内障手術を拒否している。彼女は言う，「あなたがどうしても私にを辱めたいなら，いっそのこと，眠らせてほしいわ」—それもいいだろう。

彼女は，アスピリン，ジピリダモール，「あなたたちとは違って，いつも研ぎすまされていたいから」という理由でイチョウ葉エキスを服用している—それもいいだろう。彼女は 60 年間，1 日 2 箱のタバコを吸っている。彼女は言う，「私がタバコを吸ってあなたは吸ってないから，あなたは私を麻酔しないのでしょ？」—え！　血圧は170/90 mmHg，脈拍数は88 bpm，呼吸数は16回/minである。

術前の問題

1. 慢性閉塞性肺疾患(COPD)とはどのような疾患か？　どのように改善できるか？　この患者のように治療を受けようとはしない患者をどのように扱うか？　この症例を中止すべきか，あるいは入院させて内服治療を強制するか？　患者に禁煙するように勧めるべきか？(その通り！)
2. 患者は高血圧症か？　適切に管理されているか？　高すぎるとはどの程度をいうのか，リスクは何か？　高血圧がリスクであるというエビデンスはあるか？　短時間作用性の薬物で高血圧に関係するすべてを調整することができるか？
3. アスピリンの麻酔管理に与える影響はどうか？　ジピリダモールの麻酔管理に与える影響はどうか？　イチョウ葉エキスは周術期管理にどのように影響するか？　薬物としてのハーブは，どのように生産され，規制され，品質管理されているか？　"G" ハーブ(Garlic，*Ginko biloba*，Ginseng)の特有のリスクについて述べよ。麻黄に関連するリスクについて述べよ。

術中の問題

1. 高血圧とおそらくCOPDに罹患しているとして，最も適切な麻酔管理方法は何か？　強力な吸入麻酔薬の気管平滑筋への影響はどうか？　静脈麻酔薬と比べてどちらが有利か？　吸入麻酔薬を用いた導入方法について論じよ。ひと呼吸で導入することは可能か？　血液に溶けやすい吸入麻酔薬と溶けにくいものとでは，体内での取り込みと分布にどのような違いがあるか？
2. もし使用するとしたらどの筋弛緩薬を使用すべきか？　スキサメトニウムは使用できるか？　筋弛緩薬をまったく使用しないことも可能か？　挿管時の気道反射や血行動態変動を抑制する目的でリドカインを投与するか？　リドカインはどのように作用するか？　LTAキット(喉頭用リドカインスプレー)を使用するか？　ついでに言えば，ラリンジアルマスク(LMA)を使うのはどうか？
3. 麻酔導入後，眼科医は球後麻酔を施行する。どのようなリスクがあるか？　局所麻酔薬注入後心停止になったらどうするか？　眼球が突出したり，または心拍数が20 bpm台まで低下したらどうするか？　アトロピンを投与するか？　アトロピンとはどのような薬物で，どのような作用をもつか？　グリコピロレートかスコポラミンは使用するか？
4. 血圧が190/110 mmHgに上昇し，多源性の心室性期外収縮が出現した。鑑別診断とその治療法は？　リドカインかアミオダロンを投与すべきか？　それぞれの薬物についてのエビデンスを述べなさい。II群およびIII群の抗不整脈薬と比較した場合，I群の抗不整脈薬が推奨されるのはなぜか？

術後の問題

1. バッキングを起こさないようにしてスムーズに覚醒させるにはどのようにしたらよいか？　深麻酔下抜管を行うことは可能か？　それはどのように行うか，説明せよ。覚醒下に抜管すべきか？　それはどのように行うか？　よりスムーズな覚醒のために sufentanil を使用するか？
2. 患者が誤嚥して，人工呼吸管理が必要となった。呼吸器の初期設定はどのようにするか？　動脈ラインが必要か，それとも臨床所見のみで患者を管理できるか？ ICU ではカプノメータが使用できる。
3. 患者を人工呼吸器に接続した直後，誤作動により過剰な換気量が送り込まれ，ポップ音が聞こえた。鑑別診断とその治療法は？　胸腔ドレーンを挿入する時間的余裕がない場合，あなたならどうするか？

寄せ集め問題

1. 膵癌による難治性痛を有する 45 歳の男性に神経ブロックを提案する。患者にどのように勧めるか？
2. 双胎分娩で特別に配慮すべき点は何か？
3. 病的肥満患者の麻酔の注意点は何か？

アップデート：ヘパリン起因性血小板減少症

1. ヘパリン起因性血小板減少症患者の心臓手術においてどのように抗凝固を行うか？：アルガトロバン，ダナパロイド，lepirudin，アンクロッド，または bivalirudin が使用できる。それらは標準的検査では凝固モニタリングができない。
2. アルガトロバンとは何か？：抗トロンビン薬である。アルガトロバンの拮抗薬は存在せず，半減期は 40 ～ 50 分と短い。
3. アルガトロバンの投与量はどれくらいか？：0.1 mg/kg をボーラス投与後，5 ～ 10 g/kg/min の持続投与を行い，活性凝固時間が 400 秒以上を目標とする。
4. 副作用として脳出血があり，激しい頭痛が生じたときは要注意である。

症例 45　妊婦の胆嚢摘出術

35 歳で体重 78 kg，妊娠 6 か月の閉塞性黄疸症の妊婦に胆嚢摘出術と胆管の精査が予定された。患者は喘息に対してテオフィリンを服用しており，不安が強い。週末にはクラックコカインを吸っていることを認めている。血圧は 100/65 mmHg，脈拍数は 90 bpm，呼吸数は 20 回 /min，体温は 37℃，ヘマトクリット値は 34％である。

術前の問題

1. 呼吸機能検査は必要か？　どのような結果であっても手術をするので，検査の意味はあるか？　一般的に喘息治療としての吸入器は正しく使用されているか？ 正しく使用されていない場合はどのように現状で使われており，どのように改善すべきか？　患者が正しく吸入器を使用しているかどうかを確かめるにはどうするか？　テオフィリンは胎盤，胎児，肺機能，心機能にどのように影響するか？　選択的β刺激薬の治療に変更すべきか？　選択的β刺激薬の「選択的」とは何を意味するか？

2. 妊婦では，どのように不安を軽減するか？　コカイン使用歴に関する特別な問題はあるか？　コカインの効果の機序はどのようなものか？　長期的な効果はどのようなものか？　この症例にオピオイドを投与することは可能か？　Oddi括約筋の痙縮を引き起こすか？　妊婦にメトクロプラミドを投与することはできるか？　それは胎児に障害を与えるか？　妊娠のさまざまな段階での催奇形のリスクについて述べよ。
3. ヘマトクリット値34％は正常か？　妊娠中に循環血液量はどのように変化するか？　ヘマトクリット値が24％であったら，精密検査を行うか，手術を延期するか，あるいは輸血をするか？　輸血は胎児にどのような影響を与えるか？

術中の問題

1. モニターはパルスオキシメトリと呼気終末二酸化炭素濃度で十分か？　動脈血液ガス分析が必要か？　医療過誤専門の弁護士に「あなたは母体に適切な管理を怠った」と言われる場合に備えて，数回の動脈血液ガス分析を行うのは妥当か？　胎児心拍数モニターなど，ほかに行うべきモニターはあるか？
2. 術中に胎児モニターを行うか？　胎児心拍数モニターはどこに装着するか？　誰が監視するか？　産科医を待機させておくか？
3. 静脈ライン困難のため，CVラインを留置した。どのようなリスクがあるか？　どこから留置するか？　静脈血液ガス分析用の採血をすることはできるか？　データをどのように解釈するか？　その意義は混合静脈血ガスと同様か？　どのように違うか？
4. 高位脊髄くも膜下麻酔あるいは硬膜外麻酔で麻酔管理できるか？　その理由は？
5. 総胆管の確認をしている最中に，低血圧と低酸素血症が生じた。鑑別診断とその対処法を述べよ。子宮左方転位が必要か？　どの段階で仰臥位低血圧症候群に注意しなければならないか？　フルストマックとはどのような状況で，どれくらい時間がたったら，フルストマックのことを気にしなくてよいのか？
6. 気管挿管時に咳を生じ，手術終了時から喘鳴が聴取され始める。抜管すべきか？　抜管を見合わせ，深麻酔下で吸入療法を行うべきか，人工呼吸を継続すべきか？　その理由は？

術後の問題

1. どのように術後の鎮痛管理をするか？　患者管理鎮痛法(PCA)を使用するか？　投与量とロックアウトタイムはどうするか？　胎児への麻薬投与，それに伴う中毒，およびチトクロームP450の異常を考慮すべきか？　同僚は「中毒者に麻薬を投与してはいけない。彼女はすでにコカインを常用している」というが，あなたはどうするか？
2. PACU で，尿量は最初の 1 時間で 5 mL，2 時間で 25 mL である。経過観察とするか？ PACU の看護師が誤ってバッグに入った洗浄水を点滴し，気がつくまでに 2 L 投与された。その時点でどのようなことが起こり得るか？ 血液検査ではどのような所見が出ると考えられるか？ どのように対処するか？
3. 患者が頸部の痛みを訴え，まったく動かすことができないと言う。この症状をどのように評価するか？

寄せ集め問題

1. 妊娠高血圧腎症の患者に硬膜外カテーテルが留置され，使用されている。この患者に緊急帝王切開が必要となった。麻酔は，硬膜外への投与量を増加させることにより行うか，それとも気管挿管による全身麻酔とするか？ 硬膜外麻酔を選択する場合は，どのような薬物を使用するか？ それは，どれくらいの速度で行うか？
2. 患者は褐色細胞腫を合併している。患者の術前準備について，外科医からコンサルトを受けた。どのように答えるか？
3. 閉鎖循環式全身麻酔はどのように行うか？ 閉鎖循環式全身麻酔の賛否について述べよ。酸素センサをどこに置くか？ 通常の場合と異なるか？ 患者がバッキングしてすべての計算値が狂った場合，どうするか？ 閉鎖循環式から急に通常の半閉鎖式に変更した場合，何がリスクか？

アップデート：ε-アミノカプロン酸

1. ε-アミノカプロン酸はどのように作用するか？：トロンビン生成を抑制することなく，フィブリン溶解を阻害する。
2. ε-アミノカプロン酸には血栓形成促進作用があるか？：ある。ヘパリン化されていない患者では，肺動脈カテーテル周囲に多量の凝血塊が生じる。冠動脈内血栓を起こすリスクもある。
3. ε-アミノカプロン酸は心臓手術の出血量を減少させるか？：減少させる。
4. ε-アミノカプロン酸の使用量は？：150 mg/kg のローディング後に，1 時間当たり 15 mg/kg で持続投与する。プラセボ対照二重盲検比較試験では，この投与方法で出血量は減少したと報告されている。
5. ε-アミノカプロン酸を投与する時期は重要か？：ノー。抗凝固の前後どちらでも投与でき，有効性は同じである。

症例 46 喘鳴が聴取される糖尿病患者の試験開腹術

18 歳の女性が，卵巣嚢腫茎捻転に対して試験開腹術が予定された。患者は，4 時間前にヨーグルトソースをかけたギリシャ風サンドイッチ（ジャイロ）を食べている。1 型糖尿病があり，1 か月前に喘息に対してプレドニゾン 10 mg の内服治療を受けている。

現在，喘鳴は続いている。バイタルサインはすべて正常だが，激しい腹痛を訴えている。

術前の問題

1. 患者の代謝状態をさらに評価する必要はあるか？　そのことによって手術を延期してもよいか？　緊急 emergent，応急 urgent，待期 elective の違いは何か？　血液ガス分析は必要か？　それとも Chem-7 の HCO_3^-値でよいか？　糖尿病性ケトアシドーシスあるいはその前段階があるとすれば，どのような所見が得られるか？　血糖管理は厳格に行うか？　それとも緩い血糖管理を行うか？　それぞれのリスクを説明せよ。
2. 彼女の最近のステロイドの使用により問題は起こるか？　ステロイドカバーは必要か？　使用するステロイドの種類，投与量，そしてその理由を述べよ。Addison 病クリーゼとはどのようなものか？
3. 手術待機室において，患者には喘鳴があり，耐えられない状態である。どのような処置をするか？

術中の問題

1. 患者はテレビの情報番組(Montel show)を見て術中覚醒について知っている。そのリスクを彼女にどのように説明するか？　彼女は意識下での手術を望んでいる。それは可能か？　深い開腹操作を区域麻酔下で行うことの問題点は何か？　手術中に全身麻酔へ移行することの問題点は何か？
2. 脊髄くも膜下麻酔を選択する場合，どの薬物を使うか？　穿刺部位と方法(正中法か傍正中法)はどうするか？　薬物の注入時に，患者が咳をして(barbotage)脱力し，循環虚脱となった。鑑別診断とその治療法を述べよ。
3. そのような合併症が生じなかったとして，あなたは脊髄くも膜下麻酔を施行するが，術中患者が苦悶している。どのように適切なブロックに切り替えるか？　患者は喘息を合併しているが，ケタミンを使うか？　全身麻酔の導入したが，挿管が困難である。
4. 血糖値を測定すると，800 mg/dL である。どのように治療するか？　数時間が経過したが，依然としてコントロールできない。どのように対処するか？
5. 脊髄くも膜下麻酔中，気管支痙縮が生じた。挿管していない患者に対する治療法を述べよ。

術後の問題

1. 抜管基準を述べよ。人工呼吸管理を継続する場合，喘息発作を起こしているこの患者でどのような設定にするのが適切か？　呼気終末陽圧(PEEP)では何がリスクか？　気胸の診断方法を述べよ。
2. 尿量減少に対して，治療が足りない場合と過剰に治療した場合のリスクをそれぞれ述べよ。フロセミド，マンニトール，ドパミン，および大量の輸液負荷で問題となる点は何か？

3. 患者は，手術中に話し声が聞こえたが，体を動かすことができなかったと質問してきた。どのように対応するか？　外傷後ストレス障害(PTSD)のリスクはあるか？

寄せ集め問題

1. 経腟分娩中に妊娠高血圧腎症を発症した患者に対して好ましい麻酔法は何か？　帝王切開に移行した場合はどのような麻酔法が適切か？　分娩に対する硬膜外鎮痛時に，最初の麻酔薬を投与した直後，血圧が低下する。この状況をあなたはどのように管理するか？
2. 髄膜腫切除中に，脳外科医は脳が張っていると不満を訴える。どのように対処するか？　体位，バルビツレート系薬投与，$PaCO_2$ 分圧，PaO_2，あるいは脳脊髄液ドレナージに対して，どのように対応するか，またどれを選択するか？
3. あなたは手術が終わる間際の症例を引き継いだ。患者は腹膜膿瘍ドレナージ術を受けた。術後，患者は十分な呼吸ができない。鑑別診断とその治療法は？　偽コリンエステラーゼ欠損症を診断するための検査法および臨床所見は何か？
4. 院内感染対策委員会は，心臓手術患者に術後縦隔炎が多発している理由を調査している。どのように協力するか？　プロポフォールやCVライン留置が関与する可能性はあるか？　ラインを留置するときに，ガウンを着なければならないか？　中心静脈カテーテルを留置するときに，中で針で探らないで済むように，ポータブル超音波パルスエコープローブを使用するか？

アップデート：心拍動下冠動脈バイパス術

1. 大動脈のカニュレーションに関連する主要な問題点は何か？：高率に合併するカルシウム沈着が脳塞栓症とそれに伴う神経障害を起こす。心拍動下冠動脈バイパス術(オフポンプ手術)では，このようなリスクを回避できる。
2. 全身的にみた利点は何か？：心拍動下冠動脈バイパス術では，体外循環による全身性炎症反応を回避できる。これにより通常の体外循環下冠動脈バイパス術に伴う神経性，腎性，および血液学的合併症が減少する可能性がある。
3. 体外循環下冠動脈バイパス術に比べて予後はより良好か？：より良好であることを示唆している研究もいくつかあるが，答えは否である。結論はまだ出ていない。
4. 主要な問題点は何か？：血行再建の成功や，グラフトの長期的な開存性に関しては，心拍動下冠動脈バイパス術では開存率が低いとの報告があり，問題点として挙げられる。
5. 麻酔科医にとって最も苦労する点は何か？：心臓を持ち上げる操作で静脈還流が減少することによる低血圧を管理しなければならない点である。
6. 要するに，心拍動下冠動脈バイパス術に見込まれている有効性(「こっちのほうがいい！」)のほとんどはまだ証明されていない。

症例 47　妊婦のワニ外傷

25 歳の体重 50 kg のエアロビクスのインストラクターが四輪バギーから転落して左大腿骨骨折を起こし，デブリドマンと観血的骨接合術が予定された。患者の足は，ワニに噛まれて切断が必要である。患者は妊娠 28 週で，胸部にワニに噛まれた傷跡がある。血圧は 100/70 mmHg，脈拍数は 115 bpm，呼吸数は 20 回 /min，体温は 37℃，ヘマトクリット値は 37%である。

術前の問題

1. 1 年前のヘマトクリット値は 43%であった。なぜ今は 37%なのか？　妊娠による生理的な変化はどのようなものか？　大腿骨骨折，痛み，および出血はどのように影響するか？　患者の循環血液量は減少しているか？　下肢の骨折患者に傾斜試験 tilt test を行うことはできるか？　心室性期外収縮がある。ワニの攻撃による心挫傷の可能性はあるか？　患者は低体温症になりつつあるのか？　更なる心臓精密検査を必要とするか？　除細動用パッドを準備するか？　リドカインの持続静注かアミオダロンの負荷静注を開始するか？
2. 患者の胸部の傷跡からどのような損傷が推測されるか？　大動脈解離の可能性はあるか？　どのように説明するか？　肺挫傷についてはどうか？　胸部 X 線撮影では 10%の気胸が認められる。胸部 X 線撮影は再度必要か？　経過観察で十分か？　陽圧換気はどのような影響を与えるか？
3. 手術の前に胎児を娩出させるべきか？　産科医を呼ぶべきか？　胎児頭皮血 pH あるいは胎児心拍数モニターを装着すべきか？　誰がモニターの監視と結果の解釈を行うか？　産科の看護師が何かミスをした場合，誰が責任を取るか？　麻酔科医のあなたか，それとも産科医か？
4. Animal Planet 局(動物専門のテレビ局)に連絡して，この症例のエピソードを伝えるべきか？

術中の問題

1. 動脈ラインは必要か？　それとも呼気終末二酸化炭素濃度とパルスオキシメトリで十分か？　上腕のラインで問題ないか？　大腿静脈ラインを留置するか？　それともその手技は胎児を傷つける可能性があるか？　胎盤の血管はどのように走行しているか？　胎盤血流はどのように調節されているか？　各種昇圧薬の影響はどのようものか？　過換気で母体を低二酸化炭素血症にした場合，どのようなリスクがあるか？
2. 妊婦に対して，区域麻酔はより安全か？　どのような経路でどの薬物を用いるか？　長時間になる可能性を考えて硬膜外麻酔を用いるか？　心挫傷が不整脈を誘発する懸念についてはどうか？　本症例は，区域麻酔のほうが安全か？　それとも気道を確保する全身麻酔のほうが安全か？

3. 胎児心拍数は基線細変動を伴い140 bpmであったが，全身麻酔の導入後は120 bpmとなり変動が消失した。このことはよいことか，それともよくないことか？ 帝王切開を行うべきか？　今，胎児心拍数が80 bpmとなった。母体に注意を向けるべきか？　あるいは直ちに帝王切開を行うべきか？
4. 導入30分後，動脈血酸素飽和度が低下し，換気は困難となり，呼気終末二酸化炭素濃度は低下した。鑑別診断とその治療法は？　脂肪塞栓の病態生理を説明し，羊水あるいは血栓性塞栓との違いを述べよ。肺動脈カテーテルまたは経食道心エコーが必要か？　どのような経食道心エコー像が得られるだろうか？

術後の問題

1. 術後，腹痛と子宮収縮が出現する。子宮収縮抑制薬による治療が必要か？　早産児，レシチン/スフィンゴミエリン(L/S)比，胎児肺の成熟を促すためのステロイドの使用について論じよ。
2. 41歳の女性に子宮摘出術が予定された。患者は急性間欠性ポルフィリン症に罹患しているという。この症例をどのように管理するか？　区域麻酔を用いるか？ 急性間欠性ポルフィリン症の(病態)分子機序について論じよ。あなたなら，どのように増悪を予防するか？　増悪した場合，どのように治療するか？
3. 60歳の男性が膵癌による痛みの緩和を必要としている。どのようなブロックを使用するか？　ブロックのリスクについて説明せよ。いきなり神経破壊ブロックを行うか？　その際のリスクについて述べよ。
4. 生後2週間の新生児の幽門狭窄に対する手術が予定された。麻酔管理上の問題点は何か？　この症例は緊急手術か？　新生児の腎臓はナトリウムを十分処理できるか？

寄せ集め問題

1. 局所麻酔は帝王切開の原因となることがあるか？　その理由は？　どのような局所麻酔薬が問題となるか？　リドカインを脊髄くも膜下麻酔に使用できるか？ 一過性神経症候群の原因となるか？　それはどのような病態で，どのように治療するか？　ブピバカインを常に使うことの問題点は何か？　ごく短時間の症例に対して，プロカインの代わりに使える薬物はあるか？
2. 小児の緩徐導入を行うが，なかなか入眠しない。その理由は？　亜酸化窒素の併用は有用か？　どのような機序か？　二次ガス効果とは何か？　拡散性低酸素血症と比較せよ。それはどのように予防するか？
3. 手術予定の女性には，過去に乳房生検が全身麻酔下で行われた既往がある。その時の麻酔はプロポフォールとレミフェンタニルの併用で行われており，患者はその麻酔が気に入っているという。あなたは，プロポフォールとレミフェンタニルで行う麻酔法に不慣れであるが，患者は同じ麻酔法を望んでいる。あなたは，使用経験がある同僚にこの症例を代わってもらうか？　それとも自分で担当するか？　不慣れによるリスクについて述べよ。レミフェンタニルやプロポフォールの注入によるリスクは何か？　脂肪塞栓症候群とは何で，それはプロポフォールの使用で生じ得るか？

アップデート：非心臓開胸手術の合併症

1. 非心臓開胸手術で最も多く起こる合併症は何か？：心房細動で，特に右側肺切除術後によくみられる。これを予防するためのジゴキシンは伝統的に使われるが，これまでにその有効性は証明されていない。
2. 多くの患者は心筋梗塞を発症するので，術前に冠血行再建術を施行すべきか？：その有効性は示されていない。
3. アミオダロンはよい適応か？：アミオダロンは有効な抗不整脈薬であるが，肺全摘後患者では ARDS を発症するリスクがあり，注意を要する。
4. 術後心不全の主要な要因は何か？：右室後負荷増大による右心不全が生じ得る。
5. 術後，一酸化窒素(NO)はよい適応となるか？：NO は右室圧を低下させることにより右心不全の治療効果を有するので，おそらく効果があるだろう。しかし，高価であることと有効性が証明されていないことから，まだよい適応と言うには時期尚早である。

症例 48　経尿道的前立腺切除術と心疾患

72 歳の体重 75 kg の男性が，前立腺肥大症に対して膀胱鏡検査と経尿道的前立腺切除術(TURP)を予定された。患者は 4/6 度の全収縮期雑音が聴取され，ジゴキシンとニトログリセリンを服用している。血圧は 140/110 mmHg，脈拍数は 65 bpm，呼吸数は 14 回 /min，カリウム濃度は 3.0 mEq/L である。心電図では，左室肥大と左脚ブロック(LBBB)が認められる。

術前の問題

1. 診察を進める前に，心エコー図検査は必要か？　心エコー図検査で，圧較差 90 mmHg の重度の大動脈弁狭窄症が示された。この状態で，麻酔に伴うリスクについて述べよ。まず弁置換術を優先させるか？　それとも本手術を先に行うか？　左脚ブロックがある場合に心筋虚血をどのように診断するか？　正常な心臓刺激伝導経路を説明せよ。心カテーテル検査は必要か？
2. 心カテーテル検査で 2 枝病変を認める。冠血行再建術を優先させるか？　安静時胸痛を認める場合はどうか？　どのような治療方針とするか？
3. カリウム濃度は 3.0 mEq/L である。手術を中止するか，あるいは補正を行うか？　急速補正のリスクを述べなさい。カリウムはどのような味がするか？　胃に障害を与えるか？　経静脈的に投与する場合は CV ラインが必要か？　あるいは末梢から投与できるか？　その場合の問題点は何か？

術中の問題

1. 脊髄くも膜下麻酔を選択するか？ 大動脈弁狭窄合併の場合，どのようなリスクがあるか？ 絶対的禁忌であるか？ 緩徐に導入できる硬膜外麻酔はより安全か？ プロトロンビン時間(PT)は12秒，部分トロンボプラスチン時間(PTT)は34秒である。この値は臨床的に意義があるか？ 全身麻酔がより好ましいか？ その理由は？ 自発呼吸での管理(失われつつある技術であるが)はよい適応か？ 膀胱鏡検査を施行中にバッキングすることのリスクを述べよ。
2. CVラインや肺動脈カテーテルなしで管理することはできるか？ その理由は？ 経食道心エコー法の適応はあるか？ 経食道心エコー法の禁忌と解釈する際の問題点について述べよ。肺動脈カテーテルとその解釈についての問題点は何か？
3. CVPは最初9 mmHgであったが，手術開始1時間後に20 mmHgとなった。考えられる原因は何か？ どのように対処するか？ 全身麻酔中の患者でどのようにTURP症候群を診断するか？ 意識下の患者ではどうか？ 膀胱破裂が生じた場合，同じ質問に答えよ。
4. 患者に毛細血管性の出血oozingが生じた。原因は何か？ 播種性血管内凝固(DIC)の可能性をどのように診断するか？ 血液製剤を投与するか？ どの血液製剤を選択するか？ この場合に輸血のリスクについて述べよ。

術後の問題

1. PACUに入室30分後，心室性期外収縮が生じ，さらに二段脈となった。鑑別診断と治療法は？ 左脚ブロックがあるので，心筋虚血になった場合，どのように判断するか？ 3度の房室ブロックとなる。どのように対処するか？ リドカインとアミオダロンの効果の違いには何があるか？
2. Foleyカテーテルの痛みのために気も狂わんばかりになっている。どのような対処法があるか？ デクスメデトミジンの持続投与はどうか？ 投与しながら病棟へ移動できるか？ どのようなリスクがあるか？ デクスメデトミジン投与中は動脈ラインが必要か？ デクスメデトミジンの作用機序は？
3. 術中，全身麻酔のために15 μg/kgのフェンタニルを投与した。患者は縮瞳しており，覚醒しない。ナロキソンを投与するか，あるいは経過観察とするか？ nalbuphineを投与するか？ 麻酔導入時に使用したミダゾラムの効果を拮抗するためにフルマゼニルを使用するか？ それぞれの根拠を述べよ。

寄せ集め問題

1. 出産・分娩室に入室中の妊婦に無痛性の性器出血が生じた。この状況で，予想される合併症は何か，またその合併症に対してどのような準備が必要か？
2. 先天性横隔膜ヘルニアの新生児に挿管をしたあと，酸素飽和度が低下した。この症例の病態から考えて，低酸素飽和度の原因は何か？
3. 糖尿病患者から手術当日の朝のインスリン投与について尋ねられる。どのように説明するか？

アップデート：心筋虚血

1. 周術期で心筋梗塞が最も生じやすいのはいつか？：発生頻度は術後24～48時間がピークとなる(私たちがかつて教えられていた術後3日目ではない)。
2. 術後心筋梗塞を発症した際に最もよく認められる所見は何か？　STの低下あるいは上昇か？：心筋梗塞発症前にST低下がよく認められる。
3. 周術期心筋梗塞の死亡率はどれくらいか？：かつて神話のように教えられていた50%という悪い数字ではなく，10～15%程度である。
4. 通常の心筋梗塞の発症機序はどのようなものか？：脆弱な脂肪に富んだプラークの断裂が，冠状動脈血栓症を誘発することによる。
5. 術中の心筋梗塞で特に注意が必要な点は何か？：虚血時間が最も重要である。直ちに診断して治療しなければならない。頻脈は絶対に避けなければならない。
6. β遮断薬はいつ投与すれば有効か？：まだ確立しておらずわからない。POISE study[訳注：POISE Study Group: Lancet. 2008; 371: 1839-47]の結果は現在の考え方すべてに疑問を投げかけている。

症例49　火傷と骨折を合併した肥満患者

20歳の体重150 kgの女性が，American Idol[訳注：米国のアイドルオーディション番組]のスタントショー事故による開放性脛側腓側骨折に対する観血的整復術と腹部，背部のIII度熱傷に対するデブリドマンを予定された。患者は，甲状腺ホルモンの補充，ジゴキシン，利尿薬を服用している。患者は，眠たくなるからという理由でバルビツレート系薬物にアレルギーがあると言い，また「お母さんは私を能なしには育てなかったから」という理由で，脊髄くも膜下麻酔を否定する。血圧は190/90 mmHg，脈拍数は115 bpm，呼吸数は22回/min，体温は39℃，ヘモグロビン値は13 g/dLである。

術前の問題

1. 熱傷面積をどのように算定するか，熱傷面積はなぜ重要か？　必要輸液量はどのように算出するか？　どの輸液剤を用いるか？　気道熱傷の可能性についてはどうか？　病歴の聴取と身体所見において何が重要か？
2. 患者にバルビツレート系薬物に対するアレルギーがある場合，チオペンタールは使用できるか？　仮にバルビツレート系薬物アレルギーの訴えを無視して，チオペンタールを投与した場合，どのような法医学的問題があるか？　あなたは導入薬として何を使用するか？　その理由は？　ケタミンは適応か？　術中覚醒した場合，どのようなリスクがあるか？
3. ピックウィック症候群とは何か？　この症例の肥満はどのような問題があるか？　気道，右心不全，麻薬への反応性についてはどうか？
4. 高血圧があるが，患者のコンプライアンスは低い。麻酔を行うとどのような結果となるか？　血圧が非常に大きく変動しても問題ないか？　血圧を一定に管理することがよいことを示したアウトカム研究はあるか？　正常な日中の血圧変動はどのようなものか？

術中の問題

1. 麻酔導入において，気道を確保するためにどのような麻酔薬や手技を用いるか？　意識下挿管の説明をすると，患者は恐怖でひどく興奮した。どのように患者を納得させ，鎮静させるか？　デクスメデトミジンはよい適応か？　ケタミンあるいはスキサメトニウムの筋注はどうか？　高カリウム血症が生じる恐れはあるか？　高カリウム血症が生じた場合，どのような心電図変化があるか？　その理由は？　どのように対処するか？
2. 麻酔維持は，吸入麻酔法（覚醒しないように第Ⅱ相の麻酔深度を苦労して維持する）と静脈麻酔法（閉塞性睡眠時無呼吸症候群があり，術後の呼吸停止の問題がある）のどちらを選択するか？　プロフォールの持続投与を使用するか？　大量のプロポフォールを投与しなければならないとしたら，そのリスクは？　コストと脂肪塞栓に関する問題点について論じよ。
3. 気管挿管５分後，患者にチアノーゼと徐脈が生じた。鑑別診断とその治療法は？　蘇生が始まって，看護師が除細動器を準備したが，作動しない。どのように対処するか？
4. デブリドマンの創部から大量の出血があった。何を指標にして輸液管理をするか？　輸血のタイミングはいつか？　患者が若年であることは，あなたの輸血の判断に影響を与えるか？　６単位の輸血後，新鮮凍結血漿（FFP），濃厚血小板，またはクリオプレシピテートはオーダーするか？　その理由は？　血液検査の結果を待つか？

術後の問題

1. 術後も挿管での管理を継続するか？　その理由は？　1,000 mL の１回換気量を得ようとすると，気道内圧は 55 cmH_2O となる。設定を変更すべきか？　肺の圧損傷のリスクについて述べよ。気管チューブが適切な位置にあることをどのように確認するか？　高度の肥満があるので，気管支ファイバースコープを用いるか？
2. 術後２日目に，肺水腫となった。熱傷患者の肺における体液移動の力（Starling 力）の働きについて論じよ。肺水腫の治療法について述べよ。
3. PACU で患者の体温は 33℃であり，シバリングを起こしている。シバリングのリスクについて述べよ。治療するか，あるいは経過観察とするか？

寄せ集め問題

1. 食事をとった直後の４歳の男児が眼球の開放創で入院した。患児は空襲警報のように泣き叫んでおり，静脈ラインを確保させてくれない。患児の眼球は手術が必要である。眼科医は，「この子が泣き続けるなら，確実に目を失うことになるだろう」と言う。あなたは，急いで患児を吸入麻酔で緩徐導入するか？　ケタミンの筋注を使うか？　スキサメトニウムは使用できるか？　小児では，Reye 症候群などのリスクがあるか？
2. 足の開放創に対する 3 度目の洗浄術を受けている 23 歳の暴走族に，原因不明の頻脈が生じた。この症例で，悪性高熱症をどのように除外するか？
3. 待期手術の患者が入室したが，患者は自動体内カーディオバータ除細動器(AICD)が装着されており，そのことは誰の頭にもなかったが，AICD の機能を停止すべきか？　ほかにすべきことは何か？　この症例に体外式除細動器を使用することはできるか？　手術終了後，AICD の機能を元に戻すことは可能か？

アップデート：メトヘモグロビン血症

1. メトヘモグロビン血症の主要な問題点は何か？：一般のパルスオキシメトリで酸素飽和度が低値を示し，麻酔科医を震え上がらせる。
2. どのように治療するか？：メチレンブルーの静脈内投与を行う。
3. 酸素飽和度はどれくらいになるか？：通常，約 88％となる。
4. メトヘモグロビン血症はどのような患者に認められるか？：酸化的性質を有する薬物(例えばニューモシスチスカリニに対するジアフェニルスルホン，メトクロプラミド，リドカインなど)を大量に服用している患者に生じる。これらの薬物は，通常メトヘモグロビンをヘモグロビンに変換するチトクローム b_5 還元酵素を抑制する。その結果，メトヘモグロビンが蓄積する。

症例 50　側彎症と貧血

12 歳のアフリカ系米国人の女児の側彎症手術が予定された。家族歴として血液疾患があり，患児自身のヘモグロビン値は 8 g/dL である。バイタルサインはすべて正常である。患児はすぐに息切れし，友達とソフトボールができないという。

術前の問題

1. 側彎症は麻酔にどのような影響を与えるか？　呼吸機能に影響する可能性があり，拘束性障害から低酸素血症をきたし，結果として心不全となり得る。高範囲の修復が必要で長時間手術となる場合，循環血液量はどのようになることが予想されるか？
2. 本症例の問題点である低ヘモグロビン値の原因として，最も考えられる原因は何か？　鎌状血球症患者に対してほかに必要な臨床検査は何か？　この患者に輸血を行うか？　輸血量はどれくらいか？　患者にクリーゼの既往がなかったら，ヘモグロビン S の割合を 50％未満にすべきか，あるいはもっと余裕があるか？　現在，大出血が起こっているとしたら，治療法は変わるか？　どのような状況で，交換輸血を行うか？
3. 腹臥位での長時間手術が予想される場合，患者と両親に失明のリスクについて説明するか？　その理由は？　術中の覚醒試験 wake up test についての質問にどのように答えるか？

術中の問題

1. どのようなモニタリングをするか？　運動誘発電位モニターとはどのようなものか？　誘発電位モニターに，全身麻酔薬はどのように影響するか？　どのようにすれば良好な信号を捉えることができるか？　信号が悪化し始めた場合，何をすればよいか？
2. 脊髄の主要な伝導路について論じよ。それらの経路を，それぞれどのようにモニタリングするか？　運動に関連する脊髄前面の伝導経路について詳しく述べよ。
3. 麻酔導入と維持にそれぞれどのような麻酔薬を選択するか？　それはなぜか？
4. 全静脈麻酔を使用するか？　筋弛緩薬は使うか？　その理由は？
5. 神経障害および呼吸障害に関して，腹臥位患者(特に側彎症が重度の場合)では何に特別注意すべきか？
6. 外科医は出血を減らすために低血圧麻酔を求めるが，あなたは患者の失明が気がかりだ。あなたは，この相反する考えにどのように折り合いをつけるか？
7. 患者を腹臥位にしてから，喘鳴が聴取され始めた。どのように対処するか？

術後の問題

1. PACU において，患者は視力の低下を訴えた。直ちに眼科医にコンサルトするか？　眼に付いた粘着物をこすり取るか？
2. 患者の体温が 39.6℃となる。これが悪性高熱症であるかどうかをどのように判断するか？　ほかの鑑別診断は何か？
3. 2 時間後，血圧は 60/40 mmHg，脈拍数は 150 bpm となり，患者が応答しなくなる。進行している病態として最も考えられるものは何か？　ヘマトクリット値の検査結果を待つか，それとも直ちに輸血を開始するか？

寄せ集め問題

1. あなたがいい夢をみながら熟睡している時，緊急呼び出しがあった。通常の球後麻酔後に，心電図モニターがフラットになっていることがわかった。鑑別診断と治療法を述べよ。二次救命処置(ACLS)の手順に沿って蘇生を開始すべきか？
2. 重症筋無力症を合併した 32 歳の女性に胸腺摘出術が予定された。重症筋無力症患者の術前評価および術前準備について述べよ。術後 ICU 入室は必要か？　気管挿管時に筋弛緩薬は必要か？　安全に抜管できるかどうかをどのように決定するか？
3. 脳外科手術での理想的な輸液は何か？　ブドウ糖についてどのような問題があるか？　膠質液は晶質液より優れているか？　新鮮凍結血漿(FFP)を使用すべきか？　FFP 使用に伴うリスクは何か？　患者がエホバの証人の信者であったら，どうするか？

アップデート：気管内出血

1. 気管から自発的な出血が起こった場合，どのような対処を行うか？：二腔気管支チューブを用いて分離肺換気を行う，出血している肺を下にした側臥位をとる，出血に対する内科的療法を行う(FFP，デスモプレシンなど)，血管造影を行い出血の責任血管を同定して塞栓術を行う(激しく出血する血管を認めることはまれであるが)，あるいは氷で冷やしたアドレナリン入りの生理食塩液で洗浄することができる。
2. 両側肺から出血するような疾患はあるか？：Goodpasture 症候群では気管内出血を生じる。
3. Goodpasture 症候群はどのように治療するか？：信じ難いが，両側の腎摘出が有効である。理由はわからない。

症例 51　大腿骨骨折と不穏状態

44 歳の体重 48 kg の生来健康な女性が，自動車事故による大腿骨骨折で入院した。骨折以外の外傷は見当たらない。24 時間後に観血的整復術が予定された。術前評価中に，患者は不穏状態となり，呼吸困難も出現する。血圧は 100/60 mmHg，脈拍数は 110 bpm，呼吸数は 34 回 /min，直腸温は 40.8℃であった。

術前の問題

1. 不穏状態と呼吸困難の原因は何か？
2. 肺塞栓症について述べよ。脂肪塞栓と血栓性塞栓との違いは何か？
3. 無気肺，肺炎，誤嚥ではどのような違いがあるか説明せよ。それぞれ，どのように呼吸困難を引き起こすか？
4. そのほかにどのような肺所見が予想されるか？
5. ラ音を聴取するか？　ラ音とは何か？
6. 血性の分泌物を認めた場合，どうするか？
7. 胸部 X 線写真で浸潤影を認めた場合，どうするか？
8. 酸素投与で改善されないチアノーゼが生じたとしたら，どうするか？
9. そのほかにどのような身体所見が予想されるか？　頸静脈は怒張するか？
10. どのような心電図所見が現れると考えられるか？　右軸偏位または右室肥大は認められるか？
11. どのように脂肪塞栓を診断するか？
12. 診断にはどのような臨床検査が有用だろうか？
13. 診断にはどのような身体所見が有用だろうか？　点状出血は診断に重要か？
14. 術前にどのような治療を提案するか？　酸素，間欠的陽圧呼吸法，呼気終末陽圧(PEEP)，ステロイド，あるいは気管挿管が必要か？
15. 麻酔導入前に患者を低体温にするか？

術中の問題

1. 患者の状態が落ち着いていたら，どのような麻酔方法を選択するか？　区域麻酔とするか，全身麻酔とするか？　その理由は？　この患者におけるそれぞれの麻酔法の利点と欠点は何か？
2. あなたは硬膜外麻酔を行う。どのような薬物を用いるか？　その理由は？　アドレナリンを添加するか？　その理由は？
3. ブロックを行って 30 分後，患者が不穏となり，見当識障害が生じた。どのような病態が考えられるか？　どのように対処するか？
4. CVP モニターは重要か？　代わりに肺動脈カテーテルや経食道心エコー法を用いたモニタリングを用いるべきか？　選択する理由は何か？
5. 全身麻酔に移行する必要があるが，患者は側臥位である。どのように対処するか？
6. 髄腔内操作中，患者が循環虚脱となる。どのような原因が考えられるか？　治療法は何か？

術後の問題

1. あなたなら硬膜外麻酔に麻薬を使うか？　どのような麻薬を使うか？　その理由は？　投与量はどれくらいか？　どのような副作用が考えられるか？
2. PACU に入室 1 時間後，患者の血圧が 70/40 mmHg に低下し，脈拍数は 120 bpm となった。どのような原因が考えられるか？　どのように対処するか？
3. 外科医が術後管理のために気管切開すべきでないかと提案する。どのように答えるか？

寄せ集め問題

1. 屋根職人の 25 歳の女性が，建物から転落したために生じた硬膜外血腫に対する減圧術を受け，2 日経過している。現在，患者は傾眠状態となり，左半身を動かさない。CT 検査では 4 度の脳浮腫を認める。患者は，4 時間前に抜管されている。再手術のために手術室に戻る前にどのような処置が必要か？　直ちに挿管するか？　頭蓋内圧亢進を認めた場合，どのように対処するか？　前回の麻酔記録で，挿管困難の記載があった場合，どのように対処するか？　挿管後，どのように頭蓋内圧を低下させるか？
2. 2 歳の男児に鼓膜チュービング術が予定された。37℃の微熱と湿性の咳を認める。患児はこれまでに 2 回も手術が延期となっており，母親は「この子は，チューブが挿入されなければよくならない。もう延期しないでください」と苛立っている。あなたは今回も延期するか？　さらに追加の精密検査を行うか？　今回は不安を押し切って，麻酔を行うか？　手術した場合，どのようなリスクが考えられるか？　どのような医療過誤的問題が生じるか？
3. 20 歳の男性が巨大縦隔腫瘍切除術を受けた。抜管直後，陥没呼吸と異常な狭窄音が聞こえる。鑑別診断と治療法は？　今回の術式で特異的に生じる合併症は何か？

アップデート：周術期低ナトリウム血症

1. なぜ周術期低ナトリウム血症は問題となるのか？：患者は手術の2時間前まで清澄水の自由摂取は許可される。現在，誰もが多くのペットボトルに入った水を飲むことができるので，心因性多飲症による低ナトリム血症が生じることも少なくないかもしれない。多くのペットボトルが環境に優しくないことは言うまでもないが。
2. 低ナトリウム血症のほかの原因は何か？：妊娠，アルコール中毒，腫瘍は抗利尿ホルモン分泌異常症候群(SIADH)の原因となり，SIADHとTURP症候群は低ナトリウム血症を生じ得る。
3. 入院患者の低ナトリウム血症の死亡率は高いか？：はい。7～60倍も高いと言われている。
4. どれくらいの速度でナトリウムを補正すべきか？：24時間で与えられるナトリウム量は25 mmol未満である。
5. 急速補正のリスクは何か？：中心橋髄鞘融解が生じ得る。

症例52　胆嚢摘出術と黄疸

56歳の体重68 kgの重度肝硬変を合併した男性が，悪性腫瘍に対して胆嚢摘出術を予定された。身体所見では，中等度の腹水，黄疸，くも状血管腫を認める。血圧は100/80 mmHg，脈拍数は100 bpm，体温は36.8℃，ヘマトクリット値は28%である。

術前の問題

1. 肝機能評価で重要な検査項目(プロトロンビン時間，アルブミン，肝酵素，ビリルビンなど)は何か？　その理由は？　どの検査が抜けていたら手術を遅らせる，あるいは中止とするか？　どれくらいの異常値がみられたら，手術を中止とするか？
2. 腹水は麻酔管理にどのように影響するか？　腹水穿刺はどのような効果があるか？　それはなぜ有効か？　肝硬変の合併は，麻酔前投薬を変更する原因となるか？　ビタミンKを投与するか？　その理由は？

術中の問題

1. チオペンタール，プロポフォール，etomidate，ケタミンは麻酔薬として選択するか？　必要量はどれくらいか？　デスフルランはよい適応か？　セボフルランはどうか？　セボフルランには引火性のリスクはあるか？　亜酸化窒素と麻薬はよい適応か？　その理由は？　肝血流量の麻酔薬に対する効果には何があるか？　肝臓周辺の動静脈奇形の影響はどのようなものか？
2. 筋弛緩薬の使用の際に，スキサメトニウムを避けるか？　肝硬変の合併は，cisatracuriumやパンクロニウムの作用にどのように影響するか？　分布容積はどのように変わるか？

3. 60％亜酸化窒素を吸入中，動脈血酸素分圧が 50 mmHg となった。鑑別診断は何か？　手術操作による臓器の牽引，シャント，チューブの位置異常は手術中の低酸素血症の原因となるか？
4. 肝硬変患者に特に必要な輸液はどのようなものか？　ブドウ糖，ナトリウム，カリウム，アルブミン，新鮮凍結血漿(FFP)，感染に関するリスクは非肝硬変患者と同じか？
5. この症例で乏尿は特別な問題となるか？　その理由は？　術中の尿量減少に対してどのように対処するか？　追加のモニターが必要か？

術後の問題

1. 覚醒遅延の鑑別診断(肝性昏睡，静脈麻酔薬や吸入麻酔薬の影響，体温，筋弛緩薬，血糖値など)にはどのようなものがあり，どう管理するか？
2. 覚醒時に嘔吐し，誤嚥した。患者は透明な液体を嘔吐して，それを誤嚥しており，チアノーゼを伴う喘鳴音が生じた。この症例をどのように管理するか？

寄せ集め問題

1. 28 歳で妊娠 4 回，出産 3 回の妊婦が常位胎盤早期剝離に対して緊急帝王切開を予定された。患者は，分娩時に赤ちゃんをみるために硬膜外麻酔を望んでいた。患者にどのような説明をするか？　常位胎盤早期剝離とはどのような病態か？　最も安全な麻酔方法は何か？　患者が血管確保困難である場合，どのようにするか？　下肢の静脈からラインを確保するか？　分娩後，術野全体からしみ出るような出血 oozing があった。鑑別診断と治療法は？
2. 転移を伴う前立腺癌の男性が背部痛が治まらないと訴えている。非経口オピオイドはもはや効果を認めない。ほかにどのような鎮痛方法があるか？　膵臓癌患者であれば，どうするか？　腹腔神経叢ブロックのリスクはどのようなものか？　ブピバカインの静脈注射で治療できるか？　ブピバカイン中毒が生じた場合，心肺蘇生を長時間継続しなければならないのはなぜか？
3. 病院の管理者から，経費の削減のために低流量麻酔を使うように依頼される。あなたは，安全に低流量麻酔を行うことができるか？　手術室で，そのほかに安全を維持しながら経費を削減する方法はあるか？　PACU の段階をスキップするのはどうか？　どのような状況下で，そのようなことが可能になるか？　ガイドラインではどうなっているか？

アップデート：腹臥位におけるラリンジアルマスク(LMA)での気道管理

1. これは冗談だろうか？：冗談ではない。腹臥位では患者の下顎と舌が前方へ移動し，LMA の挿入がより容易になる。
2. どのような症例で行うか？：ドリルの先端が脊柱に突き刺さった患者のように，腹臥位にしかなれない背部の外傷患者に使用できる。

3. そのような恐ろしい症例で，どのように麻酔導入するか？：腹臥位のままで，全身を1つとして動かさないように扱い，自発呼吸で管理する。
4. 誤嚥のリスクはどうか？：腹臥位患者の嘔吐物は自然に外に出ていく。英国では，側臥位と腹臥位の症例は常にラリンジアルマスク(LMA)で管理する。英ポンドが米国ドルより強いように，おそらく彼らは私たち(米国人)より賢いのだろう。

症例53　重症喘息のある尿管再移植

7歳の体重20 kgの女児が，膀胱尿管逆流症に対して両側尿管再移植術を予定された。彼女には長期間喘息の既往があり，過去4年間に3度救急外来を受診し，その度にステロイドを静注されている。4歳時に扁桃摘出術とアデノイド切除術を受け，挿管後クループを起こしていた。テオフィリンとクロモグリク酸ナトリウムを服用していた。血圧は110/70 mmHg，脈拍数は100 bpm，呼吸数は20回/min，体温は37.5℃，ヘマトクリット値は35%だった。

術前の問題

1. 術前に喘息の呼吸器評価を行うか？　ほかに何の既往を確認するか？　血液検査や呼吸機能検査，動脈血液ガス分析は必要か？　継続したい薬物はあるか，中止したいものは？　何か内服薬を追加するか？　病態を改善するために術前の入院が必要か？　クロモグリク酸ナトリウムの作用機序は？
2. 麻薬や分泌物抑制薬，ミダゾラム，methohexital注腸などの前投薬を使用するか，またその理由は？
3. 両親が手術室にいたいと言っている。母親は看護師で，「私は大丈夫」と言っている。対応はどうする？

術中の問題

1. どの麻酔法を用いるか？　喘鳴が続いていたら，チオペンタールやケタミンの使用を避けるか？　これらの薬物の問題点は何か？　患者が卵アレルギーの場合はどうか？　吸入麻酔薬を用いたマスクによる導入にするか？　導入時に両親がいたら，どうだろうか？　母親が取り乱したら，どうするか？　どの吸入麻酔薬を使用するか？　またその理由は？　利点は何か？　麻酔回路(例えば，Mapleson回路やJackson-Rees回路)には何を使用するか？　またその理由は？
2. 気道管理のための気管チューブのサイズはどのように決めるか？　カフ付きにするか？　小児と成人の気道の違いを述べよ。どのように加湿するか？　術後のクループの理由と，その予防法を説明せよ。小児の体温管理をどのように行うか？
3. 挿管したが，換気できなかった。痰詰まりか気管支痙攣，あるいは食道挿管か？気管支痙攣なら，何を投薬するか？　ステロイドやテオフィリン，吸入薬を投与するか？　β刺激薬の特異性について説明せよ。呼気終末二酸化炭素濃度はどのように役立つか？

4. 一晩の間の水分出納バランスのマイナスとは何か，また維持輸液とは何か？ 患者の喘息を考慮して，輸液バランスは「多め(wet)」で行うか，それとも「少なめ(dry)」で行うか？ サードスペースへの水分喪失とは何か，そしてそれをどのように補うか？ アルブミンを使用するか？ 晶質液と比較して，アルブミンのコストはどうか？ いつ輸血を行うか？ 輸血関連反応の治療はどうするか？

術後の問題

1. 手術終了時に抜管すべきか？ 喘息発作中には麻酔が深い状態で抜管するか，あるいは完全覚醒下に抜管するか？ 人工呼吸を継続するならどのようなモードを使用するか，また気管支痙攣を誘発せずに早く抜管するためには，どのようにウィーニングするか？ 呼吸療法の優先順位は？
2. 手術1時間後に尿量が0になった。これはこの患者だけにみられる症状だろうか？ 鑑別診断と治療法は？
3. 患者管理鎮痛法(PCA)は使用可能か？ 患児は非常に物わかりがよいのに，母親が「子どものためにボタンを押す」と言っている。どのように対処するか？

寄せ集め問題

1. 上院議員のガールフレンドに硬膜外カテーテルを留置したが，彼女は右側しか効いていないと言っている。その理由は？ 硬膜外腔の解剖について説明せよ。カテーテルを抜去するか，あるいは引き戻すか？ 子宮口開大が2 cmであったら，代わりとなる全身的な鎮痛法は何か？ 子宮口開大が9 cmであったらどうか？ 上院議員の妻が現れたら，どうするか？
2. 電気メスの電源コードをコンセントに挿したら，アイソレーションモニターの警報が鳴り始めた。何が起きたのか，あなたならどうするか？ アイソレーションモニターが必要な理由は？ ミクロショックとマクロショックの違いを述べよ。
3. 硬膜外投与されたモルヒネの作用機序は？ 脊髄くも膜下腔の場合にはどうか？ 両者のリスクは？ 開胸術では，胸部硬膜外麻酔はPCAよりも有効か？ その場合，薬物には何を使用すべきか？ 患者は病棟に帰室できるか？ どのような指示をするか？ 麻薬の場合にもそうか？ パルスオキシメータは必要か？

アップデート：ProSeal® LMA(プロシール® ラリンジアルマスク)

1. ProSeal® LMAの特徴は何か？：胃管挿入用のチューブを挿入できる。また，マスクのシールも良好である。
2. いつそれを使用したらいいだろうか？："cannot intubate, cannot ventilate(CVCI)" のときに産科麻酔で使用できる。陽圧換気も可能である(ProSeal® LMAは産科緊急時に使用可能である)。
3. 誤嚥予防できるか？：死体を用いた検討では，ProSeal® LMAは通常のラリンジアルマスク(LMA)よりも予防が可能。しかし，**気管チューブではないので，**誤嚥を予防する手立てはない。

症例 54　薬物中毒者と子宮全摘術

55 歳の体重 65 kgの女性が，子宮頚癌に対して，広汎子宮全摘術を予定された。彼女は，アルコール依存症の長い病歴をもつ。毎晩ジアゼパムを睡眠導入剤として服用していた。血圧は 160/70 mmHg，脈拍数は 76 bpm，呼吸数は 16 回 /min，体温は 37℃，ヘモグロビン値は 9 g/dL，AST(GOT)値は 45 単位 /L だった。

術前の問題

1. 肝疾患の身体的徴候によって，違いは生じるか？　血液検査は何が必要か？　動脈血液ガス分析は必要か？　かなり痛いといって，血液ガス分析を患者が拒否したらどうするか？　AST(GOT)値がかなり非常に高かった場合は，肝生検を要求するか？
2. なぜ彼女は貧血なのか？　術前，あるいは術中早期に輸血するか，または彼女の状態がよければ輸血しないで済ますか？　彼女がエホバの証人だったら，どうするか？
3. 外科医は彼女に対して 1 週間の完全静脈栄養を行っている。麻酔時には何を注意しなければいけないか？　ブドウ糖で何か気をつけるべきことはあるか？　経管栄養に比べて，中心静脈栄養の生体への影響は何か？

術中の問題

1. 肝疾患に最も適した静脈麻酔薬は何か？　チトクローム P450 と麻酔との関連について論じよ。燃え尽きた肝臓と比較して現在加速度級に悪化している肝臓について論じるとともに，薬物代謝の影響について説明せよ。亜酸化窒素の使用はよいか，悪いか？　区域麻酔は選択肢に含まれるか？　患者が脊髄くも膜下麻酔を強く希望したら，どうする？
2. 動脈ラインは必要か？　その理由は？　リスクは何か？　橈骨動脈ライン留置に失敗したら，どこに留置するか？　CV ラインで十分か？　どこから CV ラインを挿入すべきか？　総頚動脈にカテーテルを挿入してしまったら，どうするか？　肺動脈カテーテルはより適切か？　もしそうなら，どんな種類を用いるか？
3. 筋弛緩薬には何を用いるか，またその理由は？　分布容積とは何か？　外科医が「腹が硬い」と言っているが，筋弛緩モニターで収縮がみられない。どうするか？
4. 手術は 10時間続くと予想される。患者の保温はどのように行うか？　Bair Hugger® を用いるリスクは何か？　低体温のリスクは何か？
5. 外科医が初っ端から「輸血を始めよう！」と言っている。どう対応するか？　出血量が 500 mL となったが，CVP は依然 10 mmHg である。輸血するか？　AIDS や肝炎のリスクは？

術後の問題

1. 手術室で抜管した10分後に，PACUで患者は喘いでチアノーゼになった。治療はどうする？　再挿管が必要かどうか，どのように判断するか？　安全な抜管のための基準は何か？　患者の挿管が困難な場合，通常と異なる抜管方法を選択するか？
2. 硬膜外腔やくも膜下腔，または両方に麻薬を使用するか？　それぞれの利点と欠点は？　遅発性呼吸抑制の治療はどうするか？　局所麻酔薬の持続注入を行うか？　利点は何か？　リスクはあるか？

寄せ集め問題

1. 酸素供給を確実にするためにどんな機器を用いるか？　混線している電源コードをどのように見つけるか？　それをどのように管理するか？　麻酔開始前にアイソレーションモニターのアラームが鳴ったら，どうするか？　それが術中だったらどうする？
2. 患者は胸部に帯状疱疹があり，強烈な痛みがある。どのように対処する？　帯状疱疹が顔面にあったら，どうするか？　患者が膵臓癌だったら，どのようなブロックを行うか？　患者の腕が複合性局所痛み症候群（CRPS）と診断されていたら，どうする？
3. 人工心肺中に十分な血流量があるかどうしたらわかるか？　血流量は血圧と同等か？　その違いを説明せよ。混合静脈血ガス分析値から何がわかるか？　人工心肺中にアシドーシスが生じたら，どうする？　人工心肺から離脱しようとしている時に患者のカリウム濃度が7.2 mEq/Lだった。治療はどうする？　ヘマトクリット値が19％だったら，人工心肺からの離脱を進めるか？

アップデート：夜間発作性血色素尿症

1. 夜間発作性血色素尿症とは何か？：補体系の活性化によって生じた，後天性の溶血性貧血である。血栓塞栓症による死亡が多い。
2. 妊婦の治療はどうするか？　ステロイドやヘパリン，血液や血液製剤を用いる。劇症型の溶血や血栓症は避けたい。患者の血小板数が少なければ区域麻酔を避け，すみやかにヘパリンを開始しなければならない。
3. 痛みのコントロールには苦労させられるか？：はい。患者が呼吸性アシドーシスになると，溶血が誘発される。痛みによるストレスがあれば，それもまた溶血の誘因となる。

症例55　発熱の既往のある聴神経鞘腫

17歳の体重50 kgの少年で，頭蓋内，および頭蓋外の聴神経鞘腫に対する切除術が必要である。頭蓋内のアプローチは座位で行われる。患者には7歳の時に扁桃摘出術とアデノイド切除術の既往があり，術後数時間にわたり明らかな高熱を出した既往があるようである。血圧は 100/50 mmHg，脈拍数は 68 bpm，呼吸数は 12 回 /min，体温は 37℃，ヘモグロビン値は 12 g/dL だった。

術前の問題

1. 健常者の通常の評価を行ううえで，小手術よりも大手術では更なる検査を追加すべきだろうか？　どのような血液検査が必要か？　多くの血液検査を行うことによるリスクは？　費用や医療倫理についての問題は？
2. 既往から悪性高熱症を探す手がかりとなるものは何か？　過去の麻酔チャートを取り寄せるか？　過去の麻酔チャートから何を見出すのか？　筋生検を行うか？
3. 気が立っているティーンエイジャーに前投薬を行うか？　リスクについて，どのように説明するか？　術中に「目覚めてしまった」という話を聞いたという。患者にどのように伝えるか？　手術前夜にジアゼパムを処方するか？

術中の問題

1. この特殊な手術に特別なモニターとして，何が必要か？　動脈ラインやCVライン，前胸壁 Doppler，経食道心エコー法（TEE）は必要か？　患者に心雑音があったら，どうするか？　空気塞栓を探知する最良の方法は何か？
2. 悪性高熱症が麻酔に及ぼす影響は何か？　静脈麻酔薬と比較して，揮発性麻酔薬が頭蓋内圧に及ぼす影響はどうか？　筋弛緩薬には何を使用するか，それを選んだ理由は？　開頭術においてバッキングさせないことの重要性は何か？　坐位の場合やピン固定されている状況においてはどうか？
3. 術中，筋弛緩が十分であるにもかかわらず患者が大きな喘ぎ呼吸を呈した。鑑別診断は何か？　空気塞栓が疑われたら，どう対応するか？
4. 「脳が腫れてきている！」と外科医が声を荒げた。脳の腫れを治められなければ，あなたやその子孫を未来永劫呪うと言っている。どうする？
5. 12 時間の手術における輸液必要量はいくらか？　マンニトールやフロセミドの使用中の輸液必要量はいくらか，またカリウムの補充は？　リスクは？

術後の問題

1. PACU に到着時，患者は呼びかけに反応しないが，自発呼吸はある。人工呼吸器による補助をどのように行うか，またいつ安全に抜管できるか？
2. 患者は PACU で筋緊張が強く，ファイティングしていて，血圧も高い。収縮期血圧は 200 mmHg であり，外科医は 150 mmHg 以上の血圧は望んでいない。どのように管理するか？　複数の薬物を使用するか？　デクスメデトミジンや麻薬，ミダゾラム，プロポフォールを使用するか？　鎮静をやめ，神経学的評価を行うか？
3. 2 日後，患者は嗄声となった。この状況をどのように評価するか？　患者にはどのように説明するか？　コンサルテーションをするか？　その費用はどのくらいかかるか？　患者は「やぶ医者には金を払いたくない！」と言っている。

寄せ集め問題

1. 気管食道瘻のある小児の麻酔リスクは何か？　瘻孔のタイプは重要か？　違うタイプの瘻孔とは何か？　そのような患児にはどのような麻酔導入を行うか？
2. 末期腎不全の30歳の男性が虫垂炎になった。患者のカリウム濃度は6.5 mEq/L，ヘモグロビン値は7 g/dLである。カリウム濃度の重要性は何か？　急いで治療できるか？　透析するか，輸血するか？　脊髄くも膜下麻酔や硬膜外麻酔で行うことができるか？　凝固系に何か問題はないか？
3. 放射線科で経静脈的腎盂造影検査を受けている男性の体が紅潮し，喘鳴が聞こえ，低血圧を呈している。原因は何で，どのように治療するか？　アナフィラキシーとアナフィラキシー様反応の違いを述べよ。アドレナリンはどのように作用するか？　バソプレシンは今では心肺蘇生にも用いられているので，バソプレシンをアドレナリンの代わりに使うのはどうか？

アップデート：縦隔脂肪腫症

1. 縦隔脂肪腫症とは何か？：縦隔に脂肪細胞が集積する良性の疾患で，縦隔拡大を起こす。
2. どのような人が罹患するのか？：ステロイドの長期使用でCushing症候群を発症した患者や，縦隔脂肪腫症を発症する肥満者
3. どのように見えるか？：縦隔腫瘍や心拡大のように見える。
4. 臨床的に何が問題となるか？：上大静脈が圧迫され，CVラインの留置が困難になる。

症例56　お産と言葉の問題

ラオスからの移民で18歳の体重62 kgの女性がお産のために入院している。子宮口は7 cm開大していて「赤ちゃん，赤ちゃん！」と叫んでいる。血圧は170/100 mmHg，脈拍数は100 bpm，呼吸数は24回/min，体温は37.5℃である。

術前の問題

1. 血液検査として何が必要か，またその理由は？　出血時間や血小板機能検査の結果，あるいはトロンボエラストグラム(TEG)の情報は必要か？
2. どのようにインフォームドコンセントを得るか？　医局の誰もラオス語を話せない。ご主人は通訳できるのか？　同意書には誰がサインするか？　ラオス語の同意書はない。どうするか？
3. 陣痛と陣痛の間の血圧は正常である。患者は妊娠高血圧腎症か？　妊娠高血圧腎症と子癇を鑑別せよ。
4. 中毒スクリーニングで大麻が陽性であった。そのことはあなたにとって重要か？　検査で収縮期に2/6の心雑音が聴取されている。それが重大なものか，どうしたらわかるだろうか？

術中の問題

1. 硬膜外麻酔をする際に，坐位と側臥位の利点，欠点はそれぞれ何か？　患者が起き上がると胎児の心拍数が減少した。どうするか？　子宮胎盤不安定症とは何か？　胎児の安全をどのように確保するか？
2. 局所麻酔薬には何を使用するか，またその理由は？　硬脊麻(脊髄くも膜下硬膜外併用麻酔)を使用するか？　硬膜外か脊髄くも膜下麻酔のいずれか，あるいは双方に麻薬を添加するか？　母体と胎児の呼吸抑制のリスクはどうか？
3. 硬膜誤穿刺をしてしまったら，どのように伝えるか？　治療はどうするか？　カテーテルを留置して，持続注入を行うべきか？　そのリスクは？
4. 子宮口が 8 cm 開大時に胎児心拍数が 60 bpm に減少した。対応はどうする？　直ちに帝王切開に移行すべきか？　ご主人に手術室まで一緒に来てもらうことは可能か？　駄目なら，どのようなときならいいだろうか？
5. 帝王切開にあたり，区域麻酔に失敗した。対処はどうするか？　あなたは全身麻酔を選択したが，挿管できなかった。どうするか？

術後の問題

1. 全身麻酔後に PACU で，患者の歯が抜けており，歯ぐきから出血しているところを見つけた。どう対応するか？
2. 術中に母体を救命するために気管切開しなければならなかった。ご主人にはどのように伝えるか？
3. 主任看護師が，硬膜外腔への麻薬投与後のガイドラインについて聞いてきた。彼女にどんな内容を伝えるか？

寄せ集め問題

1. 屋根職人が屋根から転落し(それ以外に一体どこから落ちるっていうんだ)，多発肋骨骨折を起こした。痛みの緩和はどうする？　胸腔ドレーンが挿入されている。それを胸腔内カテーテルとして使用可能か？　胸部硬膜外麻酔や PCA と比較して，肋間神経ブロックの利点と欠点は何か？
2. 播種性血管内凝固(DIC)は生じるか？　どのように診断するか？　また治療は？
3. ロクロニウムを 50 mg ちょうど投与したまさにその時，外科医が「ああっ！　もうあと 10 分で終わるのに」といった。拮抗するか？　どう評価する？　患者をしばらく人工呼吸するか？　呼吸療法士にどのように伝えるか？　どのように鎮静するか？　プロポフォールやデクスメデトミジン，麻薬を使用するか？　あなたはその場を離れて，別の麻酔を担当しなければならない。PACU の看護師に何と言う？[訳注2]
4. 小児と成人では輸液のガイドラインはどのように異なるか？　絶飲食状態や痛み

訳注 2：米国では未だにスガマデクスが認可されていないことからこのような設問が生じているものと考えられる。スガマデクスがあれば何の問題もないであろう。

のコントロール，気道管理はどう違うか？

アップデート：鎌状赤血球症

1. 最も一般的な臨床的問題は何か？：骨病変がよくみられるが，すべての動脈血管床，特に脾臓や腎臓も含まれ得る。
2. 駆血帯を使用できるか？：伝統的に答えはノーであるが，鎌状赤血球症に交換輸血を行い，その時に両側の膝関節全置換術を行うために両側の駆血を行ったという報告がある。したがって，症例によっては使用することもある。
3. 鎌状赤血球症は黒人に限られるか？：ノー。南イタリアやギリシャ，トルコ，アラビア湾沿岸，特にサウジアラビアの人々にも発現する。

症例 57　出血している扁桃腺とショック

5 歳の体重 20 kg の男児が，午後 2 時に扁桃摘出術とアデノイド切除術を受けた。今は午後 10 時だが，母親が非喫煙エリアで喫煙していた救急外来スタッフを車でひきそうになるくらい急いで，叫びながら救急外来に入ってきた。子どもの血圧は 80/50 mmHg，脈拍数は 150 bpm，呼吸数は 30 回 /min だった。身体所見で子どもには活気がなかった。

術前の問題

1. 小児や成人の血管内容量の評価をどのように行うか？　血液喪失をどのように評価するか？　重篤な血管内容量不足患者への陽圧換気の影響はどうか？
2. 救急外来の誰もが静脈ラインを確保できない。どう手助けするか？　救急外来で中心静脈ラインを留置するか？　骨髄ラインはどうか？　輸血の交差適合試験やタイプアンドスクリーンのための採血はどのように得るか？　救急外来で輸血するか，手術室に急いで入室させるか？
3. 母親はエホバの証人で，息子への輸血を拒否している。どう対応するか？　母親が申し出ている通り，ものみの塔の主張を受け入れるか？
4. 手術室に入る前に何か血液検査の結果は必要か？

術中の問題

1. 救急外来で挿入してきた静脈ラインが漏れている。外科医は「もうやらなければならない！」と言っている。あなたなら，どう対応する？　検査科は型適合血しかないといっている。それを輸血するか？　患者が少女だったら，特別な配慮をするか？　その後の妊娠に何か影響はあるか？
2. 循環血液量が不足している状況で，どのように導入するか？　ケタミンや etomidate を用いるか？　血液を飲み込んでいる状況で吸入薬麻酔による導入をすることができるか？　患者が瀕死の状態に限り，筋弛緩薬を使用できるのか？　スコポラミンについてはどうか？

3. 導入後，血圧が測定不能になった。鑑別診断は？　脈は触れるか？　自動血圧測定器による(非観血的)血圧測定が完了するまで待っているリスクは何か？　二酸化炭素の産生はどうか？　パルスオキシメータを使用するか？　無脈性電気活動(PEA)の治療は？
4. 輸血の目標は何か？
5. 手術終了間際に患者から喘鳴が聞こえ始めた。再鎮静するとよくなるが麻酔を浅くすると再び喘鳴が聞こえ，再び鎮静しよくなるというサイクルを繰り返している。どのようにこのサイクルから脱却するか？

術後の問題

1. 胸部X線写真ですりガラス様の浸潤影があり，あなたは患児が血液を誤嚥したことを確信した。どう管理するか？　ARDSに進展している。“Best PEEP”の概念とは何か？
2. 「うちの子に術中の記憶があるようです」と後に母親があなたに伝えた。母親と子どもに何と説明するか？　術中覚醒患者におけるPTSDのリスクは何か？　医療倫理上の意味と合併症についての術前説明の記録はどうか？

寄せ集め問題

1. 先天性横隔膜ヘルニアの小児が挿管されているが，SpO_2は未だに75％である。どうするか？　さらなる酸素濃度の上昇と後水晶体線維増殖症のリスクについて，どのようにバランスをとればよいか？
2. ある同僚は神経刺激装置の必要性を感じていないので，使用したことがない。カンファレンスで，彼の再挿管率は麻酔科で最も高かったことが指摘された。病院長や同僚に何と進言できるか？
3. 男が折れた覚醒剤用ガラスパイプのステムの部分を誤嚥した。外科医はそれを取り出すための大きな硬性気管支鏡を入れられない。外科医が折れたパイプを取り出す方法を見つける間，どのように酸素化すればよいか？　著者からのアドバイス：これがよい方法か考えなさい。これはこの本のどこかにある完璧な試験問題である。これは私自身で行ったケースである(怖かったが)！

アップデート：胸腔鏡下交感神経遮断術

1. 胸腔鏡下交感神経遮断術の手技を述べよ。：外科医が，胸腔鏡下にT_2～T_4の交感神経を切除する。手掌や腋窩の多汗症の治療に用いられる手技である。
2. 麻酔上の問題点は何か？：心臓を刺激する神経のため，危険な徐脈や圧受容体反射の抑制などが心配である。
3. そうなのか？：両側交感神経遮断術を受けた患者の研究で，血圧低下に対する反応が悪かった。患者が出血多量となったら，患者は反応性に心拍数を増加させることができないかもしれない。
4. 交感神経遮断術を受けた患者が，別の手術を受ける場合はどうか？：反応性の観点から考えると，患者の心臓は「除神経されている」と言える。

症例 58 気道確保困難な肺切除術

70 歳の体重 100 kg の男性で，20 本×100 で 2,000 の喫煙歴がある。気管支鏡検査と右上葉切除術が予定された。気道評価で頸部は太く舌が厚く，歯も大きく，Mallampati 分類クラス 4 である。ヘマトクリット値は 54%，血圧は 150/90 mmHg，脈拍数は 80 bpm だった。発熱はない。

術前の問題

1. 気道確保困難である患者をどのように見つけるか？ 頸椎の X 線写真や耳鼻(咽喉)科的診察は必要か？ 気道確保困難であることを患者にどう伝えるか？
2. 呼吸機能検査で何を重視するか？ 値がすべて 50％であったら，どうする？ 手術を延期するか？
3. 外科医は早く終えてしまいたいし，ICU 入室は「お金がもったいない」と言っている。何と答えるか？
4. 患者は背中から針を刺されて麻痺してしまうと恐れている。「オプラ・ウィンフリー・ショー」を観たんです，と彼は言う［訳注：米国のトーク番組］。このリスクをどう説明するか？
5. 動脈血液ガス分析で，PaO_2 と $PaCO_2$ はともに 60 mmHg と悪い。この結果は麻酔計画にどう影響するか？

術中の問題

1. 患者が起きている間に動脈ラインや CV ライン，硬膜外カテーテルを入れるか否か？ またそれぞれその理由は？ 患者の快適性や，患者の受け入れやすさ，神経障害のリスクを比較せよ。
2. 患者の気道確保は困難で，分離肺換気用の二腔気管支チューブを挿入する方法はない。外科医に何と伝える？ ほかに選択肢はあるか？ 覚醒下挿管は可能か？ ユニベント® チューブはどう働く？ 気管支ブロッカーの役割は何か？
3. 片肺の換気を止めたはずだが，外科医は「肺が虚脱できていない」と言っている。どう対応する？
4. 分離肺換気中，動脈血酸素飽和度が低下している。鑑別診断と治療は？
5. 外科医が肺動脈処理中に大出血させた。どうする？
6. 閉胸とともに吸気圧が 60 cmH_2O に上昇し，狂ったようにアラームが鳴っている。鑑別診断と治療法は？

術後の問題

1. 硬膜外麻酔施行 2 時間後に患者は激しく苦しんでいる。ペインサービスが文句を言ってくる前にどう評価し，この問題を解決するか？

2. 二腔気管支チューブを挿入したが，外科医は普通のシングルルーメンチューブに入れ直してほしいと言っている。どうしたら安全に成し遂げられるか？　チューブエクスチェンジャーや気管支ファイバースコープを用いるか？　チューブ交換を拒否するか？
3. PACUで患者が心停止になった。最も考えられる原因は何か？　どうする？

寄せ集め問題

1. 55歳の体重110 kgの女性が，後咽頭腫瘍に対して食道胃内視鏡検査を予定された。過去に覚醒下挿管をされており，そのひどくつらい記憶があるため，覚醒下挿管に怯えている。
2. 健康な3歳の少年の鼓膜切開術が予定された。母親は，息子がとても大きな腓腹筋をもった「小さなキン肉マン」であると話している。このまま手術とするか，さらなる診断を求めるか？　スキサメトニウムを使用するか？
3. 妊婦の虫垂切除術が予定された。彼女は妊娠27週である。どのように彼女の麻酔薬を管理し，胎児についての不安を鎮めるか？　産科医にも助言を求めるか？胎児心音をモニターするか？　どこにセンサーを置くか？

アップデート：バソプレシンとショック

1. ショック時にバソプレシンはどのように働くか？：低血圧は下垂体からのバソプレシンの分泌を促し，血圧の安定化に寄与する。
2. なぜバソプレシン貯蔵レベルが急に低下するのか？：敗血症性ショック時にはバソプレシンは枯渇する。
3. バソプレシンは内臓循環にどう働くか？：血流を再分配する。
4. バソプレシンの心臓への影響は何か？：すべての血管収縮薬同様，バソプレシンは心拍出量を減少させる。
5. バソプレシンは魔法の弾丸か？：ノー。ノルアドレナリンを上回る改善はみられない。
6. 著者の経験によると：ほかのどの薬物でも血圧が上がらないときに，バソプレシンは便利である。

症例59　高血圧と頚動脈内膜切除術

高血圧のある60歳の男性が右頚動脈内膜切除術を予定された。血圧は180/106 mmHgである。彼はグリベンクラミドを気まぐれに服用しており，血糖値は240 mg/dLである。病変がボロボロで，患者がいつ脳梗塞を生じてもおかしくない状態であるため，外科医は一刻の猶予もならないと心配している。

術前の問題

1. より広範な精密検査が必要か？　頚動脈病変は心疾患や無症候性虚血といかに相

関するか？ 完璧な精密検査の費用や合併症は？

2. どのくらいの血圧になると手術するには高すぎると考えられるか？ 手術延期のリスクは何か？ 頸動脈閉塞の観点から，血圧を「正常」に低下させることのリスクは何か？
3. 出血量が少ない状況のなか，どのような血液検査が必要か？
4. 術中に脳波を用いるか？ 鎮静とともに局所麻酔を用いるか？ シャントにすべてを賭けるか？ 脳をモニタリングする最良の方法は何か？

術中の問題

1. 頸動脈内膜切除術にどのように区域麻酔を施行するか？ 区域麻酔中に患者が呼吸困難を訴えたら何を考えるか？ 鑑別診断と治療法は？
2. 術中，区域麻酔をされている患者が突然不穏になった。しかし，頸部は大きく開創されている。どうする？
3. あなたはドレープを引きはがし，外科医が金切り声を上げているその時，患者が嘔吐しているのが見えた。次の策は？
4. 麻酔導入する。高血圧になりすぎないように，血圧をどのように維持するか？
5. 動脈遮断によって脳波信号が心配なほど落ちたと検査技師が言っている。どうする？
6. ヘパリンを拮抗するためにプロタミンを投与すると，血圧が 60/30 mmHg に低下した。治療法は？

術後の問題

1. PACU で患者は突然，片側の筋力低下を発症した。どうする？
2. 手術終了 2 時間後，ICU の看護師がコールして「患者が舌をだらんと突き出している」と言っている。鑑別診断と治療法は？
3. 外科医が反回神経を切断したかどうか，どのように診断するか？

寄せ集め問題

1. 冠動脈バイパス術から 5 時間後，心タンポナーデをいかに疑い，診断し，確定し，治療するか？ 時間を稼ぐためにどのような治療を行うか？ 自分自身で ICU で心嚢切開するか？ 感染のリスクと救命のどちらをとるべきか，両者を比較せよ。
2. 通常の膝の手術で，若い健康な患者が短い間，房室結合部性調律となったが，特に何ら後遺症もなく，覚醒も良好であった。帰宅させられるか，あるいは経過観察が必要か？
3. 人工心肺中や患者が重篤な低体温になった場合の血液ガス分析にあたり，温度補正を行う必要があるか否か？ その理由は？ 温度補正の背景にある生理的原理は何か？ それにより何が変わるか？

アップデート：頭低位による腹腔鏡下手術

1. 頭低位による腹腔鏡下手術時に気をつけることは何か？：頭低位となっているときには常に静脈還流が阻害され，脳虚血を引き起こす可能性がある。
2. 本当にそうか？：そうではない。経頭蓋 Doppler 超音波検査によると，脳灌流は維持されている。
3. 気腹が生体に及ぼす影響は？：腹腔内圧の上昇により，頭蓋内圧が上昇する。頭蓋内病変のある患者では注意すべきである。

症例 60　関節炎と弁置換術

重症関節炎を有する 75 歳の女性の僧帽弁置換術を予定された。気道確保は困難そうにみえる。術前検査所見にはバイタルサイン同様，異常はない。患者に話をしている時に，外科医が「冠動脈バイパスも何本か必要になる」と言ってきた。

術前の問題

1. 左主幹部病変は特別なリスクを伴うか？　標準的な冠動脈疾患と比較せよ。安定狭心症と不安定狭心症を比較せよ。
2. 僧帽弁狭窄症か，閉鎖逆流症かは問題か？　その理由は？　この２つの病態では，麻酔管理は異なるか？
3. 関節炎ではほかの臓器にどのような問題を生じ，麻酔にどのような影響を与えるか？
4. 診療録には駆出率に関する所見の記載がない。主治医に心エコー図検査の再検査を依頼するか？

術中の問題

1. 覚醒下挿管を必要とする患者をどのように判断するか？　冠動脈疾患患者でもできるか？　外科医は怖気づいて「彼女に麻酔してくれ。これまでに私の患者に誰もそんなことはしたことがない！」と言っている。
2. 患者の頚部を全然動かすことができず，内頚静脈にラインを確保することができない。ほかの方法は？　大腿，または鎖骨下静脈に留置するか？　両者のリスクと利益は？
3. 外科医が内胸動脈を剝離していると，肺動脈圧が２倍に上昇し，経食道心エコー法では拡張した心室が見えている。どうする？
4. どうしたら安全に人工心肺から離脱できるか？
5. 人工心肺後の出血が問題となる。鑑別診断と治療法は？　アミノカプロン酸やプロタミンはどう働く？

術後の問題

1. 外科医は可能なかぎり早期の抜管を望んでいる。気道確保困難症例であるので，落ち着くまであなたは抜管したくない。どうしたら，この相反する見解に折り合いがつけられるか？
2. ICU の看護師が肺動脈カテーテルを楔入させられない。どうする？
3. ICU の看護師が肺動脈カテーテルを楔入させたが，気管チューブから出血している。鑑別診断と治療法は？

寄せ集め問題

1. 生後 5 週の体重 3 kg の男児が，先天性幽門狭窄症に対して幽門筋切開術を予定された。子どもは活気がなく，ミルクを受けつけない。血圧は 50/30 mmHg，脈拍数は 120 bpm，呼吸数は 30 回 /min，体温は 36.5℃で，ヘモグロビン値は 18 g/dL，ナトリウム濃度は 143 mEq/L，カリウム濃度は 2.5 mEq/L である。この緊急症例をどう進めるか？
2. 妊娠 28 週の 29 歳女性が，くも膜下出血に対する血腫除去術を予定された。外科医は脳動静脈奇形のクリッピング(結紮)を予定しており，低血圧麻酔を要求している。現在の血圧は 160/100 mmHg である。どのように管理するか？
3. 27 歳の男性が褐色細胞腫の切除術を予定された。頭痛，動悸，発汗，神経不安を 4 か月間患っている。現在の血圧は 170/110 mmHg，脈拍数は 125 bpm である。このまま手術とするか？　そうしない場合，どのようにして全身状態を適正化し，どのくらいの期間それを行うか？

アップデート：無気肺

1. 麻酔された患者では，どのくらいの割合で無気肺は生じるか？：90％の患者に生じる。
2. どのようなときによく無気肺が生じるか？：100％酸素を使用しているときと PEEP を使用していないときに生じる。
3. おすすめは？：PEEP の使用である。可能なら 100％酸素を避ける。

症例 61　妊娠高血圧腎症

30 歳の初産婦で，妊娠 39 週，重症妊娠高血圧腎症によって産科クリニックから移送されてきた。頭痛，霧視，浮腫，6 kgの体重増がある。ビタミン剤と鉄剤以外は妊娠中に服用していなかった。現在マグネシウムと 10 mg のヒドララジンが現在投与されている。Foley カテーテルが留置されているが，尿量は少なく，褐色である。血圧は 190/110 mmHg, 脈拍数は 90 bpm, 呼吸数は 24 回 /min(はぁはぁと呼吸している)，体温は 38℃である。血液検査上，クレアチニン値が 1.8 mg/dL，BUN が 48 mg/dL である。

術前の問題

1. 手術室入室前にマグネシウムやヒドララジンの増量など，ほかに何か必要か？

ニトログリセリンやニトロプルシドを開始するか？　少なくともこれらの薬物の準備をすべきか？　ニトロプルシドは本当に遮光する必要があるか，それとも都市伝説か？　さらなる血液検査が必要か？　もし1つだけ検査ができるとしたら，凝固系を最もよく評価できるのは何か？

2. 手術室入室前にどのように胎児の状態を評価するか？　何をみるか？　胎児心音のよくないパターンとそれほど悪くないパターンを説明せよ。胎児頭部から採血を行い，pHをチェックする必要があるか？　そのリスクは何か？
3. 産科麻酔において気管支ファイバースコープを準備するか？　その理由は？　挿管困難カートに何を入れているか？　光源を別に必要とするか？　看護師に「挿管困難カート」を依頼するときに，あなたを茫然とさせないよう，どのように看護師教育を行うか？

術中の問題

1. 侵襲的なモニターを用いるか？　何のガイドラインに沿って行うか？　どれを使用すると結果が改善すると証明されているのか？　熟練した指で脈を触れるのと，血圧測定をSTATモードで行うのと，どちらがよい？　動脈ラインを穿刺しようと試みた時に，患者は雷に打たれたようにビクッとした。中心静脈ラインが挿入されるとさらにひどいことになった。患者を鎮静するか？　胎児への影響は？　小児科医には何と伝えるか？　それが実際に本当に精神病であり，コントロール不良であったらどうだろう？
2. 肺動脈カテーテルを留置したところ，肺毛細血管楔入圧は6 mmHg，心拍出量は6 L/min, CVPは6 mmHg, 平均血圧は未だにとても高く140 mmHgである。これをどのように管理するか？　強心薬か血管拡張薬を用いるか？　どのように併用し，どのように持続静注するか？　シリンジポンプが故障しており，スタッフが駆け回っていたらどうだろう？　「666[訳注3]」の緊急コールがあなたを総毛立たせるか？
3. 区域麻酔を行うか，それとも全身麻酔を行うか？　その理由は？　硬膜外麻酔を行うなら，血小板数の下限はどの程度許容するか？　血小板数が少ない場合，気道確保するか，それとも硬膜外血腫リスクをとるか，どちらがよいか？
4. オピオイドを硬膜外麻酔に添加するか？　どのオピオイドをどのくらい用いるか？　脊髄くも膜下麻酔にオピオイドを添加するか？　どのくらい用い，脊麻針にはどのようなものを用いるか，また効果はどれくらいで得られることが期待できるか？
5. プロトロンビン時間(PT)は18秒，血小板数は2万5,000である。全身麻酔を選択する。頭蓋内出血を避けるためにどのような対策をとるか？　導入薬には何を用いるか？　胎児に悪影響を与えることなく，挿管に対する交感神経系反応を

訳注3：フリーメーソンの崇める数字が666(ルシファーの聖なる数字，新約聖書上は悪魔の数字)だという記事も多く見かけた。666恐怖症というのがあるようである。

どのように軽減するか？

6. 挿管困難の患者に挿管して30分後(3回のトライで上顎切歯を折ってしまったようだ)，50％酸素投与下の動脈血酸素飽和度(SpO_2)が91％であることに気づいた。肺胞-動脈血酸素分圧較差はだいたいどれくらいか？ どのようにこれを治療する？ 患者が誤嚥しているなら，必ず人工呼吸を行うか，あるいは経過観察とするか？ 誤嚥している場合，どのようになっていたら重症と言うのか？ 手術終了時に鼻カニューレでSpO_2レベルを90％以上に維持できるなら，どうか？

術後の問題

1. 分娩時に新生児は胎便吸引しており，心拍数は50 bpmであった。CPRを開始するか？ 気管チューブから重炭酸を投与するか？ 新生児やショック患者にはどれくらいの量のアドレナリンが適切か？ 気管支肺異形成(BPD)へ進展することをどのように予防するか？ 気管支肺異形成とは何か？
2. 術後24時間経過し，患者が痙攣している。治療は？ 挿管するか，あるいはチオペンタールを投与して痙攣を抑えるか？ 彼女がお祝いの夕食を食べた直後であったらどうか？
3. 翌日彼女は背部痛を訴え，下肢の筋力低下を訴えた。鑑別診断と治療法は？ CTを撮影するか？ 永続的な麻痺をきたすまでにどれくらいの時間的猶予があるか？

寄せ集め問題

1. 僧帽弁置換術後に低血圧のために人工心肺から離脱できない。どのように診断し，離脱するか？
2. 65歳の体重70 kgの男性が，関節炎に対して膝関節全置換術を予定された。外科医は脊髄くも膜下麻酔で手術を行うが，あなたは気道をみてぎょっとした。どうするか？
3. あなたは大腿骨の髄内釘挿入術の最中にうとうとしてしまった。その時にCO_2サンプリングチューブが黄色い液体で満たされ，閉塞してしまった。血行動態は急降下している。何が起こったか，あなたならどうする？(注意：これもまた，ほかの章にしっかりと記載されている。そう，これも私自身が経験した災難の1つである)

アップデート：アナフィラキシー

1. anaphylaxisというギリシャ語の意味は？：「保護しない」という意味。prophylaxisとは「保護」を意味する。
2. 通常，全身麻酔中にはどんな異常がみられるか？：皮膚の症状はドレープの下に隠れているので，低血圧や気管支攣縮のような呼吸器や心血管系の徴候をみる。
3. 最も多い原因は何か？：筋弛緩薬やラテックスがアナフィラキシーを引き起こす。
4. 治療法は？：誘因となっている薬物を中止し，輸液やアドレナリンなどを投与する。

5. なぜアドレナリンか？：αアドレナリン作用は血圧を維持し，βアドレナリン作用は気管支拡張作用を有する。

症例 62　頸動脈内膜切除術と心臓の問題

70 歳の体重 80 kg の男性が右頸動脈内膜切除術を予定された。何回か発作〔一過性脳虚血発作(TIA)〕を起こしているが，後遺症はない。高血圧と高コレステロール症の既往が長い。血圧は 190/110 mmHg，脈拍数は 55 bpm，呼吸数は 18 回 /min である。心電図は洞性徐脈と左脚前枝ブロックである。フロセミドとジゴキシン，メトプロロールを服用している。

術前の問題

1. 血圧は十分にコントロールされているか？　その理由は？　薬物を増加するか？「患者の保険が Medicaid[訳注：この保険では高額医療を受けられない]だから，駄目なあの内科医の連中はこれ以上何もしない。だからやるしかない」と外科医は言う。降圧薬は何を追加するか？　ACE 阻害薬を使用するか，あるいは ICU で点滴静注するか？　さらには鎮静だけでうまくいくか？
2. 洞性徐脈と左脚前枝ブロックには何か意味があるのか？　より広範な心臓の精密検査を行うか？　どんな種類か？　費用は考慮するか？　ペーシングは必要か？アトロピンを投与して何か変化があるかをみるためのテストを行うか？　刺激伝導系における，心臓の正常な神経支配について述べよ。ほかの疾患に加えて，I 度房室ブロックがあったらどうか？
3. TIA とは何か？　予後はどうか？　TIA の原因が心臓ではないことをどのように確かめるか？　患者が心房細動であったら，どうか？　心房細動とは何か？心房細動があるときには，心室細動に移行しないのはなぜか？

術中の問題

1. 特別なモニターとして何を使用するか，またその理由は？　虚血をモニタリングするために V_5 誘導を用いるか？　それで十分か？　動脈ラインの合併症は何か？　動脈ラインを用いないことのリスクは何か？　過去にこれらを検討した報告はあるか？　このような研究をどのように計画するか？
2. スムーズに覚醒させたい。脳波を使用するが，心拍数の過度な減少や上昇，血圧が過度に上昇して変動することで患者に影響が出ることを避けたい。どうするか？　脳波でみられる 2 つの因子とは何か？　あなた自身で患者の脳が灌流されていることを確かめられるように，患者の意識を保つことがよいか？
3. 血圧が低下した場合，臓器へのリスクを述べよ。どのくらいの時間であれば低血圧時に臓器障害を起こさないか，例えば腎臓であればどうか？　動脈遮断時に血圧をどうするか，またどのようにするか？　血管作動薬をすべて持続静注しようとするなら，CV ラインは必要か？ ノルアドレナリンを末梢静脈から投与して末梢の点滴ラインが漏れたらどうするか？
4. 筋弛緩薬には何を使用するか，その理由は？ 何もモニターがなく，頭部を動かしたくなく，腕も巻き込まれているときにはどのようにモニタリングするか？
5. 動脈遮断時にチオペンタールを投与するか？ その理由は？ そのような手技を行う理論的根拠は？ プロポフォールの使用についてはどう考えるか？
6. $PaCO_2$ は一定にするか？ どこでモニタリングするか，その根拠は？
7. 動脈剝離中に心拍数が 20 bpm 台に減少した。次に何が起こるか？ Willis 動脈輪の側副血行があり，脳が灌流されていることをどのように確かめることができるか？ BIS モニターを使用することは，脳波と同様に有効か？

術後の問題

1. 手術終了時に患者は覚醒しなかった。どのくらいの時間待つか，待っている間，何をするか？ 脳保護目的でバルビツレート系薬物を単回投与するか？ 再手術するか？ CT スキャンや血管造影検査を行うか？ 頸部の超音波エコー検査を行うか？ 過換気，あるいは低換気にするか？
2. 逆のパターンを考えてみよう。患者は覚醒したが，咳込み，騒いでいる。創部が離解しそうだ。どうする？
3. 看護師がコールしてきて，新たな ST 変化かどうかと聞いてきた。心筋が傷害を受けていないことを確かめるためのすべてのステップについて述べよ。ST 低下と ST 上昇の違いは何か？

寄せ集め問題

1. 28 歳の妊娠 14 週の女性が，手根管症候群により夜も眠れず気が狂いそうだと言う。妊婦であったとしても，予定手術を行うか？ 全身麻酔に変更しなければならないとしたら，どうか？ 胎児へのリスクをどう説明するか？
2. 外科医が「亜酸化窒素を使用しないでほしい。亜酸化窒素は腸管を拡張させる」と言っている。同意するか？ ユダヤ教のラビになったつもりで，近代麻酔においては亜酸化窒素の役割はないことを論じよ。それから次に，亜酸化窒素の果たす役割を論じ，それはどんな場合か説明せよ。
3. 施行可能な上肢のブロックを比較せよ。どの手術にはどのブロックが最良か？ 全身麻酔よりよいのはどのブロックか？ それぞれのリスクと合併症の治療について述べよ。

アップデート：一酸化窒素

1. 急性呼吸促迫症候群（ARDS）の治療における一酸化窒素（NO）の理論上の利点は何か？：血管内皮細胞は血管拡張因子を放出するので，酸素化と右室負荷の減少に役立つ。
2. NO の役割は何か？：酸素化を一時上昇させるが，予後は改善しない。

3. 費用は別にして，NO でほかに憂慮すべき問題は？：免疫反応を抑制し，毒性のある仲介物質を誘導するフリーラジカルである。40 ppm 以上を使用すると，メトヘモグロビン血症を起こす。
4. 米国食品医薬品局(FDA)は NO による低酸素性呼吸不全の治療を承認したか？：承認していない。

症例 63　上腕骨の観血的整復術

65 歳の体重 45 kg の女性の，上腕骨の複雑骨折に対して，観血的整復術が予定された。彼女は 3 時間前に屋根から転落した。嗜眠傾向にあり，声が嗄れている。彼女は甲状腺ホルモン補充療法を受けているが，最近それを服用しているか覚えていない。血圧は 90/50 mmHg，脈拍数は 50 bpm，呼吸数は 10 回 /min，ヘマトクリット値は 29%，体温は 35.9℃だった。

術前の問題

1. 嗜眠傾向なのはなぜか？　中枢神経系の問題や，薬物，敗血症，救急外来からの鎮静薬はどうか？　原因をいかに検索するか？　それは重要か？
2. 患者は適切な甲状腺ホルモン補充療法をされていたか？　身体所見やバイタルサインなどのデータから，甲状腺機能低下症であると推測するか？　検査所見としてはほかに何を確認したいか？　彼女の甲状腺機能の検査結果はどのようであると考えられるか？
3. 意識が遠のいた。ほかの外傷を考慮すべきか？　頭部 CT 検査が必要か，あるいは甲状腺機能低下症と仮定して進めていくか？　ほかの外傷(気胸，脾臓破裂，頭蓋内出血など)をチェックしないことのリスクは何か？

術中の問題

1. 同僚が斜角筋間ブロックを勧めている。同意するか？　その利点と欠点は何か？目標や落とし穴を簡単に説明しながら，斜角筋間ブロックを進める方法を述べよ。局所麻酔薬を注入した直後に，患者は白目を剝いてぐったりした。鑑別診断と治療法は？　彼女を死の淵から救ったあと，ブロックは効いていない。さあどうするか？　そのような症例における脂肪製剤の用量を述べよ。
2. 甲状腺機能低下症なので，チロキシンを投与するか？　血行動態をサポートするか？　甲状腺ホルモン補充療法はどのくらいの期間継続したらよいか？　血行動態が不安定なため，CV ラインや肺動脈カテーテルが必要か？
3. 輸血を行っていると，oozing が始まり，血圧が急降下し，尿が赤色になった。何が生じたか？　輸血の反応に対する治療は何か？　尿のアルカリ化を図るべきか？　CV ラインは必要か？　死亡以外にも，輸血反応のリスクは何か？
4. 心拍数が 30 bpm 台に低下した。治療は何か？　どのように進めるか？　中心静脈を確保し，ペーシングワイヤを挿入するか？　それに関連するリスクは何か？

体外ペーシングを装着するか？ 患者に装着したあと，どのように設定するか？

術後の問題

1. 10時間が経過したが，腕はまだ動かない。患者はパニックになり始めた。神経損傷，ブロックの遷延，あるいは虚血か？ 局所麻酔薬による神経毒性について，提唱されている機序は何か？ どのようにそれを防ぐか？
2. 痛みの管理のために外科医は持続的な区域麻酔を依頼している。よい考えか？ どうするか？ 誰が経過をみるのか？ 考えられる合併症は何か？ 腕が過度に痺れ，患者が腕を保護できなかったらどうする？
3. ああっ！ 心電図の電極の張ってあったところが3つとも熱傷になっている。何が起こったのか？ 電流密度の概念を説明せよ。電気メスはどのように働くのか？ 対極板が必要な理由は？ 対極板とは何か？

寄せ集め問題

1. なぜ，手術室では電気分離（電気的アイソレーション）を行うのか？ 簡単な図で，アイソレーションモニターがどのように働くのかを示せ。ミクロショックとマクロショックの違いは何か？
2. 患者は開放眼外傷で，フルストマックである。スキサメトニウムを避けるか？ ほかの筋弛緩薬を使用することのリスクは何か？ 眼科手術中に患者を筋弛緩する必要はあるか？ 咳嗽やバッキングをいかに予防するか？ バッキングによって失明したケースをレビューするよう依頼されたとしたら，どうだろうか？ あなたはその麻酔科医を罰するか？
3. 脊髄くも膜下麻酔施行の5分後，患者はチアノーゼを呈し，脈が触れなくなった。どうする？ 高位脊髄くも膜下麻酔が起こすことは？
4. 胎便が分娩時に認められた。これは何を意味しているか？ 小児科医が病院に向かう途中で自動車事故に遭って来られなかったら，あなたは新生児の蘇生をどのように行うか？ 後鼻孔閉鎖症をどのように管理するか？

アップデート：食道穿孔と挿管

1. 食道穿孔の原因は何か？：通常は挿管困難症例で，スタイレットを入れた気管チューブが粘膜を引き裂く。
2. どんな身体所見がみられるか？：皮下気腫が認められる。
3. 最良の予防策は何か？：覚醒下挿管を行う。ほかに何を望むか？
4. 治療は何か？：胃管の使用やドレナージ，抗生物質の投与。
5. 最も一般的な穿孔部位はどこか？：梨状陥凹や食道後壁が最も一般的な部位である。
6. 患者はどんな症状を訴えるか？：頸部，肩，胸部，背部痛である。これらはかなり重篤なため，緊急内視鏡検査か水溶性造影剤を用いたX線造影検査をできるだけ早く行う。

症例64　腎移植と貧血

45歳の男性が生体腎移植術を予定された。浮腫があり，血圧は175/100 mmHgと高血圧で，カリウム濃度は4.8 mEq/L(前日に透析されている)，ヘモグロビン値は7.3 g/dLである。

術前の問題

1. どのように透析を行うか？　シャントを介して行う過程と，Sheleyカテーテル(透析用血管内留置カテーテル)を介して行う過程を比較せよ。透析のリスクは何か？　過度の除水とアルミニウムの毒性が問題となることがある。動静脈シャントがあると，肺による「フィルター」がなくなることから，患者は高心拍出性心不全や敗血症になり得る。ヘパリンを使用するので，患者が透析後手術室に直行するのであれば，出血する場合もある。透析患者は血管内水分を制限されているので，末梢ラインの確保が困難である。
2. 腎疾患患者が高血圧になることが多い理由は？　Goldblatt型腎臓とは何か？　患者が貧血になるわけは？　術前にエリスロポエチンを投与すべきか？　そのリスクは何か？　輸血すべきか？
3. 腎疾患患者の循環血液量をどのように知るか？　患者に点滴を挿入するまでは，推測がすべてか？

術中の問題

1. この患者をどのようにモニタリングするか？　動脈ラインやCVラインはすべての腎疾患の治療に必要か？　肺動脈カテーテルは必要か？　なぜ経食道心エコー法を使用することによって，これらの太いカテーテル挿入を避けないのか？
2. 患者の血小板数が問題なければ，区域麻酔を施行できるか？　患者の血漿が尿毒性であるので，血小板機能検査は必要か？　腎臓はどこに移植されるか？　硬膜外麻酔ならうまく管理できるか？
3. どのように導入するのか？　通常の迅速導入，それとも迅速導入変法を行うか？　腎不全患者では胃内容物が空になっているか？　通常の迅速導入と比較し，迅速導入変法の利点は何か？　輪状気管切開は役に立つか？
4. 予想外に挿管困難であった。気道確保困難時のアルゴリズムdifficult airway algorithm(DAM)に沿って進めよ。Eschmann挿管用スタイレットについて述べよ。これは有効な方法か？
5. 麻酔器呼吸回路の接続が外れていることはどのようにしたらわかるか？　麻酔器にはほかにどんなアラームや安全機構があるか？　diameter index safety system(DISS)[訳注4]とは何か？

訳注4：医療ガスボンベとレギュレータやフローメータとの接続をガス種別特定にするシステム。日本ではヨーク式と呼ばれる。

術後の問題

1. 術後痛をどのように管理するか？　硬膜外鎮痛を用いるか？　術中にヘパリンを投与する場合には，どうするか？　術前の血小板数が12万しかなかったら，どうするか？　この患者における利点は何か？　患者管理鎮痛法(PCA)よりも優れているか？　PCAの利点は何か？　何を使用するか，sufentanil，フェンタニル，モルヒネ，hydromorphone，ペチジンか？
2. 術中に全種類の免疫抑制薬を使用したら，患者の肺が硬くなってきているようだ。100％酸素投与下のPaO_2は，わずか61 mmHgである。どうするか？　抜管するか？　挿管の絶対的適応は何か？　ついでだが，分離肺換気の絶対的適応は何か？
3. PACUでCVPは20 mmHgだが，未だに尿の流出がない。「輸液負荷しろ。腎臓の状態はよさそうだから，十分に輸液すれば尿も出てくるだろう」と外科医は言っている。あなたは何と答えるか？

寄せ集め問題

1. 子どもが最近入れた耳のチューブを嫌がっていて，怖がっていると，その両親が伝えてきた。親の不安をどうしたら和らげられるか？　前投薬をするか？　どんな薬物をどこから投与するか？　年齢によって，それは変わるか？　手術室に両親を入らせるか？　両親ともに？　子どもが低酸素になり，母親が動揺したら，どうする？
2. 術中，吸気二酸化炭素分圧が12 mmHgである。そんなことはあるか？　このレベルのリスクは何か？　どのように修正するか？　ソーダライムの働きは何か？
3. 子宮内胎児死亡を来した女性。分娩にはまだ時間がある。硬膜外麻酔を行うか？　播種性血管内凝固(DIC)を気にするなら，最初にどのように除外診断を行うか？　鎮静するか，あるいは麻薬を使用するか？　患者が乳児を見たいと言ったら，どうだろうか？

アップデート：頭部外傷患者におけるプロポフォール

1. 頭部外傷患者にプロポフォールを使用するのはなぜか？：プロポフォールはICUで鎮静に使用されるケースが多い。頭蓋内圧を低下させること，加えて蓄積しないという利点があるので，中止すれば神経学的評価を行うことができる。
2. 健常者の脳血流の自動調節能に，プロポフォールは影響を与えるか？：脳血流自動調節能は維持される。
3. 頭部外傷患者ではどうか？：その場合は厄介だ。プロポフォールは脳血流の自動調節能を障害する。このような患者の治療には大量投与すべきではない。

症例 65　冠動脈バイパス術

66 歳の体重 100 kgの男性の 3 枝冠動脈バイパス手術が予定された。医学生だけが持っているような派手な聴診器のベル型で，収縮期心雑音が胸骨左縁で最もよく聴取されている。患者は ACE 阻害薬とメトプロロールを服用している。発熱はなく，血圧は 145/85 mmHg，脈拍数は 55 bpm，ヘマトクリット値は 13%である。

術前の問題

1. 患者はすでにさまざまな高価な精密検査を受けている。そこから何の情報を引き出したいか？　同じように麻酔をするのだから，どの冠動脈に病変があることを知るのは重要か？　左主幹部病変は特別な意味をもっているか？　病歴をとっていたら，彼は日常生活はすべて行うことができ，階段も簡単に一度に 2 段とばしで上ることができるという。しかし，カテーテル検査で EF が 30％であったら，どうだろうか？
2. どのように心臓カテーテル検査は行われるか？　カテーテル検査による EF は悪く見えるが，患者の状態はよく見えるのはなぜか？
3. 患者とよく話し合うのと，強い鎮静を行うのと，どちらがよいか？　すべてのことは迅速に行うので，モルヒネやスコポラミンを投与するか，あるいはどうするか？

術中の問題

1. 入室前にでも眠りたいと患者は望んでいる。これは可能か？　STAT モードに血圧計を設定するか？　これで十分よいか？　患者に精神病があり，動脈ライン挿入時にもじっとしていられなかったらどうか？
2. CV ラインや肺動脈カテーテル，経食道心エコー法を使用するか？　その理由は？　導入後に CV ラインを挿入するか？　利点と欠点はそれぞれ何か？
3. 頚動脈に肺動脈カテーテルイントロデューサを留置してしまった。次の手は何か？
4. EF がよければチオペンタールで，EF が悪ければ etomidate で導入するか？　それはよいことか？　通常の症例のように，高用量の麻薬かあるいは，揮発性麻酔薬で維持するか？
5. 外科医はオフポンプで行うことにした。特別に配慮すべき問題は何か，オフポンプ症例ではどのように管理するか？　人工心肺を避けることによる利点は何か？
6. 強心薬なしには人工心肺から離脱できない。すぐ使用できるように，何を準備しておくか？　血管作動薬の論理的な使用法について説明せよ。
7. 大動脈遮断解除後，心室細動になった。除細動を 4 回行ったが，効果はなかった。さあどうする？　除細動をまた行うか，薬物を使用するか，血液ガスをチェックするか，体温をチェックするか？

術後の問題

1. 現在ではすべて早期抜管になっている。台上で抜管することの是非を述べよ。あなたもそうするか？　それはどのような状況でか？
2. 翌朝抜管に向けてウィーニングするための，人工呼吸器のパラメータや血液検査データについて説明せよ。
3. 出血により心タンポナーデを起こしているかどうかについて，どのように知ることができるだろうか？

寄せ集め問題

1. 輸血時には，微小凝集塊除去フィルタを使用する必要があるか，否か？　その理由は？　大量輸血に伴う問題は何か？　トロンボエラストグラム(TEG)はどのように役に立つのか，さらにTEGが有用であると証明されているのか？　TEGとは何か？
2. 低体温に伴う問題は何か？　高体温に伴う問題は何か？　なぜ，私たちはBair Hugger® を使用するのか？　ブランケットを外し，Ⅱ度の熱傷が下肢にみられたら，どうするか？　ブランケットが術中に燃えたら，どうするか？
3. 最小肺胞濃度(MAC)とは何か，それはどのように有用な情報をくれるのか？　MACは脂溶性に関係するか？　脂溶性には何が関係しているか？　セボフルランでは気道熱傷のリスクはあるか？　そのリスクをどのように予防するか？

アップデート：斜角筋間ブロックによる肩の手術中の低血圧と徐脈

1. この状況にそぐわない反応の発生率はどれくらいか？：肩の手術中の低血圧と徐脈の頻度は，坐位では13～28%である。
2. 提唱されている機序は何か？：坐位に伴う下肢への静脈血貯留と交感神経系の緊張亢進が，心室内の血液充満量が足りない状況での過収縮を誘発する。これにより，突然の副交感神経の亢進と交感神経系活動の低下が生じる(すなわち，Bezold-Jarisch反射)。
3. その問題には何が関係しているか？：アドレナリン添加局所麻酔薬の使用はその問題に関係している。外科医はアドレナリンを添加していない薬物を使用すべきである。

症例66　多発外傷

52歳の男性が，工場内の事故で下顎と右の肋骨を3本骨折した。患者は腹痛も訴えており，試験開腹となった。血圧は85/65 mmHg，脈拍数は140 bpmである。患者は苦悶している。動脈血液ガス分析の結果，pH 7.22，PO_2 75 mmHg，PCO_2 34 mmHgだった。

術前の問題

1. 患者の循環血液量はどうか？　なぜ，血圧がこれほど低いのか？　心拍数がこんなに多い理由は？　隠れた出血は別にして，この病態はどうすれば説明がつくだろう？　緊張性気胸と心タンポナーデ，出血，心挫傷との鑑別はどのように行うか？　心挫傷の心電図上の所見は？
2. 奇脈とは何か？　電気的交互脈とは何か？　頚部の静脈の観察は役に立つか？　どのように？
3. 直ちに気道を確保するか，それとも手術室に入室させるか？　手術室外での挿管の利点と欠点は何か？　患者が嘔吐し，救急外来のストレッチャーを頭低位できなかったら，どうだろうか？　ほかの用具(挿管用ブジーやLMA-Fastrachなど)を持っているか，あるいは救急外来にあるものを使用するか？　コンビチューブとはどのようなものに使うか，あなたなら，それを使用するか？　ラリンジアルマスク(LMA)が挿入できたら，そのまま手術室に向かうか，あるいは気管支ファイバースコープを救急外来に持ってきてもらう方法を探し，そこで気道確保を行うか？　輪状気管切開cricotracheotomyとは何についてはどうか？　Arndtキットを使用するか？　輪状気管切開とジェットベンチレーションの解剖学的上の盲点は何か？

術中の問題

1. モニターは何を選択するか？　それを選ぶ理由は？　クリーブランドクリニックの医師は，すべての動脈ラインを上腕動脈から挿入し，問題になったことは一度もないようだ。彼らがやっているように行うか？　出血が多いことを外科医が予測しているなら，CVラインは必要か？　CVラインは肋骨骨折と同側に挿入するか？　それはよい考えか？　緊張性気胸と非緊張性気胸を比較せよ。
2. どのように導入するか？　下顎を強打しているので，頚椎損傷のリスクはあるか？　これをどのように除外診断するか？　下顎骨折しており，導入後の開口は可能か？　骨折片が顎関節で引っかかったら，どうだろうか？　あらかじめ，どうすればそれがわかるだろう？
3. 麻酔維持では，亜酸化窒素を避けるか？　その理由は？　胸腔ドレーンが入っていたら，亜酸化窒素は大丈夫か？　亜酸化窒素は心筋抑制作用を有しているか？　麻薬単独の麻酔がよいか？　術中覚醒のリスクは何か？　患者の状態が不安定なら，術中覚醒を予防するためにスコポラミンを用いるか？　スコポラミンの使用に何かリスクはあるか？
4. 導入直後に低血圧になった。鑑別診断と治療法は？　治療のための輸液には何を用いるか，目標はどう設定するか？　大量輸血の問題点は何か？

術後の問題

1. 手術終了時に抜管した。患者の吸気努力は大きいが，気道閉塞している。そのすぐあと，動脈血酸素飽和度は低下し，ピンク色をした泡が口から出てきた。何が生じたのか？　Starlingの法則について論じよ。治療はどうするか？　顎間固定されていたら，どうだろうか？　盲目的経鼻挿管を試みるか？　Le Fort骨折で何がリスクか？

2. あなたは複数の肋間神経ブロックを選択した。それをどのように行うか，リスクはあるか？　局所麻酔薬の投与最大量はいくらか？　レボブピバカインはより安全か？　アドレナリンを添加すると，より安全か？
3. Foleyカテーテルから尿が流出して来なかったので，さらに３Ｌの輸液を行った。看護師が「ああっ！」と叫んでいる。尿管カテーテルが折れ曲がっており，膀胱はまさに巨大に膨らんでいる。どうするか？　泌尿器科医をコールするか？　そんなことはしないか？

寄せ集め問題

1. 40歳の女性で，橈骨骨頭骨折２か月後に左手に焼けるような痛みがある。これをどう評価するか？　治療はどうするか？　ほかの方法はないか？　星状神経節ブロックを１回行ったが改善はみられなかったら，どうか？　星状神経節ブロックにより起こると考えられる合併症は何か？
2. 口腔外科症例でペニシリンを点滴静注すると，患者に紅斑が出現し，低血圧と喘鳴が生じた。この問題の機序は何か？　それをどう治療するか？　そこから心停止(無脈性電気活動)に進展した。どうする？
3. 挿管困難の女性がMRI検査を受けることになった。彼女にはらせん入りチューブが挿入されているが，これには金属が入っているので，爆発してしまう。外科医は，通常のチューブに入れ直すよう依頼してきた。どのように行うか？

アップデート：南北戦争における麻酔

1. 南北戦争中，麻酔はどのくらい行われたか？：約８万件。
2. 最もよく使われた麻酔薬はどれか？：クロロフォルムが最もよく用いられた。エーテルの可燃性が問題であった。
3. どのように投与されたか？：頂上にスポンジが置かれた円錐状の布や，紙の上にドリップされた。
4. 北軍のメンバーに麻酔薬を投与したのは，どの高名な騎兵隊か？：南軍のNathan Bedford Forrestの軍が任務途中に病院を通り越したあとに，行った。麻酔科医は逃げ出した。

Part IV

推奨トピック

第16章

自分で試験問題を作ってみよう

この章に挙げられるトピックについて，自分で試験問題を作ってみよう。問題を自作することが，口頭試験のベストの対策法である。

1. エホバの証人が自動車事故で対麻痺になった。大動脈弁口面積が 0.6 cm^2 の大動脈弁狭窄症を有しており，肺高血圧，わずかな僧帽弁閉鎖不全，駆出率(EF)20%であった。大動脈弁置換術が予定された。
2. リンパ腫疑いの 40 歳の女性が息切れの増悪をきたし，縦隔鏡検査を予定された。胸部 X 線写真で縦隔に巨大な腫瘤が認められる。
3. 38 歳の貧乏な男性にコカイン吸引用のガラスパイプの破片を除去するための硬性気管支鏡検査が予定された。胸部 X 線写真で右主気管支に長さ 5 cm ほどのものが写っている。患者はとてもひどく咳込んでおり，また，長い喫煙歴と飲酒歴がある。
4. 75 歳の男性が僧帽弁形成術あるいは置換術を予定された。ペースメーカが埋め込まれているが，患者はそれが自動体内カーディオバータ除細動器(AICD)なのか通常のペースメーカなのか覚えていない。患者は「ペースメーカの上に磁石を決して置いてはいけない！」と言われていた。
5. Goodpasture 症候群の 35 歳の女性が ICU で鮮紅色の血液を喀血した。患者は両側腎摘出術を予定された。患者は苦悶様で，外科医は患者に二腔気管支チューブで挿管できるかどうか聞いてきた。
6. 長期間，潰瘍性大腸炎を患っている悪液質となっている神経質な 30 歳の女性が大腸全摘出術を予定された。患者はステロイドを定期的に服用している。
7. 父親から「扱いにくい」と言われている 4 歳の男児が，硬膜外血腫の除去のために，何とか病院にたどり着くことができた。前腕に丸い火傷がある。
8. アルコール依存症の 65 歳の患者に放射線部での緊急経頚静脈的肝内門脈体循環シャントが予定された。患者はすでに 10 単位分の血液を失っており，今は新鮮凍結血漿(FFP)を輸血されている。血小板数は 35,000 である。
9. 20 歳の女性が多飲，多尿の症状に苦しんでおり，視野障害も悪化してきている。下垂体腫瘍の切除のために入院した。
10. 19 歳のエホバの証人の患者が重篤な後鼻出血でショック状態に陥っている。彼女は輸血を拒否している。血液は口からあふれ出ており，外科医はパッキングするために気道確保と鎮静が必要だと言っている。

11. 24 歳のカンボジアからの移民は英語がまったく話せない。Harrington ロッド手術が予定された。ポリオによる側彎症である。脊椎は高度に彎曲しており，在宅酸素療法を受けている。
12. 放射線部から緊急コールがきた。腹部大動脈瘤破裂の CT 撮影を行っていた 65 歳の男性。まさにその時, 意識を消失した。スタッフがマスク換気を今行っているが, 手術室に移送する必要がある。
13. かつてのプロレスラーは 55 歳となりとうに盛りを過ぎていた。「非定型肺炎」の治療を受けており, 今回は腰椎 3～4 間(L_3/L_4)の椎間板ヘルニアにより下垂足となっている。緊急除圧術が必要だが，臨床的に肺炎の状態で胸部 X 線写真でも明らかである。
14. 13 歳の男児が精巣捻転で入院し，緊急手術の必要がある。シンナー遊びのほか, 塗料や芳香剤の Renuzit の吸引を行っており，入院前にもちょうどやっていた。呼気は新鮮な松の匂いがプンプンしている。
15. 造船所で働いている 25 歳の男性が手を挟まれ，デブリドマンの必要がある。患者は起きていることを希望している。過去に歯科医でリドカインを使用したら異常な動悸がした既往があり，リドカインにアレルギーがあると言っている。
16. 45 歳の男性が日曜大工で誤ってペイント吹付器で左示指にペンチを打ち込んでしまった。腋窩まですべて変色している。広範なデブリドマンが予定されている。
17. 腎不全の 50 歳の女性が左上腕に動静脈シャント(AVF)を作成することになっている。もう 6 回同様の手術を受けており，ほかの部位はすべて潰れている。両側の大腿膝窩動脈バイパス術を受けており，静脈ラインを確保する場所がない。
18. 強直性脊椎炎の男性が鼠径ヘルニア嵌頓を起こした。頭部をまったく挙上できず, 胸部と頸部が一体化しているように見える。背部は硬い石のようだ。
19. 6 歳の男児が Fallot 四徴症根治術を予定された。しばしば無酸素発作をきたし，胸膝位をとると改善する。酸素飽和度は 90%であり，発育は明らかに遅れている。
20. 筋肉増強剤を服用している 45 歳の男性が褐色細胞腫の切除術を予定された。2 週間の投薬により血圧はコントロールされているようだ。
21. 身体障害の小児のために街角で聖書を売っている 30 歳の男性が喉を銃で撃たれた。話すことはできないが呼吸は可能である。外科医は頸部の開創をする予定だ。
22. 15 歳のボーイスカウトがけしかけられてプールの浅瀬に飛び込んだ。C_5 の骨折が疑われている。四肢を動かすことができない。外科医は後方から頸椎を固定しようと計画している。
23. 2 年前に心筋梗塞を起こした 68 歳の男性が恥骨後式根治的前立腺全摘術を予定された。自分自身で「神経質なタイプ」と言い，2～3 錠のジアゼパムを毎晩服用している。
24. 心房細動があり AICD を植え込まれている寝たきりの 80 歳の女性が，ベッドから転落して股関節を骨折した。心拍数は 140 bpm である。既往歴は聴取できない。

25. スタントマン Evil Knievel のいとこが 15 台のバスを飛び越えようとした。しかし，14 台を越えたところで失敗，骨盤骨折を起こした。患者は飲酒，喫煙の習慣がある。カントリー音楽が好きで，銃をコレクションをしている。手術は腹臥位で行われる。
26. 6 週間前に脳卒中を起こし左半身麻痺になった 71 歳の男性が，気管切開と内視鏡下経皮的胃瘻造設術を予定された。経鼻チューブにより流動食が投与され，挿管されている。
27. 高血圧の 49 歳の重役が焼けるような背部痛を発症した。CT 検査では A 型大動脈解離らしい。左腕の脈拍が消失している。
28. 車椅子での生活を強いられており，精神病的行動の間欠的発作を有する多発性硬化症の 45 歳の女性が胆嚢切除術を予定された。患者は待合室にいる人々を凝視し，話そうとしない。
29. 5 歳の女児が斜視手術を予定された。彼女のいとこは麻酔ガスで問題が生じ，ICU 入室となった。
30. 体重 110 kg の女性が甲状腺切除術を予定された。頸部はひどく太く，外科医は胸腔内にまで術創を広げなければならないかもしれないと言っている。患者は麻酔中に死んでしまうことに対して病的恐怖を抱いており，麻酔薬を投与する前には眠っていたい，と希望している。嗄声もある。
31. 消防士が，顔面，胸部，背部の 40％熱傷で複数回のデブリドマンを必要としている。外科医は，このまま進め，手術中の気道管理を容易にするために気管切開術を行って，このまま手術を行いたいと言っている。
32. 脳腫瘍の 2 歳の小児が腹臥位で何か所かの放射線治療を必要としている。早産児で出生後 1 か月間挿管されており，気管狭窄がある。担当医は治療中の挿管は避けたいと言っている。
33. Parkinson 病の 65 歳の男性がハローベスト（頸部固定具）を装着している。Parkinson 症状改善のために，覚醒下に定位刺激装置の留置を予定されている。
34. 59 歳の男性が脳腫瘍に対する右側頭開頭術を予定されている。嘔吐が継続し，視野がぼやけていると訴えている。狭心症に対してニトログリセリンを服用している。
35. 40 歳，体重 151 kg の男性が日帰りの口蓋垂口蓋咽頭形成術を予定されている。毎日仕事中に居眠りをしてしまい，いびきもひどい。
36. 側彎症に対して Harrington ロッドを挿入された 25 歳の女性が，急性単純ヘルペスに罹患しているため待機的帝王切開を予定された。
37. ハーブ会社の 31 歳の社長が腱膜瘤切除術を予定された。患者はうつ病と慢性疲労症候群に罹患している。患者は毎週ペインクリニックを受診し，週 2 回鍼治療を受け，毎日タロット占いに通っている。手術を見ることを希望しており，麻酔として催眠を望んでいる。
38. ICU で，看護師が肺動脈カテーテルを楔入させられないと訴えている。59 歳の患者が僧帽弁置換術を受けていた。吸気圧が上昇してきていることと，吸気ごとに血圧が 70/50 mmHg に低下していることに気づいた。

39. 70 歳の女性が転倒して左上腕骨を骨折した。左顔面に打撲傷がある。患者は 2 年前に僧帽弁置換術を受けており，ワルファリンを服用している。
40. 51 歳の農夫がトラクターの下敷きになった。動揺胸を呈しており，頭蓋骨陥没骨折と両側の下顎骨骨折がある。救急外来で呼吸困難になっている。
41. 16 歳の野球少年のヘルニア根治術が順調に進んでいる。スポーツ心臓で心拍数は 60 bpm 台であった。ほかに異常はないが，心拍数が 130 bpm 台に上昇してきた。
42. 手根管症候群の開放術前に，外科医がヒト絨毛性ゴナドトロピン(hCG)の尿中レベルをチェックを怠った医療過誤症例の鑑定を依頼された。女性は当時妊娠 10 週であった。生まれた児には心房中隔欠損があった。弁護士は悪いのは全身麻酔だと訴えている。ここで，あなたの意見が求められた。
43. 60 歳の男性が下垂体腫瘍の切除術を予定された。明らかな末端肥大症である。5 年前に舌根部腫瘍の切除術の既往がある。
44. 前立腺癌が脊椎に転移している患者の除痛が麻薬では得られない。どのように痛みの緩和を図るか？
45. 4 歳の女児が，喘鳴，流涎，陥没呼吸，高熱があり救急外来にいる。診断は何か，またどのように治療するか？
46. 精神発達遅滞の 27 歳の女性が電気ミキサーに手を挟まれ，手術が必要になった。全身麻酔が必要であるが，外科医に導入後に神経ブロックを行ってほしいと依頼された。
47. 自動車事故に遭った 45 歳の男性の右足切断術が予定された。患者は急性呼吸促迫症候群(ARDS)となり，20 cmH_2O の PEEP と 100%酸素で ICU で治療されている。外科医は，手術室に搬入することが安全かどうか，あるいは ICU で手術をすべきか尋ねている。
48. 体重 200 kg の閉所恐怖症の男性が MRI 検査を受けているが，「じっとさせるために眠らせてほしい」と要望された。鎮静可能か？ どのように行うか？
49. I 型大動脈解離の患者。大動脈はそう悪くなさそうだと外科医は話しており，大動脈にカニュレーションすることに決めた。大動脈カニュレーションが偽腔に入っていたら，バイパス開始時に何が起こるか？
50. 余剰ガス排泄装置はどのように働くか？ 閉塞してしまったら何が生じるか？ 余剰ガス排泄装置はどのようにして陰圧性肺水腫を引き起こすのか？
51. 麻酔回復室(PACU)を経ずに安全に，直接帰宅が可能なのはどのような症例か？
52. 心臓カテーテル検査で患者の EF が 30%であったが，全身麻酔を行った際の経食道心エコー法(TEE)による EF は明らかに 50%くらいであった。心臓カテーテル検査の経験から両者の相違についてどのように説明できるか？
53. 腹部大動脈瘤(AAA)修復術が予定されている。外科医は「どの患者でも後に透析が必要になっているじゃないか」と怒っている。そうしないために腎保護のために何ができるか？
54. AAA の大動脈遮断中に血圧が 220/110 mmHg に上昇し，ST の上昇と期外収縮が出現した。どのように治療するか？

55. 鼠径リンパ節生検の短い手術に脊髄くも膜下麻酔を行った。実は嵌頓ヘルニアであり，患者は徐々につらくなってきている。この38歳の男性は椎間板疾患によって2か月前に頚椎椎弓切除術を受けていた。
56. 帝王切開の既往のある患者の経腟分娩が順調に進行していた。鉗子分娩の最中に患者は硬膜外鎮痛にもかかわらず強い腹痛を訴え，血圧が低下し意識を消失した。胎児はまだ娩出されておらず，血液が腟からあふれ出ている。
57. ロッククライマーの肩関節鏡手術に際し，患者が関節内を見たいので局所麻酔下に行ってほしいと言っている。患者はずんぐりした体形で首が短く太い。
58. 70歳の男性が自動車に追突されて，網膜剝離の治療が必要である。患者は3週間前に心筋梗塞を発症したが，冠血行再建術を拒否している。待合室にいる時にも胸痛があった。
59. 医療過誤症例において，C_4骨折の患者の治療に携わっていた麻酔科医が，頚部の安定化のために術中，ステロイドを使用しなかったことから訴えられている。麻酔科医は「誰も投与しろとは言わなかった」と主張している。彼の主張と原告の主張を討論せよ。
60. 5歳の小児の鼠径ヘルニア根治術を通常通り行っており，創部が開かないように咳嗽を避け，深い状態での抜管を計画している。外科医はその考えに賛成だが，あなたの麻酔看護師は，それは愚かな方法だと考えている。和解案は何か？
61. 脳動脈瘤が術中破裂し，外科医が「できるだけ低血圧にしてほしい，さもないと患者は死んでしまう！」と叫んでいる。どうする？
62. てんかんの既往があってフェニトインを服用している42歳の男性が副甲状腺切除術を予定されている。最後のてんかん発作は4か月前である。
63. 体重 4 kgの新生児が呼吸困難であり，左肺のどこからも呼吸音が聴取されない。左胸部はちぐはぐな動きをしている。
64. プルーンベリー症候群の6歳の小児の巨大結腸除去術が予定された。
65. 50歳のアルコール依存症患者の生体肝移植術が予定された。患者は肝不全による昏睡で挿管されている。
66. 24歳の女性が産褥期心筋症になり，心臓移植の適応で待機中である。ちょうど夕食を摂取し，ミルリノンを持続静注されている。すると，移植する心臓ドナーが現れた。
67. 体重120 kgの男性の左下葉に癌がある。気道確保は困難なようだが，外科医は「どんなときも二腔気管支チューブがいいんだ。ほかの変なものは使用するな」と言う。
68. 自身の口腔内を撃ったあと，下顎がワイヤで閉じられている女性が，自殺企図をする抑うつに対する無痙攣電気通電療法（ECT）を受けることになっている。この手技のための麻酔をどのように行うことができるか？
69. 経尿道的前立腺切除術（TURP）を受ける患者が，脊髄くも膜下麻酔を拒否している。術中，患者は突然徐脈になり，腹部が膨満し始めた。

70. 44歳の静注薬中毒患者が胆嚢摘出の2週間後に黄疸になった。外科医は「ハロタン肝炎のようだ」と言い，間質性肝炎をあなたのせいだと責めている。
71. 身長150 cm，体重270 kgの女性が病的肥満の治療のために胃の縮小術を予定された。繰り返す肺塞栓に対して患者の下大静脈にフィルターが留置されている。
72. 新任の耳鼻咽喉科医が「気管チューブがあってコンジローマを焼くことができない」と言っている。間欠的に換気することで手術しやすい環境を提供することができるか？ これは発火のリスクを提起することになるか？ 発火をどのように回避するか？
73. 肥大性閉塞性心筋症の診断を受けている患者が大腸癌の大腸切除術を予定された。術中，麻酔看護師に「血圧を上昇させるためにハロタンの濃度を上昇させなさい」と伝えたところ，麻酔看護師は「おかしいんじゃないの」と言わんばかりの顔つきで見つめてくる。
74. 開胸術を開始した時，AICDのスイッチを切り忘れた。電気メスを使用するたびに患者にはショックが与えられている。さあどうする？
75. 気管食道瘻の新生児の修復術が予定されている。本症例の難しい換気をどのように管理するか？ 後水晶体線維形成への懸念に対してどのように対処するか？
76. 昨日，女性患者に硬膜外カテーテルを留置した。今日は，立とうとするたび下肢が崩れ落ちるので，立つことができない。
77. 男性患者が肺胞タンパク症の治療に当たり，術前外来に来ている。あなたが麻酔を行う予定である。この患者をどのように管理するか？

ボーナス部門

引き続きあなたが試験問題を作っていくが，一部は私たちが説明を加え，すでに問題にしたものだ。

1. 新生児期の髄膜炎によって重度の精神発達遅滞をきたした22歳の男性が全身麻酔下での多数歯の歯科治療を予定された。術前にケタミン200 mgとグリコピロレート0.2 mgの筋注をされ，麻酔はプロポフォール150 mgとcisatracurium 10 mgで導入し，内径7.5 mmのカフ付チューブを経鼻挿管し，セボフルラン，亜酸化窒素，酸素で維持した。術中の高血圧はエスモロールとニカルジピンの単回投与で治療する。覚醒時にSpO_2が80％台半ばに低下し，換気がかなり困難になった。
2. 特にこれまで異常のなかった18か月の男児が突然の咳嗽とチアノーゼをきたし，救急外来を受診している。胸部X線写真上，右肺の虚脱と浸潤影を示しており気道異物が疑われている。硬性気管支鏡検査が予定された。母親が3時間前にコーンフレークを与えている。
3. リンパ腫の14か月の女児が化学療法を始めるためにHickmanカテーテル（中心静脈カテーテル）の挿入が予定された。手術室入室時に静脈ラインはなく，麻酔はセボフルランと酸素で導入した。自発呼吸は問題はなかったが，マスクによる調節呼吸はかなり難しい。

4. 37歳の女性が重度の心窩部痛を訴えている。血小板数は24時間で30万から5万に減少した。顎関節手術の既往があり，わずかしか開口できない。どうするか？
5. 米国麻酔学会（ASA）のPhysical Status（PS）分類クラス3の60歳の女性が，肝臓に浸潤している腹部腫瘍切除術を予定された。大手術だ。患者はカルチノイド症候群でもあった。術中，低酸素血症，低血圧，肺動脈圧高値とまさに死の悪循環に陥っていた。正常な機能は何1つなかった。どうする？　経食道心エコー法プローブを挿入せよ。ほかには？　循環血液量負荷が大量に必要なこの症例では奇怪な容量負荷による現象があり，これには驚いた。患者にはこれまでに診断されていなかった卵円孔の開存があることがわかり，それは右-左シャントを呈していた。さあどうする？
6. 29歳の体重90 kgの男性が6時間前に自動車事故に巻き込まれた。両側脛骨の観血的整復術が予定された。患者は3時間，意識がなかったが，今は呼名に開眼する。患者は挿管され人工呼吸を受けている。PEEP 10 cmH_2O，吸入酸素濃度が60%である。患者は誤嚥している。血圧は100/70 mmHg，心拍数は140 bpm，ヘマトクリット値は28%，pHは7.34，$PaCO_2$は35 mmHg，PaO_2は80 mmHgである。

   肺動脈楔入圧は，どのようにしてわかるか？　図を描きなさい。
   肺動脈圧は60/20 mmHgで，肺動脈閉塞圧が40 mmHgである。何を意味するか？
   肺動脈圧は60/20 mmHgで，肺動脈楔入圧が3 mmHgである。何を意味するか？
   循環血液量を判定するうえで，肺動脈カテーテルはどのように有用か？
7. 体重100 kgの56歳の男性の胸痛が着実に増強している。心筋梗塞の既往はないが，冠動脈再建術が必要である。冠動脈バイパス術（CABG）が予定されている。症候性の食道裂孔ヘルニアを有している。患者はメトプロロールとシメチジン，アスピリンを服用している。血圧は155/80 mmHg，心拍数は50 bpm，呼吸数は22回/min，体温は37℃である。

   心雑音はどうか？　それは麻酔管理に影響を与えるか？
   軽度の大動脈弁狭窄症は麻酔管理にどのような影響を与えるか？
   食道裂孔ヘルニアとは何か？
   麻酔方針にほかに何か変更はあるか？
   覚醒下挿管を行うか？
   心拍数が135 bpmになったらどうするか？
   人工心肺離脱後，アドレナリンを4 μg/minで投与している。プロタミンを開始したら血圧が低下した。どうするか？　治療に反応しなければ再び人工心肺に乗せるか？

血行動態の管理をするうえで，TEE は肺動脈カテーテルよりもよいか？ 併用するのはどうか？
麻酔方法はどうするか？
揮発性麻酔薬で一番優れているものはあるか？

8. 19 歳の妊娠高血圧腎症の妊婦の血圧が 160/110 mmHg であった。

麻酔を行う前に何か必要か？
どんな薬物を持続静注するか？
硬膜外麻酔は高血圧に有用か？

9. 日帰り手術患者が膝の手術を受けようとしている。患者は硬膜外麻酔を望んでいる。硬膜外麻酔を行うか？

どの薬物を用いるか？
硬膜穿刺をしてしまったらどうする？
血液パッチを直ちに行うか？
血液パッチは頭痛発現前に予防的に行うよりも，起きてしまった頭痛により効果的か？

10. 28 歳の体重 75 kgの男性が仕事中にⅡ～Ⅲ度の熱傷を受傷した。3 回目のデブリドマンと皮膚移植である。患者はコカインとアルコールの依存症である。血圧は 135/88 mmHg，心拍数は 110 bpm，呼吸数は 30 回 /min，体温は 38.5℃，ヘモグロビン値は 7.5 g/dL である。

ヘモグロビン値は問題か？
輸血するか？
なぜ頻脈なのか？
動脈ラインを必要とするか？
動脈ラインをどうしても挿入できなかったら，そのまま手術を行うか？
動脈ラインのリスクは何か？
術中の血圧が 70/40 mmHg に低下し，すでに 1,500 mL の晶質液を投与していたらどうするか？ どのように虚血を診断するか？
血圧がいまだに 70/40 mmHg で改善がみられなかったら，導入や維持にケタミンを投与するか？

11. 6 歳の男児の目に釣り針が刺さっている。開放眼外傷でフルストマックである。心拍数と血圧は正常で，すべてが正常である。

どのように麻酔を行うか？
挿管時に何も見えず，患者が嘔吐し誤嚥したらどうするか？
眼科医は「どうすればいいのか？」と言っている。

12. ICU で吸入酸素濃度が 60％の時に PaO_2 が 60 mmHg であった。カフ漏れがすると言って呼ばれている。チューブを深く押し込んだら，PaO_2 が低下した。酸素飽和度もさらに低下している。

13. 40 歳の女性が出血により単純子宮全摘術を予定されている。患者には深部静脈血栓症の既往があり，ワルファリンを服用している。開口は小さく，下顎が後退している。ヘモグロビン値は 8 g/dL である。

術前の質問：

術前に輸血を行うか？
術前に血液型が不明で交差適合試験も行われていなければ，手術を遅らせるか，あるいは手術室に入ってから検査をするか？
ワルファリンはいつ中止するか，またどのようにそれを拮抗するか？
ビタミン K や FFP の作用機序はどのようなものか？
気道をどのように管理するか？
覚醒下の気管支ファイバー挿管について患者に何と伝えるか？

術中の質問：

どのようなモニターを使用するか？
中心静脈ラインを用いるか？　その理由は？　あるいはなぜ使用しないか？
どのように麻酔導入するか？
気管支ファイバースコープを使用している時に，出血のために視野が得られない。再度試みるがまだ見えない。あなたの作戦は？
気道を確保した。中心静脈ラインを挿入したら血圧が低下した。手術中，アイソレーションモニターの警報が鳴っている。何を意味するか？

14. 7 歳の男児が異物を誤嚥した。家族歴に悪性高熱症がある。麻酔計画は？　鎮静下に経口と経鼻挿管を試みたがうまくいかなかった。静脈ラインはない。どうするか？
15. 腹腔鏡下子宮全摘出術中に自発呼吸が出現した。鑑別診断は何か？
16. 腹部大動脈瘤のある患者に腎臓移植術を行う場合，血圧の管理はどのように行うか？
17. 冠動脈疾患を有する患者がヘルニア根治術を受けたが，PACU で現在シバリングが生じている。何が懸念されるか？
18. 開胸による肺葉切除術が予定された。

鎮痛管理に硬膜外麻酔を使用するか？
肺全摘除術後の最も一般的な不整脈は何か？
不整脈をどのように管理するか？
最高気道内圧だけが問題か？　最高気道内圧とプラトー圧が問題か？
術中の人工呼吸で auto PEEP の原因は何か？　auto PEEP は慢性閉塞性肺疾患(COPD)の患者に生じるか？

19. 高血圧，喘息，甲状腺機能低下症の 54 歳の肥満女性が大腸癌になった。患者は嘔吐し，腹痛を訴えている。内視鏡手術が予定された。甲状腺は腫大しており，開口は 1 横指しかない。検査所見では，カリウムが 3.0 mEq/L，ヘマトクリット値が 27%であった。

術前の問題：

麻酔導入はどのようにするか？
気管支ファイバー挿管にあたり，気道の麻酔をどのようにするか？
なぜそれを経気管的と呼ぶのか？　喉頭内ではないのか？
患者は気管支ファイバー挿管に協力的ではない。さあどうする？
何度説明しても患者は気管支ファイバー挿管に応じない。患者を眠らせなければならない。どのように行うか？
患者を眠らせ，披裂部を直視したが，チューブが声門を通過しない。どうする？
ラリンジアルマスク(LMA)やガムエラスティックブジー，Bullard 喉頭鏡を持っている。どれを使用するか？
ガムエラスティックブジーが正しい位置にあることはどのようにわかるか？
術中，喘鳴が生じた。どうする？　患者が誤嚥しているかどうかどのように知るか？
血圧が低下した。どうする？
術後，抜管したら患者が不穏になってきている。これにどう対処する？
動脈血液ガス分析の結果，pH は 7.5，$PaCO_2$ は 30 mmHg，PaO_2 は 60 mmHg である。この結果をどう考えるか？

20. 20 歳の女性が妊娠 34 週である。肥大型心筋症の既往がある。

分娩時の鎮痛方法にはどんなものがあるか？
硬膜外鎮痛を行うことに危惧はあるか？
帝王切開になったらどう対処する？
硬膜外麻酔を行ったら硬膜穿刺してしまった。どうする？
局所麻酔薬を使用するか？
フェンタニルを用いるが，モルヒネは用いないのはなぜか？

21. 脊髄髄膜瘤の 2 歳の小児が鼠径ヘルニア根治術を受ける。

どのように麻酔を導入するか？
麻酔を助けてくれる人はいない。マスク換気から挿管を行った。静脈ラインの確保を行う。駆血帯を巻いたところ患者は紅潮し，ピーク気道内圧が上昇した。どのような薬物を投与するか？
静脈ラインを確保できない。患者のラテックスアレルギーに対してアドレナリンをどのように投与するか？
アドレナリンの過量投与に問題はあるか？

22. 6 歳の小児の後頭蓋窩に腫瘍があり，ここ 2 日間，頭痛と嘔吐を訴え，いらいらしている。腹臥位での開頭術を予定されている。フェニトインとデキサメサゾンを投与されている。

    頭蓋内圧は亢進しているか？　なぜか？
    CT 写真上，頭蓋内圧（ICP）亢進の所見は認められるか？
    頭蓋内圧亢進によってなぜ頭痛が生じるのか？
    小児は嘔吐している。どのような電解質異常を予測するか？
    フェニトインの血中濃度の定量は必要か？　値が低ければどうするか？
    フェニトインの副作用は何か？
    前投薬には何を用いるか？　前投薬をしない理由は？
    緩徐導入を行うか？　なぜそうしないのか？
    点滴を刺したら，小児は泣き，頭蓋内圧あるいは中心静脈圧は上昇するだろうか？それはなぜか？
    頭蓋内圧亢進をどのように管理するか？
    患者を腹臥位にして 15 度頭高位にする。静脈空気塞栓が心配か？
    Doppler 超音波機械が作動していることをテストできるか？
    外科医が手術を行い，静脈洞を広く開放している。空気を検知したが，血行動態に変化がなかったら何をするか？　手術を中断させるか？
    どのくらいの貧血になったら輸血するか？
    ヘマトクリット値は 21％で患者は落ち着いている。輸血するか？
    大量出血し，輸血を 5 単位行っている。血小板も投与すべきか？
    患者は血小板減少症のリスクにあるか？　FFP を投与すべきか？
    手術が終了したら抜管するか？
    抜管し，数時間が経過したら患者は呼吸困難となり，喘鳴も聞こえている。どうする？
    ラセミ体のアドレナリンとは何か？

23. 重症筋無力症を有する 35 歳の女性が胸腺切除術を予定された。術前に服用している薬物を中止するように伝えるか，あるいは継続するか？　ステロイドを投与するか？　術後痛をどのように治療するか？
24. 喉頭部乳頭腫の 20 歳の男性が呼吸困難になっている。前投薬はどのようにする？どのように導入するか？　外科医は挿管してほしくない。気道管理をどのように行うか？
25. 骨盤位の妊婦の子宮口が 3 cm 開大している。産科医は帝王切開を希望している。胃内容が空になるまで待つか？　気道管理が難しそうなら，どうするか？
26. 76 歳の体重 85 kg の男性が大動脈-大腿動脈バイパス術を予定されている。患者は 2 型糖尿病に対しメトホルミンを，高血圧に対しメトプロロールを服用している。1 日 50 本の喫煙歴もある。聴診上 S_3 と S_4 が聞こえる。負荷試験は陰性（心拍数は 118 bpm に到達）であった。喘鳴とラ音が聴取されるが，咳嗽によって消失する。

胸部 X 線写真上，心拡大がある。肺動脈カテーテルと動脈ラインはすでに挿入されている。凝固能は正常で，心拍数は 52 bpm である。

当日朝のメトホルミンを服用すべきか？
同僚が血糖の厳格な管理を助言している。何と答えるか？
区域麻酔併用の全身麻酔の利点は何か？
筋弛緩薬には何を使用すべきか？
大動脈遮断時に懸念されることは何か？
大動脈遮断中の腎灌流をどのように改善させるか？
術後痛のコントロールのために硬膜外麻酔はよい考えか？
硬膜外腔穿刺時に硬膜穿刺をしてしまった。予防的に血液パッチを行うべきか？
頭痛はどのように治療するか？
外科医が腹部操作を進めると，血圧が低下し肺動脈圧が上昇した。この状況にどう対応するか？
外科医が手術を中断し，後に再開するが，血圧は低下しない。何があったのか？
酸素飽和度が低下した。どうするか？
ラ音を喘鳴とどのように区別するか？
緊張性気胸と気胸をどのように区別するか？
硬膜外鎮痛に麻薬と局所麻酔薬を併用するか？
ICU で抜管されたが，喘鳴が生じている。どうするか？　挿管するか？
後に低酸素血症を呈した。左肺には浸潤影がみられる。どうする？
肺理学療法を開始すべきか？

27. 無痙攣電気通電療法(ECT)を必要としている患者に悪性症候群の既往がある。

悪性症候群とは何か？
麻酔管理上の要点は何か？
吸引を使用するか？
ECT の効果をどのように判定するか？
糖尿病性ケトアシドーシスをどのように診断するか？
動脈血液ガス分析の結果，pH 7.3，$PaCO_2$ が 22 mmHg，PaO_2 は 50 mmHg である。これから糖尿病性ケトアシドーシスをどのように診断するか？
アニオンギャップの計算をするために必要なものは何か？
この患者に適切な治療は何か？

28. 生後 20 か月，体重 14 kg の男児がそりの事故に遭った。救急外来で肝臓裂傷に対して腹腔鏡下手術となった。右大伏在静脈に 22 ゲージの静脈ラインが入っており，乳酸リンゲル液を 120 mL 投与された。血圧は 70/40 mmHg，心拍数は 180 bpm，体温は 35.2℃である。皮膚は蒼白でまだらになっている。

低体温を是正するか？

手術室入室前に血液検査結果として何が必要か？
循環血液量をどのように評価するか？　代用血漿製剤(ヒドロキシエチルデンプンなど)を用いるか？
輸血を4単位行った。カルシウムを投与するか？　重炭酸塩は？
救急外来で気管支ファイバースコープを用いて意識下挿管を行うか？
通常の挿管操作によっても気管支ファイバースコープを用いても挿管に失敗した。どうする？
誤嚥を予防するには何がよいか？　LMAか，通常のマスクのどちらがよいか？
挿管後，患者の血圧は50/30 mmHgに低下した。輸血を4単位行ったら，oozingのような出血が継続している。FFPあるいはクリオプリシピテートを投与するかトロンボエラストグラムによって判断可能か？
吸引を使用すべきか？
同僚が非照射血を使用するようにと言う。どのように返答するか？

29. 頚椎が不安定な関節リウマチの患者が待期手術を受ける。神経内科医や脳神経外科医へのコンサルテーションは望めない。

どのように挿管するか？
区域麻酔を使用できるか？

30. 右側頭部にある良性腫瘍に対する開頭術が予定された。

亜酸化窒素を使用できるか？　亜酸化窒素を使用するか？
デスフルラン，あるいはプロポフォールとレミフェンタニルを使用するか？

第17章

最後に，あとがき

別れは，こんなにも甘い悲しみだから。
ウィリアム・シェークスピア

この本を書くのをずっと楽しんできたが，皆さんが大いに楽しむことを期待している。試験に行く前に，本書の初版(Board Stiff)から書いてきたいくつかの重要なポイントについて触れておこう。

- イモリ程度の知能しかないのに試験に合格した人が誰の周りにもいるはずである。
- あなたは，十分な知識はもっていることをわかっているはずだ。筆記試験に合格したのだから。
- 常に冷静でいよう。自分が知らないことに執着してはならない。試験官たちだって，すべてのことを知っているわけではない。
- 明確に，簡潔に，ゆっくりと話しなさい。そうすれば，もっとプロらしく見えるだろう。
- あなたが例え自由奔放なラスプーチンであったとしても，服装はプロらしくきちんとしよう。試験官たちはあなたがどんな服装をしていようと気にしないが，見ためが小奇麗であることを望んでいることは忘れないでほしい。
- 根本的な問題とは，手術室には何の警告も与えられてはいないが今まさに始めようとしている症例であり，順序よく計画を立てているかのように振る舞えれば，試験に合格するだろう。
- 質問には，試験官たちがあなたにこう答えてほしいと思うような方法ではなく，手術室で実際に行うのとまったく同じように答えよう。試験官たちは，すでに無数の異なった方法について知っているのだから。
- すべての質問に対して「それは知りません」と答えたりするのでなければ，「それは知りません」と答えることがあってもよい。
- 例えセンテンスの途中であっても，試験室のドアがノックされたら直ちにしゃべるのをやめよう。言ったことが間違っていたら，あなたに不利なように使われるかもしれないということは覚えておこう。

何にもまして，「習うより慣れろ」が大切

次のことを早口で３回言ってみよう。「習うより慣れろ」，「習うより慣れろ」，「習うより慣れろ」！ 鏡の前で，仲良しのレジデントと，同僚のフェローと，その他の重要な誰か，母親と，愛犬と，バーで会った他人と何百回も練習をしよう。明確に，簡潔に，自分のプランに沿って話す練習をすればするほど，あなたは上手になり，試験に合格するだろう！

さぁ，服装を格好よく決め，歯を磨き，しらふで試験場に行き，試験に合格しよう。

索 引

和文索引

き

す

せ

そ

た

ち

つ・て

と

な・に

ね・の

は

欧文索引

F・G

H

I・J

L

M

N・O

P

R・S

麻酔科専門医
口頭試験の達人
定価(本体 7,600 円＋税)
2013 年 9 月 10 日発行　第 1 版第 1 刷 ©

著　者　クリストファー ギャラガー

監訳者　稲田(いなだ) 英一(えいいち)

発行者　株式会社 メディカル・サイエンス・インターナショナル
代表取締役　若 松　博
東京都文京区本郷 1-28-36
郵便番号 113-0033　電話(03)5804-6050
印刷：日本制作センター／表紙装丁：アップロードハウス

ISBN 978-4-89592-752-9　C3047

口頭試験の導入

ISBN 978-4-89592-752-9 C3047